国家卫生健康委员会"十三五"规划教材
全国高等学校教材
供口腔医学类专业用

儿童口腔医学

第 5 版

主　　编　葛立宏

副主编　邹　静　秦　满

编　　者　（以姓氏笔画为序）

王小竞（空军军医大学口腔医学院）　　　尚佳健（首都医科大学口腔医学院）

刘　鹤（北京大学口腔医学院）　　　　　赵玉鸣（北京大学口腔医学院）

刘英群（哈尔滨医科大学口腔医学院）　　秦　满（北京大学口腔医学院）

邹　静（四川大学华西口腔医学院）　　　夏　斌（北京大学口腔医学院）

汪　俊（上海交通大学口腔医学院）　　　黄　洋（吉林大学口腔医学院）

宋光泰（武汉大学口腔医学院）　　　　　梅予锋（南京医科大学口腔医学院）

陈　旭（中国医科大学口腔医学院）　　　葛立宏（北京大学口腔医学院）

主编助理　徐　赫（北京大学口腔医学院）

人民卫生出版社

图书在版编目（CIP）数据

儿童口腔医学 / 葛立宏主编. —5 版. —北京：
人民卫生出版社, 2020
第 8 轮口腔本科规划教材配网络增值服务
ISBN 978-7-117-28892-7

Ⅰ. ①儿… Ⅱ. ①葛… Ⅲ. ①小儿疾病－口腔疾病－
诊疗－高等学校－教材 Ⅳ. ①R788

中国版本图书馆 CIP 数据核字（2019）第 202026 号

人卫智网	www.ipmph.com	医学教育、学术、考试、健康， 购书智慧智能综合服务平台
人卫官网	www.pmph.com	人卫官方资讯发布平台

儿童口腔医学
第 5 版

主　　编：葛立宏
出版发行：人民卫生出版社（中继线 010-59780011）
地　　址：北京市朝阳区潘家园南里 19 号
邮　　编：100021
E - mail：pmph @ pmph.com
购书热线：010-59787592　010-59787584　010-65264830
印　　刷：北京盛通印刷股份有限公司
经　　销：新华书店
开　　本：889×1194　1/16　　印张：18
字　　数：543 千字
版　　次：2000 年 10 月第 1 版　2020 年 5 月第 5 版
　　　　　2024 年 10 月第 5 版第 11 次印刷（总第 42 次印刷）
标准书号：ISBN 978-7-117-28892-7
定　　价：75.00 元
打击盗版举报电话：010-59787491　E-mail：WQ @ pmph.com
质量问题联系电话：010-59787234　E-mail：zhiliang @ pmph.com

国家卫生健康委员会"十三五"规划教材
全国高等学校五年制本科口腔医学专业
第八轮　规划教材修订说明

1977年,卫生部召开了教材建设工作会议并成立了卫生部教材办公室,决定启动第一轮全国高等医学院校本科口腔医学专业卫生部规划教材编写工作,第一轮教材共5种,即《口腔解剖生理学》《口腔组织病理学》《口腔内科学》《口腔颌面外科学》和《口腔矫形学》。自本套教材第一轮出版40多年来,在原卫生部、原国家卫生和计划生育委员会及国家卫生健康委员会的领导下,在教育部支持下,在原卫生部教材办公室的指导下,在全国高等学校口腔医学专业教材评审委员会的规划组织下,全国高等学校五年制本科口腔医学专业教材已经过七轮修订、一轮数字化升级,形成了课程门类齐全、学科系统优化、内容衔接合理、结构体系科学的由规划教材、配套教材、网络增值服务以及数字出版组成的立体化教材格局,已成为我国唯一一套长期用于我国高等口腔医学院校教学的历史最悠久、内容最权威、结构最优化、形式最经典、质量最上乘的口腔医学专业本科精品教材。老一辈医学教育家和专家们亲切地称本套教材是中国口腔医学教育的"干细胞"教材。

2012年出版的第七轮全国高等学校本科口腔医学专业卫生部规划教材共15种,全套教材为卫生部"十二五"规划教材,全部被评为教育部"十二五"普通高等教育本科国家级规划教材。

2017年本套第八轮教材启动修订,当时正是我国进一步深化医教协同之际,更是我国医疗卫生体制改革和医学教育改革全方位深入推进之时。在全国医学教育改革发展工作会议上,李克强总理亲自批示"人才是卫生与健康事业的第一资源,医教协同推进医学教育改革发展,对于加强医学人才队伍建设、更好保障人民群众健康具有重要意义",并着重强调,要办好人民满意的医学教育,加大改革创新力度,奋力推动建设健康中国。

教材建设是事关未来的战略工程、基础工程,教材体现了党和国家的意志。人民卫生出版社紧紧抓住深化医教协同全面推动医学教育综合改革的历史发展机遇期,以全国高等学校五年制本科口腔医学专业第八轮规划教材全面启动为契机,以规划教材创新建设,全面推进国家级规划教材建设工作,服务于医改和教改。第八轮教材的修订原则,是积极贯彻落实国务院办公厅关于深化医教协同、进一步推进医学教育改革与发展的意见,努力优化人才培养结构,坚持以需求为导向,构建发展以"5+3"模式为主体的口腔医学人才培养体系;强化临床实践教学,切实落实好"早临床、多临床、反复临床"的要求,提高医学生的临床实践能力。

为了全方位启动国家卫生健康委员会"十三五"规划教材建设工作,经过近1年的调研,在国家卫生健康委员会、教育部的领导下,全国高等学校口腔医学专业教材评审委员会和人民卫生出版社于2017年启动了本套教材第八轮修订工作,得到全国高等口腔医学本科院校的积极响应。经过200多位编委的辛勤努力,全国高等学校第八轮口腔医学专业五年制本科国家卫生健康委员会"十三五"规划教材现成功付梓。

本套教材修订和编写特点如下:

1. 教材编写修订工作是在国家卫生健康委员会、教育部的领导和支持下,由全国高等医药教材建设研究学组规划,口腔医学专业教材评审委员会审定,院士专家把关,全国各医学院校知名专家教师编写,人民卫生出版社高质量出版。

2. 教材编写修订工作是根据教育部培养目标、国家卫生健康委员会行业要求、社会用人需求,在全国进行科学调研的基础上,借鉴国内外医学人才培养模式和教材建设经验,充分研究论证本专业人才素质要求、学科体系构成、课程体系设计和教材体系规划后,科学进行的。

3. 教材编写修订工作着力进行课程体系的优化改革和教材体系的建设创新——科学整合课程、淡化学科意识、实现整体优化、注重系统科学、保证点面结合。继续坚持"三基、五性、三特定"的教材编写原则,以确保教材质量。

4. 本套教材共 17 种,新增了《口腔医学人文》《口腔种植学》,涵盖了口腔医学基础与临床医学全部主干学科。读者对象为口腔医学五年制本科学生,也可作为七年制、八年制等长学制学生本科阶段参考使用,是口腔执业医师资格考试推荐参考教材。

5. 为帮助学生更好地掌握知识点,并加强学生实践能力的同步培养,本轮编写了 17 种配套教材。同时,继续将实验(或实训)教程作为教学重要内容分别放在每本教材中编写,使各学科理论与实践在一本教材中有机结合,方便开展实践教学工作,强化实践教学的重要性。

6. 为满足教学资源的多样化,实现教材系列化、立体化建设,本套教材以融合教材形式出版,将更多图片以及大量视频、动画等多媒体资源以二维码形式印在纸质教材中,扫描二维码后,老师及学生可随时在手机或电脑端观看优质的配套网络数字资源,紧追"互联网 +"时代特点。

获取网络数字资源的步骤

① 扫描封底红标二维码,获取图书"使用说明"。　**②** 揭开红标,扫描绿标激活码,注册 / 登录人卫账号获取数字资源。　**③** 扫描书内二维码或封底绿标激活码随时查看数字资源。　**④** 登录 zengzhi.ipmph.com 或下载应用体验更多功能和服务。

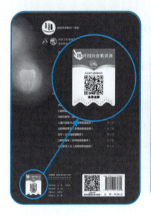 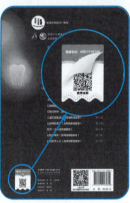 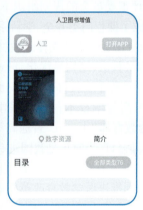 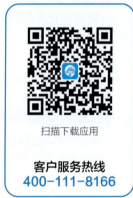

客户服务热线
400-111-8166

7. 本套教材采用大 16 开开本、双色或彩色印刷,彩图随文编排,铜版纸印刷。形式活泼,重点突出,印刷精美。

为进一步提高教材质量,请各位读者将您对教材的宝贵意见和建议**发至"人卫口腔"微信公众号(具体方法见附件)**,以便我们及时勘误,同时为下一轮教材修订奠定基础。衷心感谢您对我国口腔医学本科教育工作的关心和支持。

人民卫生出版社
2019 年 11 月

附件
1. 打开微信,扫描右侧"人卫口腔"二维码并关注"人卫口腔"微信公众号。
2. 请留言反馈您的宝贵意见和建议。
注意:留言请标注"口腔教材反馈 + 教材名称 + 版次",谢谢您的支持!

第八轮全国高等学校五年制本科口腔医学专业规划教材目录

教材名称	版次	主编	副主编			
口腔解剖生理学（含网络增值服务）	第8版	何三纲	于海洋			
口腔组织病理学（含网络增值服务）	第8版	高 岩	孙宏晨	李 江		
口腔颌面医学影像诊断学（含网络增值服务）	第7版	张祖燕	王 虎			
口腔生物学（含网络增值服务）	第5版	边 专	王松灵	陈万涛	贾 荣	
口腔临床药物学（含网络增值服务）	第5版	刘 青				
口腔材料学（含网络增值服务）	第6版	赵信义	孙 皎	包崇云		
牙体牙髓病学（含网络增值服务）	第5版	周学东	陈 智	岳 林		
口腔颌面外科学（含网络增值服务）	第8版	张志愿	石 冰	张陈平		
口腔修复学（含网络增值服务）	第8版	赵铱民	周永胜	陈吉华		
牙周病学（含网络增值服务）	第5版	孟焕新	束 蓉	闫福华		
口腔黏膜病学（含网络增值服务）	第5版	陈谦明	华 红	曾 昕		
口腔正畸学（含网络增值服务）	第7版	赵志河	周彦恒	白玉兴		
儿童口腔医学（含网络增值服务）	第5版	葛立宏	邹 静	秦 满		
口腔预防医学（含网络增值服务）	第7版	冯希平	杜民权	林焕彩		
𬌗学（含网络增值服务）	第4版	王美青	谢秋菲	李晓箐		
口腔种植学（含网络增值服务）	第1版	宫 苹	王佐林	邸 萍		
口腔医学人文（含网络增值服务）	第1版	邱蔚六	周学东	俞光岩	赵铱民	樊明文

第八轮全国高等学校五年制本科口腔医学专业规划教材配套教材目录

教材名称	教材名称
口腔解剖生理学习题集	牙周病学习题集
口腔组织病理学习题集	口腔黏膜病学习题集
口腔颌面医学影像诊断学习题集	口腔正畸学习题集
口腔生物学习题集	儿童口腔医学习题集
口腔临床药物学习题集	口腔预防医学习题集
口腔材料学习题集	𬌗学习题集
牙体牙髓病学习题集	口腔种植学习题集
口腔颌面外科学习题集	石膏牙雕刻训练教程
口腔修复学习题集	

中国医学教育题库（口腔医学题库）

题库名称	主　编	副主编	题量	
			一类试题*	二类试题**
口腔解剖生理学	何三纲	于海洋	2 000	6 000
口腔组织病理学	钟　鸣	罗海燕	2 000	6 000
口腔颌面医学影像诊断学	张祖燕	王　虎	900	2 700
口腔生物学	边　专	王松灵　陈万涛　贾　荣	800	2 400
口腔临床药物学	刘　青		800	2 400
口腔材料学	赵信义	孙　皎　包崇云	900	2 700
牙体牙髓病学	周学东	陈　智　王晓燕	2 500	7 500
口腔颌面外科学	张志愿	石　冰　张陈平	3 000	9 000
口腔修复学	赵铱民	周永胜　陈吉华	3 000	6 000
牙周病学	孟焕新	束　蓉　闫福华	1 000	3 000
口腔黏膜病学	曾　昕	程　斌	800	2 400
口腔正畸学	赵志河	周彦恒　白玉兴	1 500	4 500
儿童口腔医学	葛立宏	邹　静　秦　满	1 000	3 000
口腔预防医学	胡德渝	卢友光　荣文笙	800	2 400
殆学	王美青	李晓箐	800	2 400
口腔种植学	宫　苹	王佐林　邸　萍	800	2 400

　　*一类试题:包含客观题与主观题,试题经过大规模实考测试,参数稳定,试题质量高,保密性强,主要为各院校教务管理部门提供终结性教学评价服务,适用于组织学科期末考试、毕业综合考试等大型考试。

　　**二类试题:包含客观题与主观题,题型丰富,覆盖知识点全面,主要为教师提供日常形成性评价服务,适用于日常教学中布置课前预习作业,开展课堂随堂测试,布置课后复习作业以及学生自学、自测、自评等。

全国高等学校口腔医学专业第五届教材评审委员名单

名誉主任委员

邱蔚六　上海交通大学　　　　王　兴　北京大学
樊明文　江汉大学　　　　　　俞光岩　北京大学

主任委员

周学东　四川大学

副主任委员（以姓氏笔画为序）

王松灵　首都医科大学　　　　赵铱民　空军军医大学
张志愿　上海交通大学　　　　郭传瑸　北京大学

委员（以姓氏笔画为序）

马　洪　贵阳医科大学	闫福华　南京大学	孟焕新　北京大学
王　林　南京医科大学	米方林　川北医学院	赵　今　新疆医科大学
王　洁　河北医科大学	许　彪　昆明医科大学	赵志河　四川大学
王佐林　同济大学	孙宏晨　中国医科大学	赵信义　空军军医大学
王美青　空军军医大学	李志强　西北民族大学	胡开进　空军军医大学
王慧明　浙江大学	杨　健　南昌大学	胡勤刚　南京大学
牛卫东　大连医科大学	吴补领　南方医科大学	聂敏海　西南医科大学
牛玉梅　哈尔滨医科大学	何三纲　武汉大学	高　平　天津医科大学
毛　靖　华中科技大学	何家才　安徽医科大学	高　岩　北京大学
卢　利　中国医科大学	宋锦麟　重庆医科大学	唐瞻贵　中南大学
叶　玲　四川大学	张祖燕　北京大学	黄永清　宁夏医科大学
白玉兴　首都医科大学	陈　江　福建医科大学	常晓峰　西安交通大学
冯希平　上海交通大学	陈莉莉　华中科技大学	麻健丰　温州医科大学
边　专　武汉大学	陈谦明　四川大学	葛少华　山东大学
刘　斌　兰州大学	季　平　重庆医科大学	葛立宏　北京大学
刘月华　复旦大学	周　诺　广西医科大学	蒋欣泉　上海交通大学
刘建国　遵义医科大学	周永胜　北京大学	程　斌　中山大学
刘洪臣　解放军总医院	周延民　吉林大学	潘亚萍　中国医科大学

秘书

于海洋　四川大学

前　言

第 4 版《儿童口腔医学》教材于 2012 年 8 月出版。2017 年，人民卫生出版社和全国高等学校口腔医学专业教材评审委员会共同研究，决定启动五年制口腔医学专业教材新一版的编写工作。2017 年 6 月，"第八轮全国高等学校口腔医学专业五年制本科教育部、国家卫生计生委'十三五'规划教材"主编人会议在成都召开。2017 年 7 月，在北京召开了第 5 版《儿童口腔医学》教材的编写人员会议。第 5 版教材的总体思路是在体现教材延续性的同时，反映儿童口腔医学特色，增加知识的深度，并补充新知识、新技术的相关内容。

第 5 版《儿童口腔医学》教材的编者由第 4 版的 13 名增加到 14 名，由来自全国 9 所院校的、工作在儿童口腔医学教学和临床第一线的教授组成。初稿形成后，经两轮修改，于 2017 年 12 月在西安召开了定稿会。会后，编者们又对各自章节进行了修改，并邀请了部分院校本科生通读，找出和其他教材有出入和不易理解的地方。经过再次互审、主编审查后，最终完成了第 5 版教材的编写。

因每轮教材修订均是基于上一版本的内容，第 4 版教材在编写时，编者较第 3 版发生了变动，将负责上一版教材的编者名单列在了章末。第 5 版教材编写同样遵循了这个原则。感谢所有为《儿童口腔医学》教材作出贡献的编者。

第 5 版继承了前四版的基本思想，根据儿童口腔医学发展的临床和教学需要，对每个章节都根据近年来的新规章和研究进展进行了内容更新，并增设了二维码部分的扩展知识阅读或读片／视频参照。为了便于学生理解和课后复习，本版每个章节都设置了内容提要、课后思考题及参考文献。

编者所在单位的同行们做了许多不为人知的工作，主编助理徐赫协助主编做了大量工作。本书编写过程中，北京大学口腔医学院、中国医科大学口腔医学院、空军军医大学口腔医学院、深圳市儿童医院分别承担了编写、中期审稿和定稿会议，承办单位领导和儿童口腔医学同行给予了大力支持。北京大学口腔医学院高雪梅教授、吴运堂教授、荣文笙教授、杨旭东主任医师、刘克英副教授、章晶晶医师，华西大学口腔医学院赵蕾教授、陈谦明教授等对本版教材修订给予了很多建议和帮助。综上，本书是多人共同劳动的结晶，在此一并表示感谢。

我再次担任规划教材的主编工作，在为承担编写任务而欣喜之时，备感责任和压力重大。限于学科的快速发展，本人学术造诣有限和时间仓促，本书难免有不完善之处和差错。诚恳希望各院校老师和同学、口腔医学同行对本书提出批评和改进意见。

葛立宏

2018 年 12 月于北京

目　录

第一章　概论 1

一、儿童口腔医学的概念 1

二、学科发展历程 1

三、儿童口腔医学的学科范畴 2

四、我国儿童口腔医学的发展趋势 3

第二章　儿童口腔疾病病史的采集、口腔检查及治疗计划的制订 6

第一节　病史的采集 6

第二节　儿童口腔检查 7

一、儿童口腔基本检查方法 8

二、儿童口腔辅助检查方法 10

第三节　儿童口腔科临床资料 14

一、门诊病历 14

二、记存模型 14

三、影像资料 15

第四节　儿童口腔疾病治疗计划的制订 15

一、儿童口腔治疗计划的内容 15

二、儿童口腔治疗前的安排与告知 15

第五节　不同年龄阶段儿童的口腔检查与治疗计划侧重点 16

一、3岁以下 16

二、3～6岁 16

三、6～12岁 16

四、12岁以上 17

第三章　乳牙及年轻恒牙的解剖形态与组织结构特点 18

第一节　乳牙的解剖形态 18

一、牙体形态 19

二、牙髓腔形态 24

第二节　乳牙的组织结构特点 25

一、牙釉质 25

二、牙本质 27

　　三、牙髓 ·· 29

第三节　乳牙牙根生理性吸收 ··· 29

　　一、乳牙牙根的稳定期 ·· 29

　　二、乳牙牙根生理性吸收的特点 ·· 29

　　三、影响乳牙牙根生理性吸收的因素 ··· 30

　　四、乳牙牙根生理性吸收的组织学变化 ·· 30

第四节　乳牙的重要作用 ··· 31

　　一、有助于儿童的生长发育 ·· 31

　　二、引导恒牙的萌出及恒牙列的形成 ··· 31

　　三、辅助发音 ··· 31

　　四、有利于美观及心理健康 ·· 31

第五节　年轻恒牙的特点 ··· 31

　　一、年轻恒牙的定义 ··· 31

　　二、年轻恒牙的解剖特点及临床意义 ··· 31

　　三、年轻恒牙的组织学特点及临床意义 ·· 32

第四章　儿童颅面部与牙列的生长发育 ··· 34

第一节　生长发育分期及各期特点 ··· 34

　　一、年龄阶段分期 ··· 34

　　二、各器官系统的发育与年龄的关系 ··· 37

　　三、上下颌骨的生长发育与各器官系统发育的关系 ··· 37

第二节　生长发育的影响因素 ··· 38

　　一、遗传因素 ··· 38

　　二、环境因素 ··· 38

第三节　颅面骨骼的生长发育 ··· 39

　　一、颅骨的生长 ·· 40

　　二、面骨的生长 ·· 40

第四节　牙与𬌗的发育 ··· 41

　　一、牙的发育过程 ··· 41

　　二、牙发育的时间 ··· 43

　　三、牙萌出的时间和顺序 ··· 45

　　四、牙萌出的机制 ··· 45

　　五、乳恒牙替换 ·· 46

　　六、牙列与咬合发育 ··· 48

第五章　牙齿发育异常 ·· 56

第一节　牙齿数目异常 ·· 56

　　一、牙齿数目不足 ··· 56

　　二、牙齿数目过多 ··· 58

第二节　牙齿形态异常 ·· 59

　　一、畸形牙尖与牙内陷 ·· 60

　　二、过大牙及过小牙 ……………………………………………………………… 63

　　三、双牙畸形 ……………………………………………………………………… 63

　　四、弯曲牙 ………………………………………………………………………… 65

　　五、牙髓腔异常 …………………………………………………………………… 66

第三节　牙齿结构异常 …………………………………………………………………… 67

　　一、牙釉质发育不全 ……………………………………………………………… 67

　　二、牙本质发育不全 ……………………………………………………………… 69

　　三、氟牙症 ………………………………………………………………………… 70

　　四、先天性梅毒牙 ………………………………………………………………… 71

　　五、萌出前牙冠内病损 …………………………………………………………… 72

第四节　牙齿萌出与脱落异常 …………………………………………………………… 73

　　一、牙齿萌出过早 ………………………………………………………………… 73

　　二、牙齿萌出过迟 ………………………………………………………………… 74

　　三、牙齿异位萌出 ………………………………………………………………… 74

　　四、牙齿脱落异常 ………………………………………………………………… 76

第六章　儿童口腔科就诊儿童的行为管理 …………………………………………… 80

第一节　概述 ……………………………………………………………………………… 80

　　一、儿童口腔科医患关系的特点 ………………………………………………… 80

　　二、行为管理内容及其目的 ……………………………………………………… 80

第二节　儿童口腔科非药物行为管理 …………………………………………………… 81

　　一、儿童口腔诊治过程中的不良心理反应 ……………………………………… 81

　　二、影响儿童口腔治疗行为的因素 ……………………………………………… 81

　　三、不同年龄组儿童口腔患者接诊技术 ………………………………………… 82

　　四、非药物行为管理方法 ………………………………………………………… 82

第三节　儿童口腔科治疗中的焦虑和疼痛控制 ………………………………………… 84

　　一、笑气 - 氧气吸入镇静技术 …………………………………………………… 85

　　二、口服药物镇静技术 …………………………………………………………… 87

　　三、静脉注射镇静技术 …………………………………………………………… 88

　　四、全身麻醉下儿童口腔科治疗技术 …………………………………………… 88

第七章　儿童龋病 ……………………………………………………………………… 91

第一节　乳牙龋病 ………………………………………………………………………… 91

　　一、患病状况及常见患龋类型 …………………………………………………… 91

　　二、乳牙易患龋的因素及患病特点 ……………………………………………… 94

　　三、乳牙龋病的危害 ……………………………………………………………… 95

　　四、乳牙龋病的检查 ……………………………………………………………… 96

　　五、乳牙龋病的治疗 ……………………………………………………………… 96

第二节　年轻恒牙龋病 …………………………………………………………………… 105

　　一、年轻恒牙龋病的特点 ………………………………………………………… 105

　　二、患病状况 ……………………………………………………………………… 105

三、修复治疗的特点 ………………………………………………………………… 106

四、年轻恒牙龋早期诊断的方法及治疗进展 ……………………………………… 106

第三节　儿童龋病的预防 ……………………………………………………………… 107

一、树立正确观念 ………………………………………………………………… 107

二、个人患龋风险的评估 ………………………………………………………… 107

三、临床的个性化预防 …………………………………………………………… 108

第四节　口腔健康教育 ………………………………………………………………… 110

一、胎儿期 ………………………………………………………………………… 110

二、婴儿期(0～1 岁) ……………………………………………………………… 110

三、幼儿期(1～3 岁) ……………………………………………………………… 110

四、学龄前期(3～6 岁) …………………………………………………………… 111

五、学龄期(6～12 岁) …………………………………………………………… 111

六、青少年期(12～18 岁) ………………………………………………………… 111

第八章　儿童牙髓病和根尖周病 …………………………………………………… 113

第一节　乳牙牙髓病和根尖周病的检查及诊断方法 ……………………………… 113

一、收集病史 ……………………………………………………………………… 113

二、临床检查 ……………………………………………………………………… 114

三、X 线检查 ……………………………………………………………………… 115

第二节　乳牙牙髓病和根尖周病的临床表现及诊断 ……………………………… 116

一、各型乳牙牙髓病的临床表现及诊断要点 …………………………………… 116

二、乳牙根尖周病的临床表现及诊断 …………………………………………… 117

三、乳牙根尖周病的特点 ………………………………………………………… 118

第三节　乳牙牙髓治疗 ………………………………………………………………… 118

一、乳牙牙髓治疗的目的 ………………………………………………………… 118

二、乳牙牙髓治疗的方法 ………………………………………………………… 119

第四节　年轻恒牙牙髓病和根尖周病 ……………………………………………… 123

一、年轻恒牙牙髓病和根尖周病的检查及诊断方法 …………………………… 123

二、年轻恒牙牙髓的治疗原则 …………………………………………………… 124

三、年轻恒牙活髓保存治疗 ……………………………………………………… 124

四、年轻恒牙感染牙髓的治疗方法 ……………………………………………… 126

五、年轻恒牙牙髓病根尖周病的治疗药物 ……………………………………… 130

第九章　儿童牙外伤 ………………………………………………………………… 133

第一节　儿童牙外伤的概述及其分类 ……………………………………………… 133

一、儿童牙外伤的发病情况和危害 ……………………………………………… 133

二、牙外伤及支持组织损伤的临床分类 ………………………………………… 134

三、儿童牙和支持组织损伤的临床检查 ………………………………………… 137

第二节　儿童恒牙外伤的诊断和治疗 ……………………………………………… 139

一、牙釉质裂纹和冠折 …………………………………………………………… 139

二、冠根折 ………………………………………………………………………… 141

三、根折 ……………………………………………………………………………………… 142

四、牙齿脱位性损伤 ……………………………………………………………………… 143

五、全脱出 ………………………………………………………………………………… 147

六、儿童恒牙外伤预后评估 ……………………………………………………………… 150

第三节　乳牙外伤 ……………………………………………………………………… 151

一、乳牙外伤的诊治原则 ………………………………………………………………… 151

二、乳牙牙齿折断 ………………………………………………………………………… 152

三、脱位性损伤和全脱出 ………………………………………………………………… 152

第四节　牙外伤伴发的支持组织损伤 ………………………………………… 153

一、支持骨组织损伤 ……………………………………………………………………… 153

二、牙龈和口腔黏膜损伤 ………………………………………………………………… 154

第五节　儿童牙外伤的预防 ………………………………………………… 154

一、儿童牙齿外伤的预防 ………………………………………………………………… 154

二、运动防护牙托 ………………………………………………………………………… 155

第十章　儿童牙周组织疾病及口腔黏膜病 ……………………………… 157

第一节　儿童牙周组织特点 ………………………………………………… 157

第二节　儿童牙龈病 ………………………………………………………… 158

一、儿童牙龈病的流行情况 ……………………………………………………………… 158

二、菌斑性龈炎 …………………………………………………………………………… 158

三、萌出性龈炎 …………………………………………………………………………… 159

四、青春期龈炎 …………………………………………………………………………… 160

五、药物性牙龈肥大 ……………………………………………………………………… 160

六、遗传性牙龈纤维瘤病 ………………………………………………………………… 161

七、急性龈乳头炎 ………………………………………………………………………… 162

第三节　儿童牙周病 ………………………………………………………… 162

一、侵袭性牙周炎 ………………………………………………………………………… 163

二、反映全身疾病的牙周炎 ……………………………………………………………… 164

三、其他引起牙周组织破坏的局部因素 ………………………………………………… 165

四、儿童牙周疾病的预防 ………………………………………………………………… 166

第四节　儿童常见口腔黏膜疾病 …………………………………………… 167

一、急性假膜型念珠菌口炎 ……………………………………………………………… 167

二、疱疹性口炎 …………………………………………………………………………… 168

三、创伤性溃疡 …………………………………………………………………………… 171

四、儿童常见唇舌疾病 …………………………………………………………………… 172

第十一章　咬合诱导 ………………………………………………………… 176

第一节　咬合诱导的概念 …………………………………………………… 176

第二节　影响咬合发育的因素 ……………………………………………… 176

一、龋病对𬌗发育的影响 ………………………………………………………………… 176

二、牙齿发育异常对𬌗发育的影响 ……………………………………………………… 177

三、口腔不良习惯 ……………………………………………………………………………… 177

四、遗传和其他因素 …………………………………………………………………………… 178

第三节　牙列发育期咬合紊乱的检查 …………………………………………………… 178

一、病史采集 …………………………………………………………………………………… 178

二、一般检查 …………………………………………………………………………………… 178

三、影像学检查 ………………………………………………………………………………… 178

四、照相记录 …………………………………………………………………………………… 179

五、取研究模型 ………………………………………………………………………………… 179

六、模型测量与预测分析 ……………………………………………………………………… 179

七、诊断与制订治疗计划 ……………………………………………………………………… 181

第四节　儿童时期的间隙管理 …………………………………………………………… 181

一、间隙保持的意义和适应证 ………………………………………………………………… 181

二、间隙保持器的设计和制作 ………………………………………………………………… 182

第五节　牙列发育期咬合紊乱的早期矫治 …………………………………………… 186

一、乳前牙反𬌗 ………………………………………………………………………………… 186

二、乳后牙反𬌗 ………………………………………………………………………………… 187

三、混合牙列期反𬌗 …………………………………………………………………………… 188

四、牙列拥挤与顺序拔牙 ……………………………………………………………………… 188

五、口腔不良习惯的治疗 ……………………………………………………………………… 189

第六节　咬合紊乱的早期预防 …………………………………………………………… 191

一、孕期的预防 ………………………………………………………………………………… 192

二、婴幼儿时期的预防 ………………………………………………………………………… 192

三、儿童时期的防治 …………………………………………………………………………… 192

第十二章　儿童口腔外科治疗 ……………………………………………………………… 193

第一节　儿童局部麻醉 …………………………………………………………………… 193

一、局部麻醉的目的 …………………………………………………………………………… 193

二、常用局麻药 ………………………………………………………………………………… 193

三、儿童局部麻醉的方法 ……………………………………………………………………… 193

四、儿童局部麻醉的操作要点 ………………………………………………………………… 195

五、儿童局部麻醉的注意事项 ………………………………………………………………… 196

六、儿童局部麻醉的不良反应 ………………………………………………………………… 196

第二节　乳牙及年轻恒牙的拔除 ………………………………………………………… 196

一、乳牙拔除 …………………………………………………………………………………… 197

二、年轻恒牙的拔除 …………………………………………………………………………… 200

第三节　额外牙的拔除及阻生牙的开窗助萌 ………………………………………… 201

一、额外牙拔除 ………………………………………………………………………………… 201

二、阻生牙的开窗助萌 ………………………………………………………………………… 203

第四节　口腔软组织及牙槽外科手术 ………………………………………………… 204

一、系带修整术 ………………………………………………………………………………… 204

二、黏液腺囊肿摘除术 ………………………………………………………………………… 205

三、牙瘤的手术治疗 ·· 206

四、含牙囊肿的手术治疗 ··· 206

五、颌面软组织创伤的处理 ··· 206

第十三章　残障儿童口腔医疗 ··· 209

第一节　概述 ··· 209

一、基本概念 ··· 209

二、残疾的分类标准 ·· 210

三、残疾儿童的口腔医疗 ··· 210

第二节　智力残疾 ··· 212

一、常见表现 ··· 212

二、口腔健康状况 ··· 213

三、口腔疾病治疗 ··· 213

四、家庭口腔保健 ··· 214

第三节　脑瘫 ··· 214

一、一般情况 ··· 214

二、临床表现 ··· 215

三、口腔情况 ··· 215

四、口腔治疗 ··· 216

五、家庭口腔保健 ··· 217

第四节　肢体残疾 ··· 217

一、脊柱裂 ··· 217

二、肌营养不良 ··· 217

三、其他肌肉骨骼损伤 ··· 218

第五节　视力障碍 ··· 218

一、一般情况 ··· 218

二、口腔健康状况 ··· 218

三、口腔疾病治疗 ··· 218

第六节　听力障碍 ··· 219

一、一般情况 ··· 219

二、口腔保健 ··· 219

三、口腔疾病治疗 ··· 219

第十四章　全身性疾病在儿童口腔的表现 ··· 220

第一节　血友病 ··· 220

一、一般情况 ··· 220

二、口腔治疗 ··· 221

第二节　白血病 ··· 222

一、一般情况 ··· 222

二、口腔表现 ··· 222

三、口腔疾病治疗 ··· 223

第三节　艾滋病 ··223
一、一般情况 ··223
二、口腔临床表现 ··223
三、治疗 ··225

第四节　糖尿病 ··225
一、一般情况 ··225
二、口腔表现 ··225
三、口腔疾病治疗 ··226

第五节　遗传性外胚叶发育不全综合征 ··227
一、一般情况 ··227
二、临床表现 ··227
三、口腔治疗 ··228

第六节　颅骨锁骨发育不良 ··229
一、一般情况 ··229
二、临床表现 ··229
三、口腔治疗 ··231

第七节　低磷酸酯酶症 ··231
一、一般情况 ··231
二、口腔表现 ··232
三、疾病的治疗和管理 ··232

第八节　唐氏综合征 ··233
一、一般情况 ··233
二、口腔表现 ··233
三、口腔治疗 ··234

第九节　掌跖角化 - 牙周破坏综合征 ··234
一、一般情况 ··234
二、临床症状 ··235
三、治疗 ··236

第十节　朗格汉斯细胞组织细胞增生症 ··236
一、一般情况 ··236
二、口腔表现 ··236
三、治疗 ··237

第十一节　Axenfeld-Rieger 综合征 ··238
一、一般情况 ··238
二、口腔表现 ··238
三、口腔疾病处理 ··239

第十二节　白细胞功能异常 ··239
一、一般情况 ··239
二、口腔表现 ··239
三、口腔疾病处理 ··240

第十五章　儿童口腔医学实习教程

第十五章　儿童口腔医学实习教程⋯⋯⋯⋯⋯⋯⋯⋯⋯⋯⋯⋯⋯⋯⋯⋯⋯⋯⋯⋯ 241

　　实习一　乳牙的解剖结构特点及乳恒牙鉴别⋯⋯⋯⋯⋯⋯⋯⋯⋯⋯⋯⋯⋯⋯ 241

　　实习二　恒牙牙齿发育与儿童口腔科常用 X 线片读片⋯⋯⋯⋯⋯⋯⋯⋯⋯⋯ 242

　　实习三　儿童口腔系统检查⋯⋯⋯⋯⋯⋯⋯⋯⋯⋯⋯⋯⋯⋯⋯⋯⋯⋯⋯⋯⋯ 242

　　实习四　儿童行为管理和口腔卫生宣教⋯⋯⋯⋯⋯⋯⋯⋯⋯⋯⋯⋯⋯⋯⋯⋯ 244

　　实习五　儿童口腔临床隔湿技术与口腔软组织保护⋯⋯⋯⋯⋯⋯⋯⋯⋯⋯⋯ 246

　　实习六　乳磨牙标准 II 类洞的制备(第 1 次)⋯⋯⋯⋯⋯⋯⋯⋯⋯⋯⋯⋯⋯⋯ 246

　　实习七　乳磨牙的护髓充填,标准 II 类洞的预备(第 2 次)⋯⋯⋯⋯⋯⋯⋯⋯ 248

　　实习八　牙髓切断术⋯⋯⋯⋯⋯⋯⋯⋯⋯⋯⋯⋯⋯⋯⋯⋯⋯⋯⋯⋯⋯⋯⋯⋯ 249

　　实习九　乳磨牙金属预成冠修复技术⋯⋯⋯⋯⋯⋯⋯⋯⋯⋯⋯⋯⋯⋯⋯⋯⋯ 251

　　实习十　前牙透明成形冠树脂修复技术⋯⋯⋯⋯⋯⋯⋯⋯⋯⋯⋯⋯⋯⋯⋯⋯ 252

　　实习十一　间隙管理和间隙保持器⋯⋯⋯⋯⋯⋯⋯⋯⋯⋯⋯⋯⋯⋯⋯⋯⋯⋯ 253

　　实习十二　窝沟封闭(诊室)⋯⋯⋯⋯⋯⋯⋯⋯⋯⋯⋯⋯⋯⋯⋯⋯⋯⋯⋯⋯⋯ 254

　　实习十三　预防性树脂充填⋯⋯⋯⋯⋯⋯⋯⋯⋯⋯⋯⋯⋯⋯⋯⋯⋯⋯⋯⋯⋯ 255

　　实习十四　门诊见习及讨论⋯⋯⋯⋯⋯⋯⋯⋯⋯⋯⋯⋯⋯⋯⋯⋯⋯⋯⋯⋯⋯ 256

中英文名词对照索引⋯⋯⋯⋯⋯⋯⋯⋯⋯⋯⋯⋯⋯⋯⋯⋯⋯⋯⋯⋯⋯⋯⋯⋯⋯ 259

>> 内容提要

　　本章节分四个部分。第一部分介绍了儿童口腔医学的概念,为什么本专业学科称为"儿童口腔医学";第二部分介绍了学科发展历程;第三部分介绍了儿童口腔医学的学科范畴;第四部分分析了我国儿童口腔医学的发展趋势。

一、儿童口腔医学的概念

　　儿童口腔医学(pediatric dentistry)是在口腔医学范畴中以儿童为对象,研究其口腔疾病的发病机制与特点,诊断和治疗方法,以及预防措施等内容的独立学科。

　　儿童口腔医学的研究范围确定了儿童口腔科的服务对象,由于主观、客观等原因,儿童口腔医学服务对象的年龄划分在各国及各诊疗单位并不一致。由于牙齿的形成始于胚胎期,所以一些学者主张胎儿期及出生后的无牙期亦为此专业的研究和诊疗对象。16岁时,第二恒磨牙萌出及其牙根完全形成,此时口腔处于恒牙列阶段,牙列的生长发育也基本完成,因此,一些医院将儿童口腔科的诊疗年龄定为16岁以下。近年来,我国许多专家建议,儿童口腔科诊疗年龄应为18岁以下,因为此时儿童青少年身心发育为成人,第三恒磨牙萌出,颌面部发育成熟,并且我国大多数儿童医院诊疗年龄在18岁以下。

　　儿童时期,机体随生长发育的各个阶段而发生变化,由小变大,由简单变复杂,在牙、牙列、咬合、颌骨等部分也都有明显的变化。口腔治疗的目的不仅是恢复受损牙体、牙列等的形态和功能,还应考虑其在生长发育过程中的变化。例如在临床治疗中,3岁和8岁的患儿都是儿童,前者刚形成乳牙列(primary dentition),而后者已处于混合牙列(mixed dentition)期,口腔内情况较为复杂,既有年轻恒牙的萌出,又有近脱落期的乳牙。在口腔治疗中,对上述两名患儿所考虑的方法和内容均有所不同。虽然各国对儿童口腔医学的概念表述不同,但都强调儿童口腔科面对的是正在生长发育中的人群,无论在其解剖、生理、病理、免疫系统以及精神、心理等方面,都处于不断变化的状态。因此,在疾病的诊断、治疗和预后诸方面都与成人有一定区别。尽管在儿童口腔科的临床中,有不少方面运用牙体牙髓病科、牙周病科、口腔黏膜病科、口腔修复科、口腔颌面外科、口腔正畸科和口腔预防科等专业的技术和方法,但还是应该特别告诫口腔医师"the child is not a little man"即"儿童不是小大人",不应把儿童口腔医学看成是成人口腔医学的缩影,应结合儿童的解剖、生理、心理等特点,研究、开展、创新适合本专业的诊治方案与方法。

二、学科发展历程

　　回顾历史,国内外虽早已存在有关儿童牙齿的一些治疗内容和方法,但儿童口腔医学作为独立的学科是在20世纪中期才逐渐发展形成的,其英文名称为pedodontics,dentistry for children and adolescents或pediatric dentistry等。在我国也曾存在"儿童牙医学""儿童牙病学""儿童口腔病学"等称谓。主要原因有三方面:首先,随着国际上对本专业范围及内容认识的深入,国际上学科的英文名称发生了变化。以往用pedodontics,译为"儿童牙科学",治疗内容仅限于传统的牙体修复、保存和预防。近20年来,越来越多的国家使用pediatric dentistry,其概念范畴已经完全不同于过去的"儿童牙科学"，治疗、研究内容既包含儿童存在的牙科问题，又涉及儿童存在的牙颌问题和与牙齿有关的儿童身体、心理发育及社会问题。其次，与其他学科主要是根据所诊疗疾病的范围和方法来分科有所不同，儿童口腔医学（pediatric dentistry）主要根据年龄来确定本学科的范畴，涉及生长发育阶段儿童、青少年的口腔相关问题，都是本学科的研究范围。随着国人口腔保健意识的增强，患者前来就诊的目的不单是为了治疗牙病，有些儿童的就诊目的是进行健康管理、咨询。还有一个原因是鉴于我国自20世纪50年代以来采用"口腔医学"一词，2003年第2版专业教材的名称启用"儿童口腔医学"。因此，本专业学科名称为"儿童口腔医学"，临床专业分科称"儿童口腔科"。目前儿童口腔医学仍是口腔医学中的一门正在不断发展、充实和提高的新兴学科。

儿童口腔科的形成与发展历程与"学校牙科""口腔内科"有密切的关系。早在1883年比利时就开设了学校牙科诊所，从事儿童牙科的临床工作。英国在1885年配置学校牙科医师，1931年挪威奥斯陆大学（Oslo University）开设独立的儿童牙科教研室，1951年北欧成立儿童牙科学会。欧洲的儿童牙科多以学校牙科诊疗为起步而发展起来，也为当今的儿童口腔医学奠定了基础。

美国初期也是以学校牙科为中心开展儿童牙科的工作，其学校牙科除以治疗工作为主之外，渐渐重视口腔卫生教育工作，1912年在美国成立了国家口腔卫生协会（National Mouth Hygiene Association）。美国的儿童牙科不仅由学校牙科延伸而来，还与其福利慈善事业的兴起有关，把为贫穷儿童所做的牙科治疗工作称为operative dentistry for children，这也是美国儿童牙科早期的最简单的形式。1918年美国西北大学（North-West University）将儿童牙医学作为一门独立的学科列入牙医学的教学内容。

日本的儿童牙科起步迟于欧美，1927年在日本大学齿科内设有儿童科，是临床儿童牙科形成的开端。1956年日本在齿科大学内正式列入了儿童牙医学的教学内容，1963年成立了"日本小儿齿科学会"，日本儿童口腔医学在第二次世界大战后、经济恢复繁荣后得以较快发展。

20世纪40年代由王巧璋、李宏毅和方连珍等在成都、北京和上海分别成立单独的儿童牙科诊室，这可谓我国儿童口腔科的雏形。

20世纪40年代末期，北京大学医学院、上海震旦大学先后建立了儿童牙科诊室。20世纪70年代末，特别是进入20世纪80年代以后，随着中国口腔卫生事业的发展，多所大学先后建立了儿童口腔科。1987年在北京召开了第一届全国儿童口腔医学学术会议，会上成立了中国儿童牙科学学组。1998年在武汉成立了中华口腔医学会儿童口腔医学专业委员。全国儿童口腔医学学术会议一般每3～4年举行一次，期间召开地方会议或专题研讨会。

儿童口腔医学高等教育的教材建设在1987年占1/3篇幅附于《口腔预防医学》中，1995年占1/2篇幅合编于《口腔预防医学及儿童口腔医学》，2000年以22万余字独立成册为《儿童口腔病学》（第1版），2003年命名为《儿童口腔医学》（第2版）的专业教材以25.6万字的篇幅问世。2008年第3版《儿童口腔医学》教材29.4万字。2012年第4版教材51.1万字，编写人员、内容、字数均有较大幅度的增加。第5版教材从内容到形式均进行了较大的改进，这些均显示了我国儿童口腔医学高等教育的快速发展，并取得了一定的成绩。

三、儿童口腔医学的学科范畴

儿童口腔医学的学科范畴包括维持和促进从胚胎至成人这一生长发育过程中的口腔健康，预防和治疗口腔疾患和发育异常，进行定期口腔健康管理和研究口腔功能的理论和方法等。其包括的范围较为广泛，概括起来有以下几个方面：

（一）儿童牙齿、牙列、颅颌面的生长发育和发育异常

儿童时期牙齿、牙列、颅颌面生长发育的变化最大，也最为活跃，只有正确认识并掌握其规律特点，才能准确地判断其异常的倾向。儿童牙齿发育异常包括牙齿数目异常、形态异常、结构异常和萌出异常等。儿童口腔科医师需要选择合适的时机，进行多学科合作治疗。早期的治疗和适当的处置有利于儿童牙齿、牙列及颅颌面的正常发育。

（二）乳牙、年轻恒牙牙齿疾患

主要包括乳牙、年轻恒牙龋病及因龋或非龋疾患所引起的牙髓和根尖周病、牙外伤等。对牙

齿疾病的早期诊断和治疗是非常重要的,否则会对儿童生长发育产生影响。这种影响既有局部的,又有全身的,甚至对儿童身心发育产生影响,一定要引起重视。

(三)儿童口腔软组织疾患

牙周组织疾病是发生在牙周组织的慢性疾病,其发展需要一定时间,成人时有较重的临床表现,但最早往往发生于儿童。如果儿童没有养成良好的口腔卫生习惯,早期牙龈炎症未得到及时治疗,或缺乏牙周疾病的预防知识等,就会造成成年时牙周病的发生。由于儿童牙周组织解剖的特殊性,牙周组织疾患的表现也有其特点。儿童黏膜疾患往往和全身疾患有关,也应积极进行防治。

(四)口颌系统疾患

近年来,许多学者认为口颌系统疾患是继龋病和牙周病之后第三大影响口腔健康的疾病。儿童时期咬合和咀嚼功能障碍及口腔不良习惯对颞下颌关节疾患有着重要的影响。对儿童口颌系统疾患的积极防治,也是临床医师不可忽视的任务。

(五)牙列和咬合关系异常

许多研究表明,约60%青少年错𬌗畸形的发生是由替牙期(mixed dentition)发育障碍引起并在替牙期开始有所表现。因此,积极治疗乳牙和年轻恒牙牙齿疾病,并注意恢复牙齿的解剖形态和生理功能,及时纠正口腔不良习惯,对影响颌面发育的错𬌗畸形进行早期矫治,诱导儿童牙列和咬合功能的正常发育是极其重要的。

(六)残障儿童口腔治疗

由于身体或心理障碍,残障儿童口腔健康状况往往要比正常儿童差。残障儿童口腔疾患的发病特点和治疗方法都和正常儿童有所不同。许多调查显示残障儿童的龋病发病率高于同龄儿童。随着社会的进步,残障儿童的口腔健康会越来越受到重视。

(七)儿童遗传性疾病及相关综合征的口腔表现

儿童龋病、牙周病、错𬌗畸形、牙齿及颌面部发育异常存在遗传及环境因素,儿童口腔科医师应仔细询问病史,认真检查后对疾病的遗传和环境因素进行分析,做出正确诊断,制订系统的治疗计划。近年来对相关的口腔综合征,特别是常见的乳恒牙先天缺失、额外牙、形态异常、颅面发育异常、早期牙周疾患等的研究增多。

(八)儿童口腔治疗的行为管理

由于儿童的心理和生理发育特点,儿童对口腔科治疗易产生惧怕情绪。引导儿童配合完成口腔治疗的方法,称为儿童口腔治疗的行为管理(behavior management)。儿童的就诊行为受发育、心理、环境等因素影响。行为管理的方法包括药物行为管理和非药物行为管理,是儿童口腔医师必须掌握,并不断研究的内容。

四、我国儿童口腔医学的发展趋势

(一)社会对儿童口腔疾病防治的认识将不断提高

随着我国国民经济的发展,人民生活水平已大幅度提高,在饮食结构上表现为食物更加精细化,糖类食品消费量骤增。这些变化对儿童牙齿健康十分不利,导致龋齿患病率迅速增加。2015年全国第四次口腔健康流行病学调查资料显示,我国3岁组儿童患龋率高达50.8%,5岁组儿童患龋率高达71.9%,12岁组儿童患龋率为38.5%。控制儿童龋病(dental caries in children)的增长势头是我国儿童口腔医学工作者,也是全体口腔界同仁共同努力的目标。

我国儿童龋齿患病率高,治疗率却很低,2015年全国第四次口腔健康流行病学调查资料显示,我国3岁组儿童龋齿未治疗率高达98.5%,5岁组儿童龋齿未治疗率高达95.9%。一方面是由于家长对儿童牙齿保护的意识不足;另一方面我国目前16岁以下儿童和青少年约有3亿多,相当于欧盟人口的总和,而从事儿童口腔疾病防治的医务工作者却很少。近年来我国制定了口腔健康目标和具体实施计划,1989年确定了每年9月20日为全国"爱牙日",提出了"爱护牙齿,从小做起"的口号。应该看到近30年来人们的口腔保健意识明显增强,儿童龋病的发病情况已引起口腔界和社会的高度重视,家长要求定期检查、口腔健康管理的儿童逐年增加。随着社会对儿童口腔疾病防治重要性的认识不断增强,政府和社会投入逐年增加,许多城市专科医院设儿童口腔科,从事儿童口腔治疗的医师也越来越多。

(二) 口腔科材料、器械的发展将带动儿童口腔科治疗水平提高

进入 20 世纪 90 年代,口腔材料和器械有了非常明显的发展。以往的窝洞充填材料主要是银汞合金,其颜色为金属色,制备洞形要求高。由于乳牙解剖形态和龋损的特点,充填体脱落率高,容易产生继发龋。随着玻璃离子水门汀(glass ionomer cement)和光固化复合树脂(light-cured composite resin)等充填修复材料的发展,它们无论在颜色、固位、保留牙体组织,还是微创和防止继发龋方面都显示优越性能。瓷 - 复合树脂嵌体和贴面技术为第一恒磨牙大面积龋损和前牙外伤冠折的患者提供了一种美观而稳固的修复方法。后牙复合树脂充填材料,可流动性树脂充填材料的应用为临床提供了更多的选择余地。新型充填材料逐渐取代传统的充填材料被广泛应用于临床,特别是微创技术的普及,明显提高了儿童口腔科治疗水平。

口腔医师逐渐认识到根管治疗对乳牙牙髓病和根尖周病(pulpal and periapical diseases in primary teeth)的治疗效果十分显著。适用于儿童乳牙和年轻恒牙的根管消毒剂、根管充填材料和器械将广泛应用于儿童口腔科临床。随着口腔医生对生活牙髓重要性的认识逐渐深入,活髓保存技术和牙髓再生术已经越来越广泛地应用于临床实践。

儿童乳牙和年轻恒牙龋齿预防材料如氟保护漆(fluoride varnish)和自酸蚀技术的发展,使临床操作更简单有效。随着患儿家长和社会的认识提高,年轻恒牙早期龋在儿童口腔科的就诊将大大增多,针对年轻恒牙早期龋,修复治疗和预防相结合的预防性树脂充填法将广泛开展。

随着微创技术(minimally invasive technique)的进步、计算机控制下局部麻醉注射等无痛治疗技术(pain-free therapy)的普及和橡皮障隔离技术的广泛应用,传统的治疗体系也发生了很大的改变,治疗时间将缩短,治疗给患儿带来的痛苦将明显减少。镇静(sedation)、全身麻醉(general anesthesia)下儿童口腔治疗技术的应用,使儿童口腔科治疗更加人性化,治疗效果得到了保证。

(三) 儿童口腔治疗的疾病内容将发生变化

随着口腔预防保健知识的普及和各种龋病预防方法的应用,我国儿童龋齿发病率增高的趋势将得到控制。在儿童口腔科门诊,预防性检查早期龋的患儿将增加,就诊患儿中牙髓病、根尖周病的比例将减少。

近几年来许多学者提出,继龋病和牙周病之后,咬合、咀嚼功能异常以及颞下颌关节疾患将成为危害口腔健康的第三大疾患。近年来,随着这类患者的逐渐增多和检查、治疗方法的发展,发病机制的研究和有效的治疗方法将会应用于临床。

许多临床统计资料表明乳牙、年轻恒牙外伤患儿在儿童口腔科的就诊人数有上升趋势,这与城市环境的变化和儿童游戏内容的变化有关。如何预防和救治乳牙和年轻恒牙外伤应作为儿童口腔科的一项重要研究和宣传内容。

(四) 相关学科的研究进展,将促进儿童口腔医学的发展

儿童口腔医学是治疗和研究特殊年龄阶段和有生长发育特点的口腔医学的分支学科,而其他学科是根据疾病和治疗特点来划分的。其分科特点决定了与其他学科之间的联系。随着口腔医学整体的发展,如牙体牙髓病科、牙周科、口腔黏膜病科、口腔正畸科、口腔颌面外科、口腔修复科和口腔种植科等的先进知识和理念将会根据儿童的特点应用到儿童口腔科,丰富儿童口腔科的内容。

儿童口腔医学将借助心理学的发展,如儿童行为管理、就诊心理等,使儿童口腔诊疗更适合于儿童心理特点。

许多全身疾病在儿童口腔中有所表现,而且对牙齿、颌骨的发育产生影响。今后儿童口腔医师将和儿科医师共同合作,进行研究、探索,防治全身因素对口腔疾病和颅面颌骨、牙齿、生长发育的影响。

随着分子生物学研究的进展,儿童口腔科医师对儿童口腔疾病有了新的认识,发现了新的治疗前景,如牙齿再生、牙髓再生等。

(葛立宏)

课后思考题

1．为什么我国此专业称为儿童口腔医学？
2．儿童口腔医学学科范畴有几个方面？
3．我国儿童口腔医学的发展趋势有哪些？

参考文献

1．JIMMY R P，PAUL S C，HENRY W F．儿童口腔医学．葛立宏，译．第4版．北京：人民卫生出版社，2009．
2．JEFFREY A D. McDonald and Avery's Dentistry for the Child and Adolescent. 10th ed. St.louis：CV Mosby，2015.
3．葛立宏．儿童口腔医学．第2版．北京：北京大学医学出版社，2013.

第二章

儿童口腔疾病病史的采集、口腔检查及治疗计划的制订

▶▶ 内容提要

　　儿童口腔疾病病史的采集和口腔检查在内容、方法与顺序等方面具有自身的特点，故在要求上有别于成人。熟练掌握与此有关的方法和技巧，是儿童口腔临床诊疗工作的前提和基础。全面准确的口腔检查和治疗计划的制订对儿童口腔健康和生长发育具有重要意义。本章介绍儿童口腔疾病病史的采集与口腔检查的特点、方法及注意事项，制订儿童口腔治疗计划所包含的内容和治疗前必要的安排与告知，以及不同年龄阶段儿童口腔检查与治疗的侧重点。

第一节　病史的采集

　　在儿童口腔科，病史的采集即问诊（inquisition），通常由医师、护士与患儿和家长进行交谈以了解疾病的发生、发展和诊疗情况。由于年龄因素或发育程度的差异，一些儿童，尤其是低龄患儿对病情的表述常有困难且不准确，因此，必须同时仔细倾听家长对病史的陈述，即间接采集病史。病史采集的关键是从患儿和家长提供的信息中发现对病情诊断有用的线索。在病史询问过程中应采取和蔼亲切的态度，使用通俗易懂的语言与家长沟通，同时要尊重患儿和家长的隐私并为其保密，以取得他们的信任。采集病史时切不可先入为主，尤其不能用暗示性言语或语气来诱导家长得到医师主观期望的回答，这样可能造成误诊。病史采集的内容包括：

　　1. **一般情况**　在初次就诊建立病历档案时，应仔细无误地记录患儿的一般社会情况，包括姓名、性别、出生年月、年龄（采用实际年龄：新生儿记录天数、婴儿记录月数、1 岁以上记录几岁几个月）、家庭地址、家长姓名、联系方式、病史叙述者与患儿的关系等。

　　2. **主诉（chief complaint）**　是用病史提供者的语言来描述患儿迫切要求解决的口腔问题，即就诊的主要原因。记录主诉的文字不宜过多，通常用一两句话概括患病部位的最主要症状或体征及其性质与持续时间。如"右侧上颌后牙肿痛 3 天"。

　　3. **现病史（history of present illness）**　是病史中最重要的部分，要围绕患儿及家长的主诉内容展开，按时间顺序详细描述患病的情况，包括从目前所患疾病的首发症状起，至就诊时整个疾病的发生（起病可能的病因及诱因）、发展、演变过程、主要症状、伴随症状及其诊疗情况。例如：当患儿以牙疼为主诉就诊时，医师可以根据患牙的疼痛史来协助诊断。现病史的问诊应从以下五个方面入手：①疼痛的部位；②疼痛的发作方式；③疼痛的程度和持续时间；④使疼痛加重或减轻的因素；⑤治疗对疼痛的影响。要仔细询问主要症状，并注意其特征，如对牙齿疼痛的询问应包括：自发性还是激惹性、持续性还是间断性、冷热刺激后有无加重或缓解，有无肿胀感、牙齿伸长感、牙齿松动等。

　　应当注意，对于有鉴别诊断意义的阴性症状，需要同时询问并记录在现病史中以备复诊或复查时了解病情发展。如果患儿在本次就诊前曾接受过其他医疗单位诊治，还应仔细询问所做过的检查及结果、疾病的诊断、药物治疗情况及疗效。

　　4. **全身情况**　患儿的一般情况，如精神状态、睡眠等以及其他系统的症状，这对全面评估患儿的病情、预后以及应采取的辅助治疗是很必要的。尤其对牙颌面外伤患儿更为重要，如果合并

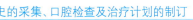

颅脑、重要脏器或肢体严重损伤，应待全身情况稳定或好转后再诊治牙外伤。

5. 既往史（past medical history） 既包括患儿过去的口腔健康状况、口腔卫生习惯、喂养方式、食物种类、饮食习惯、接受口腔疾病预防保健措施的状况以及口腔治疗史，也包括全身其他器官系统的健康状况、医疗史、过敏史等，特别是与口腔疾病密切相关的疾病及其治疗情况。

例如接受放疗的儿童，口腔常出现快速进展的多发龋。由龋发展而来的慢性根尖周炎，可作为病灶牙使机体的其他组织发生病灶感染，相关的疾病有风湿性关节炎、蛛网膜炎、肾炎等。对牙外伤患儿，应注意询问与牙外伤密切相关的病史，包括心脏病、出血性疾病、癫痫和破伤风疫苗注射史等。

在儿童有口腔表现的全身性疾病主要有血友病、白血病、糖尿病、艾滋病、朗格汉斯细胞组织细胞增生症等。

注意某些特殊体质的患儿对口腔用药和抗生素可能发生过敏反应、不良反应等。有报道多聚甲醛过敏可引起口腔黏膜或四肢、躯干皮肤红色斑疹、发痒；甲醛甲酚（formocresol，FC）髓腔封药或局部麻醉药注射后可引起急慢性过敏反应；也有对橡皮障和医用乳胶手套过敏的报道。

6. 家族史 儿童某些牙齿发育异常、反映全身疾病的牙周炎以及错𬌗畸形等疾病可能有家族史（family history）。儿童口腔科所见的遗传性疾病不仅有口腔表现，而且常表现为有多个器官异常的全身综合征，例如外胚叶发育不全综合征、低磷酸酯酶综合征、唐氏综合征、掌跖角化 - 牙周破坏综合征、Axenfeld-Rieger 综合征、白细胞功能异常等，儿童口腔科医师应掌握相关知识，熟悉这些遗传性疾病。在病史采集时要仔细询问父母、兄弟姐妹和其他直系亲属有无口腔和全身表现，同时注意尊重患儿及家属，保护他们的隐私，消除紧张情绪，建立良好的交流氛围，避免产生不必要的矛盾和不良后果。

第二节　儿童口腔检查

伴随着儿童牙齿的萌出、替换与成熟，儿童口腔处于生长发育的不断变化过程中，而且不同年龄阶段儿童的心理行为特点有所不同，因此儿童口腔检查有别于成人，具有一定的特殊性，检查时应注意以下事项：

1．医护人员从询问病史开始就应该和患儿建立良好的关系。微笑、叫患儿的名字或小名、乳名，用表扬性语言鼓励患儿或用手轻轻抚摸可以使患儿消除紧张心理；也可以向儿童展示口镜等口腔检查用具，或用玩具逗患儿玩耍以消除或减少恐惧，取得患儿的信任和合作。

2．为增加患儿的安全感，检查时可以让孩子与家长在一起，婴幼儿可坐或躺在家长怀中检查，检查者顺应患儿体位。调整椅位时，特别是检查上颌牙齿采取平卧位时，事先应告知患儿，然后再做调整，以免突然的体位改变使患儿感到不安。

3．避免将灯光直接投照到患儿的眼睛上引起不适，有条件的诊室可以提供防护眼罩。

4．一般情况下按照先外后内、由前至后、由浅入深的顺序进行检查，以免遗漏。但是，检查的顺序可根据患儿的具体情况灵活掌握，对患儿有刺激的检查方法和检查部位应放在最后进行。

5．儿童口腔检查时要动作轻柔，尽量避免引起疼痛。如果能通过问诊和视诊明确诊断，不宜再进行探诊或叩诊检查。

6．使用锐利的检查器械或医护人员传递注射器时，应尽量避开患儿视线，以免引起患儿恐惧而不能配合进一步的检查和治疗，甚至意外划伤患儿。

7．对于口腔卫生较差的患儿，应在仔细清洁牙齿表面和窝沟处的软垢、菌斑并将牙面干燥后，在良好的光源下进行检查。

8．儿童的口腔检查应注意加强健侧与患侧对照检查，可反复多次进行，注意观察患儿的反应，以得到较为准确的检查结果。突然眨眼或闪躲动作常提示疼痛体征的存在。

儿童口腔科医师应注重对患儿心理诱导及行为管理，以热情关心的态度，亲切自然的肢体语言消除其对口腔检查和治疗的焦虑，尽可能取得患儿的合作，顺利获得准确无误的检查资料，以便作出正确诊断，制订治疗计划，并为患儿能够配合完成后续治疗打下良好的基础。

一、儿童口腔基本检查方法

（一）视诊

视诊（inspection）时先检查主诉部位，再检查其他部位。通常按一定顺序全面检查以免遗漏。

1. 颌面部情况

（1）表情与意识神态检查：应仔细观察患儿面容表情，了解其意识状态。如就诊时表现出面部异常表情可能提示存在智力障碍、孤独症或全身综合征等情况。颌面部损伤和牙外伤患儿如出现意识、神态或瞳孔等方面的变化，常提示合并颅脑损伤。

（2）颜面部外形和色泽检查：观察和比较颜面部的外形左右是否对称、颜面各部分之间比例关系是否协调，有无颌面部畸形。如乳牙根尖周炎可出现颜面部的肿胀，合并间隙感染时颜面皮肤可能有色泽改变。

2. 口腔内部情况

（1）口腔前庭检查：依次检查唇、颊、牙龈黏膜，唇颊沟以及唇颊系带情况，注意有无颜色异常、质地改变、瘘管或窦道、溃疡、假膜、组织坏死或新生物；腮腺导管乳头有无红肿、溢脓。

对于上颌前牙间隙过大者，应注意检查唇系带附着是否过低。下颌前牙龈缘的退缩常提示存在个别前牙反𬌗。在患儿诉说牙痛而临床上未查到龋时，需仔细检查疼痛部位周围的口腔黏膜是否存在溃疡或创伤。

艾滋病的口腔症状或体征是早期诊断的重要依据，近年来，儿童艾滋病感染患者不断出现，儿童口腔科医师在做口腔检查时应提高警惕，特别是对牙龈线形红斑、坏死性龈口炎、白色念珠菌感染等要给予足够的重视，进行必要的排查。

（2）牙齿检查：观察患儿所处的牙列时期；牙齿的萌出状态、形态、数目、颜色、排列，有无移位；牙石、软垢和充填体情况。对龋洞的视诊要注意位置、大小和深浅等。对外伤牙的视诊要注意有无牙釉质裂纹、牙冠折断及折断的部位、范围、程度，有无露髓等。

边缘嵴完整的邻面出现"墨浸样"颜色改变表明该部位已患龋。牙面上深棕色或黑色部位有时是静止龋的表现。

牙冠变色是牙髓牙本质复合体的变化透过几乎透明的牙釉质而呈现的外在表现，常提示牙髓可能出现各种病理改变：如呈暗灰色多表明牙髓已发生坏死；呈棕黄色表明牙髓可能出现钙化；呈粉红色表明发生牙髓出血或牙内吸收。

（3）开口度：正常的开口度约相当于患儿自身的示指、中指、无名指三指末节合拢时的宽度（参照成人），若发现开口度和／或开口型异常需进行颞下颌关节的进一步检查。

儿童牙齿根尖周炎合并间隙感染，颌面部外伤致咬肌痉挛或颌骨骨折时都可出现开口受限。

（4）固有口腔和口咽检查：包括腭、舌、口底、口咽等。

对卷舌音和舌腭音发音不清的患儿，应特别注意检查是否存在舌系带过短或其附着点前移，嘱患儿前伸舌看是否舌尖呈 W 形，中间凹陷。

（二）探诊

探诊（exploration）是应用探针检查以确定病变部位、范围和组织反应情况，包括牙、牙周和窦道的探诊等。探诊器械有普通探针、牙周探针和窦道探针等。探诊检查可能引起患者不适，但不应该引起患者较重的疼痛，对探诊不适的耐受程度因人而异，这点在儿童患者尤为重要。

探诊时采用握笔式，动作要轻柔，必须有支点，避免意外划伤患儿口腔黏膜，同时要注意观察患儿的眼神和表情。探查脱矿或刚萌出的年轻恒牙窝沟时，由于窝沟矿化度较低，若用力过大会损伤正常的牙齿结构，甚至为龋的发生打开"通路"。探查主诉牙和可疑牙时，为避免患儿因恐惧不能诉说真实情况，可先探查正常牙面，如儿童回答"疼痛"，此时需告诉患儿这是正常感觉，并不是真正的"疼痛"，然后逐渐移至可能存在疼痛的部位，让患儿回答，来判断真实情况。有些患儿语言上回答"不疼"，但有突然眨眼或闪躲的动作，提示存在疼痛的可能性很大。

探诊的内容包括：

1. 牙体缺损部位　范围、深浅、质地软硬、敏感程度。检查时动作宜轻柔，应结合问诊情况，

视频：ER2-1
儿童口腔基本
检查方法

画廊：ER2-2
乳牙颜色改变

图片：ER2-3
系带过短，前
伸舌时舌尖中
间凹陷

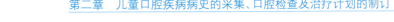

若初步判定为活髓牙的深龋近髓时,不可贸然深探,以免探针刺穿牙髓引起剧痛,增加患儿的痛苦。禁忌探露髓孔。对牙颈部及邻面均应仔细检查,以防遗漏。

2. 充填体边缘 用探针的直角钩尖端仔细检查充填物与牙体之间的密合程度、是否有继发龋,沿着牙颈部向上检查是否有充填体悬突。

3. 皮肤或黏膜的感觉 探查麻醉效果。

4. 皮肤或黏膜窦道 用圆钝的窦道探针探查其方向与深度。儿童需在局麻下探查,应缓慢顺势推进,避免用力过猛,防止损伤邻近组织。也可用牙胶尖自窦道口顺其自然弯曲插入,经 X 线片可显示与窦道相通的根尖周病变处。

(三)触诊

触诊(palpation)也称扪诊,是用手指轻柔触摸或按压患部,根据患儿的反应和医师的感觉进行检查和诊断的方法。如用示指轻轻挤压牙龈,检查是否有压痛及波动感,牙周袋的溢脓或肿胀范围;检查增生的牙龈组织质地是否坚韧、是否有弹性等。此外,在进行固有口腔、颌面部组织和器官、颈部病变和淋巴结以及颞下颌关节检查时也常使用触诊。

(四)叩诊

叩诊(percussion)是用平端的手持器械,如口镜、银汞充填器的平端等金属器械的平端叩击牙齿,观察牙齿对叩击的反应。根据叩击的方向分为垂直叩诊(即叩击方向和牙齿长轴方向一致)和水平叩诊(即叩击方向和牙齿长轴方向垂直)两种方法。按患牙与正常牙对叩诊的反应对比结果,用适宜力量叩诊引起疼痛则记录为叩痛阳性或叩痛(+)。

儿童叩诊时需注意以下几点:①从健康的对侧同名牙和邻牙开始叩诊,再逐渐移至可疑患牙,以便对照;②叩诊的力量一般以叩诊正常牙不引起疼痛的力量为适宜;③叩诊的同时观察患儿的反应以帮助判断;④叩诊时避免主观诱导,力求取得客观结果;⑤低龄儿童、智障儿童或不合作儿童不宜做叩诊检查。

牙周膜的健康状况由叩诊后患儿是否有疼痛来辨别。当根尖周牙周膜或根侧方牙周膜有炎症时,叩诊能诱发疼痛。垂直叩诊痛提示根尖周炎,水平叩诊痛提示根侧牙周膜炎症。检查牙齿劈裂的部位可由不同方向叩诊后的疼痛来判定。

在叩诊的同时结合听诊(auscultation),即判断叩击牙齿时发出的声音的清或浊对于疾病的诊断有一定的参考意义,例如在外伤牙发生牙挫入、牙齿固连等情况下,叩诊可听到金属高调音。

临床上有时患儿对叩诊恐惧时,"咬诊"检查结果可以提供一定的参考。其方法是将小棉球或小木签放在可疑牙的𬌗面,让患儿咬下看是否出现疼痛。咬合痛常见于急慢性根尖周炎、牙隐裂或冠根折。

(五)牙松动度检查

检查前牙松动度(tooth mobility)时用镊子夹持切缘摇动,检查后牙则将镊子并拢后抵在咬合面窝沟中央,向唇(颊)、舌(腭)及近远中方向摇动,垂直方向松动度检查时以与牙长轴一致的方向进行。对恐惧检查的幼儿,也可用手指检查前牙的松动度。

临床上常用的牙松动度记录方法是以牙冠松动方向评估。Ⅰ度松动是仅有唇(颊)舌(腭)方向松动;Ⅱ度松动是唇(颊)舌(腭)方向松动,伴有近远中方向松动;Ⅲ度松动是唇(颊)舌(腭)方向松动,伴有近远中方向松动和垂直方向松动。

正常情况下牙有一定的生理性动度,主要是水平方向,也有极微小的轴向动度,临床上不易觉察。对于刚萌出的年轻恒牙和发生牙根生理性吸收的替换期乳牙,可以检查到有一定的动度,这种情况仍属于生理性松动。在有炎症、𬌗创伤、牙外伤或颌骨肿瘤等情况下,牙的动度可超过生理性动度的范围,此时则为病理性松动。

(六)𬌗的检查

检查覆𬌗(overbite)、覆盖(overjet)是否正常,检查牙弓的形状、对称性、间隙和拥挤情况。尤其在牙齿排列不齐或牙外伤时,要检查有无个别牙齿早接触造成的𬌗创伤。通常采用以示指指腹轻按于上颌牙的唇(颊)面近颈部,让患儿做咬合动作,手指感到有较大的震动或动度的牙,可能存在早接触。咬合纸法也常被用来检查早接触点。

二、儿童口腔辅助检查方法

（一）影像学检查

随着医学影像学的发展，尤其是计算机图像技术的应用使得口腔颌面部医学影像质量显著提高，为儿童口腔医学的临床诊疗、科学研究提供了更有利的条件，同时便于临床资料的保存和分析。

1. X线检查　仍是目前应用最普遍的辅助检查手段，可用于儿童龋病、牙髓病与根尖周病、牙周病、口腔颌面部的感染、外伤、先天发育异常、良恶性肿瘤等疾病的辅助检查。

儿童进行口腔X线检查时需注意以下事项：①患儿的年龄不是进行X线检查要考虑的绝对因素，应该视患儿的口腔健康状况而定。只有在全面了解现病史和进行基本口腔检查之后，若缺少X线检查可能影响正确的诊断和治疗计划的制订时才考虑做该项辅助检查，并且对每位患儿要有针对性地选择X线投照的种类。②临床上有时确需X线检查，但可能因患儿合作差而不能获得有诊断价值的清晰X线影像，或者诊室不具备做放射检查的条件时，医师需告知家长采取治疗的必要性和缺少X线辅助检查结果可能出现的风险。如果患儿家长拒绝拍摄X线片，应在病历上注明。③儿童处在生长发育阶段，垂体、甲状腺、性腺功能逐渐活跃，进行放射检查时，需尽量避开这些部位，并且在任何可能的情况下都应常规使用甲状腺铅领和铅裙进行有效防护；眼睛晶状体对X射线敏感，应避免X射线直接照射。④儿童口腔结构与成人相比有明显不同，因此在投照条件、胶片的制作规格、附属支架等方面需要进行调整。例如儿童颌面部骨皮质薄，骨组织钙化不全，其X射线吸收率较低，拍摄X线片时，常需减少X射线剂量，一般相当于成人的2/3～3/4即可。对婴儿拍摄时更要降低剂量。儿童应根据年龄大小及投照牙齿选择曝光条件，如拍摄上颌牙较下颌牙曝光时间稍长，拍摄后牙比前牙曝光时间稍长。⑤儿童口腔颌面部X线影像也具有不同于成人的特点。儿童颌骨结构发育不完善，疾病极易扩散，因此其X线阳性征象出现较成年人早。例如牙外伤3周后可以发现牙髓坏死引起的根尖周透射影和炎症性吸收的征象；6～7周后可观察到替代性吸收或牙齿固连的影像。临床X线诊断中也应注意儿童口腔颌面部的疾病发展快、修复也快的特点。

儿童口腔科常用的X线检查包括拍摄根尖片（periapical radiograph）、𬌗翼片（bite-wing radiograph）、全口牙位曲面体层（panoramic tomograph）、头影测量片（cephalometric radiograph）、𬌗片（occlusal radiograph）等。

（1）根尖片：用于检查牙体、牙周、根尖周及根分歧病变，是儿童口腔科应用最广泛的X线检查方法。根管充填完成后需常规拍摄根尖片来评价根管充填的质量，术后定期复查拍片用于评价根管治疗的效果。此外，儿童牙外伤初诊和复查时的根尖片也是必不可少的。

拍摄乳牙根尖片时可按照图2-1的方法分配。

儿童的根尖片表现：在儿童颌骨内可见发育不同阶段的恒牙胚。早期的牙胚在X线片上仅显示为边缘清晰的类囊样低密度区，外有线样高密度影，易误诊为囊肿。牙体形成后，X线片上仅显示牙冠影像。正常牙胚位于颌骨中时，周围的致密白线连续不断。

儿童颌骨骨质疏松，骨小梁数目少。上颌骨因大部分被未萌出的牙胚占据，故颌骨结构显示不清。

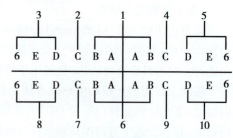

图 2-1　儿童根尖片胶片分配

正常牙的解剖结构分牙釉质、牙本质、牙骨质和牙髓腔四个部分。儿童的根尖片上，牙釉质密度最高，似帽状包绕在整个牙冠上；牙本质密度较牙釉质低，两者分界比成人牙明显；牙骨质为覆盖在牙根表面的较薄组织，X线片上与牙本质不易区分；牙髓腔显示为宽大的低密度影像，分髓室和根管两部分。

牙周组织主要观察牙槽骨、硬骨板和牙周膜。牙槽骨包绕着牙根，密度明显低于牙本质，分牙槽窝、牙槽嵴、牙槽间隔三部分。与牙根部紧邻的密度增高的牙槽窝内壁在X线片上呈现围绕牙根连续的线条状高密度影像，即致密白线，称为硬骨板。牙周膜则呈现围绕牙根的连续黑色线条状影像，宽0.15～0.38mm（图2-2）。在儿童的乳牙根尖片中尤其要注意观察根分歧部位的密度变化

画廊：ER2-4
乳磨牙根分歧病变的根尖片表现

及其下方围绕恒牙胚的硬骨板的连续性,对于乳牙牙髓病、根尖周病的诊断具有重要的临床意义。

（2）**𬌗翼片**：用于检查前磨牙和磨牙区上下颌𬌗关系、牙冠结构、牙髓腔大小、邻面龋的深度、髓石、牙槽嵴顶、邻面充填物边缘密合情况、根分歧病变、乳牙牙根的吸收、恒牙胚的位置及其与乳牙牙根的关系等（图2-3）。

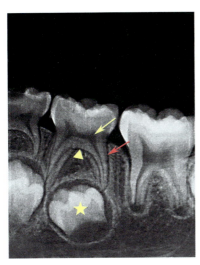

图2-2　儿童乳牙根尖片

黄色箭头所示从外到内,依次为牙釉质、牙本质、牙髓腔；红色箭头所示为牙周膜间隙；黄色三角号所指为乳磨牙根分歧部位；黄色星号所示为继承恒牙胚；周围的致密白线为牙囊硬骨板

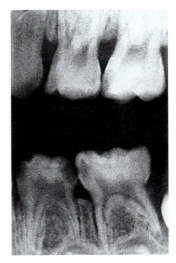

图2-3　儿童乳磨牙𬌗翼片

显示64、65邻面龋及74、75邻面龋

（3）**全口牙位曲面体层片**：儿童口腔颌面部X线检查中常用曲面体层摄影,其方法是通过X线球管与胶片匣相对弧形运动,将人体上下颌骨体圆凸状结构展示为一连续的平面影像。

全口牙位曲面体层片用于检查儿童颌骨、乳恒牙发育的整体状况、牙周病变、口腔颌面部肿瘤、外伤、颞下颌关节病变以及研究记录口腔颌面部的生长发育（图2-4）。

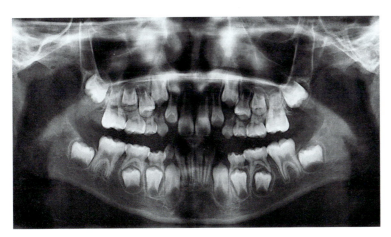

图2-4　儿童全口牙位曲面体层片（混合牙列期）

拍摄儿童后牙根尖片时胶片放置位置靠后常易引起儿童恶心,而拍摄曲面体层片因为无须将胶片放入口中,故容易得到患儿配合。但全口牙位曲面体层片的缺点是将图像放大较多,细微结构不十分清晰,尤其对于颌骨弧度异常或牙列咬合不良者,其体层片上部分结构常显示模糊,因此临床上不能代替根尖片或𬌗翼片检查。

学习笔记

（4）头影测量片：包括正位和侧位投照。利用头颅X线定位照相获得影像，通过对牙颌、颅面特定标志点描绘出的线角进行测量并分析，获得全面的量化信息，用于研究分析正常及错𬌗畸形儿童牙颌、颅面形态结构，颅面部生长发育及记录矫治前和矫治后的牙颌、颅面形态结构变化。

（5）𬌗片：分上颌前部𬌗片、上颌后部𬌗片、下颌前部𬌗片及下颌横断𬌗片四种。在儿童口腔科主要用于上下颌前部额外牙、阻生牙或异物、下颌颏部骨折及骨质变化的辅助检查（图2-5）。由于锥形束计算机体层摄影的应用日益广泛，目前𬌗片的应用相对较少。

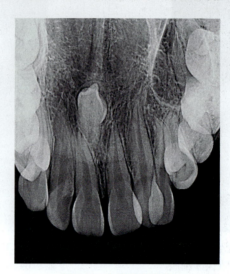

图 2-5　上颌前部𬌗片
显示右上颌中切牙根方有一埋伏额外牙影像

X线检查有其局限性。对于三维实体的牙齿及其周围组织，X线片只能显示一个二维的图像，同时由于牙齿周围解剖结构的干扰或影像的重叠，往往不易明确是否有病变或病变的范围大小，此时需改变投照角度再次拍摄X线片进行比较。

更需要注意的是混合牙列期，由于X线片显示既有乳牙，又有恒牙，乳牙牙根处于不同吸收阶段，而年轻恒牙牙根又处于不同发育阶段，因此在进行X线检查时应考虑以下几方面：①需要根尖片有更大的拍摄范围来观察牙齿的发育状况；②对未萌牙进行影像学诊断时，最好将根尖片或𬌗翼片与全口牙位曲面体层片结合起来有效定位；③儿童的腭部较小，尤其是混合牙列早期的儿童，需要将胶片尽量靠腭部放置，以获得合适的角度；④年轻恒牙宽大敞开的根尖孔与病理性根尖周炎要仔细鉴别，必要时可拍摄对侧同名健康牙的根尖片作为对照；⑤建议从远中方向拍摄中切牙根尖片，以防止中切牙的牙周膜与侧切牙影像相重叠，尤其外伤牙可采用这种方式拍摄。

2. 锥形束计算机体层摄影（cone-beam computed tomography，CBCT）　简称锥形束CT。用于口腔颌面部硬组织的检查，包括根尖周病变、颞下颌关节疾病以及肿瘤、外伤、畸形等疾病的诊断。

与全身CT相比较，CBCT具有以下优点：① CBCT体素小，密度分辨率和空间分辨率高，图像质量好；② CBCT受放射线暴露时间较短，辐射剂量小。

由于CBCT可以更好地使组织显影，并且在良好的解剖图像背景上显示病变部位的三维立体影像，因此在儿童口腔检查中应用越来越多，在牙齿发育异常的诊断，尤其在弯曲牙、额外牙和阻生牙等的定位上具有重要意义（图2-6，图2-7）。

（二）龋活跃性检测

龋活跃性是指一定时间内新龋的发生和龋进行性发展速度的总和，也就是患龋的易感性和倾向性。龋活跃性检测（caries activity test，CAT）是检测个体或群体可能发生龋的敏感程度，也是一种预测性试验，对高危人群龋的预防与监控有重要意义。

常用的龋活跃性检测方法有Cariostat试验、Dentocult SM试验，是以牙菌斑、唾液为采样标本，通过测定变形链球菌的水平、产酸能力或唾液缓冲能力来判断机体患龋的危险性。

儿童乳牙多发龋、牙釉质发育不全、重度氟牙症等疾患也可以作为恒牙龋的预测因子。

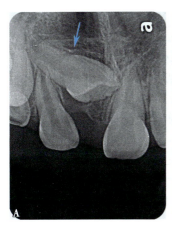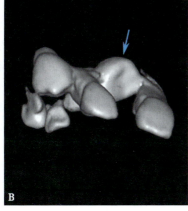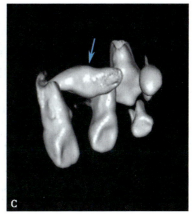

图 2-6 CBCT 用于阻生牙的定位诊断

A. 根尖片显示 11 阻生　B. CBCT 片唇面观显示 11 唇向异位，与正常邻牙的牙长轴呈 90°角　C. CBCT 片舌面观显示 11 唇向异位，与正常邻牙的牙长轴呈 90°角

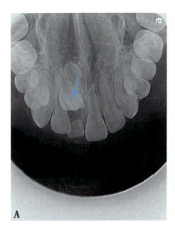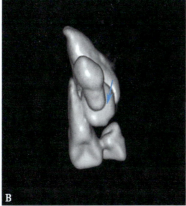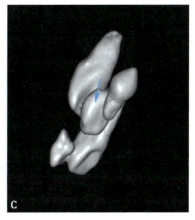

图 2-7 CBCT 用于额外牙的定位诊断

A. 上颌前部𬌗片显示 11 阻生，51 牙根已吸收，12 和 21 之间两颗埋伏额外牙影像　B. CBCT 片舌面观显示从唇侧到腭侧依次为阻生的右上颌中切牙、正置的埋伏额外牙、倒置的埋伏额外牙　C. CBCT 片近中观显示从唇侧到腭侧依次为阻生的右上颌中切牙、正置的埋伏额外牙、倒置的埋伏额外牙

（三）牙髓活力测试

牙髓活力测试（pulp vitality test）是通过刺激牙髓神经，经过一定的疼痛传导途径，引起患者牙齿的不适、麻木甚至疼痛等感觉，根据患牙对外界刺激的反应来检查牙髓的状态。牙髓活力测试通常包括温度测试和电测试两种方法。温度测试法是利用冷热刺激检查牙髓反应。电测试法是通过观察牙齿对不同强度电流的耐受程度对牙髓状态进行判断的方法。测试前应向患儿说明检查目的和可能出现的感觉，并嘱患儿有感觉时举手向医师示意；先测对照牙（首选对侧正常的同名牙），再测可疑患牙。

儿童牙髓活力测试应注意以下事项：①对乳牙不适用，因为乳牙的根尖孔较大，尤其在生理性吸收期时呈开放状态，对检查反应的可靠性差；②对牙根未发育完成的年轻恒牙要慎用，因为正常时年轻恒牙较牙根发育完成的成熟恒牙阈值高，甚至最大刺激时也可能没有反应；③外伤牙在 3 个月内可能对牙髓感觉测试无反应，但对外伤牙牙髓状态的恢复与否进行复查时，牙髓电测试数值结果可以作为参考；④对装有心脏起搏器的患儿以及有金属冠或银汞合金修复的牙禁忌做牙髓感觉电测试。

儿童牙髓活力测试的结果判定多依赖于患者的主观感觉，而且受儿童感知和语言表达能力的限制，难以客观反映牙髓的活力。目前有研究使用激光多普勒血流仪（laser doppler flowmetry，

LDF）检测牙髓活力，通过检测获得能反映血氧饱和度、血细胞移动速率等的信号波形，以此来反映牙髓的血供情况和状态变化。该方法对牙无刺激，且可检测年轻恒牙和外伤牙。但在以下情形中的应用有一定的局限性，如牙体组织变色、牙冠缺损大、牙髓腔狭小、牙髓组织相对较少；多根牙可能存在部分根髓坏死；急性牙髓炎、牙髓充血时信号的判别；口腔后部的牙齿周围组织的干扰等。

总之，儿童牙髓活力测试是一种辅助检查手段，必须结合病史和其他检查结果，进行全面分析，才能做出正确的判断。

（四）模型分析

取印模灌注牙列石膏模型，可以作为一个重要的儿童口腔辅助检查手段。模型本身也是临床资料的一部分，医师可以在体外利用模型分析牙列形态、牙弓大小、牙齿位置和𬌗关系，设计治疗方案，尤其在进行咬合诱导时，需进行牙列石膏模型检查记录。

（五）实验室检查

针对某些儿童口腔黏膜病，反映全身疾病的牙周炎以及伴有全身综合征的各类牙齿发育异常性疾病，可考虑做进一步的血清学检查以及基因筛查与突变检测等遗传学检查以助于诊断和治疗。

第三节　儿童口腔科临床资料

病历记录、记存模型和影像记录是儿童口腔科主要的临床资料，其中病历是最重要的医疗证据。患儿在儿童口腔科的临床资料，尤其是各时期的口腔检查记录、X线片及石膏模型等资料，能够客观地反映出临床治疗的效果，显示患儿在生长发育过程中口腔发生的变化。

一、门诊病历

儿童口腔科病历属于门诊病历，包括病历首页、口内口外检查、牙齿检查、影像学检查以及必要的咬合分析、间隙分析等内容。对于当日就诊的主诉疾病，完成主诉、现病史、既往史、检查、诊断、治疗计划、处置等内容的记载。此外，初诊病历还应重视对患儿其他口腔疾病和健康状况的全面检查和记录。治疗操作内容及过程必须记录清楚，辅助检查结果、用药情况等亦应在处置一项中写明。不仅阳性体征和结果应记录，重要的阴性体征和结果以及所有支持诊断的异常发现、辅助检查结果等都必须详细记录。

病历是具有法律依据性质的文件，不得涂改病历，如果确系笔误需要修改，必须签字。完整的病历不仅有利于掌握患儿的全部病情资料和治疗过程，而且还能为可能出现的法律纠纷和医疗鉴定提供客观真实的证据。

在专业病历设计上，可采用填充、选定、表格等形式记录，既节约书写时间，又有利于提高儿童问诊的准确性。近年来，有条件的医院采用了存储在计算机或网络中的数字化电子病历，大大提高了医务人员的工作效率，并且便于对临床资料的整理、研究以及医疗质量评估，从而提高医疗服务的质量和管理水平。

二、记存模型

同一个体生长发育各时期的记存模型，即牙列石膏模型是珍贵而重要的临床资料，可以帮助评估牙列的咬合问题，用于研究、诊断、确定咬合诱导计划和治疗期对照观察。

记存模型需长期保存，制作上有一些特殊的要求。应选择大小合适的印模托盘，混合印模材料，用量适中置于托盘中。对于每个牙弓，托盘应该侧向旋转进入口腔中，首先后部就位于上腭和磨牙后垫，这样可以限制印模材料在口腔后部的流动，儿童更适宜用无孔托盘，这样迫使多余的印模材料向前部和侧方流动，最大限度减少患儿的不适，获得理想的模型。取得上下颌印模后，在上下颌牙之间放置一软化的基底蜡，然后让儿童做牙尖交错位咬合，取得蜡𬌗记录，立即灌制石膏模型，修整。模型各边修整对称，以利于判断牙弓的对称性。

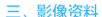

三、影像资料

不同发育时期的口外像、口内像以及全口牙位曲面体层片和头影测量片对于了解、评价乃至预测儿童的牙颌发育都是非常重要的临床资料。通常口外像包括三种，即嘴唇放松时的正面像、侧面像和微笑时的正面像；口内像包括正位像、左右侧位像和上下颌牙弓殆面像。

儿童口腔科临床资料的总结和分析，对于儿童口腔医学诊疗水平的提高和科学研究的进展发挥重要的作用，同时也体现出儿童口腔医学工作者的高度责任心。因此，临床资料的保存和管理很重要，资料必须及时整理、编号、安置，必须准确无误，妥善保存，切忌混乱、受损甚至丢失。

第四节　儿童口腔疾病治疗计划的制订

在仔细询问患儿病史，全面进行口腔检查，并结合 X 线片等辅助检查结果进行综合分析，做出正确诊断之后，方可进行儿童口腔治疗计划的制订。儿童口腔疾病的治疗强调系统的综合性治疗，不仅包含对主要疾病的治疗，也包括对其他口腔问题的治疗和预防，尤其应注意对患儿及其家长进行口腔卫生的宣教和合理饮食的指导。

一、儿童口腔治疗计划的内容

1. 立即处置紧急的问题，首先是缓解疼痛和控制感染　尽最大可能在无痛下完成第一次口腔治疗，以减少和避免患儿对口腔治疗的恐惧。

儿童口腔科中抗生素的应用仅属于辅助性治疗。常用的有青霉素类、大环内酯类、头孢菌素类和克林霉素等，在感染的初步治疗时推荐使用青霉素 V（口服）或青霉素（肌注），应用剂量必须按体重和体表面积计算。

2. 合理安排口腔治疗顺序　从对儿童口腔科就诊儿童的行为管理角度来讲，首先应选择操作简单快捷，不产生明显疼痛的口腔治疗，如局部涂氟、窝沟封闭、浅龋充填等，使患儿的初诊经历比较愉快，在以后的复诊中再进行复杂的治疗，适当延长治疗时间，使患儿的适应性和耐受力逐步提高。在完成牙体修复治疗和实施必要的预防措施（包括窝沟封闭、牙齿涂氟等）之后，方可进行咬合诱导和正畸治疗。

3. 请相关学科会诊　复杂的口腔问题需要安排必要的牙周病科、口腔正畸科、口腔修复科、口腔颌面外科等其他口腔学科的会诊，甚至需要儿科等临床学科的会诊，以确定全面的治疗计划。

4. 清洁口腔，控制菌斑　包括必要的洁治、饮食指导和口腔卫生宣教。口腔健康咨询与指导是每次口腔检查与治疗必须包含的一项重要内容。

5. 定期复查　儿童一般需要每隔 3 个月到半年进行一次口腔检查，这样便于评估之前的治疗效果，对发现的新问题给予及时处理，如早期的咬合异常、新发龋和继发龋等，并且在复查时给予患儿口腔健康指导和必要的预防措施。某些患儿复查时间间隔会更短，主要根据病史、临床以及 X 线检查等结果而定。

儿童口腔科的某些治疗如根尖诱导成形术、一些年轻恒牙冠折的牙髓切断术属于过渡性的治疗，必须定期复查，及时做永久性根管治疗。乳牙慢性根尖周炎，尤其是 X 线片已经显示根尖周或根分歧部位有骨质破坏的，根管治疗后需及时复查，评估疗效。

二、儿童口腔治疗前的安排与告知

1. 治疗计划的内容　首先需要制订初步的治疗计划，但计划不是一成不变的，随着病情的变化、检查的完善和治疗的进展，原有计划可能有些变动。医师应在每次治疗后，向患儿家长交代下一次复诊的治疗目标。

2. 诊疗时程　应告知患儿及家长大致的就诊时间、就诊次数、复诊周期等信息，这些对于家长和儿童安排好工作和学习时间来院就诊极为重要。

3. 治疗费用　按照初步的治疗计划，在治疗开始之前，需要告知家长治疗所需的大致费用。

4. 治疗过程中可能出现的问题和预后等情况 必要时与患儿家长或监护人签署知情同意书，以减少和避免医疗纠纷的发生。

第五节 不同年龄阶段儿童的口腔检查与治疗计划侧重点

生长发育是一个连续变化的过程，不同年龄阶段的儿童所处的牙列时期不同，在生理和心理上有其各自的特点，因此进行口腔检查和制订治疗计划时应该有不同的侧重点。

一、3岁以下

视频：ER2-6 婴幼儿口腔检查时的姿势——膝对膝口腔检查

第一次口腔检查要在婴儿长出第一颗乳牙后的 6 个月内进行，最迟不超过 12 个月龄，而且要由儿童口腔专科医师进行检查。婴幼儿口腔检查最好采取膝盖对膝盖的姿势，这种姿势下家长和医师面对面坐着，膝盖互相接触，形成一个可供婴儿休息的平面。将孩子放置在医师的腿上，面对家长，家长使孩子的双腿分开置于身旁，然后用肘部固定其双脚，用手固定孩子的双手。

婴幼儿口腔检查通常是对孩子的口腔健康状况进行评估，治疗计划的主要内容是预防性指导。在检查中，医师可以向家长询问孩子的口腔卫生习惯、喂养方式、食物种类、饮食习惯等，为家长和 / 或保姆提供牙齿的生长发育、饮食与营养、氟化物的补充、口腔习惯、口腔卫生以及牙外伤等方面的预防性指导；使用龋齿风险评估工具（caries assessment tool，CAT）进行患龋风险评估，对高患龋风险个体在专业人员指导下使用氟化物防龋。注意检查这一年龄阶段儿童的上颌乳前牙唇面和邻面，进行龋的治疗和预防，并去除可能存在的菌斑、色素和牙石。

这一年龄阶段也是乳牙外伤及某些口腔黏膜疾病的好发时期。当检查乳前牙有异常改变时，医师应注意询问牙外伤病史。如果家长主诉患儿拒食与啼哭不安时，医师不可忽视对口腔黏膜的检查。新生儿和 6 个月以内的婴儿口腔黏膜好发假膜型念珠菌口炎；6 个月至 3 岁的婴幼儿多见疱疹性口炎。此外，婴幼儿口腔黏膜较薄，创伤性溃疡也比较常见。3 岁以内的婴幼儿由于心理和生理上的需求常常有各种吮咬习惯，不必强行破除。但是如果持续到 3 岁以后，则属于口腔不良习惯，可以造成不同的错𬌗畸形。

二、3~6岁

各年龄阶段乳牙龋的发生部位有其明显特点。3~4 岁时，乳磨牙的𬌗面窝沟好发龋；4~5 岁时，乳磨牙的邻面好发龋。因此，口腔检查中重点检查龋的好发牙位和牙面。

常规局部应用氟化物防龋，特别是针对因菌斑控制不佳或不良喂养习惯所导致的牙釉质脱矿区。对有患龋风险的乳磨牙可以做窝沟封闭，并且需要定期复查。对已经发生的龋进行充填治疗，牙体破坏大的进行预成冠修复，严重的根尖周炎需要拔除患牙并及时制作间隙保持器；同时评估儿童牙周状况，进行洁治去除菌斑、色素和牙石。

在学龄前期，对发育中的错𬌗畸形进行早期检查、诊断和治疗是十分重要的。检查时侧重牙齿数目、萌出、位置，有无口腔不良习惯（包括吮咬习惯、异常吞咽习惯、吐舌习惯、口呼吸习惯、偏侧咀嚼习惯、夜磨牙习惯等）、反𬌗、开𬌗、牙齿固连（指牙齿与牙槽骨的融合，表现为牙下沉，低于𬌗平面）等异常情况。除了不良吮咬习惯可以造成乳前牙开𬌗以外，骨性错𬌗畸形、前牙固连、髁突骨折或者外伤后遗症等均可引起前牙开𬌗，应该仔细检查，进行必要的会诊。

此外，对发音异常的儿童，要注意检查舌系带的附着情况，早期修整过短的舌系带有利于及早纠正发音。

三、6~12岁

牙齿在主动萌出阶段以及萌出后的成熟过程中，具有患龋高危险性，因此要对刚萌出的恒磨牙、前磨牙和存在畸形舌侧窝的前牙仔细检查，并做窝沟封闭以减少窝沟龋的发生。特别是第一恒磨牙萌出最早，龋的发生早，患龋率又高，但是常被家长误认为乳牙，不予重视。因此在检查治疗乳牙的同时，应常规检查年轻恒牙有无患龋。

学习笔记

这一年龄阶段儿童处于混合牙列期，在进行口腔检查时应注意鉴别暂时性错𬌗表现。同时检查与评估牙齿数目、形态、萌出以及𬌗的发育情况，及时开展咬合诱导也是这一时期的口腔检查与治疗重点。

学龄期儿童，特别是7~9岁儿童的活动性较强，上颌切牙尤其是呈深覆盖关系者受外伤的可能性更大，尽量保存年轻恒牙的活髓，促进牙根的继续发育对外伤牙的预后至关重要。此外，外伤牙部位的间隙保持是制订治疗计划时容易忽视的问题。前牙冠折后如未及时修复可能会导致间隙缩小。

四、12岁以上

除了第三磨牙，儿童口腔医师应该注意到13岁以后仍未萌出的任何恒牙，并进行X线检查。因为青春期生长发育活跃，及时治疗错𬌗畸形可以引导生长改建，所以早期诊断和治疗错𬌗畸形，以达到𬌗关系与功能正常、牙列与颌面美观是这一时期的重点。

由于性激素水平的变化，青春期牙龈组织对菌斑等局部刺激物的反应性增强，牙龈炎、牙周疾病的发病率开始上升，因此青少年的口腔检查中更强调牙周检查。牙周探诊应仅限于检查完全萌出的牙齿；虽已萌出但牙根没有完全形成的年轻恒牙龈沟探诊深度以及牙松动度都可能增加。如果影像学检查发现有异常的牙周状况，则需请牙周病科会诊并治疗。

在正畸矫治过程中，一方面要定期检查菌斑和牙龈出血情况，以发现活动性的牙周疾病；另一方面，防龋措施也是正畸治疗期间需要定期进行的。

（陈　旭　石四箴）

课后思考题

1. 儿童口腔检查有哪些注意事项？
2. 儿童口腔X线检查时需注意哪些问题？
3. 儿童口腔科常用的X线检查有哪几种？各种X线检查的目的是什么？
4. 儿童口腔科的临床资料有哪些？
5. 全面的儿童口腔治疗计划应包含哪些内容？
6. 不同年龄阶段儿童的口腔检查与治疗计划侧重点分别是什么？

参考文献

1. JEFFREY A D. McDonald and Avery's Dentistry for the Child and Adolescent. 10th ed. St.louis: CV Mosby，2015.
2. 葛立宏. 儿童口腔医学. 第2版. 北京：北京大学医学出版社，2013.
3. Guideline on Periodicity of Examination，Preventive Dental Services，Anticipatory Guidance/Counseling，and Oral Treatment for Infants，Children，and Adolescents. American Academy of Pediatric Dentistry（AAPD），2013.
4. Guideline on Prescribing Dental Radiographs for Infants，Children，Adolescents，and Persons with Special Health Care Needs. American Academy of Pediatric Dentistry（AAPD），2016.

第三章　乳牙及年轻恒牙的解剖形态与组织结构特点

>> 内容提要

　　乳牙及年轻恒牙的解剖形态与组织结构特点是儿童口腔科医师必须掌握的基本知识，是开展预防、临床诊疗和研究工作不可忽视的重要内容。本章第一节介绍了乳牙的解剖形态；第二节介绍了乳牙的组织结构特点；第三节介绍了乳牙牙根生理性吸收；第四节介绍了乳牙的重要作用；第五节介绍了年轻恒牙的特点。重点介绍了乳牙、年轻恒牙解剖形态及组织结构特点的临床意义、乳牙牙根的生理性吸收。

　　儿童时期的牙齿主要是乳牙（deciduous teeth，primary teeth）和年轻恒牙（young permanent teeth，immature permanent teeth）。乳牙列期保护好乳牙、混合牙列期促使乳恒牙正常替换、混合牙列期和年轻恒牙列期关注新萌出的年轻恒牙并最终使儿童能拥有正常健康的恒牙列，是儿童口腔医学中的一个重要部分。熟悉并了解乳牙和年轻恒牙的解剖形态及组织结构特点是开展预防、临床诊疗和研究工作不可忽视的重要内容。迄今为止，有关乳牙和年轻恒牙的解剖形态与组织结构方面的研究资料较少。近年来随着医学仪器设施的日益先进和研究分析技术的进步，例如数字化X线成像技术、锥形束计算机体层摄影（cone-beam computed tomography，CBCT）、摄影电子探针X线显微分析法等，均为深入研究乳牙和年轻恒牙的解剖形态与组织结构特点提供了有利的条件。

第一节　乳牙的解剖形态

　　乳牙于婴儿出生后6～7个月开始陆续萌出，至2.5～3岁左右全部萌出。乳牙分为乳切牙、乳尖牙和乳磨牙3种类型，上、下颌各有10颗乳牙，上、下颌的左、右侧均各有5颗，全口共20颗乳牙。将上、下颌左右侧分为4个区，各区牙的排列自中线向远中分别为乳中切牙、乳侧切牙、乳尖牙、第一乳磨牙和第二乳磨牙。乳中切牙、乳侧切牙和乳尖牙为前牙组，第一乳磨牙和第二乳磨牙为后牙组。乳牙的临床记录符号常用的是英文字母或罗马数字，即将乳中切牙、乳侧切牙、乳尖牙、第一乳磨牙和第二乳磨牙标记为A、B、C、D、E，或Ⅰ、Ⅱ、Ⅲ、Ⅳ、Ⅴ。牙位的标记如下：

上

右　E D C B A ｜ A B C D E　左
　　E D C B A ｜ A B C D E

下

上

右　Ⅴ Ⅳ Ⅲ Ⅱ Ⅰ ｜ Ⅰ Ⅱ Ⅲ Ⅳ Ⅴ　左
　　Ⅴ Ⅳ Ⅲ Ⅱ Ⅰ ｜ Ⅰ Ⅱ Ⅲ Ⅳ Ⅴ

下

　　因此，左上颌乳中切牙即以 A｜ 或 Ⅰ｜ 表示，右下颌第一乳磨牙即以 ⌐D 或 ⌐Ⅳ 表示，依此类推。

口腔流行病学调查时常采用两位数标记法表示各牙，即每颗牙由两个阿拉伯数字合成。第一个数字代表该牙所在的区域，口腔内上、下、左、右共 4 个区：右上区为 5，左上区为 6，左下区为 7，右下区为 8；第二个数字代表该牙在区域中的位置，由乳中切牙至第二乳磨牙分别为 1、2、3、4 和 5。例如上颌左侧的乳尖牙即为 63，但读时应读成"六三"，而非"六十三"，依此类推。各牙位的标记见以下牙列坐标。此标记法在检查时的读名，不必说 × 颌 × 侧 ×× 牙，两位数字已明确表明，如读"8、4"就是右下颌第一乳磨牙，故两位数标记法更适用于流行病学调查时应用。

$$
\begin{array}{c}
上 \\
右\quad \frac{55\ 54\ 53\ 52\ 51 \quad | \quad 61\ 62\ 63\ 64\ 65}{85\ 84\ 83\ 82\ 81 \quad | \quad 71\ 72\ 73\ 74\ 75}\quad 左 \\
下
\end{array}
$$

同一个体同颌的同名乳牙在解剖形态上相同，因此全口 20 颗乳牙的形态有 10 种。乳牙在形态学和组织学上虽与恒牙有相似之处，但也有其自身特点。

一、牙体形态

（一）乳牙牙体形态特点

1. **色泽**　乳牙牙冠呈青白色或近白色，恒牙呈微黄白色（图 3-1）。

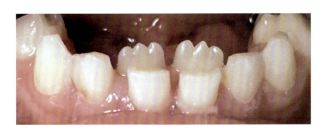

图 3-1　乳牙与恒牙的色泽比较

2. **大小**　除乳磨牙外，乳牙均小于同名的恒牙。与其继承恒牙相比，乳磨牙牙冠的近远中径大于前磨牙牙冠的近远中径，这有利于乳恒牙替换。其他乳牙牙冠的近远中径均小于其继承恒牙（图 3-2）。

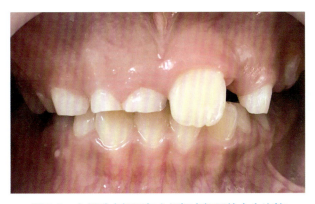

图 3-2　上颌乳中切牙与上颌恒中切牙的大小比较

3. **牙冠外形**　除乳磨牙外，乳牙牙冠的外形基本类似其继承恒牙。第二乳磨牙牙冠形态和第一恒磨牙相似，第一乳磨牙牙冠形态呈介于恒牙的前磨牙及磨牙之间，且其殆面形态的个体差异显著，常见多种解剖形态。

乳牙牙冠外形按比例观察，近远中径较大，而高度较短，故牙冠的外形显得粗短。乳牙牙颈部明显缩窄，牙颈缘线向切端的弯曲度不如恒牙明显。乳牙牙冠在近颈部区域有带状隆起，以第一乳磨牙的颊侧尤为明显。乳磨牙殆面的颊舌径比牙冠膨大部的颊舌径小，尤其是下颌第一乳磨牙

ER3-1

画廊：ER3-1
乳牙牙体形态
特点

学习笔记

越近𬌗面越相聚拢，以致𬌗面的颊舌径明显缩小，颊舌侧的牙尖也很接近。

　　乳磨牙𬌗面的牙尖和发育沟较为复杂，且小窝多，不如恒牙𬌗面规则。由于乳牙易磨耗，故窝沟多数较浅。第一乳磨牙的窝沟比第二乳磨牙简单。乳磨牙的窝沟宽度约在 100μm 左右，牙刷的刷毛无法刷及窝沟底部。观察乳磨牙磨片可见窝沟的形态较为复杂且深度不一（图 3-3），以其深度可分为 3 种类型：沟底未达牙釉质厚度 1/2 者为浅度；沟底达牙釉质厚度 1/2 者为中度；沟底近釉牙本质界处者为深度。

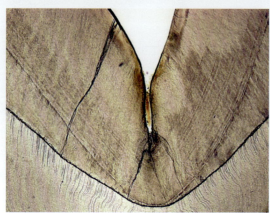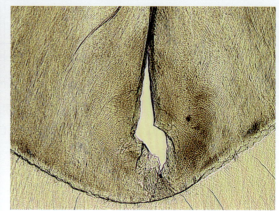

图 3-3　窝沟的磨片（镜下观）

　　与恒牙相比，乳磨牙𬌗面沟越过𬌗面边缘到达另一牙面的状况较多，其中延伸至颊面成颊沟者尤为多见；其次是发生在远中𬌗缘，常见于下颌乳磨牙。乳磨牙的近中𬌗缘处也可见𬌗面沟延伸达近中面的现象。乳磨牙𬌗面沟延伸至另一牙面的现象，与局部龋蚀的扩展有一定的关联。例如，上颌第二乳磨牙𬌗面的远中沟越过𬌗缘到达舌面，延伸成舌面沟，此沟较深，故临床常见𬌗面远中窝的龋蚀向舌面沟扩展的现象。

　　4. **牙根形态**　乳前牙均为 1 个牙根，唇舌向呈扁平状，自根中部开始稍向唇侧弯曲。乳磨牙的根分叉接近髓底，各根间的分叉度较大，有利于容纳继承恒牙的牙胚，根尖稍向内弯曲，根呈扁平形为多。上颌乳磨牙有 1 个腭侧根和 2 个颊侧根，下颌乳磨牙一般为 2 个根，即近中根和远中根（图 3-4，图 3-5）。少数下颌第二乳磨牙有 3 个根，即近中 1 个根和远中 2 个根。乳牙的牙根达一定年龄时会发生生理性吸收。了解乳牙牙根的形态特点，在牙髓病、根尖周病的治疗方面是很必要的，除此之外，乳牙根面在继承恒牙萌出时起一诱导面的作用。

　　5. **冠根比例**　乳牙的牙根与牙冠的长度比例较恒牙大，故乳牙显得根长，此特点在乳前牙尤为明显。

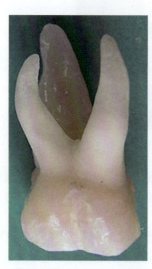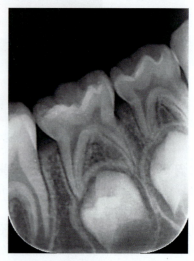

图 3-4　乳牙牙根形态（上颌乳磨牙颊面观）　　图 3-5　乳牙牙根形态（下颌乳磨牙 X 线片）

6. **髓腔形态**　乳牙髓腔与牙体外形的大小比例较恒牙大，初萌的乳牙尤为明显。随时间的推移，咬合、磨耗等因素所致的组织变化使牙髓腔有所减小。虽然牙髓腔的形态有变化，但其髓角和恒牙相比，明显地处于高位，更接近牙尖表面。乳牙的根尖孔亦相对宽大。在临床治疗工作中熟悉乳牙牙髓腔和根管的解剖形态特点很重要。

（二）各乳牙的牙体形态

各乳牙的牙体形态见图3-6。

动画：ER3-4
各乳牙的牙体
形态

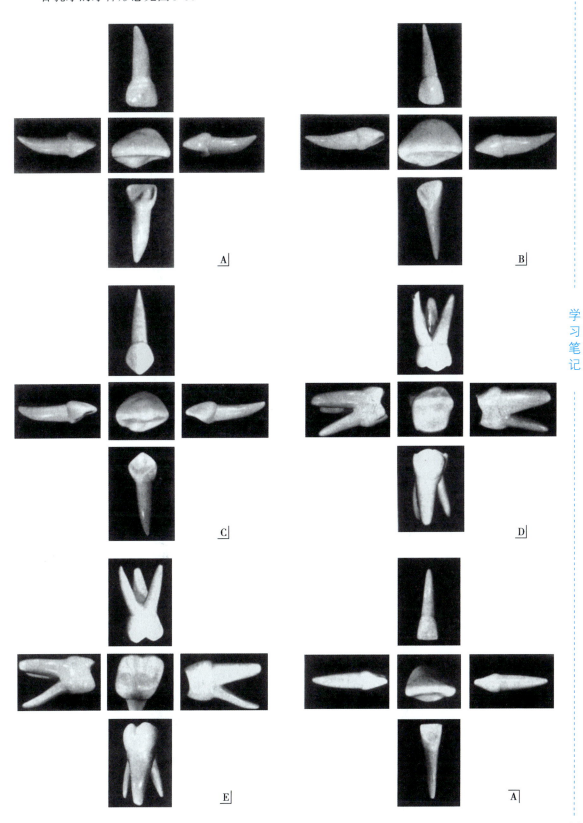

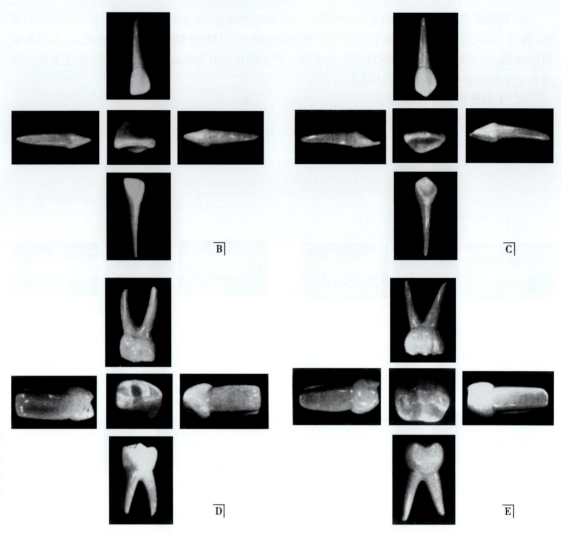

图 3-6　各乳牙的牙体形态

1. **上颌乳中切牙**　形态似上颌恒中切牙,但体积较小。

(1)牙冠:由唇面观虽形似其继承恒牙,但牙冠宽度大于高度(图 3-7)。唇面平滑,未见唇沟。近中缘和切缘呈直线状,远中缘和颈缘稍凸,切缘由近中略向远中颈部倾斜,近中切角稍小于直角,远中切角呈钝角而边缘稍呈弧状。颈线弯曲度小,唇面近颈缘处隆起,舌面位高、宽大,延伸至近牙冠的 1/2 处。舌面边缘嵴细,舌颈嵴隆起度不高,故舌窝较浅,不如恒牙明显。邻面呈以牙颈线为底边的三角形。近中面接触点位于近切角处,远中面接触点位于牙冠 1/2 至牙冠切 1/3 处。

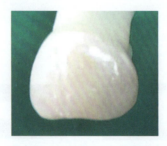

图 3-7　乳中切牙(唇面观,牙冠宽度大于高度)

(2)牙根:为锥形单根,断面呈三角形,其边的大小是唇面最大,其次是近中舌面,最小是远中舌面。牙根在根端 1/2~1/3 处起向唇侧弯曲,并略偏远中。

2. **上颌乳侧切牙**　与上颌乳中切牙相似,但显得小而稍窄长。

（1）牙冠：宽度明显小于高度。唇面比上颌乳中切牙稍为隆起，略呈弯凸面状。切缘由近中斜向远中，近中切角为一小圆角，远中切角呈圆钝状。舌面的边缘嵴不发达，舌窝浅，颈嵴发育尚好。邻面亦近似三角形，但不似上颌乳中切牙那样扁平，略显宽而圆。

（2）牙根：为单根，根面的唇侧无沟，根尖向唇侧弯曲，并略斜向远中。

3. 上颌乳尖牙　形态与恒尖牙相似，但体积明显缩小。

（1）牙冠：宽度较大，粗看唇面似五边形。近中缘近似直线状，远中缘与颈缘稍凸。牙尖不如恒尖牙尖锐，但长而大，约占牙冠高度的一半，牙尖偏远中，近中牙尖嵴长于远中牙尖嵴，此特点恰与恒尖牙相反。近中切角略高于远中切角，稍近颈部。此外，唇轴嵴明显，并将唇面分为近中和远中两部分。舌面中央嵴不很明显，舌隆突偏向远中。邻面呈高大于底的三角形状，由邻面观，牙尖偏唇侧。

（2）牙根：为三角锥形细长的单根，是乳牙单根牙中牙根最粗者，其唇面最宽，牙根较直，根尖偏远中，根尖 1/3 处可向唇侧弯曲，但发生率低于乳切牙。

4. 上颌第一乳磨牙　牙冠和牙根的形态明显地不似其继承恒牙。

（1）牙冠：面呈四边形，颊舌径大于近远中径，近中部分的颊舌径较远中部分的颊舌径大。𬌗面颊侧缘与近中缘以锐角相交、与远中缘以直角相交；𬌗面舌侧缘以钝角与近中缘相交，以直角与远中缘相交。自颊尖和舌尖行向𬌗面中部的牙尖嵴宽，隆起也不如恒牙明显。近远中向的中央沟将颊舌向牙尖分开。牙尖数有 2 尖型、3 尖型和 4 尖型。颊面接近近中颈部处隆起，呈结节状，有颊面基底结节（tuberculum buccobasale）之称。舌面小于颊面而隆起。近中面似平面状，远中面稍隆起，比近中面小。牙颈部明显缩窄。

（2）牙根：共 3 个，为近中颊根、远中颊根和腭根。三根互相分开，三根中腭根最粗大。近中颊根和远中颊根均呈近远中向的扁平状。近中颊根比远中颊根长且大，其近中面有纵向的浅沟。

5. 上颌第二乳磨牙　形态似上颌第一恒磨牙，而与其继承恒牙明显不同。

（1）牙冠：𬌗面似菱形，颊舌径大于近远中径。舌缘和远中缘近似直线状，颊缘的近中部分突出，以圆弧状转向近中缘。有 4 个牙尖，近中舌尖最大，远中舌尖最小。近中颊尖比远中颊尖大，两颊尖大小的差异比恒磨牙明显。中央沟被连接远中颊尖和近中舌尖的斜嵴切断。远中窝常呈沟状，往往与舌沟相通。颊面的结节状隆突不如上颌第一乳磨牙明显。近中颊尖大，颊沟偏向远中。舌面的舌沟深，舌面近中部有时可见隆起的结节，称为卡氏结节（Carabelli's tubercle）。邻面观，远中面大于近中面，这与上颌第一恒磨牙正相反，后者是近中面宽大。牙颈部明显缩窄。

（2）牙根：共 3 个，为近中颊根、远中颊根和腭根，3 个根互相分开，根尖可略弯曲。

6. 下颌乳中切牙　为乳牙中最小者，牙冠外形与下颌恒中切牙相似，但长度稍大于宽度，不像下颌恒中切牙牙冠呈窄长的外形。

（1）牙冠：唇面光滑，切缘呈水平状，近远中缘对称。唇面颈部的隆起在偏近中处稍为明显。舌面边缘嵴细、低而不太明显，故舌窝浅。舌面的近中缘、远中缘和颈缘似融合呈一钝状的微微隆起。邻面呈三角形状，切嵴较薄，位于牙体长轴上。

（2）牙根：细长形单根，根长度约为冠长的 2 倍。横断面如稍圆的三角形，牙根的唇面多见浅细的沟，近中面最宽。根尖稍向唇侧弯曲。

7. 下颌乳侧切牙　下颌乳侧切牙的牙冠较下颌乳中切牙稍大。形似上颌乳侧切牙，但近远中径和唇舌径均小。

（1）牙冠：切缘自近中略向远中舌侧倾斜，远中切角为一大圆钝角。舌面较为平坦，其远中边缘嵴比近中边缘嵴明显，舌窝浅。邻面呈细长的三角形，切端稍偏向此三角形的唇侧。

（2）牙根：为单根，呈近远中向扁的圆锥形。根面在远中舌面处有一纵沟，根尖微偏向唇侧。

8. 下颌乳尖牙　外形似上颌乳尖牙，但显得细长。

（1）牙冠：高度稍大于宽度，牙尖比上颌乳尖牙的牙尖短，远中牙尖嵴比近中牙尖嵴长，牙尖偏近中。舌面的嵴、缘均不明显，故舌窝浅。从邻面观，牙尖多位于牙根的长轴上。

（2）牙根：为单根，呈三角锥形，近远中径稍小于唇舌径。唇面及近中面有纵向的浅沟。根尖 1/3 处向唇侧弯曲者的发生率低于上颌乳尖牙。

9. 下颌第一乳磨牙　其形态不似任何恒牙。

（1）牙冠：𬌗面颊舌径小。由于颊面在近中部分明显地向舌侧倾斜，故近中面的颊舌径特别小。牙尖数有4尖型、5尖型和6尖型，以5尖型为多。牙尖中近中颊尖最大，远中颊尖最小，划分各牙尖的沟不明显。近中窝和远中窝较深，近中颊尖、近中舌尖的牙尖嵴发育明显，往往把近中窝和中央窝分开。颊面靠近近中颈部处有明显的结节，由此结节向近中颊尖有一钝的颊面嵴。舌面比颊面小，且其高度亦明显低于颊面，并有舌侧沟。邻面的近中面和远中面差异明显，近中面较平坦，高度低于远中面，远中面呈隆起状，比近中面宽大。

（2）牙根：共2个，即近中根和远中根，近中根较长，均呈近远中向的扁平状，两根的分叉度较大。

10. 下颌第二乳磨牙　形似下颌第一恒磨牙，其宽度在乳牙中是最大的。

（1）牙冠：近远中径大于颊舌径。牙尖数以5尖型为多，颊侧有3个牙尖，舌侧有2个牙尖，也有6尖型的。咬合面类似长方形。近中面和远中面大小之差不大。从近中面看，颊面明显地向舌侧倾斜。此牙体积大者易被误认为是下颌第一恒磨牙，但下颌第二乳磨牙的近中颊尖、远中颊尖和远中尖的大小相差不大，而后者的3个牙尖中，以远中尖最小。颊面在近中颈部处可见磨牙结节，故牙颈缩窄尤为明显。位于近中颊尖和远中颊尖间的颊沟长且深。位于远中颊尖和远中尖间的远中颊沟较短。舌面的高度大于颊面。舌侧两牙尖大小差异不明显，与颊尖相比，较为尖锐。舌沟长但不如颊沟深。

（2）牙根：共2个，即近中根与远中根。均为近远中向的扁平状。少数牙有3个根，即远中根再分为远中颊根和远中舌根。

（三）乳恒牙的临床鉴别

熟悉了解乳牙解剖形态、萌出时期及次序等特点，有助于临床鉴别处于混合牙列期的乳恒牙。临床上常以下列各点加以鉴别：

1. 磨耗度　由于乳牙萌出早又易磨耗，故切嵴、牙尖磨耗明显。恒牙新萌出不久，磨耗不明显，新萌出的恒切牙尚可见明显的切嵴结节。

2. 色泽　乳牙色白或青白，而恒牙微黄，更有光泽。

3. 形态　乳牙牙冠高度短，近远中径相对较大，并具有牙冠近颈1/3处突出明显、颈部收缩等特点。

4. 大小　大小与同名牙相比，乳牙比恒牙小。

5. 排列　在完整的牙列中，可参考牙齿排列的次序加以鉴别。

根据各乳牙的解剖形态特点和参考上述各点，不需X线片即能鉴别乳恒牙。在X线片能显示根分叉度大、牙根生理性吸收、髓腔宽大等乳牙的特点以及继承恒牙牙胚的位置。

二、牙髓腔形态

乳牙髓腔的形态与恒牙相比较为复杂，如其侧支根管多而乱。由于在形态研究时，难以获取完整的标本，因拔牙所得的标本常是牙根已呈明显的生理性吸收，妨碍了研究和详细资料的获取。

乳牙的髓腔形态与牙的外形一致。就髓腔和牙体的大小比例而言，乳牙髓腔比恒牙大，表现为髓室大、髓角高、根管粗大、髓腔壁薄以及根尖孔大（图3-8）。年幼的乳牙髓腔特别大，冠髓腔和根髓腔无明显分界，牙颈部的髓腔亦较大，此特点在乳前牙尤为明显。髓角比恒牙更明显地突入牙本质中，乳磨牙的近中髓角尤为突出。

随着年龄的增长，磨损或龋损等因素使牙本质暴露，牙髓发生防御性反应，在受损处相对的髓腔壁上形成修复性牙本质，髓腔相对变小。修复性牙本质多见于髓角和乳前牙切端相应的髓腔壁，其次是颈根部移行处相应的髓腔壁，也有不少发生在乳磨牙根分叉相应的髓腔壁上。

乳前牙中，上、下颌乳切牙和上颌乳尖牙的冠髓腔多偏向近中侧和唇侧，但上颌乳尖牙的冠髓腔偏近中侧者比乳切牙者少。下颌乳尖牙的冠髓腔则稍偏向远中侧和舌侧。乳前牙的髓室似漏斗状地移行至根管。

乳磨牙的髓室较大，上颌乳磨牙的颊侧髓角比舌侧髓角、近中髓角比远中髓角更接近𬌗面。

上、下颌第二乳磨牙的近中颊侧髓角最接近殆面。乳磨牙根管口的位置均靠近牙颈部髓腔的近远中壁和颊舌壁。根管口间的距离在第一乳磨牙比第二乳磨牙小，第二乳磨牙比第一恒磨牙小。乳磨牙的髓室底离根分叉近，特别是第一乳磨牙，髓室底的厚度仅为 1mm 多一点，在临床操作时尤应注意，避免髓室底被人为地穿通。

乳磨牙的髓室底多见副根管且形态复杂(图 3-9)，其发生率约为 30%～45% 左右，这也是感染易经此达根分歧处的因素。根管数与牙根数有关，乳前牙是单根，一般均为单根管。上颌乳磨牙多与其根数一致，有 3 个根管，即 2 个颊侧根管和 1 个腭侧根管，其中以腭侧根管最粗大。但也有上颌乳磨牙多于 3 个根管的报道：Ali Bagherian(2010)报道上颌第一乳磨牙近中颊根 2 个根管的发生率为 7.4%，远中颊根 2 个根管的发生率为 3.7%；下颌乳磨牙的根管数为 2～4 个，2 个根管者即近中根管与远中根管；3 个根管者即 2 个远中根管与 1 个近中根管或 2 个近中根管与 1 个远中根管，且前者更为多见；4 个根管者即 2 个近中根管与 2 个远中根管。

ER3-6

画廊：ER3-6
乳磨牙的根管数

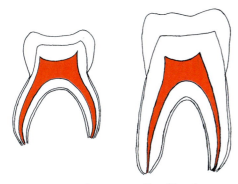

图 3-8 乳恒牙牙髓腔的比较示意图

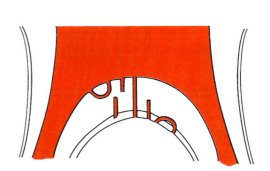

图 3-9 髓室底多种副根管形态示意图

第二节 乳牙的组织结构特点

一、牙釉质

（一）化学组成及化学反应性

有关乳、恒牙牙釉质化学性质方面的研究资料较少，其化学组成至今还常引用 1940 年 Bird 等的资料(表 3-1)。表中显示乳牙牙釉质中无机质的含量虽多，但有机质的百分率明显高于恒牙牙釉质。电子显微镜和 X 线衍射法等的应用使得有关乳牙牙釉质化学结构的研究取得了明显的进展，但相关资料尚不多。

乳牙牙釉质中矿物盐存在的形式和恒牙一样，主要是羟基磷灰石的结晶，结晶的化学式为 $Ca_{10}(PO_4)_6(OH)_2$，Ca^{2+}、PO_4^{3-} 和 OH^- 可以和其他离子交换。由于乳牙羟基磷灰石的晶体比恒牙的小，故乳牙单位体积内晶体表面积的总和大，Ca^{2+}、PO_4^{3-} 和 OH^- 更易发生置换。

表 3-1 乳、恒牙牙釉质的化学成分

	水（湿 %）	有机成分（湿 %）	Ca（干 %）	P（干 %）
乳牙牙釉质	2.8	4.7	34.3	17.0
恒牙牙釉质	2.3	1.7	36.1	17.3

（Bird MJ, et al, 1940）

分析牙釉质的无机质含量，乳恒牙间无很大的差异，但在受化学药物作用时，所显示的化学反应却有所不同。乳牙牙釉质的化学反应性比恒牙活泼，容易受酸的作用而脱钙，也易受氟化物的作用而增强抗酸性。

乳牙牙釉质无机质的分布在表层和深层并不相同，从牙釉质表层到深层，一些元素的含量明显降低。

乳牙牙釉质的有机质含量比恒牙高，有机质在牙釉质内的分布也不均匀，在牙釉质的表层、最深层及裂沟部所含的有机质比其他部位多。发育中的牙釉质和成熟的牙釉质的有机成分也有所不同。

（二）物理特性及组织结构

以 X 线衍射法检测牙釉质晶体的大小，乳牙牙釉质为 30～50nm，恒牙牙釉质是 30～60nm。乳牙牙釉质晶体的大小略小于恒牙牙釉质。

乳牙牙釉质的厚度约为恒牙牙釉质的 1/2，且按切牙、尖牙、磨牙的次序有所增加。

比较乳牙牙釉质唇舌侧的厚度，在牙冠最隆起部表现为：前牙的唇侧较厚，上颌前牙平均为 0.27mm，下颌前牙平均为 0.23mm；第一乳磨牙颊舌侧的厚度大致相同；第二乳磨牙舌侧较厚，上颌平均为 0.53mm，下颌平均为 0.68mm。

近中和远中面的牙釉质厚度，在牙冠最隆起部均明显厚于唇面和舌面，为 1.5～2 倍。前牙中除上颌乳侧切牙外，均为远中面稍厚，在上、下颌均为 0.5mm 左右；磨牙中上颌第二乳磨牙远中面牙釉质厚度约 1.1mm，比近中面多 0.2mm 左右。其余磨牙近远中面大致无差异，上颌第一乳磨牙约 0.63mm，下颌第一乳磨牙约 0.6mm，下颌第二乳磨牙约 0.97mm。

上述数据所示的乳牙牙釉质厚度提示我们在临床牙体修复术中应多加注意，以利掌握牙钻切削时的深度。

乳牙易磨耗，临床制备洞形时有易切削感，给人以乳牙矿化度低的印象。乳牙牙釉质的硬度以表层最硬，其次为中层，内层最软。牙釉质的硬度随年龄的增长而增强。牙颈部的牙釉质表层的硬度较差，硬度向牙尖方向而增强。

乳牙的釉柱与恒牙相比弯曲少、排列整齐，似呈有一定间隔的直线状，由釉牙本质界行向牙釉质表面。在切角、牙尖、牙嵴与隆突等部位的釉柱，由釉牙本质界放射状地散开行向牙釉质表面；在窝沟部则相反，由釉牙本质界向牙釉质表面的窝沟底部集中（图 3-10）。牙颈部的釉柱走行方向有斜向牙尖、水平向和斜向根尖 3 型（图 3-11）。乳前牙颈部的釉柱走行方向最多是斜向切缘型，其次水平状也多见，向根尖方向者最少。乳磨牙牙颈部釉柱排列方向一般以水平向型为多，也有向根尖方向的类型，但向牙尖方向排列者较少。

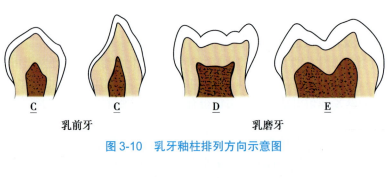

乳前牙　　　　　　　　　　乳磨牙

图 3-10　乳牙釉柱排列方向示意图

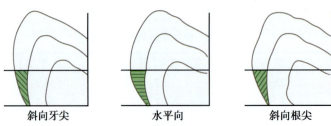

斜向牙尖　　　　　水平向　　　　　斜向根尖

图 3-11　牙颈部釉柱走行方向示意图

了解釉柱排列的走向有利于修复牙体时窝洞的制备，避免留有无抗压力的游离釉柱。

乳牙牙釉质表面与恒牙相仿，也有一无釉柱表层。在乳前牙、乳磨牙所占范围可高达 95%～98%，厚度约 30μm。用扫描电子显微镜观察乳牙牙釉质的断面，表层内未见釉柱结构，结晶排列与牙表面成直角。扫描电子显微镜观察乳牙的平滑面和裂沟部的表层，常见直径 4～6μm 的小孔。

近牙颈部，小孔的发生率增加，且直径可达 10～30μm。小孔在乳牙的发生率高于恒牙，小孔的发生与成釉细胞的功能不全有关。

年幼的乳牙表面一般无龟裂，但随年龄增长及咀嚼功能的行使，乳牙表面可发生龟裂。这与牙釉质的成熟、晶体的增大、硬度的增强及弹性的减弱有关，也与咬合咀嚼的撞击等因素有关。乳牙表面龟裂一般与牙长轴似平行状发生。这与牙釉质的结构，如釉柱的排列、釉柱晶体的排列、釉柱间明显的间质间距等有关。龟裂的长度与磨耗有关，磨耗严重时，龟裂可由切缘至牙颈部，且其宽度亦显得粗而明显。龟裂对龋的发生亦可有所影响，如乳牙牙颈部龋常见和早发，这与该部位牙釉质薄及微小龟裂的集中出现等有关。

乳牙的牙釉质部分形成于胎儿时期，另一部分形成于出生后。在这两部分牙釉质之间有一条明显的低矿化的生长线，即所谓新生线（neonatal line），这是由于婴儿出生时，环境与营养发生明显变化，使这部分的牙釉质发育一度受到干扰。新生线的发生率为 99.2%～100%。以此线为界，近牙本质侧的牙釉质为出生前形成，称为出生前牙釉质（prenatal enamel），近牙表面侧的牙釉质为出生后形成，称为出生后牙釉质（postnatal enamel）（图 3-12）。

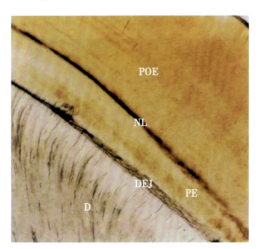

图 3-12 乳牙牙釉质的新生线镜下观
PE：出生前牙釉质 POE：出生后牙釉质 NL：新生线
DEJ：釉牙本质界 D：牙本质
（首都医科大学口腔医学院尚佳健医师供图）

二、牙本质

（一）化学组成及化学反应性

乳牙牙本质与恒牙牙本质化学成分的构成比存在差异（表 3-2），其中有机质含量乳牙牙本质多于恒牙牙本质，尤其是明显多于乳牙牙釉质。化学元素的含量在乳牙牙本质的不同深度表现不一。

表 3-2 乳、恒牙牙本质的化学组成

	水（湿 %）	有机成分（湿 %）	Ca（干 %）	P（干 %）
乳牙牙本质	11.1	21.7	26.1	12.9
恒牙牙本质	13.2	17.5	26.1	12.6

（二）物理特性及组织结构

以 X 线衍射法检测。乳牙牙本质结晶的大小为 18～30nm，恒牙牙本质为 18～35nm，乳牙牙本质的结晶既小于乳牙牙釉质的结晶，也小于恒牙牙本质的结晶。

乳牙牙本质的厚度约为恒牙牙本质的 1/2，这也是乳牙龋病进展快并易致牙髓感染的一个因素。厚度又因所处部位不同而异，牙颈部的牙本质厚度多数不及恒牙牙本质厚度的 1/2。

比较乳前牙唇、舌面的牙本质厚度，与牙釉质不同的是舌面厚度大，故舌面达髓腔的距离大于唇面。

乳牙牙本质的矿化不如恒牙良好，硬度低于恒牙牙本质，也明显低于乳牙牙釉质。维氏显微硬度检测乳牙冠部牙本质，其硬度与牙本质的部位有关，近釉牙本质界处很弱，中央处硬度增强，近髓腔处硬度又减弱。牙冠部牙本质硬度也强于牙根部。由于乳牙牙本质硬度差，约为乳牙牙釉质的1/10，故临床治疗时很易切削，应小心操作，以免不必要地去除过多的组织或造成意外穿髓。

乳牙修复性牙本质（图3-13）形成功能较为旺盛，在前牙部尤为明显。修复性牙本质的矿化度较恒牙低，硬度比通常近髓腔的牙本质硬度更低，含Ca、F和Zn等元素的浓度亦低。

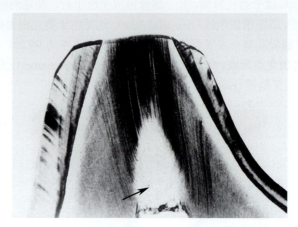

图3-13 乳牙的修复性牙本质镜下观（箭头所示）

乳牙较恒牙易磨耗，因磨耗而形成的修复性牙本质在乳牙切端多见，量亦较多。修复性牙本质的形成，随磨耗范围扩大及磨耗部位与髓腔距离的缩短而增多。磨耗未达牙本质者不形成修复性牙本质。

乳牙牙本质小管行走的方向以单纯的直线状为主，在切端部尤为明显。与恒牙相比，乳牙的牙本质小管在近釉牙本质界处显得粗，在牙本质中的分布粗细不一，而恒牙牙本质小管的分布粗细均匀。

乳牙牙本质也部分形成于出生前，部分形成于出生后，两者间也有一明显的新生线。但牙本质的新生线发生率不如牙釉质新生线高，约为85%，且这部分的牙本质小管和基质的变异不多。出生前形成的牙本质称为出生前牙本质（prenatal dentin），出生后形成的牙本质称为出生后牙本质（postnatal dentin）（图3-14）。

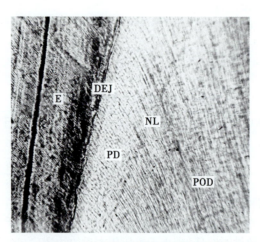

图3-14 乳牙牙本质的新生线镜下观
E：牙釉质　DEJ：釉牙本质界　PD：出生前牙本质
NL：新生线　POD：出生后牙本质

三、牙髓

乳牙牙髓细胞丰富，胶原纤维较少且细，根尖部的胶原纤维较其他部位为多。随年龄增长与乳牙牙根吸收胶原纤维增多。恒牙则相对牙髓细胞较少，胶原纤维较多。

乳牙牙髓中部的血管粗细相混，边缘部血管细。恒牙则牙髓中部为粗血管，边缘部为分支的细血管。

乳牙牙髓的神经纤维呈未成熟状，神经分布比恒牙稀疏，边缘神经丛少，组成腊施柯夫（Raschkow）神经丛的神经纤维也少。由于自腊施柯夫神经丛进入成牙本质细胞层的神经纤维甚少，进入前期牙本质的神经纤维更少，达矿化牙本质内的神经纤维尤不明显，这是乳牙感觉上不如恒牙敏感的因素之一。乳牙冠髓中部，组成神经纤维束的神经纤维多为无髓鞘神经纤维，有髓鞘神经纤维少，且髓鞘不如恒牙发达。

有关牙髓中淋巴管的存在问题，至今尚有争议，以光学显微镜及电子显微镜观察，均无有力证据证明其存在。

乳牙牙根有生理性吸收的特点。牙根吸收的初期，牙髓尚维持正常结构。牙根吸收达 1/4 时，冠髓无变化，根髓尚属正常，但在吸收面处纤维组织增加，近吸收面处成牙本质细胞排列混乱及扁平化。牙根吸收达 1/2 时，冠髓尚属正常，根髓近吸收面处，牙髓细胞减少，纤维增多，成牙本质细胞变性、消失，且牙本质内壁有吸收窝。牙根吸收达 3/4 时，正常牙髓细胞减少，成牙本质细胞广泛萎缩、消失，纤维细胞增加，毛细血管新生，神经纤维渐渐消失，并有进行性内吸收。乳牙脱落时期，残存牙髓失去正常组织形态，无正常牙髓细胞、肉芽变性，牙冠的牙本质发生内吸收。了解乳牙牙髓组织变化的特点，有利于掌握乳牙牙髓病治疗的适应证。

第三节　乳牙牙根生理性吸收

牙根的吸收有生理性和病理性两种，正常乳牙牙根在替换期的吸收属生理性吸收。

一、乳牙牙根的稳定期

乳牙从牙根形成至牙根开始吸收这一段时期，是牙根处于稳定的时期（表 3-3），这也是临床上牙髓病治疗最有利的时期。

表 3-3　乳牙牙根的稳定期

	牙根形成（岁）	牙根开始吸收（岁）	脱落期（岁）	牙根稳定期（岁）
乳中切牙	1.5	4	6～7	2～4（约 2 年）
乳侧切牙	1.5～2	5	7～8	2～5（约 3 年）
乳尖牙	3.5	7	9～12	4～7（约 3 年）
第一乳磨牙	2.5	8	9～11	3～8（约 5 年）
第二乳磨牙	3	8	10～12	3～8（约 5 年）

（黑须，1988）

二、乳牙牙根生理性吸收的特点

乳牙牙根是人体中唯一能生理性吸收、消失的硬组织，其机制目前仍不清楚。其吸收呈间断性，有活动期和静止期，故临床检查时可以发现时而松动，时而稳固。乳恒牙替换期内，活动期的组织变化为乳牙牙根和局部骨质吸收，结缔组织溶解；静止期则表现为结缔组织增殖，局部骨组织和牙骨质增殖。故存在着两种相反的组织变化。若在静止期，局部牙槽骨与牙根间发生骨性粘连，可导致低位乳牙（submerged deciduous tooth）现象，即牙齿固连，将有碍于继承恒牙的萌出和发育。

ER3-7

画廊：ER3-7
低位乳牙

画廊：ER3-8
乳牙牙根吸收

左右同名乳牙的牙根吸收状态，一般无明显差异。但左右同名乳牙继承恒牙位置的差异可影响两同名牙牙根吸收的表现。若一侧继承恒牙先天缺失、牙轴异常、牙发育异常或乳牙根尖周感染、根尖周组织发生病变等，均可致两侧同名乳牙牙根吸收程度不等。

三、影响乳牙牙根生理性吸收的因素

（一）根方恒牙胚的萌出压力

继承恒牙萌出的压力是导致乳牙牙根吸收的主要因素之一，乳牙牙根吸收部位受继承恒牙位置的影响，吸收由牙骨质表面开始，广泛地向牙本质进展，渐渐涉及髓腔。乳前牙牙根的吸收常开始于与继承恒牙相近的舌侧面根尖1/3，由于继承恒牙牙胚向船面和前庭方向移动，渐达乳牙牙根的正下方，使乳牙牙根呈横向吸收。有时牙根在唇侧留一薄薄的残片。乳磨牙牙根的吸收自根分叉的内侧面开始，斜面状地吸收。各牙根非同时、同样程度地吸收。下颌乳磨牙多为远中根比近中根先吸收，上颌乳磨牙颊侧远中根和腭根比颊侧近中根易吸收。

继承恒牙的存在并不是乳牙牙根吸收的必要因素，如果继承恒牙先天缺失，乳牙牙根的吸收仍可发生，但吸收缓慢，脱落较晚。因为乳牙牙根的吸收并非仅取决于恒牙牙胚的机械压力，但恒牙牙胚的机械压力对乳牙牙根的吸收有促进作用。

有时在乳前牙区有"双层牙"现象，这是由于恒牙向前庭方向运动不充分，乳牙仍滞留在原位，恒牙在其舌侧萌出。

（二）咬合力与乳牙牙根吸收

咬合力与牙根吸收有密切联系。在牙根稳定期，适当的咬合力可促进牙周膜对乳牙根的保护，有正常咬合力的乳牙其牙根吸收慢于咬合力丧失者；而在乳恒牙替换期，随着颌骨和肌肉的不断发育，咬合力不断增大，适当增加的咬合力有助于乳牙牙根生理性吸收，使乳牙适时脱落，继承恒牙顺利萌出。

（三）其他因素

1. 继承恒牙牙囊的作用　研究表明在乳恒牙交替时牙囊通过分泌甲状旁腺素相关蛋白（parathyroid hormonerelated protein，PTHrP），诱导破骨细胞形成，引起乳牙牙根的生理性吸收。

2. 遗传因子　在乳牙根吸收的同时，牙周膜和牙髓组织也被吸收。在牙周膜的吸收中，出现程序性细胞死亡，说明乳恒牙的交替是一种遗传因子决定的有序过程。

以上各种因素通过破牙细胞、相关的细胞因子、生长因子、激素和多种酶等的作用影响乳牙牙根的生理吸收。

四、乳牙牙根生理性吸收的组织学变化

（一）细胞学改变

引起乳牙根吸收的细胞称为破牙细胞（odontoclast），其形态、功能与破骨细胞相似。在乳牙根吸收过程中，有大量的破牙细胞，沿着吸收陷窝表面聚集，新鲜的肉芽样组织覆盖于吸收区，该组织包含破牙细胞、间叶细胞和为数较多的毛细血管。破牙细胞在乳牙牙根吸收中起重要作用，它不但能分泌酸和各种蛋白水解酶至吸收间隙进行细胞外脱矿和有机质水解，同时还具有吞噬作用。破牙细胞通过皱褶缘吸收牙釉质部分脱矿释放的晶体，然后将晶体在细胞内进一步消化。在牙本质表面的吸收组织不仅包括破牙细胞，还包括巨噬细胞、中性粒细胞和成纤维细胞等。

（二）电子显微镜下的特点

1. 乳牙牙根吸收近颈部时，颈部部分牙釉质吸收。吸收面可见吸收窝较深，釉柱体凹陷，柱体边缘部突出。

2. 牙本质吸收面由大小不一、形状不规则的吸收窝形成。吸收窝互相重叠或呈鳞状，其间见散在的牙本质小管的开口。吸收面较平滑，基质纤维结构不清，断端表面稍突。

3. 乳牙牙根吸收面的根管孔周围有为数不少的吸收窝及长短不一的成牙本质细胞胞质突（odontoblastic process），根管孔附近有数个小孔，其壁由螺旋状排列的牙骨质粒所形成。

4. 牙骨质吸收面的吸收窝较牙本质吸收面少而小，为圆形。吸收窝底可见残留的牙骨质粒。

学习笔记

第四节　乳牙的重要作用

乳牙不仅是婴儿期、幼儿期和学龄期咀嚼器官的主要组成部分,而且对儿童的生长发育、正常恒牙列的形成等都起重要的作用。

一、有助于儿童的生长发育

婴幼儿时期是生长发育的旺盛期,健康的乳牙有助于消化功能,有利于生长发育。正常的乳牙能发挥良好的咀嚼功能,给颌、颅底等软组织以功能性刺激,促进其血液、淋巴循环,增强其代谢,进而有助于颌面部正常发育。若咀嚼功能低下,颌面的发育会受到一定的影响。

二、引导恒牙的萌出及恒牙列的形成

乳牙的存在为继承恒牙的萌出预留间隙,若乳牙因邻面龋导致近远中径减小,或因龋过早丧失,邻牙发生移位,乳牙原本所占间隙缩小,继承恒牙因间隙不足而导致位置异常。乳牙过早丧失可使继承恒牙过早萌出或过迟萌出。乳牙的根尖周病亦可使继承恒牙过早萌出,也可影响继承恒牙牙胚,使其牙釉质发育不全,即形成所谓的特纳牙(Turner tooth)。

乳牙对恒牙的萌出具有一定的诱导作用。如第一恒磨牙萌出时,即以第二乳磨牙的远中面为诱导面,向对颌方向萌出。若第二乳磨牙过早丧失,第一恒磨牙失去诱导面,常发生近中移位或斜向近中。故乳牙过早丧失常致恒牙牙列不齐,Cohen 报道因第二乳磨牙过早丧失,可致 40% 的儿童恒牙排列不齐,而 Brauer 报道可致 57% 的儿童恒牙排列不齐。

ER3-9

图片:ER3-9
特纳牙

三、辅助发音

乳牙萌出期和乳牙列期是儿童开始发音和学习语言的主要时期,正常的乳牙列有助于儿童正确发音。若儿童时期乳牙损坏,尤其是上颌乳前牙的大面积龋造成牙齿缺损或乳牙过早丧失,则儿童的发音学语都会受到影响。

四、有利于美观及心理健康

乳牙在儿童颜面美观方面也有着举足轻重的作用。一个满口乳牙龋损和(或)乳牙过早脱落的孩子是不愿张口说笑的,心理健康也会受到影响。

因此,重视和保护乳牙甚为重要,特别应认识到在乳牙萌出后就应加以保护。口腔科医师都应重视卫生宣传教育工作,消除"乳牙对人是暂时性的、无关紧要"的错误观点,使孩子们都有一口健康、漂亮的牙齿。

第五节　年轻恒牙的特点

一、年轻恒牙的定义

恒牙已萌出,但在形态、结构上尚未完全形成和成熟的恒牙称为年轻恒牙(young permanent teeth, immature permanent teeth)。

恒牙一般在牙根形成 2/3 左右时开始萌出,萌出后牙根继续发育,于萌出后 2~3 年牙根才达到应有的长度,3~5 年根尖才发育完成。年轻恒牙牙龈缘附着的位置不稳定,随牙的萌出而不断退缩,需 3~4 年才稳定。大部分恒牙自萌出后达到𬌗平面需 7~12 个月。

二、年轻恒牙的解剖特点及临床意义

由于年轻恒牙尚处于不断萌出中,故临床牙冠的高度显得低,牙根尚未完全形成(图 3-15,图 3-16),髓腔整体宽大,根管壁薄。所以,年轻恒牙牙髓治疗应尽力保存活髓组织,如不能保存全

部活髓,也应保存根部活髓,以使牙根能正常发育。临床治疗中常选择盖髓术和活髓切断术;对根尖敞开,牙根未发育完全的死髓牙应采用促使牙根继续发育形成的治疗方法,如根尖诱导成形术(apexification)、牙髓再生治疗术(regenerative endodontic procedures,REP),待根尖发育完成后再行完善的根管治疗术。

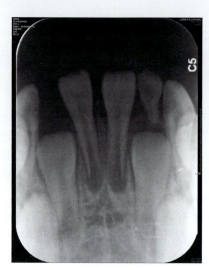

图 3-15 年轻恒牙 X 线片
(北京大学口腔医学院徐赫医师提供)

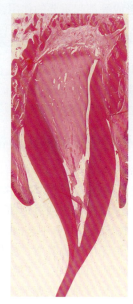

图 3-16 年轻恒牙脱矿后的组织切片

因年轻恒牙萌出不久,磨耗少、形态清晰,前牙多见明显的切缘发育结节与舌边缘嵴。后牙𬌗面沟嵴明显、形态复杂,裂沟多为 IK 形,𬌗面比成熟恒牙难以自洁。故临床工作中应着重窝沟龋的预防,可选择氟化物防龋及窝沟封闭。

三、年轻恒牙的组织学特点及临床意义

1. **牙釉质** 年轻恒牙的牙釉质在萌出时已基本成熟,其釉柱、釉柱鞘、柱间质等的形态与恒牙无明显差异,但其成釉细胞很易受周围环境因素的影响,当影响较大时,可发生牙釉质形成异常,并在临床上明显显示出来。年轻恒牙牙釉质薄,矿化度低,溶解度高,渗透性强。此特点亦为年轻恒牙龋损发展较快,又多为急性龋的因素之一。牙釉质的羟基磷灰石结晶较小,结晶间有间隙。结晶的化学性不稳定,易与氟素等无机离子结合,故临床上局部涂氟有较好的防龋效果。牙釉质因在其表面生长线所形成的细沟呈线条状的波纹,故可见釉面横纹。在刚萌出的年轻恒牙的牙釉质表面,有薄薄的称为釉小皮的有机质膜覆盖。牙萌出后,有机膜因咬合、咀嚼、磨耗及刷牙等机械性的摩擦而逐渐消除。

2. **牙本质** 在正常的年轻恒牙未能见到成牙本质细胞所形成的继发性牙本质,也不存在修复性牙本质。牙根部髓腔壁的牙本质小管管口,总体上稍小于牙冠部髓腔壁牙本质小管管口。

由于年轻恒牙的牙本质小管比成熟恒牙的粗大,管周牙本质和管间牙本质矿化度低,因此在制备牙体时较为敏感,应低速切削,同时注意冷却,降低温度,减少对牙髓组织的刺激。

3. **牙髓** 年轻恒牙的牙髓组织比成熟恒牙疏松,未分化的间叶细胞较多,纤维成分较少,成纤维细胞多。牙冠部的成牙本质细胞如圆柱形,形成有细管结构的正常牙本质。牙根部的成牙本质细胞是立方形的,形成无结构样牙本质。牙髓的血管丰富,生活力旺盛,因此其抗病能力及修复功能都较强,有利于控制感染和消除炎症。这也是临床上保存活髓疗法的有利条件。但由于牙髓抵抗力强,炎症也容易被局限呈慢性过程,又因牙髓组织疏松、根尖孔大、血运丰富,感染也易扩散,故应及时治疗。

4. **萌出后成熟现象(post eruptive maturation)** 年轻恒牙萌出后,表现为钙、磷、氟和氯的含

量增加，CO_3^{2-}减少，牙釉质的渗透性减低，有机质的含量减少，硬度和抗酸性增强，无机质比重增加，羟基磷灰石结晶增大，这些现象称为萌出后成熟现象。

（刘英群　黄　洋）

课后思考题

1. 临床上如何鉴别乳恒牙？
2. 简述乳牙牙根的稳定期。
3. 简述乳牙的重要性。
4. 简述乳牙髓室底副根管的临床意义。
5. 简述年轻恒牙的定义及解剖特点。

参考文献

1. 葛立宏. 儿童口腔医学. 第4版. 北京：人民卫生出版社，2012.
2. DAVID R A，RALPH E M，JEFFREY A D. McDonald and Avery's Dentistry for the Child and Adolescent. 10th ed. St.Louis: Mosby Elsevier，2015.
3. ALI Bagherian. An in vitro study of root and canal morphology of human decidous molors in an Iranian population. Journal of Oral Science，2010，52（3）：397-403.

儿童颅面部与牙列的生长发育

>> **内容提要**

  生长发育是儿童时期的重要特点。本章主要介绍儿童颅、颌面部及牙列、咬合、牙齿等的生长发育规律和特点。第一节介绍生长发育的分期及各期中与口腔相关的特点;第二节重点介绍影响口腔生长发育的因素;第三节介绍颅面骨骼的生长发育变化;第四节介绍牙齿的发育和萌出、牙列的形成与建𬌗过程中咬合发育阶段的生理特点。

  生长是指随年龄的增加,身体各器官和系统的长大,主要表现为形态变化,可以通过具体的测量值来表示,是量的变化。发育是细胞、组织、器官功能上的分化与成熟,是质的变化。生长发育是连续不断的发展过程,是儿童不同于成人的重要特点。随着机体的长大和成熟,儿童颅、颌面部及牙齿、牙列、咬合等也在一系列的变化之中,了解其生长发育的规律及影响因素,对于掌握口腔疾病的发生、发展,以及临床治疗方法的选择具有重要意义。

第一节　生长发育分期及各期特点

一、年龄阶段分期

  儿童的生长发育表现出与年龄相关的规律性,临床上按年龄划分为以下各期(表4-1)。各期之间密切关联,没有严格界限。

表4-1　年龄阶段分期

生长发育期	年龄阶段
胎儿期(fetus period)	0～40周
新生儿期(neonatal period)	出生～4周
婴儿期(infancy period)	4周～1岁
幼儿期(toddler period)	1岁～3岁
学龄前期(preschool period)	3岁到6～7岁
学龄期(school period)	6～7岁到青春期前
青春期(adolescent period)	女孩11～12岁到17～18岁 男孩13～14岁到18～20岁

  生长发育期的特点如下:

  (一)胎儿期

  从受精卵形成到胎儿(fetus)出生前称为胎儿期(fetus period),共40周。在此期间组织器官迅速生长,功能逐渐出现。妊娠最初2个月也称为胚芽期(embryo period),是受精卵细胞增殖和分化的时期。胚胎第4周时,外胚层、内胚层、中胚层逐渐分化形成,胚胎第6周时,来自外胚层的乳牙牙板开始发生。到胚胎第7～8周时,面部各突起完成联合,初现人的面形;口腔和鼻腔的外形形成,侧腭突与前腭突向前后生长并联合,数周后腭盖形成,将口腔和鼻腔分开。胚胎第 16 周恒牙胚开始形成;胚胎第 20 周,胎儿出现吸吮反射。

该期最易受基因变异和环境有害因素的影响,如化学药物、X 线照射、病毒感染等。轻度刺激可诱发胎儿先天畸形,严重的刺激则可引起妊娠终止。胎儿通过胎盘与母体血液进行物质交换,摄取营养,母体营养缺乏或患有某些疾病,可直接影响到快速生长的胎儿。如母亲钙、磷、维生素等营养素缺乏,可影响胎儿乳牙硬组织的形成和钙化,出现乳牙牙釉质发育不良。孕妇患病服用某些药物也可造成胎儿器官系统的发育障碍:如孕妇服用肾上腺皮质激素,可导致无脑儿或唇腭裂畸形。

(二)新生儿期

新生儿期(neonatal period)是自胎儿娩出至出生后 4 周。胎儿结束了在母体内的生活,转为宫外的新环境生活。为适应环境,新生儿机体经历着一系列生理功能的变化,如:①体温的变化,出生后小儿体温急速下降约 2℃,24 小时后回升到正常体温;②出生时新生儿的消化系统尚不能吸收并为机体提供足够的营养,加之水分的丢失,体重在最初的 10 天内下降约 10%,以后逐渐恢复;③ 50%～60% 的足月儿和 80% 的早产儿会出现生理性黄疸,这是红细胞在出生后 2～4 天内大量破坏所致,一般在 7～10 天后自行消退;④新生儿大脑兴奋性低,睡眠时间长,神经系统处于抑制占优势的状态,生长发育呈现暂时的停顿、休息的适应状态。胎儿离开母体后的这些变化,可在乳牙钙化进程上留下记录,即在光镜下观察牙齿磨片,在这一时期发育的乳牙冠部牙釉质上,可见到矿化度低的横线,称为发育停止线(arrest line),又称新生线(neonatal line)。

新生儿口腔的牙槽黏膜上可出现一至数个白色米粒大小的球状物,这是牙板上皮剩余形成的角化物,称为上皮珠(epithelial pearl)或"马牙子"。不必做处理,可自行脱落。新生儿唾液腺不发达,唾液分泌量很少,口腔黏膜比较干燥,容易发生感染,常见的有白色念珠菌感染,因此,喂养时要注意消毒器具,保持口腔卫生。

(三)婴儿期

婴儿期(infancy period)又称乳儿期,自出生后 4 周到 1 岁。此期的特点是体格生长速度快,1 周岁婴儿体重可达出生体重的 3 倍,身高约为出生时的 1.5 倍。由于生长快,代谢率高,营养需求相对比成人多,如对热量的需求,成人每日需要热量 188.4J/kg 体重,小儿则为 450～500J/kg 体重。因此,必须供给充分的营养素,才能满足机体生长发育的需要。但此时小儿各器官系统的生长发育不完善,尤其是消化系统,消化吸收食物的能力较弱,饮食稍有不当,容易发生营养吸收障碍和消化紊乱。婴幼儿营养性缺铁性贫血,即是食物摄取不合理,铁摄入量不足或消化功能紊乱所致铁吸收障碍,不能满足机体生长发育所需的例子。此期婴儿从母体获得的被动免疫逐渐减少,后天获得性免疫尚未完全建立。小儿容易罹患传染性疾病,如麻疹、上呼吸道感染、肺炎等。6 个月左右乳牙开始萌出,恒牙硬组织逐渐形成和钙化,营养不良或疾病均可导致乳牙的萌出迟缓,恒牙的牙釉质发育不良。喂哺方式、姿势和喂养习惯对上下颌骨的发育也会产生影响。

(四)幼儿期

1～3 岁为幼儿期(toddler period),此期体格生长速度比婴儿期减慢,神经系统的发育迅速,语言、思维和社交能力逐渐发育。1～1.5 岁,幼儿学习走路,监护不当易出意外,乳牙外伤多发生在这个年龄段。2 岁左右颅骨缝、前后囟闭合。2 岁以后,幼儿不但可以用第一信号系统形成条件反射,而且出现第二信号系统的活动。到 3 岁时,大脑皮层细胞已大致分化成形,语言能力迅速提升。

幼儿断奶并添加辅助饮食后,幼儿饮食量相对较多,每天进食次数多,糖类食品摄入亦较多。3 岁左右乳牙全部萌出,但牙齿硬组织的矿化程度低,易患龋病(dental caries)。

此期可以利用语言、文字形成条件反射,开始培养幼儿的卫生习惯,如早晚刷牙、饭前洗手等。同时养成良好的饮食习惯,合理喂养。预防和及时治疗乳牙龋病。随着儿童活动量和活动范围的扩大,应加强监护,防止乳牙外伤的发生。

(五)学龄前期

3 岁至 6～7 岁为学龄前期(preschool period)。此期体格发育速度稳定增长,智能发育进一步

图片:ER4-1
马牙子

学习笔记

35

加速,有与同龄儿童交往的能力和经验,有自理能力,理解力逐渐加强,好奇、好模仿,可用语言表达自己的思维和感情。此期儿童可塑性很强。

3岁后儿童的免疫力增强,患病的危险性较婴幼儿期降低,但变态反应性疾患开始出现。如哮喘、肾小球肾炎、过敏性紫癜等。龋源性根尖周炎可成为引发这些疾病的感染性病灶。

5岁是乳牙龋病的高发年龄段,应注意合理膳食,鼓励儿童多吃纤维性食物,以增强咀嚼功能。另外,教育儿童知道保持牙齿清洁的意义,学会自己刷牙,养成早晚刷牙的习惯,并定期进行口腔检查,及时治疗龋齿。

（六）学龄期

6～7岁到青春期前为学龄期(school period)。儿童颅脑的发育已与成人无大区别。大脑皮质的抑制性调节功能达到一定的强度,儿童智力迅速发育,是系统学习文化知识、掌握一定技能的重要时期。

淋巴系统的发育处于高峰期,多数儿童的颈部和腹股沟淋巴结可以触及,尤其在呼吸道或消化道感染时。扁桃体肥大或咽部腺样体增生常常影响儿童呼吸道的通畅,致使患儿张口呼吸,久之容易形成患儿开唇露齿等牙颌畸形。替牙期乳牙开始脱落,恒牙开始萌出,进入混合牙列期,乳牙龋病发病率仍然较高,新萌出的恒牙易发生龋损,应注意预防和治疗龋病及错𬌗畸形。

7～8岁,乳牙龋患病率达到高峰,恒牙开始萌出,新萌出的恒牙龋患病率较高。乳恒牙替换过程中可能出现暂时性错𬌗畸形,牙列不整齐,保持口腔清洁较困难。在牙列中滞留的乳牙、早失乳牙间隙管理不当等均易导致牙列紊乱,引起错𬌗畸形。

（七）青春期

青春期(adolescent period)为10～20岁,又可分为以下3个阶段:

1. 青春前期(prepubescence)　指第二性征出现前,体格形态开始加速生长的阶段。

2. 性征发育期(pubescence)　第二性征开始出现,到性发育成熟。

3. 青春后期(postpubescence)　性成熟到体格发育停止。

进入青春期体格的生长发育,包括颜面骨骼会出现第二次快速发育期,不同个体及男女之间存在发育差异,一般女孩从11～12岁,男孩12～13岁开始(图4-1)。同时,呼吸、循环、运动等系统的发育,使力量和耐力增强,特别是男孩更为明显。智力的发育和感情的易冲动也是此期青少年心理变化的特点。12～13岁时除第三磨牙外,所有恒牙都已萌出,恒牙列形成、咬合发育逐渐完成,此时恒牙龋病高发。由于激素的作用,好发青春期龈炎(puberty gingivitis),此期应注意口腔卫生,预防和治疗恒牙龋、龈炎和错𬌗畸形。

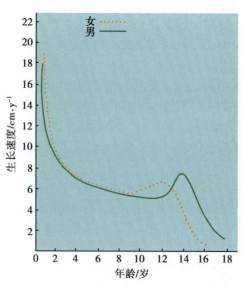

图4-1　男女儿童身高增长速率曲线(Tanner, 1962)

学习笔记

二、各器官系统的发育与年龄的关系

出生后全身各系统的生长发育速度并不相同,著名的 Scammon 生长发育曲线(Scammon growth curve)展示了身体各主要系统、器官的发育规律及其与年龄的关系(图 4-2)。

(1)淋巴系统(淋巴型,lymphoid type):胸腺、淋巴腺、内分泌腺等。淋巴系统从幼儿期至学龄期,持续快速发育,11~12 岁时达到高峰,约为成人的 2 倍,其后呈负增长。

(2)神经系统(神经型,neural type):脑、脊髓、视觉器官等。神经系统为最早开始发育的系统,6 岁左右达到成人的 90%。

(3)体格生长(一般型,general type):身高、体重、肌肉、骨骼、颌面部等。体格生长在出生后 1~2 岁和 9~14 岁有 2 个快速生长期,总体呈 S 状曲线。

(4)生殖系统(生殖型,genital type):子宫、卵巢、睾丸等。生殖系统从青春期开始快速发育。

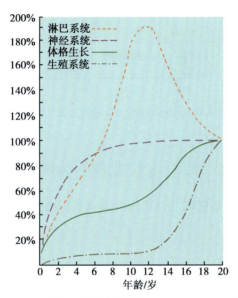

图 4-2　器官生长发育曲线(Scammon,1930)

在不同的生长时期,构成生物体的各部位或各组织系统并非以同样的比率生长发育,直到成熟。例如全身高度和颅面部高度的比例,随着年龄的增长而不断发生变化(图 4-3)。正常生长发育过程中,胎儿 3 个月以后,颅颌面占全身比例逐渐下降。

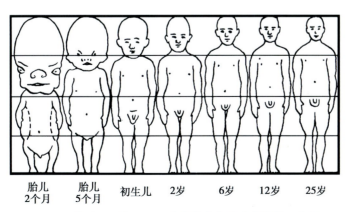

图 4-3　从胎儿 2 个月 ~ 25 岁身体各部位比例变化示意图

三、上下颌骨的生长发育与各器官系统发育的关系

上下颌骨的生长曲线介于神经系统和全身生长曲线之间,下颌生长曲线比上颌生长曲线更接

近于全身生长曲线。青春期全身生长发育的加速会影响颌骨发育,同时与性器官发育趋势一致,淋巴系统的退化也在同一时期发生(图4-4)。

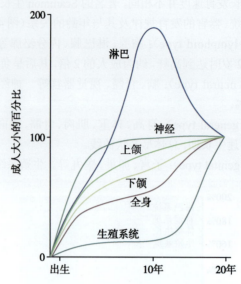

图4-4　以Scammon曲线为背景的上颌及下颌发育曲线

第二节　生长发育的影响因素

儿童的生长发育受各种因素影响,这些因素主要概括为遗传因素和环境因素。

一、遗传因素

基因是决定遗传的物质基础。儿童生长发育的"轨迹"、特征、潜能和趋势,是由父母双方的遗传因素共同决定的。不同个体来自种族、家族的遗传信息,如皮肤和头发的颜色、面型特征、牙齿大小、牙弓形态、身材高矮、性发育成熟的迟早、对营养素的需要量等,可影响到子代。男女性的生长发育特点不同,如女孩的平均身高、体重较同龄男孩小,而女孩的语言、运动发育略早于男孩。

与遗传因素相关的代谢缺陷、内分泌障碍、染色体畸形等可严重影响生长发育。在口腔疾病中,比较明确的遗传性疾病有牙本质发育不全、无牙症等。一些遗传性疾病除全身症状外,还会在口腔颌面部出现表征,如外胚叶发育不全综合征,患儿表现为部分或全部牙齿先天缺失、锥形牙等一系列症状;儿童掌跖角化牙周破坏综合征,可出现牙龈肿胀、牙周组织明显破坏,乳、恒牙均可出现早期松动、脱落等症状;低磷酸酯酶症可出现牙骨质的缺失,或牙槽骨吸收,造成乳、恒牙早失等。另外,还有一些遗传相关性疾病,如唇腭裂、牙中牙、过大牙、融合牙、额外牙、牙釉质发育不全等。

二、环境因素

环境因素包括出生前环境因素和出生后环境因素。

(一)出生前环境

主要是指母体情况。胎儿在子宫内的发育受母体生活环境、营养、情绪、疾病等各种因素影响。①妊娠早期,尤其是胚胎前8周,胚胎细胞快速增殖,对有害物质特别敏感。②孕妇严重营养不良,通过母体提供给胎儿的营养物质,如葡萄糖、脂肪、氨基酸、微量元素的缺乏,可引起流产、早产和胎儿体格及脑发育迟缓。③母体感染风疹、弓形虫、疱疹病毒等时,可导致流产、早产、先天畸形。通过产道还可引起新生儿感染,如果累及神经系统,可造成不同程度的智力障碍以及瘫痪、失聪、失明等后遗症。④孕妇服用某些药物、X线照射或精神受创伤,可使胎儿发育受阻,胎儿时期的发育障碍可影响小儿出生后的生长发育。

以上因素中很多都对口腔发育产生影响。如钙、磷和维生素A、维生素D、维生素C的失调可造成乳牙的牙釉质发育不全；妊娠 5 个月以上的孕妇如服用四环素类药物，可引起儿童牙齿的着色，形成四环素牙。胚胎发育后期，母体的梅毒螺旋体感染致胎儿发生梅毒性炎症，小儿出生后牙齿可有半月形切牙、蕾状磨牙等表现。

（二）出生后环境

家庭环境、经济状况和社会因素等可影响儿童的体格、智力和心理发育。

家庭经济状况好，生活环境适宜，生长潜能就能达到最好的发挥。营养素是小儿生长发育的物质基础。营养素主要来源于饮食，而食物的摄取主要通过口腔，如果儿童的营养素供给比例不当，或患严重偏食症或口腔疾患，可以影响营养素的摄入。婴幼儿期的营养不良如钙、磷、维生素等微量元素的缺乏可造成恒牙的牙釉质发育不全。

疾病的发生对生长发育的影响也十分明显。急性感染常使体重减轻；严重的感染还能引起智力下降；长期慢性疾病则使体重和身高的发育受到影响；先天性疾病，如先天性心脏病时常伴随生长发育迟缓；各种地方病，如碘缺乏，可导致不同程度的体格、智力发育迟滞。在胚胎 4 个月至出生后 7 岁左右，母亲或儿童服用四环素族的药物可引起牙齿变色，导致四环素牙，严重者可伴牙釉质发育不全。

地理气候对儿童生长发育有重要影响。我国北方地区青少年的身高、体重均值均大于南方。如果生长地水质含氟量过高，则可能造成机体慢性氟中毒，引起氟牙症（氟斑牙）。

幼儿乳牙外伤可造成牙早失，甚至影响相应恒牙胚的生长发育。

监护人口腔护理知识以及婴幼儿口腔卫生习惯，也与儿童口颌发育密切相关。不正确的喂养姿势和不良饮食习惯，可致低龄儿童龋高发，也可养成偏侧咀嚼、下颌前伸、吐舌等不良习惯，严重者可导致牙、颌面畸形。

总之，生长发育是遗传和环境因素共同作用的结果。

第三节　颅面骨骼的生长发育

儿童时期的咀嚼器官与全身其他器官一样，处在不断的生长发育变化之中。最明显的是颅面骨骼和颌骨内牙齿的生长发育。此外，舌、唾液腺及面部软组织也随之变化。

颅骨和面骨是由原始胚胎的支持性结缔组织通过膜内成骨和软骨内成骨发展而来的，这种混合构成的骨形式，使颅面骨骼的生长速率和生长型可以有显著的不同。

婴儿出生时，颅骨与面骨之比约 8∶1，这是胚胎时期咀嚼器官的发育落后于脑和感觉器官发育的结果。随着颌骨的发育和牙齿的萌出，面部快速增长，到成人时颅、面比例约为 1∶1（图 4-5）。

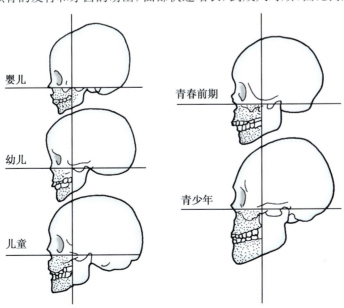

图 4-5　婴幼儿和儿童青少年颅面增长的相对大小示意图

动画：ER4-3
颅面生长的相对大小

头盖骨的生长早于上颌骨，上颌骨早于下颌骨，符合头尾阶梯发育的规律。颅骨的生长发育开始较早，其生长发育曲线符合神经系统的生长发育曲线。颌骨的生长发育曲线基本符合体格生长曲线。

颅面骨骼的生长快速期和平稳期交替出现。第一快速期在出生后7个月，此期乳牙开始萌出；第二快速期在4～7岁，此期乳牙列建殆完成，第一恒磨牙开始萌出；第三快速期出现在11～13岁，此期间完成乳、恒牙列交替，第二恒磨牙萌出；第四快速期出现在16～19岁，此期间恒牙列形成并且恒牙殆建立。

一、颅骨的生长

颅骨（cranium）由膜内成骨的是头盖骨，包括额骨、顶骨，软骨内成骨的有颅底的枕骨、蝶骨、筛骨和颞骨的岩部、乳突部。出生后，颅骨生长仍然很快。儿童时期颅骨的大小便接近成人，到6岁时，脑颅生长已达到成人的90%，以后速度渐缓。10岁以后生长变化较少。胎儿出生时，颅骨的骨缝是开放的，由致密的纤维结缔组织膜连结，在额骨和顶骨间形成一个菱形的间隙，对边中点连线1.5～2.0cm，称为前囟。出生后，前囟在最初数月随头围增大而变大，6个月后逐渐骨化而变小，在1～1.5岁时完全闭合。在枕骨和顶骨之间形成的三角形间隙，称为后囟，出生时有的已闭合或很小，一般出生后6～8周闭合。颅骨缝早闭见于小头畸形，骨缝晚闭见于佝偻病、呆小症和脑积水，骨缝不闭合见于锁骨颅骨发育不全患者。

颅缝闭合后，颅骨体积的增长依靠骨的表面增生，即在骨膜下增生新骨，以增大体积，在骨的内侧面陈骨吸收，保持其原有骨的厚度不变，而形体日渐增大。颅底的软骨骨膜表面增生，同时，软骨内部软骨细胞形成软骨基质，软骨体积扩大，然后钙化成骨组织，使颅底的体积增大。

二、面骨的生长

颌面部骨的组成包括下颌骨、上颌骨、犁骨、鼻骨、泪骨、颧骨鳞部、腭骨和下鼻甲。

（一）上颌骨（maxilla）

上颌骨与面部许多骨，如额、鼻、泪、筛、犁、腭、颧等骨直接连接，上颌骨发育与面部发育的关系甚大。

上颌骨体积的增长主要是骨的表面增生和骨缝间质增生的结果，可描述为长、宽、高的生长。颅底和鼻中隔的生长、上颌窦的发育和牙齿的萌出、牙槽突的生长，使上颌骨高度增长。上颌骨唇侧增生新骨和舌侧骨吸收使长度增长，长度增长最多的部位是上颌结节区和腭骨的后缘。这些部位的骨新生，从而使牙弓向后增长，新生儿磨牙区的长度仅有5mm，到成人增长为25mm。上颌骨额颌缝、颧颌缝、颞颧缝、翼腭缝的间质增生，骨质沉积，增加了上颌骨的高度和长度。颊面和颧骨侧面新骨增生，颧颌缝生长，乳恒牙胚在牙槽骨内的生长，增加了上颌前部的宽度，腭中缝的新骨增生增加了上颌骨后部的宽度（图4-6）。

颅面骨的实质骨内含有气窦，如上颌窦、额窦、筛窦和蝶窦。它们都开口于鼻腔，窦的始基在胚胎3个月时就已发生，而其发育主要是在出生后。新生儿的上颌窦很小，X线片因上颌骨内被牙滤泡充满，很难辨认。1周岁后，上颌窦的发育使牙胚和眶底分开，可见上颌窦。6～7岁时，可明显辨认，18岁时发育完成（图4-7）。

（二）下颌骨（mandible）

下颌骨由下颌体、下颌支及牙槽骨组成，它的生长与上颌骨不同之处是其不依靠骨缝间质的增生，而主要是骨表面增生及髁突软骨的生长。

下颌骨生长的特点：下颌骨体骨板外侧新骨沉积，内侧面骨吸收，向外生长，体积增大，宽度增加；随着牙槽骨内牙胚的发育和牙齿的萌出使牙槽突上缘向上增长，下颌骨下缘新骨形成，下颌骨体垂直向增长；下颌支后缘骨增生，前缘骨吸收，呈前后方向增长；下颌髁突与喙突软骨不断增殖和骨化，使下颌支变长。咀嚼肌运动对下颌骨的发育，特别是对下颌骨形态的改变起着重要作用，如喙突的增长、下颌角变锐等（图4-8）。

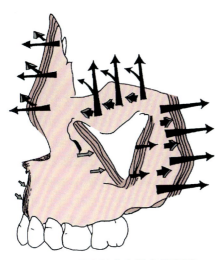

图 4-6　上颌骨生长发育综合示意图

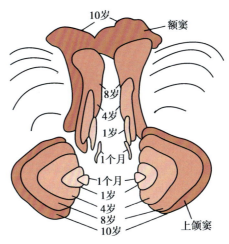

图 4-7　上颌窦、额窦的发育示意图

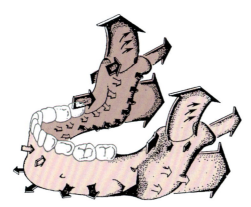

图 4-8　下颌骨生长发育示意图

在面骨中髁突是最后停止发育的，到 20～25 岁时才完全骨化不再生长。儿童时期，如果因感染或外伤损坏髁突，可造成小颌畸形。如果一侧髁突受损停止发育，颏部将偏向患侧，出现面部明显不对称。

第四节　牙与殆的发育

牙齿是咀嚼器官的重要组成部分，人类是二生齿类，先发育的是乳牙，以后再替换为恒牙。从胚胎第 6 周乳牙胚开始发生，到第三恒磨牙牙根发育完成，整个发育需要约 20 年的时间。这个过程包括牙胚发育、牙齿萌出和咬合建立。

一、牙的发育过程

牙齿的发育过程包括牙胚的发生、牙体组织的形成和牙齿萌出 3 个阶段，也称为生长期、钙化期和萌出期。每个牙齿的发育时间不同，总的规律是牙齿发育有一定的时间、一定的顺序和左右对称性发育。

（一）牙胚发生

胚胎第 5～7 周，外胚间叶组织诱导上皮增生，形成原发性上皮板。上皮板生长并分叉为颊侧的前庭板和舌侧的牙板。牙板向深层的结缔组织内延伸，在其最末端细胞增生，进一步发育成牙胚。牙胚由 3 部分组成：①成釉器：起源于外胚层，形成牙釉质；②牙乳头：起源于外胚间叶，形成牙髓和牙本质；③牙囊：起源于外胚间叶，形成牙骨质、牙周膜和固有牙槽骨。在牙胚发育中，成釉器首先形成，成釉器的形成可依次分为蕾状期、帽状期、钟状期，这三个时期是连续的。成釉器下方的球形未分化的间充质细胞团称为牙乳头，牙乳头外层细胞分化为成牙本质细胞。包绕成釉器和牙乳头的间充质细胞，称为牙囊。牙囊中含有丰富的血管，以保证牙胚组织形成所需的营养。

胚胎4个月时恒牙胚开始发生。

（二）牙体组织形成

牙体组织的形成包括牙本质、牙釉质、牙髓、牙根、牙周组织的形成。在这个过程中，牙釉质和牙本质的形成交替进行，层层沉积。在钟状晚期，成釉器细胞增殖分化形成牙釉质，牙釉质形成包括两个阶段：①有机质形成；②有机质矿化。牙本质的形成是由成牙本质细胞完成的。牙本质首先在切缘和牙尖处形成，然后沿着牙尖的斜面向牙颈部扩展，直至整个牙冠部牙本质完全形成。在牙本质不断形成的同时，成牙本质细胞向中心移动，牙乳头的体积逐渐缩小，待原发性牙本质完全形成，在牙髓腔内的多血管的结缔组织，即为牙髓。当牙冠发育即将完成时，牙根开始发生。牙颈部的上皮根鞘包绕着牙乳头细胞向根方增长，形成根部牙本质和牙髓。随着牙根的发育，牙囊细胞形成牙周组织，包括牙骨质、牙周膜和牙槽骨。

（三）牙齿萌出

牙齿萌出是牙冠形成后向𬌗平面移动，穿过骨隐窝和口腔黏膜，达到功能位置的一个复杂过程。这一过程可分为三个时期：萌出前期、萌出期、萌出后期。

1. **萌出前期**　是牙齿萌出的准备期，在牙根形成前，牙冠部组织生长，钙化到一定程度，牙胚产生整体𬌗向移动和偏中心的移动，移动向骨吸收，反方向骨重建。

2. **萌出期**　乳牙和恒牙的萌出是相似的，随着牙根形成，牙胚在牙槽骨中𬌗向移动，当牙根形成达全长的2/3左右时，牙胚突破牙囊、牙龈显露于口腔。牙胚破龈萌出，称为"出龈"。此后，牙根继续形成，牙齿迅速𬌗向生长，直至建立咬合接触。牙出龈前，牙冠表面被缩余釉上皮覆盖，出龈后，缩余釉上皮与牙釉质表面分离，待牙齿完全萌出后，缩余釉上皮在牙颈部形成结合上皮。当牙胚向𬌗方移动时，牙囊结缔组织改变，引导索开始形成；进入萌出期时，容纳引导索的骨性引导管因骨吸收增宽，成为牙萌出的骨通道。

牙齿自身𬌗向运动萌出到口腔，称主动萌出。缩余釉上皮与牙釉质表面分离，牙龈向根方退缩，临床牙冠暴露，称为被动萌出。

3. **萌出后期**　当牙萌出到咬合建立时，牙槽骨密度增加，牙周膜各组纤维束逐渐形成，并附着在牙龈、牙槽嵴和牙根周围的牙槽骨上。纤维束直径由细小变得粗大而稳定。

刚萌出的牙齿，硬组织壁薄，髓腔宽大，牙根尚未完全形成，根尖孔呈喇叭口状，一般要经过2～3年，根尖部才完全形成，根尖纤维也随之发育。牙本质和牙骨质还在继续形成，年轻恒牙发育要经过3～5年才达到与成人相似。

牙齿萌出是正常的生理现象，一般无不适感，但在乳牙即将萌出时，小儿喜欢咬东西，如哺乳时咬奶头，或将手指放入口内，嚼动的刺激可使牙齿穿透牙龈黏膜顺利萌出。乳牙萌出前，临床上有时可见在牙齿将要萌出的部位，覆盖牙的黏膜局部肿胀，呈青紫色，内含组织液和血液，称为萌出性囊肿（eruption cyst）（图4-9）和萌出性血肿（eruption hematoma）（图4-10）。牙萌出时刺激三叉

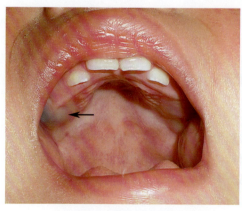

图4-9　萌出性囊肿

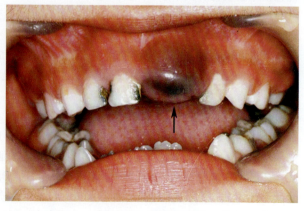

图4-10　萌出性血肿

神经，引起唾液分泌量增加，但由于小儿的吞咽功能还不完善，口底又浅，唾液往往流到口外，形成所谓的"生理性流涎"。这种现象，随牙齿的萌出和口底的加深而自然消失。有的小儿牙萌出时可出现低热、拒食、不适等表现，牙齿萌出后自行缓解。一般恒牙萌出时，没有异常感，但可有萌出性龈炎发生。

二、牙发育的时间

Logan 和 Kronfeld（1933）对恒牙的钙化时间做了研究，并提出恒牙发育的时间表，Mccall 和 Schour（1940）对此时间表进行了修正，为世界各国所采用（表 4-2）。

表 4-2　恒牙发育时间表

牙齿名称		硬组织开始形成	出生时牙釉质形成量	牙釉质完成	萌出	牙根完成
上颌	中切牙	3~4 个月	—	4~5 岁	7~8 岁	10 岁
	侧切牙	10~12 个月	—	4~5 岁	8~9 岁	11 岁
	尖牙	4~5 个月	—	6~7 岁	11~12 岁	13~15 岁
	第一前磨牙	$1\frac{1}{2}$~$1\frac{3}{4}$ 岁	—	5~6 岁	10~11 岁	12~13 岁
	第二前磨牙	2~$2\frac{1}{4}$ 岁	—	6~7 岁	10~12 岁	12~14 岁
	第一磨牙	出生时	或形成微量	$2\frac{1}{2}$~3 岁	6~7 岁	9~10 岁
	第二磨牙	$2\frac{1}{2}$~3 岁	—	7~8 岁	12~13 岁	14~16 岁
	第三磨牙	7~9 岁	—	12~16 岁	17~21 岁	18~25 岁
下颌	中切牙	3~4 个月	—	4~5 岁	6~7 岁	9 岁
	侧切牙	3~4 个月	—	4~5 岁	7~8 岁	10 岁
	尖牙	4~5 个月	—	6~7 岁	9~10 岁	12~14 岁
	第一前磨牙	$1\frac{3}{4}$~2 岁	—	5~6 岁	10~12 岁	12~13 岁
	第二前磨牙	$2\frac{1}{4}$~$2\frac{1}{2}$ 岁	—	6~7 岁	11~12 岁	13~14 岁
	第一磨牙	出生时	或形成微量	$2\frac{1}{2}$~3 岁	6~7 岁	9~10 岁
	第二磨牙	$2\frac{1}{2}$~3 岁	—	7~8 岁	11~13 岁	14~15 岁
	第三磨牙	8~10 岁	—	12~16 岁	17~21 岁	18~25 岁

此后，Lunt 和 law（1974）发表了乳牙的发育时间表（表 4-3）。

研究者通过 X 线片观察牙齿钙化的全过程，用牙齿钙化的程度，来描述牙齿的发育。Nolla（1960）把 X 线片上的恒牙钙化过程分成 10 个阶段，作为临床常用的评估牙齿发育程度的参考指标（图 4-11）。其中有几个阶段特别重要，即第 2 阶段牙冠开始钙化，如果 X 线片上有牙囊存在，可看到钙化的牙尖，则可判断牙胚的存在；第 6 阶段牙冠完成，此期，牙釉质的钙化完成，进入牙根发育期，牙齿开始向殆方移动；第 8 阶段牙根形成 2/3，牙齿的大部分已在牙龈黏膜下，或已经穿破牙龈暴露在口腔内，即牙齿开始临床萌出；第 10 阶段根尖发育完成，表明牙齿发育接近成熟，萌出潜力下降。

ER4-4

动画：ER4-4
恒牙钙化

表 4-3　乳牙发育时间表

牙齿名称		硬组织开始形成（胎龄）	出生时牙釉质形成量	牙釉质完成（出生后）	萌出（出生后）	牙根完成（出生后）
上颌	中切牙	4 个月	5/6	$1\frac{1}{2}$ 个月	$7\frac{1}{2}$ 个月	$1\frac{1}{2}$ 年
	侧切牙	$4\frac{1}{2}$ 个月	2/3	$2\frac{1}{2}$ 个月	9 个月	2 年
	尖牙	5 个月	1/3	9 个月	18 个月	$3\frac{1}{4}$ 年
	第一乳磨牙	5 个月	牙尖融合	6 个月	14 个月	$2\frac{1}{2}$ 年
	第二乳磨牙	6 个月	孤立的牙尖	11 个月	24 个月	3 年
下颌	中切牙	4 个月	3/5	$2\frac{1}{2}$ 个月	6 个月	$1\frac{1}{2}$ 年
	侧切牙	$4\frac{1}{2}$ 个月	3/5	3 个月	7 个月	$1\frac{1}{2}$ 年
	尖牙	5 个月	1/3	9 个月	16 个月	$3\frac{1}{4}$ 年
	第一乳磨牙	5 个月	牙尖融合	$5\frac{1}{2}$ 个月	12 个月	$2\frac{1}{4}$ 年
	第二乳磨牙	6 个月	孤立的牙尖	10 个月	20 个月	3 年

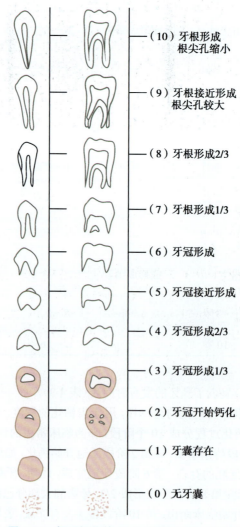

（10）牙根形成
　　　根尖孔缩小

（9）牙根接近形成
　　根尖孔较大

（8）牙根形成2/3

（7）牙根形成1/3

（6）牙冠形成

（5）牙冠接近形成

（4）牙冠形成2/3

（3）牙冠形成1/3

（2）牙冠开始钙化

（1）牙囊存在

（0）无牙囊

图 4-11　恒牙钙化的 10 个阶段（Nolla，1960）

三、牙萌出的时间和顺序

牙齿萌出有一定的时间和顺序,左右对称萌出,同名牙下颌略早于上颌萌出。

牙齿萌出顺序比萌出时间更具有临床意义。萌出顺序紊乱,常导致错𬌗畸形的发生。乳牙萌出顺序见表 4-4,恒牙萌出顺序见表 4-5。

表 4-4　乳牙萌出顺序

序号	下颌	序号	上颌
1	中切牙	2	中切牙
3	侧切牙	4	侧切牙
5	第一乳磨牙	6	第一乳磨牙
7	尖牙	8	尖牙
9	第二乳磨牙	10	第二乳磨牙

表 4-5　恒牙萌出顺序

序号	下颌	序号	上颌
1	第一磨牙	2	第一磨牙
3	中切牙	4	中切牙
5	侧切牙	6	侧切牙
7	尖牙	8	第一前磨牙
9	第一前磨牙	10	第二前磨牙
11	第二前磨牙	12	尖牙
13	第二磨牙	14	第二磨牙

乳牙列中最先萌出的为下颌乳中切牙,约在出生后 6 个月;最后萌出的是第二乳磨牙,约在 2 岁半。乳牙列的萌出顺序常为:A→B→D→C→E。乳牙的发育时间详见表 4-3。恒牙列典型的萌出顺序是:下颌:6→1→2→3→4→5→7→8,上颌:6→1→2→4→5→3→7→8 或 6→1→2→4→3→5→7→8。恒牙的发育时间详见表 4-2。

由于个体差异,牙齿萌出年龄分布较广。产生这些差异的原因有遗传因素的影响,如种族、性别等;也有环境因素的影响,如气温、营养、疾病等。其中,环境因素的影响更为普遍。一般情况是,女孩比男孩牙齿钙化、萌出的时间早;营养良好、身材高和体重较重的儿童比营养差、身材矮小和体重低的儿童牙齿萌出早;生长在寒冷地区的儿童比温热地区的儿童牙齿萌出迟缓。

牙齿萌出顺序也常常出现变异,最常见的是下颌第一前磨牙和下颌尖牙,约有 40% 儿童下颌第一前磨牙先于尖牙萌出。此外是上颌第二前磨牙先于上颌尖牙萌出。牙齿萌出顺序在咬合诱导中有特别的意义,可以利用顺序拔牙法引导牙齿萌出到正常牙位。

四、牙萌出的机制

(一)牙齿萌出的生物学行为

1. **牙囊的作用**　牙囊在牙齿发育特别是牙根的形成中起着重要的作用。牙根开始形成后不久,牙囊就可形成引导索作为牙齿萌出的通道。发育中的牙齿通过这条通道向口腔黏膜移动,𬌗方骨质吸收,根方则发生骨重建。有学者发现,源于牙囊的牙周韧带在牙齿萌出的骨上及龈上阶段也提供了部分动力。

ER4-5

文本:ER4-5
乳牙及恒牙萌出年龄分布

学习笔记

六、牙列与咬合发育

（一）儿童时期的三个牙列阶段

牙列的整个发育过程可分为三个牙列阶段，即乳牙列阶段、混合牙列阶段和恒牙列阶段。

1. 乳牙列阶段（6个月~6岁） 从乳牙开始萌出到恒牙萌出之前，称为乳牙列阶段。

乳牙是幼儿的咀嚼器官，牙齿切割、研磨、嚼碎食物。咀嚼的功能性刺激，可以促进颌骨和牙弓的发育，并且反射性地刺激唾液分泌增加，有助于食物的消化和吸收。乳牙对恒牙萌出位置有一定的诱导作用。保持乳牙列的完整性对于保证儿童机体的生长发育，预防恒牙的错𬌗畸形，乃至小儿学习发音和维持面部美观都有重要的意义。

因此，应加强对儿童和家长的口腔卫生宣教，使他们了解保护乳牙的重要性，早发现、早治疗乳牙龋，避免龋病继续发展成牙髓病或根尖周病，防止乳牙早失造成恒牙错𬌗畸形。

2. 混合牙列阶段（6~12岁） 从乳牙开始脱落，恒牙依次萌出，一直到全部乳牙被替换完毕前。这一阶段，口腔内既有乳牙，也有恒牙，是儿童颌骨和牙弓的主要生长发育期，也是恒牙𬌗建立的关键时期。预防错𬌗畸形，早期矫治、诱导建立正常咬合关系是这一时期的重要任务之一。由于新萌出的恒牙矿化程度低，耐酸性差，窝沟深、尖嵴高，积存食物不容易清洁等原因，恒牙龋病高发，特别是第一恒磨牙更易患龋，应早期进行防治。

3. 年轻恒牙列阶段（12~15岁） 此阶段全部乳牙已被替换完毕，除第三磨牙外，全部恒牙均已萌出。一部分恒牙的牙根虽然基本形成，但髓腔仍较大，牙齿硬组织还在不断地形成和钙化；另一部分恒牙则刚萌出不久，牙根尚未完全形成。同样由于牙齿结构和解剖形态的特点，年轻恒牙龋患病率较高，好发急性龋，龋损也较严重。另外，这个年龄阶段的孩子开始进入青春期，好发牙龈炎。因此，年轻恒牙列阶段应特别注意龋病、牙周疾病的预防和治疗。

（二）咬合发育阶段的分期

随着机体的生长发育，口腔从无牙𬌗到乳牙𬌗、替牙𬌗和恒牙𬌗的建立，牙列和咬合关系在不断变化中，认识这些变化规律对儿童口腔科医师是非常重要的。临床上常用 Hellman（1932）的咬合发育阶段分期，其特点是根据牙龄，即儿童口腔中牙齿萌出状态分期（表4-6）。

表4-6　Hellman 咬合发育阶段

Ⅰ	A	乳牙萌出前	无牙期
	C	乳牙咬合完成前	乳牙萌出期
Ⅱ	A	乳牙咬合完成期	乳牙列期
	C	第一恒磨牙及恒前牙萌出开始期（前牙替换期）	混合牙列期
Ⅲ	A	第一恒磨牙萌出完成期（恒前牙部分或全部萌出完成）	
	B	侧方牙群替换期	
	C	第二恒磨牙萌出开始期	
Ⅳ	A	第二恒磨牙萌出完成期	恒牙列期
	C	第三恒磨牙萌出开始期	
Ⅴ	A	第三恒磨牙萌出完成期	

注：A：Attained（完成）；C：Commenced（开始）；B：Between A and C（A 和 C 之间）

1. 无牙期（乳牙萌出前期）（ⅠA期） 此期口腔内无乳牙萌出，口底很浅，但上下颌有较厚的龈垫。吮乳时上下龈垫夹住乳头，吸吮乳汁。此期上下颌的颌间关系为仅相当于第一乳磨牙处有接触，其余部位均无接触，故从正中观察上下颌之间有一间隙，称为颌间间隙（intermaxillary space）。下颌只有前后运动，无侧方运动，下颌略处于上颌之远中位。

2. 乳牙咬合完成前期（ⅠC期） 从出生后6~7个月牙齿开始萌出到2岁半左右全部乳牙萌

48

出需要1年6个月至2年时间。随着乳切牙的萌出，前牙区的颌间间隙消失，2.5~3岁乳磨牙开始萌出，3.5岁左右乳牙根基本形成，乳牙𬌗建立。由无牙𬌗到乳牙𬌗的建立，是婴儿口腔由哺乳功能发展到咀嚼功能和语言功能的时期，咀嚼的生理性刺激促使颌骨和咀嚼肌发育和增长。继承恒牙开始矿化。

这一时期颅骨和面骨生长较快，颜面变化明显，但和成人相比颅骨所占比例仍较大。

3. 乳牙咬合完成期(ⅡA期) 从2岁半到3岁乳牙全部萌出，到6岁左右恒牙即将萌出之前为乳牙咬合完成期。3岁以后，随着颅面和颌骨的发育，乳牙列发生如下的一些变化：

(1) 乳牙列的生理间隙：乳牙列牙间隙普遍存在，有些儿童乳牙萌出时即出现间隙，也有些儿童乳牙列初建时无牙间隙，以后逐渐出现间隙。临床可以见到随着年龄增长，乳牙间隙变大。在灵长类动物牙列中，上颌乳侧切牙与乳尖牙之间，下颌乳尖牙与第一乳磨牙之间存在间隙，这种间隙被称为灵长间隙(primate space)(图4-13)。随着颌骨的发育，3~6岁乳牙列中出现的生理性间隙称为发育间隙(developmental space)(图4-14)。间隙的出现表明颌骨在增长，乳牙列间隙的出现有利于未来恒牙的萌出与排列。所以，临床上将灵长间隙和发育间隙统称为生理间隙。石四箴(1989)对上海市200名3~4岁儿童正常乳牙列调查，生理间隙的发生率与分布情况见表4-7。

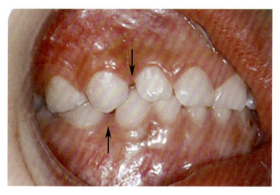

图4-13 乳牙列灵长间隙

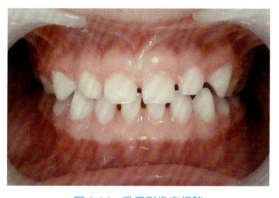

图4-14 乳牙列发育间隙

表4-7 乳牙列生理间隙出现率

间隙类型	出现率	间隙类型	出现率
灵长间隙	8.5%	灵长间隙+发育间隙	87.0%
发育间隙	0.5%	无间隙	4.0%

(2) 牙弓的发育变化：乳牙咬合完成期的咬合关系相对比较稳定。乳牙列完成后，随着恒牙胚的发育，牙槽骨的生长，上、下颌牙弓的宽度、长度均发生变化，这些变化主要表现在尖牙之间距离的增宽及第一乳磨牙前牙弓长度的减小。遗传因素及口呼吸、吮指、吐舌等不良习惯都会引起牙弓形态的改变。目前研究牙弓的发育变化大多采用小野测量法(图4-15)。

(3) 第二乳磨牙末端平面：乳牙建𬌗初期，下颌牙弓处于稍远中位置，上、下颌乳磨牙以同名牙尖相对。之后，因下颌牙弓向前移的速度大于上颌牙弓，才逐渐建立中性关系。上、下颌第二乳磨牙远中面称为末端平面(terminal plane)，在乳牙咬合位置关系中，上、下颌第二乳磨牙远中平面的关系称为末端平面关系。1950年Baume LJ将末端平面的关系分为三种：①垂直型(vertical type)：上、下颌第二乳磨牙末端平面为一条垂直线；②近中型(mesial step)：下颌第二乳磨牙远中面位于上颌第二乳磨牙远中面的近中，第二乳磨牙的末端平面呈近中阶梯；③远中型(distal step)：下颌第二乳磨牙远中面位于上颌第二乳磨牙远中面的远中，第二乳磨牙的末端平面呈远中阶梯(图4-16)。各类型的末端平面出现率见表4-8。上、下颌第二乳磨牙远中面对第一恒磨牙的萌出有引导作用，与第一恒磨牙初期咬合关系的建立密切相关。

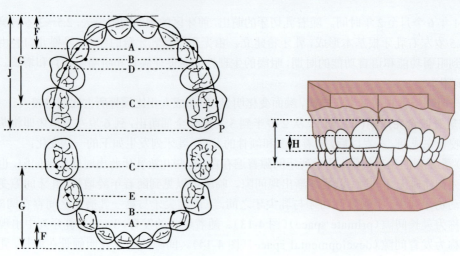

图 4-15　乳牙列模型测量方法示意图(小野博至,1960)

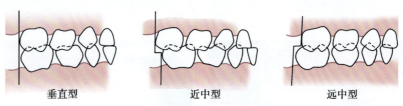

垂直型　　　　　　　　近中型　　　　　　　　远中型

图 4-16　乳牙末端平面示意图

表 4-8　乳牙列末端平面各型发生率

	类型	发生率		类型	发生率
双侧	垂直型	23.5%	混合	垂直+近中型	23.5%
	近中型	35.5%		垂直+远中型	9.5%
	远中型	4.5%		近中+远中型	3.5%

(石四箴,1989)

(4)乳牙的咬合及磨耗:初萌的乳牙牙根发育未完成,颌间高度不足,前牙呈深覆𬌗;而且乳前牙牙轴的交叉角较恒牙的大,上、下颌乳前牙的关系近似于垂直;5~6 岁时,随着下颌牙弓向前下方生长,乳切牙呈对刃或浅覆𬌗、浅覆盖关系,上颌乳尖牙的近中舌侧与下颌乳尖牙的远中唇侧面接触。初萌的乳牙切缘与𬌗面无明显磨耗,随着咀嚼功能的行使,切牙牙冠高度降低,磨牙𬌗面牙尖磨平。

4. 第一恒磨牙或恒切牙萌出开始期(ⅡC 期)　6 岁左右,第一恒磨牙及恒中切牙开始萌出。随着第一恒磨牙的萌出,颌骨的长度、宽度和高度以及牙弓都显著生长。

(1)第一恒磨牙关系的建立:第一恒磨牙萌出,不仅使咀嚼面积大为增加,而且建立了支持颌间高度和保持上下颌牙弓近远中关系的主要支柱。由于乳磨牙的末端平面以垂直型为多(60%~70%),所以第一恒磨牙建𬌗初期是尖对尖的远中咬合关系。这种关系可以在下列 3 种情况下自行调整成中性关系(图 4-17):①乳牙列的末端平面呈近中阶梯形,第一恒磨牙萌出后即直接达到中性关系;②末端平面为垂直型,有灵长间隙的乳牙列,第一恒磨牙萌出时推下颌乳磨牙向前,利用灵长间隙向前移动,下颌较上颌近中移位大,使末端平面成为近中阶梯形,然后第一恒磨牙可以转为中性关系;③在无生理间隙的闭锁型乳牙列,上、下颌第一恒磨牙呈尖对尖的关系,一直维持到第二乳磨牙脱落,第一恒磨牙利用剩余间隙(leeway space)向前移动而达到中性关系。

(2)第一恒磨牙的萌出:影响第一恒磨牙正常萌出的主要因素有第一恒磨牙的发育位置及方向、萌出速度和上下颌骨的发育程度,以及牙列中的生理间隙和末端平面类型等。胚胎发育 3~4

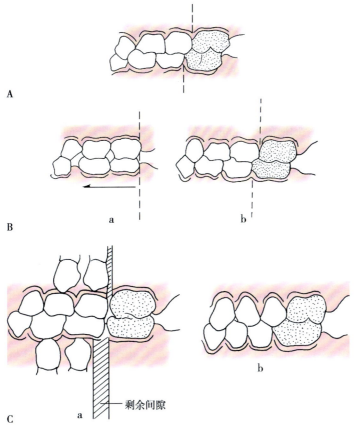

图 4-17　第一恒磨牙中性关系建立示意图

A. 末端平面为近中型，第一恒磨牙的咬合关系可自行调整为中性关系　B. 末端平面为垂直型有灵长间隙者，第一恒磨牙萌出使乳磨牙前移后(a)再进入中性关系(b)

C. 第二乳磨牙末端平面垂直型无灵长间隙者，第一恒磨牙萌出后呈尖对尖关系(a)，乳磨牙替换后第一恒磨牙进入剩余间隙后呈中性关系(b)

个月时，第一恒磨牙的牙胚开始形成，出生时开始钙化，2～3 岁时牙冠即钙化完成，6～7 岁开始萌出，9～10 岁牙根发育完成，经历了一个漫长的发育阶段。

开始萌出时，上颌第一恒磨牙牙轴向远中倾斜，下颌第一恒磨牙牙轴向近中倾斜，上、下颌第一恒磨牙与第二乳磨牙之间存在间隙。随着萌出，上颌第一恒磨牙牙轴向近中倾斜，下颌第一恒磨牙牙轴与咬合平面垂直，紧贴于第二乳磨牙远中面。第一恒磨牙萌出力较大，如果乳牙早失未进行间隙保持或乳磨牙邻面龋未修复，会造成牙弓长度减小，牙齿向近中移位萌出(图 4-18)。

(3) 切牙的替换方式：上、下颌切牙的替换方式不同。上颌恒切牙随着乳牙牙根吸收向唇侧移动萌出。而下颌恒切牙在乳切牙的舌侧萌出。乳牙松动脱落后，依靠生长发育潜力和唇舌运动的力量压迫恒切牙向唇侧移动，建立前牙的正常咬合关系(图 4-19)。

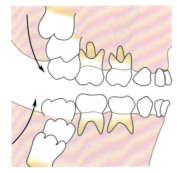

图 4-18　第一恒磨牙萌出路径示意图

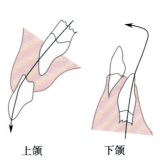

上颌　　　　下颌

图 4-19　切牙替换方式示意图

5. 第一恒磨牙萌出完成及恒前牙萌出期（ⅢA期）　这一时期第一恒磨牙萌出结束，恒前牙相继萌出，牙弓长度、生理间隙、牙齿排列发生一系列变化。上、下颌恒切牙萌出早期，可出现前牙深覆𬌗，当第二恒磨牙和前磨牙建𬌗后，高度增加，前牙深覆𬌗改善。Moorrees（1965）对恒牙萌出期牙弓长度和宽度进行了研究（图4-20）。

（1）尖牙间距增加：尖牙间距即两侧乳尖牙或恒尖牙牙尖顶间的距离。乳牙列时，上颌平均为28.8mm，下颌平均为22.3mm。恒切牙萌出时（6～10岁），乳尖牙间距增大，上颌平均为32.0mm，下颌为25.5mm，上下颌平均增加为3.2mm。侧切牙萌出后，乳尖牙间距处于稳定时期。直到乳尖牙脱落、恒尖牙完全萌出时（11～14岁），上颌恒尖牙间距稍有增加，下颌则无明显增加。上颌平均为33.6mm，比乳牙列时增加4.8mm。下颌平均增加3.2mm。以上为男性牙弓的变化。女性牙弓增长比男性小，上颌尖牙间距平均增加4mm，下颌平均增加2.5mm。

（2）磨牙间距的变化：磨牙间距为两侧第一恒磨牙近中舌尖之间的距离。从第一恒磨牙萌出到12岁，男女上颌磨牙间距均有所增加，下颌无明显增加。因下颌磨牙萌出路线呈聚拢状的缘故，第二恒磨牙萌出时，第一恒磨牙由原来的舌倾变为稍直立，磨牙间距可能稍有增加。

（3）牙弓向前生长：在乳中切牙或恒中切牙的切缘唇侧，和两侧第二乳磨牙或第二前磨牙的远中面分别做一连线，通过两中切牙之间做直线与以上两连线垂直相交为牙弓长径，在乳牙列时，平均为28.5mm（上颌）和25.2mm（下颌）。恒切牙萌出时上下颌牙弓长径稍有增加，分别增加平均约为上颌1.4mm、下颌0.1mm。这是因为恒切牙比乳切牙向唇侧倾斜。

（4）上颌恒切牙远中向萌出：上颌恒中切牙初萌时，由于恒侧切牙的牙胚挤压中切牙根端，使中切牙根向近中，而冠向远中倾斜，两中切牙间常出现较大的间隙。同样道理，上颌侧切牙在萌出时，根端受恒尖牙牙胚的挤压，牙冠向远中倾斜。待侧切牙、尖牙完全萌出后，间隙会自行消失，切牙的长轴可以调整而排齐。由于恒切牙初萌时体积大、歪斜不齐，加之刚萌出的恒切牙牙冠与儿童面型、相邻乳牙及牙弓不协调，故Nance称此阶段为丑小鸭阶段（ugly duckling stage）（图4-21）。此时因额外牙、唇系带附丽过低等非生理性因素造成的上颌前牙间隙，不能自然调整，应注意排除。

（5）下颌切牙拥挤现象：恒切牙萌出初期，可能出现轻度的拥挤，以后随着颌骨和牙槽突的生长会有所改善。乳牙列的生理间隙对容纳体积大的恒牙进入牙列非常重要，下颌前牙更为明显。恒切牙的唇侧倾斜为增加牙弓周长进一步提供间隙，牙槽骨的发育使尖牙之间的宽度增加（图4-22）。

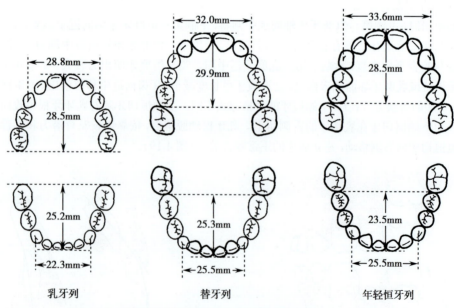

图4-20　恒牙萌出期牙弓宽度和长度的变化（Moorress，1965）

（引自 MOORREES C F A, CHADA J M. Available space for the incisors during dental development-a growth study based on physiologic age. Angle Orthodontist, 1965, 35：12-22）

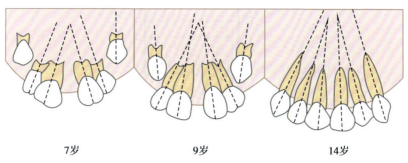

7岁　　　　　　9岁　　　　　14岁

图 4-21　上颌恒切牙萌出阶段切牙中缝自然消失的过程示意图

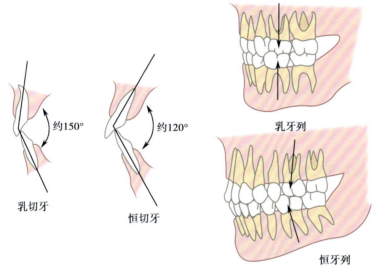

约150°　　　约120°

乳切牙　　　恒切牙

乳牙列

恒牙列

图 4-22　乳恒牙牙轴倾斜角度

因此，恒切牙的拥挤现象会有所改善或消失。如果在此生长阶段（7～10岁），切牙的拥挤没有完全改善，乳磨牙替换时的剩余间隙（leeway space）是恒尖牙、前磨牙和第一恒磨牙最后咬合调整的有利时机（10～12岁）。如果牙列拥挤在此时仍不能改善，以后几年中，由于后牙的萌出压力，拥挤会更加严重。

6. 侧方牙群替换期（ⅢB期）　临床上将恒尖牙和第一、第二前磨牙称为侧方牙群。侧方牙群的替换从9岁半开始到12岁左右。下颌切牙的拥挤和上颌切牙的间隙在此时得到改善。牙齿排列趋于正常。

（1）剩余间隙（leeway space）：乳恒牙牙冠近远中径比较：乳尖牙＜恒尖牙，上颌第一乳磨牙＜上颌第一前磨牙，下颌第一乳磨牙＞下颌第一前磨牙，上下颌第二乳磨牙均大于第二前磨牙，所以乳牙侧方牙群牙冠近远中径大于恒牙侧方牙群，两者之差所产生的间隙称为剩余间隙（leeway space）。剩余间隙上颌一侧平均为0.9mm，下颌为1.7mm（图4-23）。

剩余间隙的存在有利于第一恒磨牙在侧方牙群替换期建立正常的咬合关系。特别是末端平面垂直型和远中型关系的儿童，第一恒磨牙可以利用剩余间隙前移达到中性咬合关系。

（2）牙弓周长的变化：乳磨牙替换后恒磨牙前移到剩余间隙可使牙弓周长变短。在乳牙列，牙弓周长是指第二乳磨牙远中面到对侧同名牙远中面的牙槽弓长度，在恒牙列指第二前磨牙远中面到对侧第二前磨牙远中面的牙槽弓长度。因为上颌的剩余间隙小于下颌，加上上颌切牙向唇侧倾斜使牙弓长径增长，故上颌牙弓总长径的变化不明显。在下颌，第一恒磨牙向近中移动的间隙较大，而下颌牙弓前段下颌切牙被上颌切牙覆盖，下颌的向前生长致下颌切牙牙轴直立，唇侧倾斜度减小，下颌牙弓周长减小。从5～18岁，下颌牙弓周长在女性减少约为4.5mm，在男性减少约为3.4mm。上颌牙弓周长的变化不明显。所以，乳牙龋病一定要早期治疗、修复牙冠，乳牙早失应及时制作间隙保持器，防止恒磨牙特别是第一恒磨牙前移，造成前牙拥挤和前突。

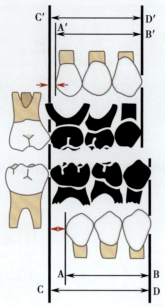

图 4-23 剩余间隙(Nance's leeway space,1947)

剩余间隙 = CD − AB(C′D′ − A′B′)

侧方牙群替换时,牙弓宽度有显著增加。Moorrees 研究表明乳尖牙和恒尖牙替换时,恒尖牙牙尖间距增加。

(3)侧方牙群的替换顺序:侧方牙群的替换时间和顺序,对于牙齿的正常排列和正常咬合关系的建立是非常重要的。一般情况下,上颌恒牙侧方牙群的萌出顺序是 4→3→5,下颌为 3→4→5。如果上颌萌出顺序是 5→4→3 或 4→5→3,第一恒磨牙就会前移过多,使剩余间隙丧失,造成尖牙萌出位置不足而引起错𬌗畸形的发生。如果单侧替换过早,或替换较晚,也会发生咬合异常。所以,间隙管理对于预防错𬌗畸形是非常有意义的。

7. 第二恒磨牙萌出开始期(ⅢC期)和第二恒磨牙萌出完成期(ⅣA期) 第二恒磨牙约在 11 岁半开始萌出,13 岁左右完全萌出。这时乳牙全部脱落,恒牙列形成,前磨牙、尖牙和第二磨牙建𬌗完成后,恒牙基本建立咬合关系,颜面和颌骨发生明显的生长发育变化。Moorrees(1965)研究发现,随着第二恒磨牙萌出,牙弓长度明显缩短,在下颌更为明显,主要是由于第二恒磨牙牙轴向近中倾斜或向近中移位。如果第二恒磨牙在乳牙全部脱落、继承恒牙全部萌出后萌出则影响不大。如果乳牙滞留或继承恒牙萌出过缓,第二恒磨牙萌出会使剩余间隙缩小,造成前牙拥挤。

8. 第三恒磨牙萌出开始期(ⅣC期)和第三恒磨牙萌出完成期(Ⅴ期) 第三恒磨牙萌出并建𬌗,恒牙列发育完成。

(尚佳健 时 清)

课后思考题

1. 在儿童生长发育的各年龄阶段,可能出现哪些口腔疾病?
2. 牙齿发育的阶段和过程。
3. 牙齿萌出的时间和特点。
4. 儿童时期三个牙列阶段的概念。
5. 牙列生长发育过程中,咬合关系的建立及各阶段的特点。

参考文献

1. 薛辛东. 儿科学. 第2版. 北京:人民卫生出版社,2010.

2. KODAKA T,SANO T,HIGASHI S. Structural and calcification patterns of the neonatal line in the enamel of human

deciduous teeth. Scanning Microsc，1996，10（3）：737-743；discussion 743-744.

3. TANNER J M. Growth at adolescence. 2nd ed. Oxford: Blackwell Scientific Publications，1962.

4. WILLIAM R P，HENRY W F，DAVID M S. 当代口腔正畸学. 王林，主译. 第5版. 北京：人民军医出版社，2014.

5. LOGAN W H G，KRONFELD R. Development of the human jaws and surrounding structures from birth to age fifteen. J Am Dent Assoc，1933，20：379.

6. 傅民魁. 口腔正畸学. 第6版. 北京：人民卫生出版社，2012.

7. SCHOUR I，MASSLER M. Studies in tooth development：The growth pattern of human teeth. J Am Dent Assoc，1940，27：1918-1931.

8. MCCALL J O，WALD S S. Clinical dental roentgenology: technic and interpretation including roentgen studies of the child and young adult. Philadelphia：W. B. Saunders Co.，1940.

9. 邓辉. 儿童口腔医学. 北京：北京大学医学出版社，2005.

10. LUNT R C，LAW D B. A review of the chronology of eruption of deciduous teeth. J Am Dent Assoc，1974，89：872-879.

11. NOLLA C M. The development of the permanent teeth. Journal of Dentistry for Children，1960，4：254-266.

12. 于世凤. 口腔组织病理学. 第6版. 北京：人民卫生出版社，2007.

13. 石四箴，董建辉. 3、4岁儿童正常乳牙列的调查分析. 中华口腔医学杂志，1989，24（6）：359-362.

14. BAUME L J. Physiologic tooth migration and its significance for the development of occlusion. J Dent Res，1950，29：123-132.

15. MOORREES C F A，CHADA J M. Available space for the incisors during dental development-a growth study based on physiologic age. Angle Orthodontist，1965，35：12-22.

学习笔记

牙齿发育异常

▶▶ 内容提要

牙齿发育异常是儿童牙病中重要的一部分,可以对牙齿本身以及牙列发育造成影响,常常因家长的忽视而不能得到及时的治疗。本章对常见的牙齿发育异常进行分类,第一节介绍牙齿数目异常;第二节介绍牙齿形态异常;第三节介绍牙齿结构异常;第四节介绍牙齿萌出与脱落异常。重点讲述各种发育异常的临床表现和治疗原则,同时对其病因进行了介绍。

牙齿发育异常(dental developmental anomalies)包括牙齿数目异常、牙齿形态异常、牙齿结构异常、牙齿萌出与脱落异常,是儿童牙病中重要的一部分。牙齿发育异常的病因目前还不十分明确,有的是遗传或家族性因素,有的是环境或局部性因素。其中,遗传因素在牙齿发育异常中起着重要的作用,如畸形中央尖又称"东方人前磨牙",主要发生在蒙古族血统的人,非蒙古族血统的人极少发生;又如抗维生素 D 佝偻病是一种以遗传性磷代谢障碍为主要特征的疾病,可造成儿童骨骼和牙本质发育不良。有一些牙齿发育异常,既有明显的家族遗传倾向,又有环境因素的作用。如小牙畸形、唇腭裂等,在同胞中的发生率明显高于随机群体中的发生率,反映了这些发育异常的家族遗传倾向。有一些牙齿发育异常,是牙胚发育时期各种外来有害因素影响的结果。如乳牙外伤时的机械外力,可造成正在发育中继承恒牙的弯曲畸形;牙胚周围的细菌、梅毒螺旋体感染等可引起牙齿的结构和形态异常等。

第一节　牙齿数目异常

牙齿数目异常(abnormality of tooth number)包括牙齿数目不足和数目过多。

一、牙齿数目不足

牙齿数目不足又称先天缺牙(congenitally absent teeth)。先天缺牙是在牙胚形成过程中或牙胚发育早期出现异常,牙胚未能发育或未形成牙齿而造成的缺牙。第三磨牙是最为常见的牙齿先天缺失,下面所讲的先天缺牙是指除第三磨牙以外的牙齿缺失。按照缺失牙齿的数目,先天缺牙可分为个别牙缺失(hypodontia)、多数牙缺失(oligodontia)和先天无牙症(anodontia)。

按照与全身疾病的关系,先天缺牙可分为单纯型先天缺牙和伴综合征型先天缺牙。与缺牙相关的综合征有多种,常见的如外胚叶发育不全综合征、Reiger 综合征等。单纯型先天缺牙是指不伴有其他系统异常的先天缺牙。

(一)个别牙或多数牙先天缺失

个别牙缺失是指除第三磨牙外,缺失牙齿数目少于 6 颗;多数牙缺失是指除第三磨牙外,缺失 6 颗或更多牙齿的状态。

【病因】　个别牙和多数牙先天缺失的病因尚未明确,有学者认为遗传因素或胚胎早期受有害物质影响可能导致牙板生成不足或牙胚增殖受到抑制,从而导致牙齿缺失。在牙胚发育早期受到 X 线照射影响可引起局部牙齿缺失。创伤、感染、药物、一些先天性疾病以及母亲怀孕时的全身疾病(如佝偻病、梅毒)或严重的子宫内膜紊乱都有可能导致缺牙。

先天缺牙具有常染色体显性遗传特性、常染色体隐性遗传特性和多基因遗传特性。随着分子遗传学、基因工程和人类基因组计划的研究进展，对于先天缺牙遗传因素的研究更加深入。例如，Sharpe（1995）研究发现敲除 *PAX9* 基因的小鼠影响了蕾状期牙胚的发育，导致牙齿的缺失；Vastardis（1996）研究发现 *MSX1* 基因位点突变时，小鼠表现为严重的多数牙缺失；Stackto（2000）运用微卫星标记方法对一个常染色体显性遗传的先天缺牙家系进行全基因搜索，发现基因缺失的位点位于染色体 14 的同源染色体上；Frazier 和 Stock（2001）等认为，先天缺牙是一种常染色体显性遗传病，是位于 14q12-q13 的基因发生框移突变引起的。牙齿的发育是多基因调控的复杂生理过程，这些基因中的一个或几个发生突变，都有可能致使牙胚发育停止，导致牙齿的先天缺失。目前，有关牙齿先天缺失的突变基因和突变位点的研究仍在进行之中。

【临床表现】　口腔内先天缺牙的数目和位置不一。先天缺牙可发生在乳牙列，也可发生在恒牙列，恒牙较乳牙多见。西方人群中，恒牙先天缺失的发病率为 1.6%～9.6%（不计第三磨牙），而在 6 015 名中国人中进行的流行病学调查显示先天缺牙的发病率接近 5.89%。在乳牙列中牙齿缺失的发生率明显较低，欧洲人和巴西人的发生率为 0.4%～0.9%，日本人的发生率约 2.4%。恒牙列中任何一颗牙都有先天缺失的可能，除第三磨牙外最常缺失的牙齿依次是下颌第二前磨牙、上颌侧切牙、上颌第二前磨牙和下颌切牙。最少缺失的牙齿是第一恒磨牙，其次是第二恒磨牙。磨牙缺失的患者多伴有其他牙齿的缺失，单纯缺磨牙者少。牙齿缺失可发生在单侧也可发生在双侧。缺失牙位多呈对称性分布，有临床分析表明，双侧均有缺失者占 83.61%。第二前磨牙的先天缺失可见有对称发生或者单侧发生。上颌侧切牙常常双侧同时缺失，而下颌切牙则以单侧缺失居多。

乳牙列的牙齿缺失情况较少，可见于下颌乳切牙、上颌乳切牙和乳尖牙。乳牙列与恒牙列的牙数异常有一定关系，有报道乳牙列缺牙者，恒牙列出现缺牙的可能性大。因此，发现乳牙先天缺失时，应注意追踪观察恒牙列是否存在先天缺牙。

先天缺牙的特征是牙齿先天缺失（图 5-1）。但口腔内牙齿缺失并不足以证明是先天缺牙，可能因为牙齿萌出困难而埋于颌骨内，也可能因牙齿外伤使年轻恒牙丧失而被家长或患儿误认为是缺牙，临床需注意鉴别。

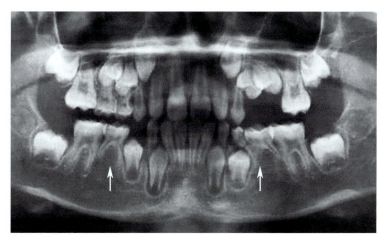

图 5-1　先天缺牙
患儿，8 岁，女，全口牙位曲面体层片显示 35、45 恒牙胚缺失（箭头所示）

先天缺牙的诊断是根据牙齿数目和形态、缺牙位置、间隙情况，明确有无牙齿外伤史和拔牙史，并经根尖片或全口牙位曲面体层片等确诊。发现牙齿缺失时应常规拍摄全口牙位曲面体层片以确定缺失牙齿的数目。X 线片上，5 岁半应可见第二前磨牙牙胚，3 岁半应可见侧切牙牙胚。超过此年龄段 X 线片未见相应牙胚者应高度怀疑先天缺牙。

有研究报道部分恒牙先天缺失的患者，余留牙齿的形态和大小会有改变。先天缺牙患儿余留牙齿的发育相对迟缓，且缺牙数目越多，余留牙齿发育的延迟程度越严重。

【治疗】　先天缺牙的治疗原则是恢复咀嚼功能，保持良好的咬合关系。临床上需要根据先天缺牙的数目、牙弓长度和咬合关系等因素,综合考虑决定全牙列的治疗设计,必要时需要多学科会诊。

一般来说,缺牙数目较少时对咀嚼功能、牙列形态和美观的影响不大,可以不处理。而多数牙先天缺失不仅影响咀嚼功能,还会影响患者的容貌,给患者的生理和心理造成损害。因而,缺牙数目较多时,可制作活动性义齿修复体,恢复咀嚼功能,促进颌面骨骼和肌肉的发育。但修复体必须随儿童牙颌的生长发育而不断更换,一般每年需要更换一次义齿,以免妨碍患儿颌骨的发育。

当上颌侧切牙先天缺失时,可采用间隙保持器,或者通过咬合诱导方法将恒尖牙近中移动到侧切牙位置,然后对尖牙牙冠进行调磨改形替代缺失的侧切牙。

恒牙先天缺失时,乳牙的保存或拔除常常是临床值得考虑的一个问题。当恒牙列较拥挤时,继承恒牙缺失的乳牙可以拔除,为拥挤的恒牙提供间隙。当恒牙排列较稀疏有间隙时,则可保留滞留的乳牙,以维持完整的牙列和咀嚼功能。乳牙保留时间的长短,个体间差异较大,待滞留乳牙脱落后再进行修复治疗。

(二)先天性无牙症

先天性无牙症是先天完全无牙或大多数牙齿先天缺失,通常是外胚叶发育不全(详见第十四章)的表现,同时合并有毛发、指甲、皮肤等外胚叶器官的发育异常。另外有报道单发在恒牙的无牙症,不影响毛发、指甲、皮肤等其他外胚叶器官。所有的乳牙存在,但没有恒牙。为常染色体隐性遗传,常常没有明确的家族史。

【治疗】 在患儿能够配合时尽早制作活动性义齿修复体,以恢复咀嚼功能,改善营养状况,促进颌面骨骼和肌肉的发育,同时改善面容。修复体必须随患儿牙颌的生长发育和年龄的增长而不断更换。

二、牙齿数目过多

牙齿数目过多(hyperdontia)是指多于正常牙类、牙数以外的牙齿,又称额外牙(supernumerary teeth)。牙齿数目过多除额外牙外,还可表现为牙瘤(odontoma)。

(一)额外牙

额外牙是人类正常牙列以外发生的牙齿。人类正常乳牙列有20颗牙齿,恒牙列有28~32颗牙齿。除此以外发生的牙齿即为额外牙。

【病因】 额外牙的病因至今仍未明确。对额外牙形成的原因有数种推测:①进化过程中的返祖现象。人和小鼠及其他物种的牙齿数目均少于原始祖先的牙齿数目,个别个体发生的额外牙可能为祖先原始牙齿数目的一种反应,即"返祖现象"。如类人猿牙列中有3~4颗前磨牙,在该区出现的额外牙可能是一种返祖现象。②牙胚的分裂是额外牙发生的可能致病因素。根据分裂理论,Taylor认为一个牙蕾分裂为相同或不同大小的两部分时,分别产生两个相同大小或一个正常和一个畸形的牙齿。③牙板局部的活性亢进是解释额外牙发生理论中最被广泛接受的,即牙板局部的活性过强导致了额外牙的形成。在形成恒牙的牙蕾之后,牙源性上皮活性亢进,牙板过度增殖,导致发生了第三次牙蕾;或是在牙板断裂时,脱落的上皮细胞过度增殖形成。④遗传因素:遗传被认为是额外牙发生的一个重要致病因素,有报道,孪生兄弟在相同部位发生了形态相似的额外牙。许多病例报告发现在同一家族中有多个成员发生额外牙。⑤综合征疾病的一种表现。最常见的两种疾病是唇腭裂和锁骨颅骨发育不全(cleidocranial dysplasia)综合征,其次为Gardner综合征。Gardner综合征又称骨瘤肠息肉综合征,除骨瘤、肠息肉、皮肤多发性表皮样囊肿或皮脂腺囊肿外,颌骨内也可有多颗埋伏额外牙。

【临床表现】 额外牙可在牙列中多生一颗或几颗牙,较少见于乳牙列,多见于混合牙列和恒牙列,其顺序是混合牙列>恒牙列>乳牙列。发生率在1%~3%。最常发生于上颌前牙区域;上颌发生率约为下颌的8倍。额外牙最好发的部位是在两颗上颌中切牙之间。男性多于女性。

额外牙可位于颌骨的任何部位,可萌出于口腔内,也可埋伏于颌骨内。据统计,约有1/4的额外牙埋伏在颌骨内未能萌出,额外牙在颌骨内常呈明显的牙轴异常,甚至发生冠根轴向倒置。此外,额外牙可发生于牙弓外的唇颊侧和舌腭侧,有的甚至位于鼻腔、上颌窦内。额外牙的形态变异很多（图 5-2），有学者根据其形态分为发育完整型和发育不足型。发育完整型的额外牙与正常的前牙或后牙形态相似，发育不足型的额外牙以锥形和结节形较为常见，有时为不规则形。发育不足型的额外牙由于在牙列中有碍美观，容易引起患儿和家长的关注。而发育完整型的额外牙由于与正常牙齿形态相似，临床需要鉴别并结合牙列情况决定去留。

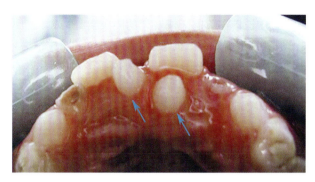

图 5-2　额外牙
11、21 之间偏腭侧及 21 腭侧各有一锥形额外牙（箭头所示）

额外牙常导致正常恒牙发育和萌出障碍，表现为恒牙迟萌或阻生、牙根弯曲、牙齿移位或萌出方向改变。伴随的表现有乳牙滞留、邻牙扭转、牙间隙的出现等。额外牙还可造成邻牙异常的牙根吸收，可能形成滤泡或牙源性囊肿。有些额外牙与正常牙融合，或出现含牙囊肿，或者萌出于鼻腔、上颌窦内，出现相应部位的症状。虽然有的额外牙并不存在上述相关的复杂情况，但它在牙列中有碍美观，也常常引起患儿和家长的关注并要求处理。

临床发现或怀疑有额外牙时，需要拍摄 X 线片明确诊断，并确定额外牙的数目和位置。对于 5～7 岁的儿童，应拍摄上颌前部的 X 线片以便早期发现和制订治疗计划。常用的 X 线片有根尖片、全口牙位曲面体层片和锥形束 CT。

【治疗】　为减少额外牙对恒牙和恒牙列的影响，应尽早发现，及时处理。

已萌出的额外牙应及时拔除，以有利于邻近恒牙的顺利萌出并减少恒牙的错位。当正中额外牙与正常牙形态相似，或牙根有足够长度时，如果正常切牙存在牙根吸收或弯曲畸形等问题，可考虑拔除正常切牙而保留额外牙，但需结合全牙列情况综合考虑，必要时需要多学科会诊决定。

对于埋伏的额外牙，如果影响恒牙的发育、萌出及排列，在不损伤恒牙胚的情况下应尽早拔除。若不影响恒牙胚发育和萌出，可等恒牙牙根发育完成后再拔除；手术拔除时必须仔细小心，切勿因拔除额外牙而损伤正在发育的恒牙牙根。当恒牙牙根发育大于 2/3 时，如果可能，建议去除额外牙后暴露未萌的恒牙，提供萌出通道。手术中应去除迟萌恒牙切端 1/3 的骨和软组织，有时还需要配合正畸治疗获取足够的间隙并将牙齿排列到正确的位置。术后注意定期复查。

（二）牙瘤

牙瘤是牙胚细胞异常增殖所致，分为两种类型：组合性牙瘤，混合性牙瘤。

组合性牙瘤中，所有的牙齿组织有序排列，解剖上与牙齿相似。多发于尖牙和切牙区域，上颌比下颌多见。X 线检查表现为阻射影像，呈小的牙齿样结构。混合性牙瘤中，仅仅是牙齿组织的混合，没有牙齿的形态。多发生于后牙区。X 线检查表现为阻射团块。

牙瘤通常无症状，常在常规影像学检查中发现。也可能以恒牙不萌、骨膨隆或肿胀为主诉就诊。牙瘤的临床影响与额外牙相似，可造成恒牙不萌或阻生，乳牙滞留，并与牙源性囊肿形成有关。

治疗原则是在不损伤恒牙胚的情况下尽早去除。一般预后较好。

第二节　牙齿形态异常

牙齿形态如同机体形貌一样，受遗传因素的影响，但环境因素也起一定的作用，如机械压力，也可造成牙齿形态的变异。

图片：ER5-1
额外牙造成右侧上颌中切牙阻生（11 岁，混合牙列）

学习笔记

临床常见的牙齿形态异常有：畸形牙尖、牙内陷、牙过小、牙过大、双牙畸形、弯曲牙和牙髓腔异常等。

一、畸形牙尖与牙内陷

（一）畸形中央尖

畸形中央尖（central cusp）是指在前磨牙或磨牙的中央窝处，或接近中央窝的颊尖三角嵴上，突起一个圆锥形的牙尖。最多见于下颌第二前磨牙，其次为下颌第一前磨牙、上颌第二前磨牙、上颌第一前磨牙，磨牙也偶有所见。畸形中央尖可以单发或者多发，常见左右侧同名牙对称性发生，也有在7~8颗前磨牙上均发生畸形中央尖。

畸形中央尖又称东方人或蒙古人前磨牙，发生在中国、日本、菲律宾、马来西亚等地的人种。发生率为1%~5%，发生率女性高于男性。

【临床表现】　畸形中央尖的高低不等，一般1~3mm，大部分结构为牙釉质，中央为薄层牙本质，可有髓角突入。基底部直径约2mm，游离端可尖细或圆钝。当此尖磨损或折断后，其基底部可见靶样的折断痕迹，外为环状牙釉质，中有偏黄的牙本质轴，中心颜色较深，为突入到尖内的髓角或形成的继发性牙本质。

畸形中央尖患者通常无临床症状，常在口腔检查时偶然发现（图5-3），有时在检查相应乳磨牙的X线片上，可看到其继承恒牙殆面高耸的牙尖。此时应提醒患者家长注意，在继承恒牙萌出后应及时就诊进行必要的预防性处理。

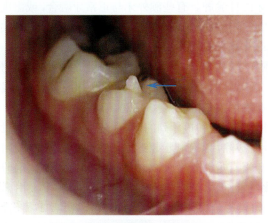

图5-3　畸形中央尖
可见45中央窝处突起的牙尖（箭头所示）

图片：ER5-2
畸形中央尖折断面靶样表现
（12岁，恒牙列）

对于前磨牙有对温度敏感，或者出现牙髓或根尖周炎症表现，而没有明显龋损或其他硬组织缺损的患者，应考虑畸形中央尖的可能，要着重检查患牙是否存在畸形中央尖折断。畸形中央尖折断或磨损后，髓角或牙本质暴露，感染可通过暴露的髓角或牙本质引起牙髓感染、坏死，严重者导致根尖周炎症。由于折断时多为年轻恒牙，常常影响牙根的发育甚至导致牙根停止发育，X线片上表现为患牙牙根短、根管粗、根尖孔开敞或呈喇叭口状。

有报道下颌乳磨牙尚未脱落，前磨牙尚未萌出即发生畸形中央尖折断并导致根尖周炎的病例。因此，对接近替换期的无龋损或牙体缺损的乳磨牙出现明显肿胀时，应考虑其下方的继承恒牙有无畸形中央尖等牙齿发育异常的可能，如有可能，应立即拔除乳磨牙，并对暴露继承恒牙的中央窝详细检查，以免因漏诊延误治疗。

【治疗】　根尖片是早期检查的必要手段，可发现尚未萌出的前磨牙的畸形中央尖。对于已经萌出的畸形中央尖患牙，需要拍摄根尖片观察是否有髓角突入畸形尖内。中央尖已经折断的患牙，需要观察牙根发育的程度、是否存在根尖周病变以及病变范围等。

低而圆钝的中央尖可不做处理，让其自行磨损。为防止畸形中央尖折断和并发症发生，可进行预防性治疗，阻断可能因畸形中央尖折断导致牙髓感染的途径。采用的方法主要有预防性充填术和中央尖加固术。分次调磨的方法由于临床效果不肯定，不建议使用。预防性充填法适用于细而高、易于折断的畸形中央尖；或者畸形中央尖已经折断，无自觉不适，临床及辅助检查均未发现牙髓状况异常者。在局部麻醉下一次磨除中央尖，在基底部制备洞形，深度 1.5～2mm，仔细检查是否有髓角暴露，根据情况分别采用间接盖髓术、直接盖髓术或者部分牙髓切断术。中央尖加固术适用于相对较粗，尚未建𬌗的畸形中央尖。在中央尖周围用树脂加固，起到防止折断的作用。希望通过自然磨耗使得髓角内部修复性牙本质逐渐沉积。

画廊：ER5-3
第二前磨牙畸形中央尖树脂加固术（11岁，混合牙列）

对于已经发生畸形中央尖折断，并导致牙髓或根尖周病变的患牙，需要根据牙髓感染程度和牙根发育状况，选择合适的治疗方法。对于牙根没有发育完成的年轻恒牙可采用牙髓切断术、根尖诱导成形术、牙髓再生治疗术等方法控制炎症，促进牙根的发育。对于牙根发育完成的恒牙，可采用根管治疗术。对于牙根过短且根尖周病变范围过大的患牙，可予以拔除。

（二）牙内陷和畸形舌尖

牙内陷（dens invaginatus）和畸形舌尖为切牙的牙齿发育畸形，是牙齿发育时期成釉器出现皱折向内陷入牙乳头所致。当舌隆突呈圆锥形突起而形成牙尖畸形时称畸形舌尖。牙内陷和畸形舌尖有时伴随出现。

【临床表现】 牙内陷多见于恒牙，上颌侧切牙多见，其次是上颌中切牙。畸形舌尖可发生于恒牙也可发生于乳牙，恒牙多见于上颌侧切牙，其次是上颌中切牙，偶见尖牙。乳牙多见于乳中切牙，其次是乳侧切牙。

牙内陷的 Oehlers 分型如下：

Ⅰ型：内陷的程度最小，牙釉质内陷仅限在牙冠部，但未超过釉牙骨质界。

Ⅱ型：牙釉质内陷进入牙根，超过釉牙骨质界，似盲袋结构形态可以或不与牙髓相通，但未达到根尖周组织，与牙周膜不相通。

Ⅲ型：严重的内陷，牙釉质贯穿整个牙根，内陷部分可完全被牙釉质衬里，但常见有牙骨质衬里，分为两种亚型。

（1）Ⅲ型 A：牙釉质内陷贯穿整个牙根，在牙根侧方形成新的根尖孔与牙周膜相通；

（2）Ⅲ型 B：牙釉质内陷延伸到根尖部，在根尖部形成新的根尖孔与牙周膜相通。

畸形舌侧窝是牙内陷较轻的一种，牙齿形态无明显变异，只是舌窝较深。还有一些牙齿呈圆筒状，中间凹陷成深窝（图5-4）。有的舌窝内覆盖一层牙釉质，并与牙表面的牙釉质相连续，窝的开口通向口腔，容易滞留食物和堆积菌斑，因而是龋病的好发部位。有的由于窝内缺乏牙釉质覆盖，只有一层薄的牙本质与髓室相隔，患龋后进展较快，容易引起牙髓和根尖周病变。

学习笔记

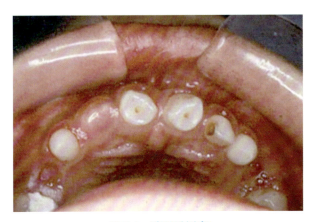

图5-4 畸形舌侧窝
11、21牙齿呈圆筒状，中间凹陷成深窝

牙釉质内陷可在舌侧形成裂沟，又称畸形舌侧沟。裂沟可越过舌隆突，将其一分为二，并可继续延伸至牙颈部或根中部，长者甚至可达根尖部。畸形舌沟周围也是龋病的好发部位，同时由于周围的牙周组织不连续，容易形成牙周袋，导致牙周或根尖周炎症。

牙釉质内陷严重时,由于内陷深入的部位有牙釉质和牙本质,在X线片上可以看到牙冠中央内陷的空腔,好似包含在牙中的一个小牙,故称牙中牙(图5-5)。牙中牙表面为内陷的牙釉质,内陷部位的牙釉质和牙本质可能有缺陷或缺失,有时内陷的牙釉质盲端有一小孔,很可能是与髓腔间的交通。这些特点使得该部位易患龋,而且龋损易进展,导致牙髓病变。牙中牙在乳恒牙均有发生,有学者报道牙中牙的发生具有家族性。

学习笔记

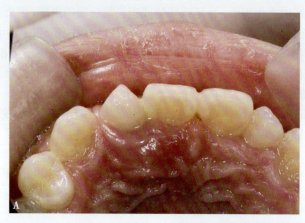

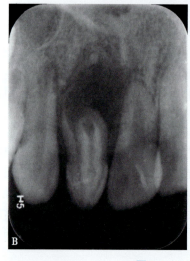
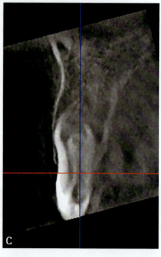

图5-5　12牙中牙
A. 口内像示12腭侧牙龈肿胀　B和C. 根尖片及锥形束CT片示12根尖周大面积低密度影
(北京大学口腔医学院杨杰医师提供)

畸形舌尖有的完全无害。多数畸形舌尖较粗大,妨碍咬合,导致牙齿或对颌牙齿移位,有时可能因咬合创伤导致牙髓及根尖周炎症。少部分畸形舌尖尖细,有髓角突入尖内,易于磨损或折断,导致牙髓感染。

【治疗】　畸形舌侧窝的牙齿易患龋,应早期进行窝沟封闭或预防性充填,以预防龋齿发生。已经发生龋齿的牙齿应及时治疗,避免进一步发展成为牙髓炎和根尖周炎。有学者建议对于牙中牙,如果牙齿未完全萌出,可考虑去除部分牙龈组织,尽早进行预防性充填。

畸形舌尖如果较圆钝且不妨碍咬合可不做处理。干扰咬合和高而尖的舌尖可以磨除畸形尖,根据牙髓情况选择行间接盖髓术、直接盖髓术或部分牙髓切断术。注意选择合适的治疗时机,避免影响年轻恒牙的牙根发育。

如果牙髓已受累,根据牙髓感染情况和牙根发育程度,选用牙髓切断术、根尖诱导成形术、根管治疗术或牙髓再生治疗术。

畸形舌沟引起牙周和根尖周炎症者,可进行牙周翻瓣手术,必要时可以考虑拔除。

图片:ER5-4
双侧上颌侧切
牙畸形舌尖
(10岁,混合
牙列)

二、过大牙及过小牙

（一）过大牙

过大牙（macrodontia）是指大于正常牙的牙齿，又称牙过大。

【病因】 过大牙有个别牙过大和普遍性牙过大。个别牙过大的病因尚不清楚，普遍性牙过大多见于脑垂体功能亢进的巨人症。环境因素与遗传因素共同决定牙的大小。Townsend（1985）报道47例XYY男性，其牙齿一般较大，Y染色体似能直接作用于牙齿的大小。

【临床表现】 过大牙的形态与正常牙相似，但体积较正常牙显著过大。个别牙过大多见于上颌中切牙和下颌第三磨牙。普遍性牙过大表现为全口所有牙齿都较正常的牙齿大。Diner与Chou（1980）报道了1例全口巨牙症，伴有牙齿缺失、埋伏牙及牙髓钙化等多种异常，巨牙的髓腔中大多有髓石。融合牙的牙冠宽大但不能称为过大牙。

【治疗】 个别牙过大对身体健康无任何影响可不做处理，或可进行适当调磨，调磨应以不引起牙髓敏感症状为原则。

（二）过小牙

过小牙（microdontia）是指小于正常牙的牙齿，又称牙过小，过小牙的形态常呈圆锥形，又称锥形牙（cone shaped tooth）。过小牙或锥形牙统称牙过小畸形。

【病因】 过小牙有个别牙过小和普遍性牙过小，其病因多与遗传有关。普遍性牙过小多见于脑垂体功能低下的侏儒症，临床比较罕见。有的牙过小与缺牙症同时存在，或伴随一些结构异常与萌出异常，有的是综合征的一个表现。绝大多数外胚叶发育不全的遗传病都会累及牙齿，例如无汗型或少汗型外胚叶发育不全，除无汗、少汗外还出现部分或全部无牙、牙齿过小并呈锥形等异常现象。

【临床表现】 过小牙的体积较正常牙显著过小，与邻牙之间有间隙，但钙化正常。个别牙过小多见于上颌侧切牙和上颌第三磨牙。额外牙也常表现为锥形小牙。若为综合征的一种表现，除某些牙齿过小之外，还有口腔或全身的其他异常现象。

【治疗】 牙过小影响美观，可行冠修复，或使用光固化树脂修复外形。有的认为对身体健康无任何影响，可不做处理。

三、双牙畸形

双牙畸形是指牙齿在发育时期，由于机械压力因素的影响，使两个正在发育的牙胚融合或结合为一体的牙齿形态异常；或是因一个牙胚分裂为二，牙冠呈两个牙的异常形态。这种形态为双牙形态。根据形态和来源，可分为融合牙、结合牙和双生牙（图5-6）。

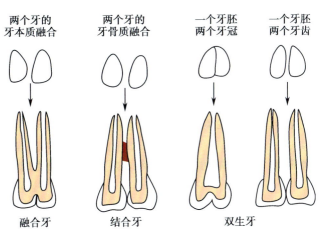

图 5-6 双牙畸形

一般认为，翻瓣术后牙龈位置恢复较开窗好。牙的弯曲度小、牙位靠近牙槽嵴顶者牵引复位较好。弯曲严重者不宜保留而需拔除，拔牙后的间隙是否保留，可根据患儿牙列的具体情况而决定。

五、牙髓腔异常

牙髓腔异常的牙齿是指牙冠长而牙根短小，牙髓腔大而长，或髓室顶至髓室底的高度大于正常，根分歧移向根尖处的牙齿，Keith（1913）认为此种牙形似有蹄类牙，故称为牛牙样牙（taurodontism）。Show（1928）根据牙体和髓室延长的程度将牛牙样牙分为3度，即比正常牙的髓室稍长的为轻度牛牙样牙；根分歧接近根尖的为重度牛牙样牙；处于这两者之间的为中度（图5-9）。

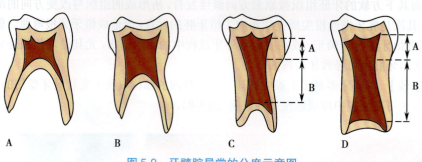

图 5-9　牙髓腔异常的分度示意图
A. 正常　B. 轻度　C. 中度　D. 重度

【病因】　出现牛牙样牙的病因尚不清楚。因人的牙齿牙冠部短，牙根部长，牙髓腔较小，牙骨质与釉质交界处出现明显的颈部，多根牙从根分歧到颈部交界的距离小于从殆面到颈部的距离。而牛牙样牙则恰相反，故有人推测可能是一种原始型。也有人推测可能与遗传有关，例如口面指综合征Ⅱ型（orofaciodigital syndrome Ⅱ）、无汗的外胚叶发育异常、毛发-牙-骨综合征（Tricho-dento-osseous syndrome）和多发性肾功能障碍性难治佝偻病等都有可能出现牛牙样牙的现象。也有学者认为是发育期间上皮根鞘没有正常内折所致。

【临床表现】　牛牙样牙的特征是牙体长、牙根短，根分歧到牙颈部的距离大于殆面到牙颈部的距离，髓室底的位置比正常牙齿明显移向根尖处（图5-10）。

乳恒牙均可发生。恒牙多见于下颌第二磨牙，乳牙多见于下颌第二乳磨牙。牛牙样牙无明显临床症状，通常在摄取X线片时方发现该牙牙髓腔的异常表现。

牛牙样牙可为单发或与综合征并发，遗传性釉质发育不全Ⅳ型以釉质发育不全和伴有牛牙样牙为特点。

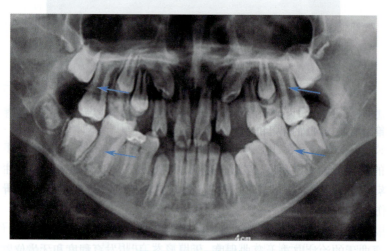

图 5-10　牙髓腔异常
16、26、36、46均为重度牛牙样牙，根分歧接近根尖，髓室延长（箭头所示）
（北京大学口腔医学院葛立宏医师提供）

【治疗】 髓腔异常牙齿对身体健康无明显影响,可不做处理。在需做根管治疗时由于髓室底位置低,根管口定位较困难,在有条件的情况下,可利用显微镜探寻根管口进行治疗。

第三节　牙齿结构异常

牙齿结构异常通常指的是在牙齿发育期间,在牙基质形成或钙化时,受到各种障碍造成牙齿发育的不正常,并在牙体组织留下永久性的缺陷或痕迹。

临床常见的牙齿结构异常有牙釉质发育不全、牙本质发育不全、氟牙症和先天性梅毒牙等。近年来萌出前牙冠内病损逐渐为人们所认识。

一、牙釉质发育不全

牙釉质发育不全是牙釉质在发育过程中,受到某些全身性或局部性因素的影响而出现的牙釉质结构异常。根据病因可分为遗传性牙釉质发育不全和外源性牙釉质发育不全。

（一）遗传性牙釉质发育不全

【病因】 遗传性牙釉质发育不全(amelogenesis imperfecta, AI)是一组影响牙釉质发育的遗传性疾病,有文献报道,一家族中几代成员连续出现牙釉质发育不全患者。遗传性牙釉质发育不全具有特定的遗传方式,根据遗传方式可分为常染色体显性、常染色体隐性及X性连锁遗传。已证实与遗传性牙釉质发育不全相关的基因有:AMELX(amelogenin)基因、ENAM(enamelin)基因、MMP-20(enamelysin)基因、KLK4(kallikrein4)基因以及DLX3(distal-less homeobox3)基因。AMBN(ameloblastin)基因和TUFT1(tuftelin)基因也可能与遗传性牙釉质发育不全相关。

【临床表现】 正常牙釉质发育经历牙釉质的形成、矿化和成熟。遗传性牙釉质发育不全分为以下4型:

1. Ⅰ型——牙釉质发育不良型 主要是牙釉质基质形成缺陷,表现为牙釉质形成的数量不足。牙釉质硬度正常,矿化好。受累牙齿比较小,无接触点。牙釉质未达到正常厚度,牙釉质很薄甚至无牙釉质覆盖,患者对温度刺激极敏感。表面可呈点窝状或粗糙颗粒状改变,严重者部分牙体组织缺失;也可表现为光滑型牙釉质发育不全,牙冠颜色由白到棕黄不等;X线片显示牙釉质与牙本质对比度正常。

2. Ⅱ型——牙釉质矿化不良型 障碍发生在牙釉质矿化阶段。牙釉质数量正常,但基质矿化不良,质地软。临床表现为牙齿萌出时牙釉质呈橘黄色,似乳酪样软而易碎,厚度正常,但表面牙釉质很快剥脱并暴露出牙本质。X线片显示牙釉质阻射率低于牙本质。

3. Ⅲ型——牙釉质成熟不全型 釉基质形成基本正常,但牙釉质晶体成熟阶段受累,X线密度值和矿物质含量低。表现为牙釉质厚度正常(牙釉质量没有减少),硬度有减低(少许矿化不良),探针尖端用力可刺入,易于从正常的牙本质上碎落丧失。牙釉质矿物含量低,牙齿表面多孔易着色。X线片显示牙釉质射线阻射率接近于牙本质。

4. Ⅳ型——牙釉质发育不全/成熟不全伴牛牙样牙 牙釉质表现为黄棕色斑块及唇面点样凹陷,具备上述发育不全和成熟不全遗传性牙釉质发育不全的特征,磨牙表现为牛牙样牙,牙体长,牙根细,髓腔大。

（二）外源性牙釉质发育不全

【病因】 在牙齿发育过程中,周围环境的变化常会影响成釉细胞的功能而造成牙釉质的缺陷。环境因素又可分为全身因素和局部因素。

1. 全身因素 容易造成牙釉质发育不全的全身因素有:营养不良,特别是维生素和钙磷缺乏,脑损伤和神经系统缺陷,肾病综合征,严重过敏,铅中毒,过量X线照射,化疗,风疹等。

由于牙釉质发育不全是既往牙齿发育状态的记录,根据各牙发育期先后不一和牙釉质发育不全的部位,可以推断影响牙釉质发育的全身性因素发生的时间。如上颌中切牙和下颌切牙的切缘以及第一恒磨牙牙尖处出现牙釉质缺损,表示发育障碍发生在1岁以内;如果上颌侧切牙切缘也受累,表示发育障碍发生在或延续到2岁,因为它们的发生是在出生后的第2年才开始;如前牙无影响,只在前磨牙和第二恒磨牙出现牙釉质发育不全,则表示发育障碍发生在 3 岁以后。有人调查了 60 名牙釉质发育不全的儿童以及他们完整的婴幼儿时期的儿科病历,发现有 40 名儿童在出生的第 1 年患有感染性疾病,另有 19 名是在 1～3 岁患病,只有 1 名是 3 岁以后患了麻疹发热,说明牙釉质发育不全与牙齿发育过程中机体的一些因素有关。

2. 局部感染和创伤 在继承恒牙的牙冠形成期间,乳牙的慢性根尖周感染,或是乳牙外伤影响到恒牙胚时,可能导致继承恒牙牙釉质发育不全,其严重程度取决于乳牙根尖周感染的程度以及感染发生时恒牙的形成阶段。由于乳牙的慢性根尖周感染导致的继承恒牙牙釉质发育不全常称为特纳牙(Turner tooth)。

【临床表现】 乳、恒牙列均可发生。恒牙受累时,同期发育的牙齿,成组、左右对称出现牙釉质发育不全。乳牙牙釉质发育不全多见于早产儿或低体重儿,程度通常不严重,常见的是乳磨牙牙釉质发育不全,出生后的最轻的牙釉质发育不全可见于乳牙的新生线。

由于牙齿发育时期不同,受到障碍的严重程度不同,受到影响的时间长短不一,临床表现也各不相同。在牙釉质基质形成时受到障碍,就会出现牙釉质实质性缺损,牙齿表面有带状或窝状的凹陷(图 5-11)。

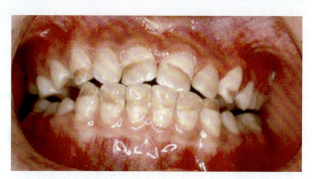

图 5-11　牙齿表面可见带状的牙釉质实质性缺损

全身因素导致的牙釉质发育不全主要表现为牙齿变色和牙釉质缺损。牙齿变色指的是变色的牙釉质颜色为白垩色或黄褐色。缺损指的是牙釉质出现实质性缺损。牙釉质发育不全程度轻时,牙釉质表面只有点状缺陷,或形成贯穿牙冠的水平线。若成釉细胞的活动受到长期干扰,将导致大面积牙釉质缺陷,甚至无牙釉质形成,严重时牙冠形态改变或缩小。在乳牙根尖周感染造成继承恒牙牙釉质发育不全时,有的因牙釉质大部分缺损而出现牙冠形态改变现象。由于牙齿的缺损和着色,可影响患者的面容美观。

按照病损程度不同,牙釉质发育不全可分为轻、中、重度:

轻度牙釉质发育不全:牙釉质表面形态基本完整,表现为色泽改变,呈白垩色或黄褐色着色;牙釉质表面可有少量浅沟、小凹点、细横纹,探诊不平。

中度牙釉质发育不全:牙釉质表面出现实质性陷窝或带状缺损;色泽改变加重,为黄、棕或深褐色。

重度牙釉质发育不全:牙釉质大面积缺失,呈蜂窝状缺损或牙釉质消失,前牙切缘变薄。特纳牙的临床表现:牙釉质发育不全可能只发生在单颗牙齿上。程度轻重不一,从轻度的牙釉质变为棕黄色,到严重的缺损和不规则牙冠(图 5-12)。

【治疗】 牙釉质发育不全的牙齿是儿童在某一时间发育受到障碍的反映,并不表明现在的健康状况,所以就诊时的患儿再补充钙和维生素已无治疗意义。应注重对牙釉质发育不全的预防。加强母婴的营养保健,对可能导致牙釉质发育不全的全身疾病和乳牙的龋病进行积极治疗。对牙釉质发育不全的牙齿应注意早期防龋,可涂氟化物等防龋制剂。仅为牙釉质矿化不良或只有很表浅的小陷窝,可不做处理。

大面积牙釉质发育不全有时发生在第一恒磨牙的𬌗 1/3,治疗应在牙齿未完全萌出前开始。这些牙齿在刚萌出时常有牙髓敏感症状,可局部涂氟降低牙髓敏感性,及早行充填治疗,必要时可进行预成冠修复。

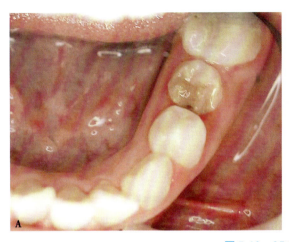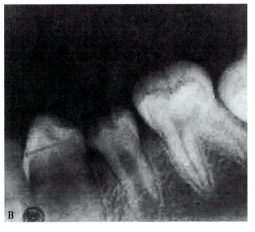

图 5-12 35 特纳牙
A. 口内像显示 35 牙冠部牙釉质呈黄褐色，有实质缺损　B. 根尖片影像

对于牙釉质着色而无实质缺损的牙齿，可采用牙釉质微磨除法结合使用牙齿漂白剂，去除牙齿着色，还可以采用冷光美白技术与 YAG 激光治疗。

对于着色深、牙体组织缺损多的牙釉质发育不全，可使用树脂、瓷贴面甚至烤瓷冠或全瓷冠，在取得美学效果的同时稳定𬌗关系。对于遗传性牙釉质发育不全的患者，患牙易发生快速磨耗和牙釉质崩脱，建议早期使用全冠修复磨牙，稳定𬌗关系，同时避免患牙的进一步破坏。

二、牙本质发育不全

牙本质发育不全（dentinogenesis imperfecta）是一种牙本质发育异常的常染色体显性遗传疾病，可在一家族中连续几代出现，男女都可罹患。

【临床表现】　牙本质发育不全的牙齿变化主要表现在牙本质，而牙釉质基本正常。乳、恒牙皆可受累，但乳牙列病损更为严重。

牙本质发育不全可分为三个亚型：

Ⅰ型牙本质发育不全：牙本质发育不全伴有骨骼发育不全。表现为发育缓慢，身材矮小，骨质疏松，可反复发生骨折，骨关节畸形，由于骨骼不能有效地支持体重，致使骨骼变形，如上下肢长骨弯曲、脊柱骨后侧凸等。绝大多数患者巩膜呈蓝色，角膜菲薄，部分病例伴有进行性听力丧失。

Ⅱ型牙本质发育不全：又称遗传性乳光牙本质（hereditary opalescent dentin）。单独发生不伴有骨骼发育不全的表现。编码牙本质涎磷蛋白的基因 DSPP 发生突变是Ⅱ型牙本质发育不全的致病原因。

Ⅰ型和Ⅱ型均有类似的牙齿改变。牙齿变化的特征为：①全口牙齿呈半透明的灰蓝色、棕黄或棕红色，或呈半透明的琥珀色，牙冠多呈钝圆球形，故又称"乳光牙"或"遗传性乳光牙本质"。②全口牙齿磨损明显，牙齿萌出不久，前牙切缘和后牙𬌗面的牙釉质易因咀嚼而碎裂或剥离。牙釉质剥脱后牙本质外露，暴露的牙本质极易磨损而使牙冠变短，有的患儿的牙齿可磨损到牙槽嵴水平。由于全口牙齿磨损严重，可造成患儿面部垂直距离降低。③牙髓腔早期宽大，而后由于修复性牙本质堆积使其狭窄或完全闭塞。牙髓腔变化几乎遍及全部牙齿。Ⅰ型的髓腔在牙齿萌出后很快闭塞，有的甚至在萌出前即闭塞。④X 线片显示牙髓腔明显缩小，根管呈细线状，严重时可完全阻塞。牙根短而向根尖迅速变细，有时根尖部可见有骨质稀疏区（图 5-13），易发生根折。恒牙与乳牙相比，受累相对较轻，破坏较少。

Ⅲ型牙本质发育不全：牙齿变化特征为空壳状牙和多发性露髓。牙本质菲薄，牙根发育不足，髓室和根管宽大，当牙本质外露迅速磨损之后髓室极易暴露，尤其在乳牙，多发性髓腔暴露而造成牙槽脓肿和乳牙过早丧失。X 线片显示在牙釉质和牙骨质下方有一层很薄的牙本质，宛如空壳，故名壳状牙（shell tooth）。但患牙的形态、颜色和牙本质发育不全Ⅰ型、Ⅱ型相似。

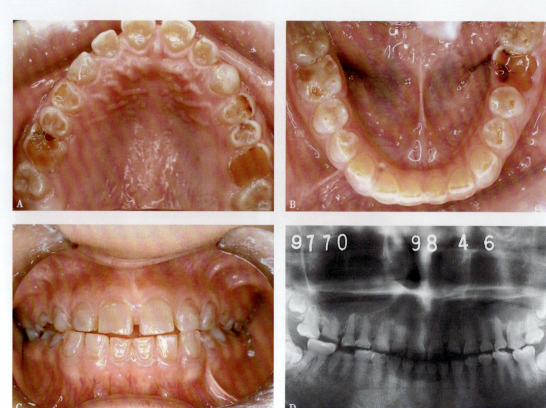

图 5-13　牙本质发育不全：全口牙齿呈半透明的琥珀色，牙齿磨损明显
A. 上颌𬌗面像　B. 下颌𬌗面像　C. 口内正面像　D. 曲面体层片

【病理】　牙本质发育不全的病理变化主要表现在釉牙本质界和牙本质。牙釉质一般均属正常。牙釉质和牙本质的交界缺乏锯齿状交错结构，无扇贝状界面，近似线状结合，机械嵌合力差，故牙釉质易于剥脱。牙本质呈层板状，外层牙本质接近正常，有细分支的牙本质小管，其余部分的牙本质明显异常，牙本质小管排列紊乱，很不一致，小管数目较少，管径较大，一些短的、形态异常的小管通过不典型的球间牙本质基质，有的区域甚至完全没有小管，只有未钙化的牙本质基质。伴随牙齿的逐渐磨耗，髓室和根管内不断形成修复性牙本质，以至于髓腔被修复性牙本质填满。

Ⅲ型牙本质发育不全的患牙，由于罩牙本质层形成后牙本质停止生成，使牙齿呈空壳状，牙本质小管数目很少，排列紊乱。

【治疗】　主要原则为防止牙齿磨损，保持牙齿功能，改善美观。后牙可采用不锈钢预成冠防止磨耗。年龄较大的患儿可考虑后牙（恒牙）全冠修复。前牙可采用树脂贴面改善美观。根折的患牙可视情况考虑拔除。

对于垂直距离降低，伴有颞下颌关节紊乱病的患者，需进行咬合重建。

三、氟牙症

氟牙症（dental fluorosis）又称氟斑牙或斑釉牙，是由于牙齿发育期摄入过多的氟而导致的疾病。

【病因】　主要是儿童在牙齿发育期摄入了过多的氟所致。过量的氟可能会通过减少釉基质蛋白分泌，干扰成釉细胞的调节机制，以及影响牙釉质基质蛋白的降解，从而影响牙釉质的发育。牙釉质矿化程度减低、孔隙增多可引起牙齿色泽和表面形态的改变。

氟牙症的发生具有明显的地域特征性。也存在一定的个体差异。同等剂量的氟化物作用于不同个体可能会引起不同程度的表现。饮水中的氟是氟牙症的重要发病因素。当地水源中含氟量超过 1ppm，即 1mg/L 时有可能出现氟牙症。除饮水以外还要重视环境中其他来源的氟化物的影响。

【临床表现】　主要是在同一时期萌出的牙齿牙釉质上有白垩色到褐色的斑块，严重者还并发牙釉质的实质缺损。病损通常对称出现，其斑块呈散在的云雾状，与周围牙体组织无明显界限，是氟牙症的典型表现（图5-14）。诊断氟牙症时，需要干燥并清洁牙面，于适宜的光源下仔细观察。

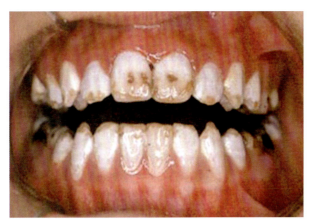

图5-14 氟牙症：牙齿表面呈云雾状，伴褐色斑块，有牙釉质缺损

　　Smith将氟牙症分为白垩型（轻度）、着色型（中度）和缺损型（重度）三种类型。轻度氟牙症的临床表现为双侧牙齿牙面上弥漫的水平向白垩色条纹或斑块，与周围牙体组织无明显界限。中重度氟牙症的表现为牙釉质的变色和（或）凹陷，有时牙齿萌出时氟化的牙釉质并未出现明显变色，而是随着时间延长逐渐呈现着色。

　　氟牙症主要发生于恒牙，很少出现于乳牙。因乳牙的牙釉质发育主要在胎儿期和乳儿期，胎盘对氟有屏障作用，母体通过胎盘和母乳进入胎儿体内的氟量很少，故乳牙很少出现氟牙症。但有报道发生于乳牙的氟牙症，主要影响第二乳磨牙，认为出生后半年是乳牙受累患氟牙症最主要的时期。

　　【治疗】 根据氟牙症的严重程度可选择牙釉质微磨除法、漂白脱色法、树脂材料修复、贴面或全冠修复。

　　控制氟的摄入量是氟牙症最主要的预防方法。饮水中的氟是氟牙症的重要发病因素，因此最根本的预防措施是改良水源，提高饮水质量和治理环境。

四、先天性梅毒牙

　　先天性梅毒牙（congenital syphilitic teeth）是在胚胎发育后期至出生后第1年内，牙胚受梅毒螺旋体侵害而造成的牙釉质和牙本质发育不全。

　　【病因】 母体的梅毒螺旋体致胎儿发生梅毒性炎症，影响了发育期的牙胚，引起牙齿发育障碍。

　　【临床表现】 有10%～30%的先天性梅毒患儿有牙齿表征，包括半月形切牙或桶状牙，桑葚状磨牙或蕾状磨牙等。主要发生在上中切牙和第一恒磨牙，有时也可见于上尖牙和下切牙，这与牙胚组织损害发生的时期有关。

　　半月形切牙的切缘窄小，切缘中央有半月形凹陷，似新月状；桶状牙的切缘比牙颈部窄小，切角圆钝，牙冠形态如木桶状。

　　桑葚状磨牙牙冠表面粗糙，牙尖皱缩，𬌗面呈多数颗粒状结节和坑窝凹陷，形似桑葚。蕾状磨牙牙冠短小，表面光滑，牙尖向中央聚拢，𬌗面缩窄，无颗粒状结节和坑窝凹陷，形似花蕾。这些都是先天性梅毒牙的特征。但是，类似梅毒牙的牙齿畸形也偶见于非先天性梅毒患者，如佝偻病和外伤性病变，因而不能完全依靠牙齿畸形作出诊断。哈钦森（1956）发现先天性梅毒的三大特征是：半月形牙或蕾状牙、耳聋、间质性角膜炎，故先天性梅毒牙又称哈钦森牙（Hutchinson tooth），是哈钦森三征中的一征。

　　先天性梅毒牙的诊断要点是：双亲中有梅毒史；患者本人梅毒血清试验阳性；恒中切牙、第一恒磨牙形态结构异常；有的有听力和视力障碍等。

【治疗】　最根本的治疗和预防是妊娠期对母体行抗梅毒治疗,妊娠4个月内用抗生素治疗,基本上可预防婴儿先天性梅毒的发生。

形态结构异常的梅毒牙可用复合树脂、树脂冠修复,第一磨牙可做高嵌体或金属冠修复。

五、萌出前牙冠内病损

萌出前牙冠内病损(pre-eruptive intracoronal lesion)是未萌(或部分萌出)的恒牙牙冠部的缺陷,X线片上表现为牙冠部牙本质内邻近釉牙本质界的透影区。

【病因】　关于该病损的病因尚不清楚,有不同的假说,如乳牙的根尖周炎症引起,牙本质的发育异常,牙本质的吸收造成。目前较被接受的理论是牙本质吸收造成的学说,因为组织学上发现病损内有多核巨细胞、破骨细胞和吸收陷窝。

【临床表现】　通常无症状,在X线片上偶然发现。表现为未萌(或部分萌出)的恒牙牙冠部牙本质内邻近釉牙本质界的透影区(图5-15)。也有报道可引起牙髓或者根尖周病变。外科暴露后牙冠表面大多完整,内有黄褐色的软化组织,透影区与髓腔之间常有牙本质分开。

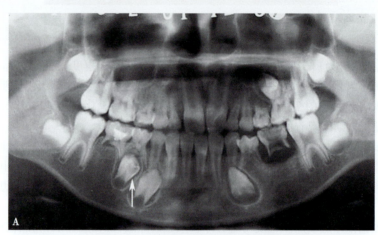

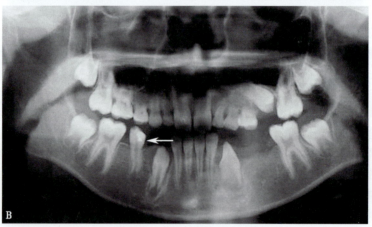

图5-15　萌出前牙冠内病损

A. 患儿9岁时,全口牙位曲面体层片示44牙冠部牙本质内邻近釉牙本质界的透影区

B. 患儿12岁时,全口牙位曲面体层片示44已经萌出,病损处已充填治疗

该病损最早于1941年由Skillen报道。由于表现与龋齿相似,以往曾称作"萌出前龋"。报道的发生率为3%~6%。通常为单发,也有报道同一患者在2颗以上的牙齿发生。好发于第一和第二恒磨牙,亦有报道发生于尖牙、前磨牙,阻生的牙齿和延迟萌出的牙齿患有该病损的风险增加。

【治疗】　早期发现并在累及牙髓前早期干预非常重要。在儿童时期应拍摄系列的全口牙位曲面体层片,仔细观察未萌的恒牙是否存在该病损。治疗的原则与龋齿的治疗相似。许多病例报道显示治疗的预后良好。对于治疗的时机,多数主张外科暴露进行充填。也有人建议定期观察,直到受累牙齿萌出再治疗。一般而言,应定期拍摄X线片确定病损是进展性还是静止性。如果是进展性,应积极外科暴露治疗,避免累及牙髓,否则应延迟到牙齿萌出后再行治疗。

第四节 牙齿萌出与脱落异常

牙齿萌出异常一般多见于恒牙,因为恒牙受乳牙疾患的影响较多,如乳牙滞留或早失等。临床上常见的牙齿萌出和脱落异常有:牙齿萌出过早、牙齿萌出过迟、牙齿异位萌出和牙齿固连、乳牙滞留等。

一、牙齿萌出过早

牙齿萌出时间在不同的个体之间存在一定的差异,很难对某一个体明确牙齿的萌出时间。但可以根据正常牙齿萌出的平均年龄,确定一个时间范围,超出这个范围可认为是异常。牙齿萌出过早又称牙齿早萌(early eruption),是指牙齿萌出的时间超前于正常萌出的时间,而且萌出牙齿的牙根发育尚不足根长的1/3。

(一)乳牙早萌

乳牙早萌较少见,有以下两种早萌现象,一种称诞生牙(natal tooth),另一种称新生牙(neonatal tooth)。诞生牙是指婴儿出生时口腔内已萌出的牙齿;新生牙是指出生后30天内萌出的牙齿。

【病因】 乳牙早萌的原因不甚了解,一种说法是由于牙胚距口腔黏膜很近,而过早萌出。也有人认为可能与种族特性有关,如美国黑人比白人的婴儿乳牙早萌的发生率高。

【临床表现】 诞生牙和新生牙多见于下颌中切牙。诞生牙多数是正常牙,少数是额外牙。经常成对发生。多发生在正常儿童,可有或无家族性。

早萌的乳牙牙冠形态基本正常,但牙釉质、牙本质菲薄,且矿化不良,牙根尚未发育或根发育很少,且只与黏骨膜联结而无牙槽骨支持,松动或极度松动。松动者可影响吮乳或有自行脱落吸入呼吸道的危险。

早萌乳牙应与上皮珠鉴别。上皮珠(epithelial pearl)是新生儿牙槽黏膜上出现的角质珠,是类似牙齿的白色或有些灰色的球状物,米粒大小,可出现一个、数个至数十个。上皮珠是牙板上皮剩余所形成的角化物,并非真正的牙齿,一般不需治疗,生后数周可自行脱落。根据其发生位置不同一般分为三型:①爱泼斯坦小结(Epstein pearls):发生于腭中缝处;②博恩小结(Bohn nodules):发生于中缝以外上颌牙槽嵴的颊舌侧;③牙板囊肿(dental lamina cysts):发生于牙槽嵴顶处。

【治疗】 如果早萌乳牙极度松动,有移位和误吸的危险,应及时拔除。拔牙后仔细搔刮拔牙窝,以去除牙源性的细胞残余,这些残余将来有可能发展成非典型的牙齿样结构,需要进一步处理。

如果早萌乳牙松动不明显可保留观察,牙齿将会逐渐稳固,有利于邻近其他牙齿的萌出。有些早萌牙齿切端锐利可能导致舌系带附近的创伤性溃疡,可以改变喂养方式,必要时也可以拔除。

(二)恒牙早萌

恒牙早萌多见于前磨牙,下颌多于上颌。

【病因】 主要与先行的乳磨牙根尖周病变或过早脱落有关,因乳磨牙根尖周病变将继承恒牙牙胚周围的牙槽骨破坏,使恒牙过早暴露于口腔中。

【临床表现】 早萌恒牙因牙根发育不足,以及有的恒牙牙胚周围有感染的乳牙残根存在,炎症的肉芽组织把恒牙胚推出牙槽骨外,使早萌的恒牙松动,早萌恒牙常伴有牙釉质矿化不良或牙釉质发育不全现象(图5-16)。

【治疗】 控制乳磨牙根尖周围炎症对防止恒牙早萌有重要意义。拔除乳牙残根、残冠,治疗有根尖周病变的邻牙,是保证早萌牙继续发育的重要环节。

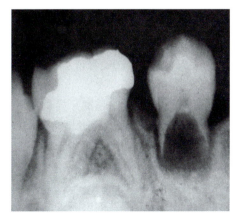

图5-16 根尖片示44早萌,牙根发育不足1/3

其次,应对早萌牙进行局部涂氟,预防龋病的发生。还应对早萌牙定期观察。

二、牙齿萌出过迟

牙齿萌出过迟又称牙齿迟萌,是牙齿萌出显著晚于正常萌出期。全部乳、恒牙或个别牙均可发生。

(一)乳牙萌出过迟

婴儿出生后 1 年,萌出第一颗乳牙,均属正常范围。如果超过 1 周岁后仍未见第一颗乳牙萌出,超过 3 周岁乳牙尚未全部萌出为乳牙迟萌,此时需查找原因,排除是否有"无牙畸形"。

【病因】　个别乳牙萌出过迟较少见。全口或多数乳牙萌出过迟或萌出困难多与全身因素有关。如佝偻病、甲状腺功能减退以及营养缺乏等,佝偻病患儿的乳牙能迟至出生后 14～15 个月才开始萌出,并往往伴有牙釉质、牙本质发育异常。良性脆骨症,即全身性骨硬化症,Winter(1945)认为其唯一口腔表征是乳牙迟萌。

【治疗】　查明原因,而后针对全身性疾病进行治疗,以促进乳牙萌出。

(二)恒牙萌出过迟

【病因】　个别恒牙萌出过迟多与乳牙病变、过早脱落或滞留有关。最常见的是上颌乳切牙过早脱落,儿童习惯用牙龈咀嚼,局部牙龈角化增生,变得坚韧肥厚,使恒牙萌出困难。其次是乳尖牙和乳磨牙过早脱落,邻牙移位使间隙缩小,造成恒尖牙和恒前磨牙萌出困难或异位萌出。额外牙、牙瘤或囊肿的阻碍,也可造成恒牙萌出困难。此种情况只有通过 X 线片检查才能发现和确诊。遗传因素造成牙齿萌出困难极为罕见。如锁骨颅骨发育不全,是一种常染色体显性遗传病,除牙齿萌出困难外,还伴有颅骨囟门不闭合和锁骨部分缺如等症状,这主要是遗传性成骨不全,牙槽骨重建困难,而缺乏恒牙的萌出潜力导致的。此外,先天性甲状腺激素分泌缺乏,也可引起发育迟缓、全身性水肿、牙齿萌出过迟和错𬌗畸形等。

【治疗】　由于乳切牙过早脱落,坚韧的龈组织阻碍恒切牙萌出者,可在局部麻醉下,施行开窗助萌术,即切除受阻牙切缘部位增厚的牙龈组织,暴露整个切缘,牙齿即可很快萌出。但手术前需摄取 X 线片,以了解受阻恒牙的牙轴方向、牙根发育状况、牙根是否弯曲等情况,否则若牙根弯曲,牙轴方向异常,或存在其他阻碍,行助萌术之后牙齿也难以萌出。

由于牙瘤、额外牙或囊肿等阻碍牙齿萌出者,须手术摘除牙瘤等。必要时需制作间隙保持器,以保证恒牙萌出有足够间隙,或对萌出方向异常的牙齿进行牵引复位。

与全身性疾病有关者,应查明原因,针对全身性疾病进行治疗。

三、牙齿异位萌出

牙齿异位萌出(ectopic eruption)是指恒牙在萌出过程中未在牙列的正常位置萌出。牙齿的异位萌出多发生在上颌尖牙和上颌第一恒磨牙,其次是下颌侧切牙和第一恒磨牙。

(一)第一恒磨牙异位萌出

第一恒磨牙异位萌出是指第一恒磨牙萌出时近中阻生,同时伴随第二乳磨牙牙根吸收和间隙丧失。

【病因】　造成第一恒磨牙异位萌出的因素很多,通常认为主要原因有:①第二乳磨牙和第一恒磨牙的牙冠较大;②颌骨短小,特别是上颌结节发育不足;③恒牙萌出角度异常,特别是向近中萌出角度增加。

【临床表现】　第一恒磨牙异位萌出的发生率在 2%～6%,其中 2/3 发生在上颌,男孩比女孩多发。可发生于一个或多个象限,应注意全面检查。调查显示受累患者的同胞中发生率高达 19.8%。唇腭裂患者中高发(25%),提示上颌骨发育不足可能是其病因。

临床上可见异位的第一恒磨牙近中边缘嵴阻生在第二乳磨牙的远中牙颈部下方,远中边缘嵴可以萌出,牙冠向近中倾斜。X 线片显示,第二乳磨牙远中根近牙颈部位的远中根面有小的吸收区或有弧形的非典型性的根吸收区,第一恒磨牙近中边缘嵴嵌入吸收区,这是第一恒磨牙异位萌出的主要特征,特别是在第一恒磨牙未萌出时进行早期诊断的依据(图 5-17)。

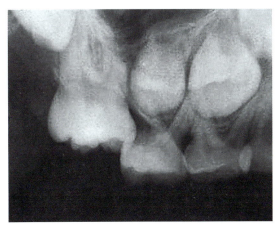
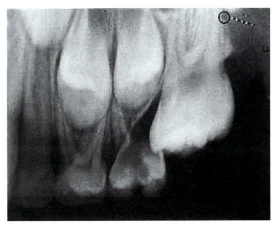

图 5-17　16、26 异位萌出

根尖片示 16、26 近中边缘嵴阻生在第二乳磨牙的远中牙颈部下方，第二乳磨牙远中根可见根吸收

第一恒磨牙异位萌出分为可逆性异位萌出和不可逆性异位萌出。伴随患儿颌骨的生长发育，大约 2/3 的异位磨牙可以自行调整其位置而正常萌出，第二乳磨牙保持于原有位置，称为可逆性异位萌出。多数可逆性异位萌出的第一恒磨牙在 7～8 岁前自行解除。如果异位的第一恒磨牙不能自行脱出受阻部位，与第二乳磨牙的根颈部保持接触，则为不可逆性异位萌出。目前对于异位萌出是否可逆还无法进行准确预测，一般以 7～8 岁为界判断第一恒磨牙异位萌出是否可逆。

第一恒磨牙异位萌出的临床危害主要是造成间隙丧失，牙弓长度减少。常常造成第二乳磨牙的早失，导致牙弓的不完整。发生异位萌出的第一恒磨牙，与第二乳磨牙远中形成了一个三角形的间隙，易于藏匿食物残渣，增加了患龋的概率。第一恒磨牙不能建𬌗也影响了该侧的咀嚼效率。

【治疗】　提倡在混合牙列早期进行全口牙位曲面体层片的检查，以早期发现第一恒磨牙的异位萌出，避免造成严重的影响。

早期发现可以追踪观察，判断是否为可逆性异位萌出。对于判断为不可逆性的异位萌出，应当积极治疗，否则可能会导致第二乳磨牙早失，牙弓长度减少。第一恒磨牙异位萌出得以矫正后，乳磨牙的牙根吸收通常可以停止，牙齿可以稳固保留于牙弓中，从而保持了牙弓的完整性。

如果异位的第一恒磨牙与第二乳磨牙间锁结不严重，第二乳磨牙的牙根吸收不严重的情况下，可采取分牙的方法解除锁结。可用的方法有：分牙圈、分牙簧、铜丝结扎。铜丝结扎法是用 0.5～0.7mm 的铜丝，在第一恒磨牙和第二乳磨牙间进行结扎，从而对第一恒磨牙产生向远中的力。该法应在局麻下操作，以免造成患者的疼痛。分牙圈和分牙簧的原理与此相同，使用分牙簧时注意误吸误吞的危险。分牙圈操作较为简单，但可能根向脱位造成牙周胀肿。而且 X 线不阻射，定位较为困难。

当第一恒磨牙与第二乳磨牙间锁结较为严重时，可采用改良 Nance 弓矫治器推第一恒磨牙向远中。即制作上颌腭弓，在其舌侧焊接向远中的牵引钩，在第一恒磨牙的𬌗面或颊舌侧粘接舌侧扣，在牵引钩和舌侧扣之间应用链状皮圈加力，从而对第一恒磨牙施加向远中的牵引力。该种方法操作较为简单，对患者配合要求不高，痛苦小，只要在牙弓双侧有可用的支抗牙即可采用。

在未能早期发现第一恒磨牙异位萌出，或者牙弓条件不满足上述矫治的情况下，如果第二乳磨牙的远中根被完全吸收，而近中根完好时，可采用截冠法诱导第一恒磨牙萌出。即在第二乳磨牙的近中根和腭根行根管充填后，截除远中部分牙冠，修复剩余牙冠。此法仅为解除锁结，使第一恒磨牙能够萌出，但牙弓长度已经丧失，需要择期开展间隙。

如果第二乳磨牙牙根吸收严重无法保留，可以拔除第二乳磨牙，采用口外弓推第一恒磨牙向远中。根据牙弓条件，也可采用固定矫治器或者改良 Nance 弓矫治器推第一恒磨牙向远中，到达理想位置后，改作合适的间隙保持器。

（二）上颌恒尖牙异位萌出

7～8 岁的孩子，上颌恒尖牙在骨内的位置接近侧切牙牙根的远中，使得侧切牙在刚刚萌出后

画廊：ER5-6
可逆性异位萌出

学习笔记

画廊：ER5-7
第一恒磨牙异位萌出

牙冠向远中倾斜。上颌恒尖牙萌出时朝向乳尖牙牙根方向同时略偏向唇侧。随着恒尖牙的萌出，相邻的上颌侧切牙牙冠逐渐直立。当乳尖牙脱落时，上颌恒尖牙以稍唇侧的方向萌出，在口周组织力的作用下逐渐舌向移动排列到牙弓中。

画廊：ER5-8
恒尖牙异位萌出（男，13岁）

上颌恒尖牙的异位萌出可分为唇向异位和腭向异位，最常见的是上颌尖牙的唇侧异位萌出，发生率约在0.8%~5.2%。恒尖牙的近中唇向异位通常是由于牙弓长度不足。恒尖牙异位萌出时尖牙可以和第一前磨牙或侧切牙易位。尖牙也可越过侧切牙，向前移位到中切牙的位置萌出，或横位、斜位埋伏于颌骨内。异位的恒尖牙与侧切牙牙根较近时，有时会发生特发性的切牙牙根吸收，需要加以警惕。

【病因】 上颌恒尖牙之所以位置多变，是由于上颌恒尖牙萌出时间迟于侧切牙和第一前磨牙，先萌出的恒牙占据了尖牙的间隙，使尖牙萌出时，间隙不足而错位。另外，尖牙处在牙弓转弯处的解剖位置，易受邻牙变化的影响，这也是易造成尖牙异位的因素。

【临床表现】 应在10~11岁时通过临床和X线片检查筛选可能发生的上颌恒尖牙异位和阻生。临床检查应包括触诊上颌恒尖牙区牙槽骨的唇颊侧是否存在尖牙的膨隆，可初步提示尖牙的位置。尖牙位置异常的其他临床表现有侧切牙牙冠过度远中和唇舌向倾斜。如果侧切牙牙冠向唇侧倾斜，恒尖牙可能移位于侧切牙牙根的唇侧；如果侧切牙牙冠向舌侧倾斜，尖牙牙冠可能在侧切牙牙根的腭侧。其他的临床指征包括尖牙延迟萌出、乳尖牙滞留、软组织膨隆在前庭区过高或偏腭侧。临床检查有尖牙异位或阻生的指征时，应进行X线片检查，包括评估尖牙的萌出路径、双侧位置的对称性、牙根发育情况、朝向相邻侧切牙和乳尖牙的方向，必要时进行牙齿的唇舌向定位。

【治疗】 临床上应保护好乳尖牙，因为它是恒尖牙正常萌出的向导。其次应及时治疗侧切牙和第一乳磨牙的根尖周病变，也可防止恒尖牙位置的变异。

在发现上颌恒尖牙近中异位、X线片上显示与相邻侧切牙牙根重叠的情况下，可考虑去除相邻的乳尖牙，以促使恒尖牙朝向更为远中和垂直的方向萌出。研究表明如果异位的恒尖牙与相邻的恒侧切牙重叠不超过侧切牙长轴的中线，拔除乳尖牙后尖牙自行萌出到正常位置的成功机会有85%~90%。如果重叠超过侧切牙的长轴，拔除乳尖牙后恒尖牙自行萌出到正常位置的机会有所下降。

拔除乳尖牙后需要定期复查，观察尖牙位置有无改善。必要时可能需要外科手术，或辅以正畸矫治。

四、牙齿脱落异常

牙齿脱落异常最常见的表现为牙齿固连和乳牙滞留。

（一）牙齿固连

牙齿固连（tooth ankylosis）是牙骨质与牙槽骨的直接结合，固连部位牙周膜丧失，患牙的𬌗面低于邻牙正常的𬌗平面，有人称之为下沉牙或低𬌗牙。值得注意的是，患牙并非真正下沉，只是因为患牙处于萌出停滞状态，而相邻的牙齿在萌出，周围的牙槽骨在发育，使得患牙的𬌗面低于正常的𬌗平面，因而给人以下沉的印象。

【病因】 牙齿固连的发病机制至今尚未完全明了，一般认为在乳牙牙根生理性吸收和骨沉积的交替过程中，因牙周组织发育障碍，会出现牙齿固连。如果牙周膜的连续性中断，导致牙骨质或牙本质和骨组织直接接触也会出现固连。

【临床表现】 牙齿固连的发生具有家族性和种族性。白人儿童的发生率高于黑人儿童，有报道同一家族中多个成员发生牙齿固连，这些都支持了遗传因素的作用。

牙齿固连的发生率为1.3%~8.9%。乳牙比恒牙好发，下颌牙比上颌牙好发。恒牙列中最常累及第一恒磨牙。乳牙列中最易受累的牙齿是下颌第一乳磨牙，其次是下颌第二乳磨牙。

1. 牙齿固连的诊断指征

（1）牙齿下沉：患牙的𬌗面低于正常𬌗平面。根据牙齿下沉程度可以分为三度：

1）轻度：患牙𬌗面低于𬌗平面，位于邻牙接触点上方。

2）中度：患牙边缘嵴平或低于邻牙接触点。

3）重度：患牙整个𬌗面平或低于邻面牙龈。

（2）叩诊：因牙周膜缓冲作用减少，患牙呈实性叩诊音。

（3）患牙正常的生理动度消失。

（4）X线表现：牙周膜消失，根骨连接处不清（图5-18）。X线诊断牙齿固连有其局限性，当固连发生在牙齿的颊舌向位置，或者仅在小范围局部发生时，仅凭X线片很难诊断。

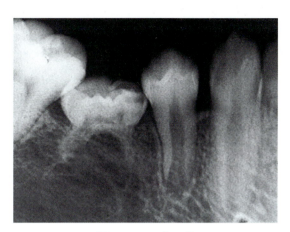

图 5-18　牙齿固连

根尖片示85𬌗面低于正常𬌗平面，牙周膜消失，根骨
连接处不清；45牙胚缺失

2. 乳磨牙牙齿固连对牙齿牙列的影响

（1）受累牙本身：可发生脱落延迟，邻面正常接触关系改变，容易发生食物嵌塞。

（2）有报道乳牙牙齿固连，其继承恒牙先天缺失的概率增加，但有学者持不同看法，认为两者无相关性。对有继承恒牙者，会阻碍恒牙的发育和萌出，造成恒牙延迟萌出或阻生，有时恒牙萌出路径改变或发生扭转。

（3）对牙列的影响：一般认为牙齿固连是发生错𬌗畸形的隐患。固连牙𬌗面位置低，使得邻牙向该处倾斜，对颌牙过长，造成间隙丧失，牙弓长度减少。

【治疗】

1. 定期观察　对于轻度下沉的患牙，可以采取记存模型、间隙测量、定期复查的方法，观察患牙能否自行替换。

2. 修复维持颌间高度　利用树脂、金属冠或嵌体等修复低位乳牙重建𬌗和邻接关系，以防止邻牙倾斜和对颌牙过长。该方法对技术要求高，需长期观察和定期更换。

3. 松解法　在保持根尖周血供的情况下破坏牙周膜的固连处，希望由于机械破坏而产生的炎症反应可以使固连部位形成新的纤维韧带。目前对于该法的有效性尚存在争议。操作时用外科拔牙钳夹住牙冠，向颊舌向和近远中向轻轻摇动，注意动作缓慢轻柔，以防破坏牙周血供。也可考虑松解并辅以正畸牵引。

4. 拔除患牙，保持间隙　适用于快速进展型、重度低位和牙根吸收缓慢的患牙。

（二）乳牙滞留

乳牙滞留（retained primary teeth）是指继承恒牙已萌出，未能按时脱落的乳牙，或恒牙未萌出，保留在恒牙列中的乳牙。

【病因】　继承恒牙萌出方向异常，使乳牙牙根未吸收或吸收不完全；继承恒牙先天缺失、埋伏阻生、异位萌出，不能促使乳牙脱落；继承恒牙萌出无力，乳牙根不被吸收；或全身因素，如佝偻病、侏儒症、外胚叶发育异常、锁骨颅骨发育不全，以及某些遗传因素等致多数乳牙滞留。多数或全部乳牙滞留的原因目前尚不清楚。

【临床表现】　混合牙列时期，最常见的是下颌乳中切牙滞留，后继之恒中切牙于舌侧萌出，乳牙滞留于唇侧，呈"双排牙"现象（图5-19），常常引起家长的关注。分为两种情况：①乳切牙已有广泛的牙根吸收，仅仅由软组织保留于原位，常表现为松动度较大；②乳切牙牙根发生的吸收很少，很牢固地存留于原位。下颌乳切牙的滞留可以发生于牙弓长度明显不足的患者，也可见于乳切牙间隙充足者。随着舌的运动和下颌骨的不断生长，恒切牙的位置通常可以改善。

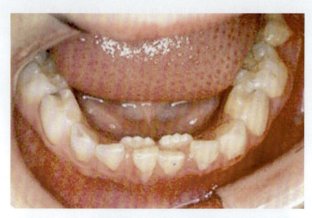

图5-19　71、81未脱落，41、31在其舌侧萌出形成双排牙

其次常见的是第一乳磨牙的残根和残冠滞留于萌出的第一前磨牙颊侧或舌侧。第二乳磨牙滞留多因继承恒牙牙胚的先天缺失或埋伏阻生。但由于乳牙未能按时脱落，又常常使继承恒牙萌出受阻或异位萌出。

乳牙滞留诊断的依据是：已到达替换时期尚未替换的乳牙，而且该乳牙根部或唇、颊、舌侧又有继承恒牙萌出。也有因无继承恒牙而致先行乳牙长久滞留于牙列中，乃至呈现在恒牙列中。

【治疗】　当恒牙异位萌出，乳牙尚未脱落，应及时拔除滞留的乳牙，解除恒牙萌出的障碍。当下颌切牙出现"双排牙"现象时，建议尽早拔除滞留的乳切牙，但不建议拔除其他邻近的乳牙。拔除其他邻近的乳牙只能暂时缓解拥挤，可能会导致更严重的牙弓长度不足。

继承恒牙先天缺失时，乳牙是保存还是拔除，通常需要结合全口牙列排列情况加以考虑。当恒牙列较拥挤时，继承恒牙缺失的乳牙可以拔除，为拥挤的恒牙提供间隙。当恒牙排列较稀疏有间隙时，则可考虑保留滞留的乳牙，以维持完整的牙列和咀嚼功能。但由于乳牙的衰老、磨耗，最终因负担不了成人的殆力，逐渐松动脱落。滞留乳牙一般不能使用终生。

（刘　鹤）

課后思考题

1. 额外牙对牙列发育有哪些影响？
2. 畸形中央尖的处理原则是什么？
3. 对于双牙畸形，应当关注哪些方面的影响？
4. 遗传性牙釉质发育不全的分类及各类型有哪些表现？
5. 遗传性乳光牙本质的牙齿有哪些表现？
6. 第一恒磨牙异位萌出的临床表现及其诊治原则是什么？
7. 牙齿固连的临床表现及其对牙齿牙列的影响是什么？

参考文献

1. DAVID R A, RALPH E M, JEFFREY A D. McDonald and Avery's Dentistry for the Child and Adolescent. 10th ed. St.Louis: Mosby Elsevier, 2015.
2. JIMMY R P, PAUL S C, HENRY W F. 儿童口腔医学. 葛立宏, 译. 第4版. 北京：人民卫生出版社, 2009.

3. 葛立宏. 儿童口腔医学. 第 2 版. 北京：北京大学医学出版社，2013.

4. RICHARD R W，MONTY S D，MARIE-THÉRÈSE H. Paediatric Dentistry. 3rd ed. USA：Oxford University Press，2006.

5. SATHORN C，PARASHOS P. Contemporary treatment of class Ⅱ dens invaginatus.International Endodontic Journal，2007，40：308-316.

6. KRISTOFFERSEN Ø，NAG O H，FRISTAD I. Dens invaginatus and treatment options based on a classification system：report of a type Ⅱ invagination. International Endodontic Journal，2008，41：702-709.

第六章　儿童口腔科就诊儿童的行为管理

内容提要

行为管理是儿童口腔科医护人员所要掌握和经常运用的技术，也是衡量医疗技术水平的标志之一。本章第一节介绍儿童口腔科医患关系的特点、行为管理的内容及其目的；第二节介绍儿童口腔科非药物行为管理；第三节介绍儿童口腔科治疗中的焦虑和疼痛控制，重点介绍了笑气 - 氧气吸入镇静技术，以及口服药物、静脉注射镇静技术及全身麻醉下儿童口腔治疗技术。

第一节　概　　述

一、儿童口腔科医患关系的特点

在儿童口腔科临床工作中，与其他口腔科临床专业医患一对一的关系不同，患者（孩子）、家长与医护人员构成了一个三者相互影响、相互作用的三角关系，三者共同的目标是促进孩子的口腔健康（图 6-1）。在儿童口腔科治疗中孩子是中心，无论医护人员还是家长都服务于孩子的口腔健康；医护人员掌握必要的口腔疾病诊治专业知识和技能，并负责制订计划和实施口腔治疗，在诊治过程中起主导作用；家长是孩子的监护人和看护人，在对儿童进行口腔治疗时，医护人员不仅要关注作为患者的孩子，还必须事前向家长介绍患病情况、治疗计划、疾病预防以及风险、费用等问题，取得家长的理解和信任，使家长配合医护人员完成口腔治疗。

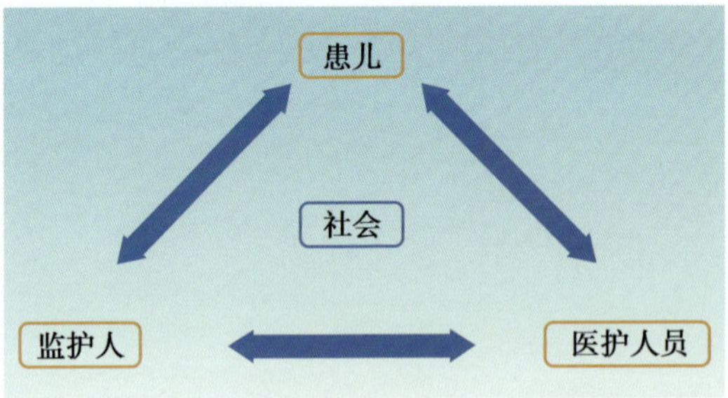

图 6-1　儿童口腔治疗中的三角关系，患儿是治疗的中心

二、行为管理内容及其目的

在儿童口腔检查诊断和治疗过程中，医护人员采用合适的语言与情感交流，及时发现和消除患儿恐惧、焦虑和紧张情绪，帮助患儿适应口腔治疗环境，提高诊疗操作中患儿对疼痛的耐受力，获得患儿和家长的信任和配合，保证治疗的顺利进行，这一过程中所使用的方法称为儿童口腔治疗中的行为管理。儿童口腔科行为管理包括非药物行为管理和药物行为管理。非药物行为管理包括告知 - 演示 - 操作、治疗前的体验、正强化、分散注意力、示范作用、语音控制、保护性固定、积

极倾听、适度反应等。药物行为管理又称疼痛和焦虑的控制，包括吸入镇静、口服药物镇静、静脉镇静和全身麻醉下儿童口腔治疗。根据儿童不同的心理行为特点、疾病状况、年龄等因素选择非药物或药物行为管理，多数儿童可以在非药物行为管理下完成治疗，对于药物行为管理，应严格掌握适应证。

行为管理是医护人员的一项临床技术，同时也是心理学、教育学在儿童口腔医学中的具体应用。使用行为管理技术不能理解成"要控制孩子的行为"，其核心目的是促进医护人员与孩子之间建立相互信赖关系，最终减少孩子对口腔治疗的恐惧与焦虑情绪，同时让孩子了解保持口腔健康和改变不良习惯的重要性和具体方法。因此儿童口腔医学行为管理有两个目的：一是保证对孩子所进行的治疗能高质量、顺利地完成，避免治疗过程对孩子身心产生不良影响和伤害；二是培养儿童良好的口腔卫生态度。所有接诊儿童的医护人员都应牢记这两个目的，而交流和教育是达成这两个目的的主要途径。医护人员的移情能力及与患者和（或）其监护人的沟通交流能力，对其行为管理能力和技巧有重要影响，行为管理能力也是评价儿童口腔医师个人专业能力的重要指标之一。

第二节　儿童口腔科非药物行为管理

一、儿童口腔诊治过程中的不良心理反应

1. 恐惧　由于患儿以往对吃药、打针等诊疗有不良的感受和预期性害怕，处于高度紧张和防卫状态，所以对穿白衣的医师、护士常常有一种畏惧感。双亲在就诊前过分叮嘱，口腔科器械和噪音等都会强化儿童的恐惧心理，常使儿童痛觉过敏、痛阈下降。伴随治疗过程中出现的不适又会加重儿童内心的恐惧体验，甚至发展为牙科恐惧症。

2. 焦虑　由焦虑引起的紧张性升高，患儿常表现出烦躁、出汗、脸色发白、心跳加快、情绪波动，甚至打呃、发呕、尿频，有的还可出现假性抵抗和不合作。

3. 拮抗
（1）冲动型拮抗：哭闹、喊叫、乱打乱踢或躺在地上发脾气，谁的话也不听。
（2）被动型拮抗：不说话、不哭闹，但是行为上有意与医师的要求背道而驰，说理和恐吓均无作用。

二、影响儿童口腔治疗行为的因素

1. 患儿的年龄　各年龄孩子看牙时都会产生焦虑和紧张。一般情况下，孩子年龄越大，对看牙适应越快，也越容易通过行为管理方法诱导儿童配合治疗。也有大龄儿童不配合治疗，这可能与其有过不良的口腔治疗经历、个性特点及家庭教育有关。3岁以上儿童多数可以通过非药物性行为管理方法使患儿配合完成治疗。

2. 家长焦虑对孩子的影响　孩子看牙通常是家长陪伴，家长焦虑对孩子的影响很大，高度焦虑的家长会对孩子的行为产生负面影响。有研究表明，母亲的焦虑会影响到各年龄阶段的孩子，但受影响最大的还是小于4岁的孩子。

3. 治疗史　在儿童的治疗史中，疼痛的经历值得重视。疼痛可以是中度或重度，实在的或想象的。有研究表明，第一次口腔科就诊中的不良治疗经历会对孩子的行为产生负面影响。家长对治疗史中疼痛经历的认识，与孩子的合作程度密切相关。医护人员的态度，也会影响儿童的就诊行为。

4. 对口腔科疾病的认识程度　当孩子意识到有牙病时，往往会在第一次口腔科就诊中产生恐惧心理和行为。因此，口腔科医师有必要做好家长的工作，让他们在孩子未患牙病前就进行一次口腔科检查，有助于消除孩子的恐惧情绪。

5. 医疗环境　儿童口腔科医疗环境也会影响儿童的就诊行为。诊室和候诊区甚至医护人员的服装都应考虑儿童的心理和视觉感受，根据儿童喜欢的内容和色彩进行布置，有利于消除儿童紧张、恐惧心理。

6. 治疗内容　治疗内容要考虑患儿的适应过程，在不影响治疗效果的情况下，先做无痛、简单、不费时的治疗，如口腔检查、涂氟、教刷牙、简单充填等。有痛和复杂治疗待患儿适应后再进行。也有学者建议第一次就诊不做治疗，只和医务人员适应性交流。

三、不同年龄组儿童口腔患者接诊技术

儿童口腔患者接诊是一门技术，最困难的就是怎样与患儿建立亲切、信赖的关系。儿童口腔医师应品格高尚，尊重他人，富有同情心、爱心、耐心；要有良好的表情和态度，动作轻柔，心理敏感力要强；技术要熟练，治疗要稳、准、轻、快，尽量避免或减轻患儿的痛苦。这样就会有助于消除患儿的紧张心理。

（一）3岁以下儿童

低龄儿童由于认知理解力所限，多不能配合口腔治疗，对过于躁动者可用适量镇静剂。其姿态需要稳定的支持，可由母亲抱坐在治疗椅上，诊疗时可在健侧加上咬合垫，严防分泌物呛入气管。对较大的患儿在治疗前和治疗中用儿童易于理解的语言告知将要做什么，会有什么感觉。医师张口诱导儿童模仿张口，也可以让儿童摸摸口镜、镊子，使其减少对医疗器械的恐惧。开始用慢而轻柔的动作操作，观察儿童的适应能力，逐步增加力度和速度。

（二）3~6岁儿童

此类儿童心理远未成熟，具有形象性和不随意性。医护人员和蔼的表情和关心的语言就显得非常重要，要让儿童明白他所接受的检查和治疗是必要的。另一方面，又要鼓励儿童自我控制和约束。在每一步诊治操作结束时都应给予口头表扬，以强化患儿的主动合作性，并把下一步要做什么诊疗简略地告诉患儿，让患儿感觉自己不仅是被检查者，也是参与者。

对顽固抵抗治疗的儿童，不能轻易放弃诊疗或采用不耐烦的态度对待。而放任迁就又耗时费力，甚至导致病变发展而失去治疗的好时机。因此，必要时需采取保护性固定的方法，如裹住患儿手脚，或家长坐在治疗椅上抱紧患儿，将患儿双手固定于其胸前，双腿夹住患儿双腿。治疗时需酌情使用开口器。对哭闹拒不配合治疗的儿童，过去也有医护人员用手轻捂儿童口部，迫使患儿用鼻呼吸，以达到吸引孩子注意力之目的，常能使患儿很快安静下来，这种方法称为 HOM（hand-over-mouth）法。许多学者反对此方法，目前已很少使用，使用前应获得家长或监护人的知情同意。

（三）6~12岁儿童

这个时期的儿童，心理日趋成熟，也具有基本的个性，心理处于一种相对平静和冲突较少的阶段。绝大多数受过学校严格的组织纪律训练，有一定的自我约束力和忍耐力；其行为中具有社会性情绪色彩，较难强制。诊治过程中主要靠讲道理以取得患儿的配合；在治疗中随时给予一些保证和赞许也是很有效的。

四、非药物行为管理方法

非药物行为管理方法见图6-2。

（一）告知-演示-操作

告知-演示-操作（tell-show-do）是儿童口腔科门诊常用的简单有效的行为管理方法，通过这一方法可以帮助熟悉器械和诊疗过程，以消除儿童患者的紧张情绪并使其放松。医护人员在操作之前先告知孩子将会做什么，并使孩子确信操作不会带来疼痛或仅有轻微不适，应用一些孩子能理解的语言和比喻向患儿展示将进行的操作（图6-3）。

对3岁以上并具有正常社交和情感状态的孩子，通过使用告知-演示-操作的方法，大部分患儿可配合完成治疗。

（二）治疗前的体验

治疗前的体验（pre-appointment experience）是指带孩子到医院儿童口腔科门诊参观和体验，并事先让孩子明白这次不做治疗。这种体验通过医护人员和蔼可亲的态度，让患儿消除对口腔治疗和医护人员的不良想象，同时可使孩子在第一次治疗过程中对见过面的医护人员所提的要求做出积极的反应。也可以先让患儿看别的患儿配合完成治疗，但是不要让他们看到不愉快的治疗

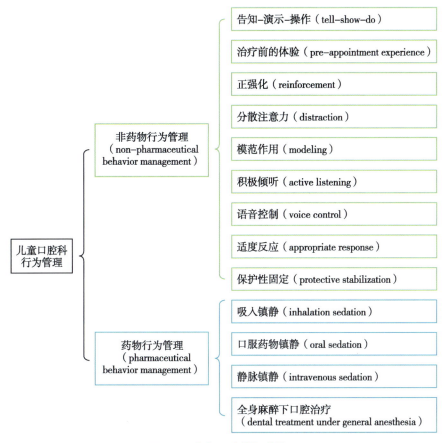

图 6-2 儿童口腔科行为管理

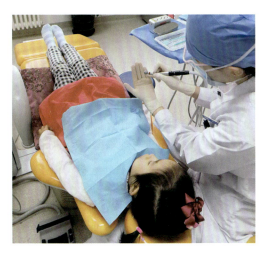

图 6-3 医师在操作中应用告知 - 演示 - 操作

过程。为了让患儿第一次到儿童口腔科门诊适应治疗,可做一些简单治疗,如口腔检查、指导刷牙及涂布氟化物等。

（三）正强化

正强化（reinforcement）指医师在操作过程中对患儿的良性行为表现给予鼓励和夸赞,以强化这些行为的方法,这样可以有效减轻患儿下次来就诊的恐惧及抗拒心理,有积极的就诊态度。尤其 3～6 岁幼儿,随着活动范围扩大,观察力、注意力、记忆力有了明显发展,但心理活动有很大的不稳定性,因此周围环境对其心理有很大影响。此时应多与患儿交流,不论他的表现如何,哪怕只有一点点进步,也要予以赞扬和鼓励,使其更有信心,医护人员切忌沉默无言。

（四）分散注意力

分散注意力（distraction）指在有可能给儿童留下不美好治疗回忆的操作中使用可行的方法转移患儿的注意力，从而减少患儿对治疗的不良印象，避免患儿出现躲避和干扰治疗的行为。医师可以准备一些小物品，例如镜子、书、小玩具、电子产品等，也可在诊椅前方安装屏幕播放儿童喜爱的动画片。在操作过程中，对患儿说些别的事情，或讲小故事，也可以用数数的方法告诉患儿数到几下停止操作，通过这些来分散患儿的注意，忘记对治疗产生的恐惧、紧张情绪。

（五）模范作用

模范作用（modeling）指采用示范性动作教育提高患儿在治疗中的配合程度。带领患儿，特别是初次就诊时，参观其他合作患儿的治疗过程，并让他们交流治疗过程和体会，消除患儿对未知事物的畏惧心理。对于那些不合作的患儿，参观配合治疗的患儿，让他们得到启发，产生积极的模仿作用，让患儿看到榜样愉快地进入并离开诊室尤为重要。要避免让患儿看到不合作的表现。

（六）语音控制

语音控制（voice control）指对于一进诊室就大哭大闹并安抚无效的患儿，可以通过医师的话语、语气、语调的变化来控制患儿的行为。医师用突然并坚决的命令引起患儿注意或阻止其不合作行为，使其安静下来，再进行沟通。患儿情绪稳定后，医师要转而用安慰性话语去抚慰孩子的情绪。此方法适用于3~4岁以上年龄稍大的儿童，并需事先与监护人充分沟通。

（七）保护性固定

保护性固定（protective stabilization）指医护人员用手和一些工具，如约束板和约束包来固定儿童患者。由于患儿拒绝张嘴，使用这项技术治疗时口内应放置开口器，治疗前应空腹，防止患儿治疗中呕吐。要注意这项技术仅适用于其他非药物行为管理方法无效、较难管理的儿童。

临床证明，身体约束可有效协助某些不合作儿童完成口腔治疗，并避免出现意外情况。这些儿童包括拒不配合完成治疗的儿童和因年幼无法与其进行语言交流的儿童。智障儿童和因为某些原因不能配合医师治疗的儿童，也可选择身体约束下治疗。要注意，使用前向患儿家长、监护人解释清楚，必要时签署知情同意书。

（八）其他方法

儿童口腔科临床上的行为管理技术是一项综合性技术，还有其他常用的行为管理方法，如非言语交流、积极倾听、适度反应、母子分离、行为塑造等。由于孩子的年龄不同、个性不同、治疗条件不同，可分别根据儿童的特点采用不同方法。在儿童口腔治疗中表扬和鼓励对所有孩子都适用，包括孩子在内所有的人对表扬的反应都是积极的。儿童口腔科的交流是相互的，这包括医护人员和患儿之间的交流，以及医护人员与家长之间的交流，这都有利于分散、缓解患儿的焦虑。口腔医师的语言必须与患儿的年龄相适应。随着医师临床经验的日益丰富，应逐渐懂得该如何同不同年龄的孩子进行交流，不断地表扬和鼓励儿童，再加上告知-演示-操作，形成一种非常有效的语言联合体，可对大部分3岁及3岁以上的孩子进行有效的行为管理，使其配合完成诊治。赠送礼物的方法也是儿童口腔科常用的手段，对于配合较好的儿童赠送一件小礼物，会使其有成就感，继续配合完成以后的治疗；对于不配合的儿童，礼物也可以抚慰心理。

第三节　儿童口腔科治疗中的焦虑和疼痛控制

大多数儿童口腔科患者可以在门诊环境下接受治疗。通过建立良好融洽的医患关系，依靠告知-演示-操作（tell-show-do）等行为管理技术，医师采用口腔局部麻醉就可以有效地控制绝大多数儿童口腔科患者的疼痛。而对于那些采取了有效局麻，通过非药物行为管理手段仍不能很好适应口腔科治疗的患儿，医师还必须进一步地控制焦虑和疼痛，尤其是焦虑。不同深度的镇静，可以相对地减少焦虑，并提高疼痛的阈值。特别需要指出的是，镇静是一个连续的过程，包括轻中度镇静的抗焦虑作用到深度镇静，全身麻醉则是使患者意识消失，从根本上消除了焦虑。尽管如此，在笑气镇静、口服药物镇静与全身麻醉时，均需要注意治疗操作中的疼痛控制，必要时给予局部麻醉。

一、笑气 - 氧气吸入镇静技术

笑气的镇静和麻醉作用应用于口腔科有 150 多年的历史。在口腔科治疗的过程中，患者在清醒状态下吸入笑气 - 氧气混合气体的吸入镇静技术（inhalation sedation）是目前公认的最安全、最有效而且是最易被患者接受的方式。口腔医师经过培训认定后，方可独立操作笑气 - 氧气吸入镇静技术。

在轻度和中度镇静中，意识处于减退的水平。这种状态下，患者自身具备持续保持气道通畅的能力，能对物理刺激和口头指令如"睁眼"作出反应。需要强调的是，轻中度镇静中绝对不能丧失意识，必须有足够的安全设置以保证患者不出现丧失意识的可能。最简单的监测包括：血氧饱和度、血压监测和心前区听诊。

（一）笑气应用概述

笑气为氧化亚氮（N₂O）的俗称，1772 年由 Priesffley 研制成功，至今已有 200 多年的历史。1844 年 Horace Wells 首先将其应用于拔牙术中镇痛并取得初步成功。此后 150 多年来经过数代人的不懈努力，笑气 - 氧气（N_2O-O_2）吸入镇静技术愈加成熟，已广泛应用于全身麻醉的快速诱导、分娩镇痛、儿科、口腔科、辅助检查、皮肤手术、断瘾治疗等领域。在欧美国家调查发现超过 50% 的全科口腔医师、85% 的口腔颌面外科医师和 88% 的儿童口腔医师在临床工作中使用了笑气 - 氧气吸入镇静技术。

（二）笑气的理化性质及其药动学

笑气常温下为无色带甜味的气体，可压缩液化。血气分布系数为 0.47，在血液中很稳定，不与血液中任何物质结合，能快速穿过肺泡 - 动脉膜达到平衡，因而也易穿过血脑屏障进入脑部。发挥作用迅速，摄入后 3～5 分钟即出现临床效应高峰。笑气不通过肝脏代谢，99% 由肺部排泄，约 0.004% 经胃肠道厌氧单胞菌代谢，并产生有毒的自由基，但该过程对机体影响较小。

（三）笑气 - 氧气的作用

1. 镇静及镇痛　笑气 - 氧气具有镇静及镇痛双重作用。吸入 50% 以下浓度的笑气可产生最小镇静及轻度镇痛作用，有效控制恐惧或焦虑情绪，而情绪放松也利于提高痛阈。其间患者呼吸和心血管功能不受影响，保护性反射存在。吸入 50% 以上浓度的笑气可产生中度镇静到深度镇静甚至全身麻醉效应。随着浓度增加，患者的意识从清醒到逐渐丧失，自主呼吸渐不能维持，镇痛作用增强。明显产生疼痛的操作如拔牙术、开髓等，单纯依靠笑气 - 氧气吸入不足以产生可靠的镇痛作用，反而影响其镇静效果，常需要加用局部麻醉或镇静催眠药物。笑气与其他镇静药的联合应用必须非常小心，很容易导致深度镇静或全麻。必须由经过专业训练和有经验的人员来实施。

2. 失忆性　有学者研究发现经过笑气 - 氧气吸入镇静后，患者往往不能回忆起紧张情绪和疼痛感觉，感觉手术持续时间非常短暂，甚至忘记手术过程。笑气 - 氧气的应用能产生不完全的失忆效果，使患儿有机会感受治疗过程，从而缓解因为对口腔科治疗的误解而产生的焦虑情绪。也有学者认为镇静剂产生的健忘性及睡意可能有利于治疗，但对患者并非完全有益。

3. 起效及复苏快速　笑气的药动学特点决定了笑气 - 氧气作用起效很快（30～60 秒），使用约 5 分钟后可发挥最大效应，停止吸入后迅速失效，复苏快速、完全。复苏阶段存在的比较确定的潜在并发症是弥漫性低氧症，患者可出现头痛、嗜睡、恶心等症状。Clark 等认为可能是由于终止吸入时，笑气快速释出，血氧饱和度水平下降所致，故建议复苏阶段给予 3～5 分钟纯氧吸入。

（四）笑气 - 氧气吸入镇静技术的优点

1. 起效快　因为笑气具有很低的血浆溶解度，它可以快速达到起效浓度，因而起效快。

2. 复苏速度较快　当停止笑气吸入后，血浆中的笑气浓度可以快速降低，其速度比口服、直肠给药、鼻内或肌内注射镇静均要快。静脉内镇静的起效速度接近于吸入镇静。笑气在 3～5 分钟之后就能完全从体内排出。

3. 容易控制剂量　笑气 - 氧气吸入镇静的镇静深度可随时通过控制笑气的浓度和流量来调节，比其他镇静技术都要容易控制，从而凸显其安全性。

4. 副作用小　笑气 - 氧气吸入镇静无需注射，无创，不会出现肝脏、肾脏、脑、心血管系统和呼吸系统的副作用。吸入笑气最常见的不良反应是恶心，但这种反应多出现于使用高浓度笑气时，一般情况下很少见（图6-4）。

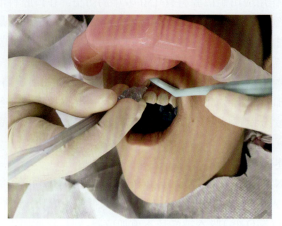

图6-4　笑气-氧气吸入镇静下行局部麻醉注射

（五）笑气-氧气吸入镇静技术的缺点

1. **笑气鼻罩影响上颌前牙术野**　笑气鼻罩可能会影响某些区域如上颌前牙区术野的暴露，特别是年幼患者。笑气吸入需要患者较好的配合，能主动使用鼻罩正确地进行呼吸。

2. **医护人员需自我保护**　有回顾性研究表明，长期暴露于微量笑气的医护人员的自发性流产概率会增加，某些癌症、肝病、肾病和神经源性疾病的发生可能与笑气暴露有关。

3. **技术和设备要求较高**　操作人员需经有资质的机构进行培训。使用笑气-氧气吸入镇静技术前期需要购买、安装设备；后期笑气和氧气的持续供应也需要较高的成本。笑气吸入设备的体积较大，需要占用比较大的空间。

（六）适应证的选择

需要注意的是，笑气只用于有轻度焦虑并能够配合口腔诊疗的患儿，对极度焦虑、躁狂和反抗的患儿无效。因此，多数学者认为笑气-氧气吸入镇静技术只适用于4岁以上轻度焦虑的患儿，因为该年龄段的儿童已能领会医师的指示，并懂得使用鼻罩通过鼻子呼吸；且该技术用于4岁以上者安全性高、不良反应少。扁桃体肿大、鼻塞等上呼吸道感染会妨碍笑气-氧气吸入；中耳炎、肠梗阻、气胸等闭合腔性疾病患者使用笑气-氧气吸入可引起相应的并发症，因此不宜应用此技术。

（七）笑气-氧气吸入镇静技术的操作流程

1. **选择符合适应证的患者。**

2. **治疗前患者的评估**　笑气镇静前需要测量6个重要的数据：身高、体重、体温、血压、脉搏以及呼吸。血压、脉搏和呼吸是很重要的生命体征，每次笑气镇静前都要测量。应将手术前后的生命体征数据进行比较，以评价镇静的复苏。ASA Task Force提出在镇静开始前做心肺听诊和呼吸道的评估，以排除呼吸道梗阻等气道异常情况的存在。在调整患者特别是儿童的用药剂量时，体重是最重要的因素，调整笑气浓度时则不需考虑患者体重。

3. **患者的准备**　虽然小剂量笑气镇静时一般不会发生呕吐，但是使用笑气-氧气吸入镇静的患者术前应在相应时间内禁食水，使胃内排空，降低患者因胃内容物呕吐而造成误吸的危险。在每次笑气镇静前，都应获得患者或患儿监护人的知情同意。

4. **患者的监控**　包括意识状态、肺通气量、血氧浓度/饱和度以及血流动力学。患者的意识状态可以通过其对语音的反应来判断；可以通过听诊和观察气囊的膨胀和收缩来监控患者的呼吸和肺通气功能；血氧计可以反映氧饱和度并可发现早期血氧浓度的降低，减少严重并发症的发生。对于中等剂量的镇静，重要生命体征的监测非常重要，应每5分钟测量一次，以减少并发症的发生。

5. **镇静流程**　首先使用符合儿童年龄特点的告知-演示-操作（tell-show-do）技术，用其能理解的语言来进行交流。选择适合的鼻罩，以手指轻压使鼻罩与上唇紧贴，以便于鼻呼吸，年龄较小的儿童建议使用质地柔软的鼻罩。固定好鼻罩后，成年患者给予 5～7L/min 的纯氧流量，儿童控制在 3～5L/min。可以通过询问患者的舒适度来确定最终的气体流速。

观察气囊的收缩和膨胀情况，开始给予笑气，通常浓度从 20% 开始，然后每 60 秒增加 5%～10%，将笑气的浓度逐渐升至 30%～35%，监测 3～5 分钟。每次增加笑气浓度前都必须在前一浓度维持大约 30 秒，并与患儿交谈以观察患儿是否出现理想的镇静体征：四肢及颌面部肌肉轻度放松；上睑下垂；目光呆滞；手掌打开、温暖、微湿；音调出现轻度变化；自述舒适放松。若在治疗过程中患者出现恶心、呕吐或过度镇静的表现（如出汗、脸色苍白），则应马上关闭笑气。

治疗结束后停止笑气吸入，继续吸入 3～5 分钟纯氧，使血液内的笑气迅速扩散进入肺泡，以使患者尽快复苏。吸氧不足时会出现恶心、轻度头痛、头晕等副作用，适当延长吸氧时间可以减少这些反应。

（八）急救准备

虽然笑气 - 氧气吸入镇静技术在绝大多数情况下是相当安全的，但不同镇静深度之间没有明确的界限。随着笑气浓度的增加、使用时间延长，患者可能出现过度镇静甚至全身麻醉及其并发症，临床医师应有效监控并具备相应急救技能以避免上述情况的发生。因此，在欧美国家非麻醉专科医师必须接受严格训练，取得专门的执照后才能合法使用该镇静技术。同时，临床应用前要全面评价患者的全身情况以保证镇静技术的合理应用。镇静过程中必须确保氧气浓度不低于30%，并且配备专门的监护、急救设施，如脉搏血氧计、心电图仪、听诊器、急救包等。在一名专职监护人员协助下，从治疗开始到结束直至患者完全复苏的全过程中，对患者的心率、血氧饱和度、血压、呼吸等生命体征进行监护，并准备相应的急救设备，包括药物拮抗剂、负压通气设备、清理呼吸道的抽吸装置、高级的呼吸道设备以及复苏药品。

二、口服药物镇静技术

口服用药（oral sedation）是儿童口腔科较为常见的轻、中度镇静时的用药途径。

（一）口服镇静药物的优点

1. 方便　通常来说，口服用药既简单又方便，尤其是一些口感好、用量少的药品。通常在单独安静的房间内让孩子口服用药，在这样的环境中家长就可以诱导孩子进入镇静状态。

2. 经济　对使用者来说，口服用药无需购买或使用特殊的设备。但是，口服镇静时也应使用专门设备由有经验的麻醉医师监测患者的生命指征和镇静水平。

3. 毒副作用小　只要牢记用药的原则，合理用药，口服药物镇静是安全的。但联合用药或者同时使用两种或两种以上镇静途径时，其副作用会增加。

（二）口服镇静药物的缺点

1. 个体差异　口服用药的最大缺点是用药的剂量需根据患者的体重以及体表面积来确定。相同体重（或者体表面积）的不同患者，对相同剂量同一药物的反应又存在差异，这与身体的很多其他因素有关。药物在胃肠道内的吸收就受到很多因素的影响，例如，有无食物、自主神经张力、情绪变化、劳累、药物以及胃排空的时间等。

2. 起效时间长　口服用药途径是所有镇静用药途径中起效最慢的一种。基于药物的不同，从给药到可以治疗需要 15～90 分钟的时间。

（三）口服镇静药的使用

口服镇静药治疗应在单独安静的房间中进行，避免儿童受到其他干扰。医师应正确计算患者所需镇静药物的剂量。儿童用药中，应用较广泛的药物是一种苯二氮䓬类药物——咪达唑仑，根据儿童的实际情况给予的剂量是 250～500μg/kg。一般临床上 6 岁儿童的用量约 5mg（3.9～6.6mg）。年龄稍大的患者（如 15 岁儿童）的平均剂量是 13.6mg（9.7～18.9mg）。这一剂量可对患者的生理状态起到相当的抑制作用，剂量太小镇静作用不明显。一般建议患者恢复时间为 1 小时。

更重要的是需要设计一个治疗程序表，这样口腔科医师才能确定镇静的所有要素是否都已考虑到，例如儿童必须由监护人陪伴并确定其安全到家。

三、静脉注射镇静技术

（一）静脉注射镇静技术（intravenous sedation）的优点

在所有的肠外用药方式中，只有静脉注射方法可以准确滴定使用药量。这是因为药物被直接注射到血液中，没有吸收过程的限制，几个循环之内达到药物的最佳效果。在相对较短的时间内逐渐少量增加药量直到达到所需的镇静水平，如果使用靶控输入装置将更有利于精确调整镇静深度。

（二）静脉注射镇静技术的缺点

1. 技术缺点　建立静脉通路的技术难度比较高，但又是实施轻、中度镇静的医师必须掌握的技术。给患儿放置和维持静脉导管的技术要求更高。这就给静脉注射镇静带来了难度，整个过程要求操作者训练有素。

2. 潜在的并发症　由于静脉给药直接入血，增加了并发症的发生率。错误放置静脉导管可能造成的并发症有：药物外渗入组织中、血肿、药物误注射到动脉内等。如果注射速度过快，则可能引起更严重的并发症。等剂量药物静脉注射所引起的过敏反应要比口服或肌内注射所引起的反应更快。静脉注射前要先做皮肤试验，注射操作要正确且仔细，这样才能避免并发症的发生。静脉插管可能引起少见的并发症——血栓性静脉炎。

（三）静脉镇静技术的操作

尽管静脉镇静应用广泛，尤其是在青少年人群中的使用日趋广泛，但是在儿童口腔科开展静脉镇静仍受条件限制。静脉镇静的标准程序是：使用 0.07mg/kg 的咪达唑仑缓慢滴注，直至获得理想的镇静指征。通常先给予 2mg 的起始剂量，然后再追加至合适的剂量。

该技术需要在体内插入小号针头直至治疗结束。对于焦虑的孩子来说几乎不能克服，因为"针头"就是造成他们恐惧的原因。但年龄相对较大的孩子，通常是需要做牙槽外科手术的青少年，可以接受针头放在他们的手背上或者肘窝内静脉注射苯二氮类药物。

（四）静脉注射镇静技术的操作注意事项

1. 皮肤试验　在静脉注射前，需要先给患者注射初始试验剂量，在短时间内观察患者有无过敏反应或是否对该药物敏感。

2. 患者的监护　由于可能发生快速进展性并发症，通过静脉注射镇静剂的患者需要接受严密的监护。

3. 静脉通路　急救时最佳的给药途径是静脉给药。急救开始后再建立静脉通路会增加困难并浪费宝贵的抢救时间。

四、全身麻醉下儿童口腔科治疗技术

自 1951 年 Thomason 第一次将全身麻醉（全麻）技术应用于儿童龋齿和拔牙治疗以来，全麻下的儿童口腔治疗（dental treatment under general anesthesia）因其卓越的优点成为治疗特殊患儿的常用行为管理方式之一，近年来受到世界各国儿童口腔医师的关注和认可。全麻下的儿童口腔治疗是安全的，但需要建立在慎重选择病例和完善的术前评估上，通过技术过硬的团队运用正确的麻醉方法实施（图6-5）。

口腔科全麻技术（dental general anesthesia，DGA）是指利用麻醉药物诱导意识丧失，语言和疼痛刺激都不能使患儿清醒；自主通气功能受损，保护性反射部分或全部丧失，必须依靠气道管理保证患者安全。其与深度镇静的区别在于后者为患者意识受到抑制，刺激后能够作出特定反应但强度较弱，故依然有不能制动的可能，反而增加了其误吸的风险。其与外科全麻的区别在于后者要求麻醉达到催眠、镇痛和肌松效果，而 DGA 不需过高的镇痛效果，一般也不需肌松。

（一）儿童口腔科治疗使用全身麻醉的适应证

全身麻醉是医师解决患儿口腔问题的终极行为管理方法，不应草率地做出全身麻醉的决定。全身麻醉治疗前医师应为患儿制订系统的治疗方案，如口腔护理、饮食指导、定期复查等，同时应使家长全面了解全身麻醉的必要性，向家长仔细解释治疗的计划和过程并告知潜在的风险，签署知情同意书。

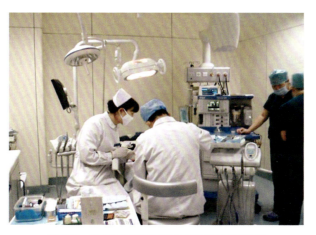

图 6-5　儿童口腔科门诊全麻下行口腔治疗

有下列情况的患儿可以选择全身麻醉下治疗：

1．患儿身体状况特殊，有智力或全身疾病问题，无法配合治疗。

2．3 岁以下需要立即治疗的低龄患儿，因年幼不能配合治疗。

3．非常不合作、恐惧、焦虑、抵抗或不能交流的儿童或青少年，多颗牙需要治疗，并且在短期内行为不能改善。

4．患儿有多颗牙需要治疗，患儿和家长不能多次就诊。

5．因急性感染、解剖变异或过敏，患儿进行充填治疗或外科手术时局部麻醉无效。

6．家长担心保护性固定下行牙齿治疗会对患儿心理造成伤害，使用全身麻醉可以保护其心理免受伤害和避免医疗危险。

（二）儿童口腔科治疗使用全身麻醉的禁忌证

1．全身麻醉的禁忌证。

2．患有呼吸道感染。

3．伴有发热的系统性疾病的活动期。

4．仅个别牙需要治疗，且能配合完成治疗。

（三）全身麻醉下口腔治疗操作的注意事项

口腔医师应在术前制订牙齿治疗计划，治疗计划的制订应该遵循在保证治疗质量的前提下尽可能减少麻醉治疗的次数。对全身麻醉来说，在保证治疗质量的前提下，除特殊情况外一般应该一次完成所有需要进行的治疗。在操作过程中需遵循牙齿治疗相关的规范，为患者提供高质量的牙齿治疗。

（四）全身麻醉下口腔治疗的术后注意事项

全麻下口腔治疗的术后随访包括全身麻醉的随访及口腔治疗效果的随访。虽然目前没有报道临床所使用的全身麻醉药物会导致患者长期的生理、心理方面的改变或不良反应，但医师在患者的复查中应注意询问患者是否出现了可能与全麻药物相关的生理、心理方面的改变，尤其对多次接受此项治疗的患者，这一点尤为重要。另外，需根据患者的实际情况决定复查间隔并进行有针对性的口腔卫生指导，改善口腔健康状况，维持治疗效果。

（五）国外开展全身麻醉下口腔治疗的情况

儿童口腔科针对残障儿童和不合作儿童开展的全麻下口腔治疗已有 100 余年的历史。1909 年 Nicall 首次报道了英国儿童医院于 1899—1900 年开展的 8 988 例非住院全身麻醉下包括口腔治疗在内的手术情况。1916 年美国 Vater 等人开展全麻下口腔治疗。近年来，全身麻醉下儿童牙齿疾病治疗病例数呈上升趋势。其主要原因是社会、家长及口腔科医师对于龋病对儿童生长发育的不良影响和强制下口腔治疗对儿童身心发育造成的不良影响有了进一步的认识，也和全身麻醉技术日趋成熟、安全性较高有关。

（六）我国开展全身麻醉下口腔治疗的情况

由于观念、技术、设备等原因，我国开展全身麻醉下儿童口腔治疗晚于发达国家。1999 年，北京大学口腔医院儿童口腔科与麻醉科合作，在国内率先开展了全身麻醉下儿童口腔治疗。随着大众对全身麻醉下儿童口腔治疗必要性的认识的提高及治疗技术水平的进步，我国全身麻醉下儿童口腔治疗的增长较快。国内有 40 余家口腔医院、儿童医院相继开展了全身麻醉下儿童口腔治疗，一些民营诊所也已经或准备开展此项技术。近年来，在相关部门的指导下，儿童口腔医学界制定了相应的管理和操作规范，对于安全、有效地普及此项技术有重要意义。将全身麻醉下儿童口腔治疗技术写入教科书，对于我国推广和应用此项技术也有深远意义。

（葛立宏）

课后思考题

1. 儿童口腔科医患关系的特点是什么？
2. 行为管理的主要内容有哪些？
3. 儿童在口腔诊治过程中有哪些不良心理反应？
4. 影响儿童口腔治疗行为的因素有哪些？
5. 常用非药物行为管理方法有哪些？
6. 笑气 - 氧气吸入镇静有哪些作用？
7. 笑气 - 氧气吸入镇静的适应证是什么？
8. 哪些患儿可采取全身麻醉下牙齿治疗？

参考文献

1. JIMMY R P, PAUL S C, HENRY W F. 儿童口腔医学. 葛立宏，译. 第 4 版. 北京：人民卫生出版社，2009.
2. JEFFREY A D. McDonald and Avery's Dentistry for Child and Adolescent. 10th ed. St.louis: CV Mosby, 2015.
3. 葛立宏. 儿童口腔医学. 第 2 版. 北京：北京大学医学出版社，2013.
4. 葛立宏. 儿童口腔科治疗中的焦虑与疼痛控制. 北京大学学报，2009，41（1）：6-9.
5. 中华口腔医学会. 口腔治疗中笑气 - 氧气吸入镇静技术应用操作指南（试行）. 中华口腔医学杂志，2010，45（11）：645-647.
6. 中华口腔医学会. 口腔治疗中笑气 - 氧气吸入镇静技术管理规范. 中华口腔医学杂志，2010，45（11）：648-649.

第七章　儿童龋病

>> **内容提要**

　　本章第一节重点阐述了乳牙龋病的患病状况及常见患龋类型，乳牙易患龋的因素及患病特点，乳牙龋病的危害、检查及治疗；第二节阐述了年轻恒牙龋病的特点、患病状况及修复治疗的特点，早期诊断的方法及治疗进展；第三节阐述了儿童龋病的预防；第四节阐述了以年龄为特点的口腔健康教育。

　　儿童龋病在病因学及组织病理学特征方面与成人并无显著差异，均为慢性感染性疾病，是可防可控的，但由于儿童生长发育和牙齿生理与解剖的特点，使儿童龋病与成人相比病损波及范围更广泛，进展迅速且危害更大。因此，乳牙与年轻恒牙龋病的诊疗有其自身特点，下面分别阐述。

第一节　乳牙龋病

一、患病状况及常见患龋类型

（一）患病状况

　　1. 流行病学　2015 年第四次全国口腔健康流行病学调查结果显示 5 岁儿童乳牙患龋率 71.9%，龋均 4.24，未治疗率达到 96.0%；3 岁儿童乳牙患龋率高达 50.8%，龋均 2.28，未治疗率高达 98.2%。从表 7-1 和表 7-2 中可见我国儿童乳牙患龋率高、未治疗率极高。而且，由于口腔保健工作不完善，儿童患龋状况没有得到根本的改观，在低龄儿童有越来越严重的趋势，应强调儿童龋病重在预防，乳牙龋的防治工作刻不容缓。

表 7-1　2015 年 5 岁儿童乳牙患龋率及龋均

组别	患龋率	龋失补牙数（dmft）	龋损牙数（dt）	缺失牙数（mt）	龋补牙数（ft）
合计	71.9%	4.24	4.06	0.01	0.17
城乡					
城市	70.4%	4.03	3.78	0.01	0.23
农村	73.4%	4.47	4.34	0.01	0.11
性别					
男性	72.2%	4.27	4.09	0.01	0.18
女性	71.6%	4.21	4.03	0.01	0.17

　　乳牙在萌出后不久即可患龋，临床上可见 6 个月的婴儿刚萌出的上颌乳中切牙已患龋的情况。与恒牙相比，在牙齿萌出后，乳牙龋病的发生较早。有关我国乳牙患龋率的报道，均显示 1 岁左右起即直线上升，7、8 岁时达高峰，此后由于乳、恒牙的替换，恒牙的陆续萌出，乳牙的患龋率下降（图 7-1）。以往我国有关儿童龋病调查结果的报道，虽按年龄分组，但常将乳恒牙患龋状况一并计

年龄有特点的患牙位置。

2. 猛性龋（猖獗龋）（ rampant caries ） 关于猛性龋的定义和临床表现的观点尚未一致，被广泛接受的是由 Massler 定义的猛性龋，即突然发生、涉及牙位广泛，迅速形成龋洞，早期波及牙髓，且常发生在不易患龋的牙位和牙面上，如下颌前牙的唇面、近切端部位（图 7-4），这点可与低龄儿童龋相鉴别。猛性龋多发生于喜好食用含糖量高的糖果、糕点或饮料而又不注意口腔卫生的幼儿，严重的乳牙牙釉质发育不全也是导致猛性龋的重要病因；也可见于因头颈部肿瘤放疗或其他疾病导致唾液腺破坏，唾液分泌下降的患者。

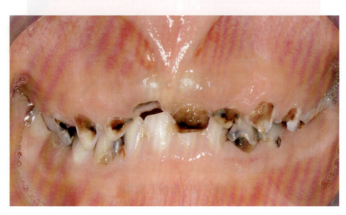

图 7-4　猛性龋

总之，乳牙龋主要是由于不良的饮食喂养习惯、不良的口腔卫生习惯、乳牙的解剖及组织结构特点在致龋菌的作用下所致。低龄儿童龋含义最广，所有 6 岁以内的儿童发生的龋均称为低龄儿童龋，而猛性龋更强调龋损破坏的速度和严重程度。

二、乳牙易患龋的因素及患病特点

乳牙较恒牙易患龋，这与乳牙的解剖形态、组织结构、矿化程度及其所处环境等因素有关。

（一）乳牙易患龋的因素

1. 形态解剖特点 乳牙牙颈部明显收缩，牙冠近颈 1/3 处隆起，邻牙之间的接触为面的接触，牙列中存在生理间隙，以及冠部的点隙与裂沟，均易滞留菌斑和食物残渣，成为不洁区。

2. 组织结构特点 乳牙的矿化程度较恒牙低，抗酸力弱，牙釉质、牙本质薄，易发生龋。

3. 儿童饮食特点 幼儿咀嚼功能差，以流食或半流食为主，且甜食多，黏着性强，易发酵产酸。因此，这些食物致龋力强且易附着于牙面，容易导致乳牙龋齿的发生。

4. 口腔自洁和清洁作用差 儿童较难自觉地维护口腔卫生，家长也往往不够重视，加上儿童时期，特别是幼儿的睡眠时间长，口腔处于静止状态的时间也较长，此时唾液分泌量少，菌斑、食物碎屑、软垢易滞留于牙面上，有利于细菌繁殖，成为致龋的因素。

由于乳牙易患龋，且进展较快，口腔专业人员应重视儿童时期的龋病防治工作，定期检查，针对易患因素提出有针对性的意见，预防龋齿发生，对已有的龋损做到早发现，及时治疗。

（二）乳牙龋的患病特点

与恒牙龋相比，乳牙龋的临床表现有其特异性。

1. 患龋率高，发病时间早 乳牙的患龋率高，已完成的 4 次全国口腔健康流行病学调查结果可看到这一点。乳牙不仅患龋率高，而且发病时间早，在牙齿刚萌出不久，甚至牙尚未完全萌出，就可发生龋。

2. 龋发展速度快 由于乳牙的牙釉质和牙本质均较薄，且矿化程度低，髓腔大，髓角高，龋损极易波及牙髓，很快发展为牙髓病、根尖周病甚至形成残冠和残根。

3. 自觉症状不明显，易忽略 因为乳牙龋进展快，且往往没有自觉症状，常被家长忽视。临床上常见患儿龋已发展成牙髓病或根尖周病时才来就诊。

4. 龋齿多发，龋损范围广　在同一儿童的口腔内，多数牙齿可同时患龋，如两侧上下颌第一、第二乳磨牙可同时患龋；也常在一颗牙的多个牙面同时患龋。幼儿的下颌乳前牙与乳后牙的光滑面或牙颈部等均可发生龋损。

5. 修复性牙本质形成活跃　乳牙牙髓细胞比例高，龋损时修复性牙本质形成活跃，这种防御机制有利于龋的防治。修复性牙本质能防御细菌感染牙髓，保护牙髓，避免露髓。

三、乳牙龋病的危害

乳牙龋病的危害包括局部和全身两个方面。乳牙龋及其继发病变造成的后果，有时比恒牙龋更广泛、更严重。因此，对乳牙龋应更加重视和及时治疗。那种认为"乳牙早晚要被替换，不需要治疗"的看法是错误的。乳牙龋病造成的危害概括如图7-5。

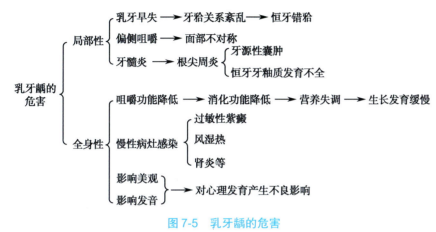

图7-5　乳牙龋的危害

（一）局部影响

1. 影响咀嚼功能　乳牙因龋损致牙体缺损，尤其在涉及大部分乳磨牙时，咀嚼功能明显降低。有时还会形成偏侧咀嚼习惯，严重时会导致面部发育的不对称。

2. 对恒牙及恒牙列的影响　乳牙的龋损、牙体的崩坏，使食物残渣、软垢等易停滞在口腔内，口腔卫生恶化，易导致新萌出的恒牙发生龋损。尤其对与龋齿相邻的恒牙影响较大，有研究报道，第二乳磨牙龋损是第一恒磨牙患龋的危险因素。

乳牙龋发展成根尖周炎后，炎症影响继承恒牙牙胚，可使其牙釉质发育不全，如特纳牙的发生。乳牙根尖周炎致局部牙槽骨破坏、感染根管的牙根吸收异常、残根滞留等，使继承恒牙的萌出过早或过迟，影响恒牙萌出顺序和位置。

乳牙龋所致的间隙缩小最早可以出现在邻面龋边缘嵴破坏后，龋损进一步发展因龋失牙将有可能导致或加重牙弓长度的减少，使继承恒牙萌出间隙不足而发生位置异常，引发或加重错𬌗畸形。

3. 损伤口腔黏膜软组织　破损的牙冠可刺激局部舌、唇颊的黏膜。慢性根尖周炎牙的根尖有时穿透龈黏膜外露于口腔内，使局部接触的软组织形成慢性创伤性溃疡。

（二）全身影响

多数乳牙患龋、牙冠崩坏，咀嚼功能必然降低，影响儿童的营养摄入。儿童又正处于生长发育的旺盛时期，故颌面部和全身的生长发育会受影响，机体的抵抗力也可降低。

由龋病转成的慢性根尖周炎可作为病灶牙使机体的其他组织发生病灶感染（focal infection）。在儿童和病灶牙有关的疾病有低热、风湿性关节炎、蛛网膜炎、肾炎等。有报告在治疗疾病的同时，治疗或拔除病灶牙，能治愈或减轻疾病。

幼儿期是儿童学习语言的时期，乳牙的崩坏和早失会影响正确发音。龋损会影响美观，尤其在前牙区严重龋损时，会给儿童心理健康造成一定的影响。

虽然乳牙终将被替换，但不能忽视乳牙龋病，以免给儿童局部和全身带来不良影响。

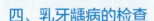

四、乳牙龋病的检查

乳牙龋的检查主要包括临床常规检查、辅助检查和特殊检查方法。通常通过临床常规检查和辅助检查方法就可以明确诊断。而现在发展的一些新的特殊仪器的检查方法，虽然可以帮助发现常规检查不易发现的早期龋，判断龋损的深度，但其临床应用还存在局限性，尚不能在临床上广泛推广和应用。

（一）龋齿的常规检查方法

患龋儿童的口腔卫生状况往往较差，因此，在进行常规检查之前，牙齿表面的有效清洁是十分必要的。

1. 问诊　是分析、判断疾病的基础，在所有疾病的诊断中都很重要。即便没有龋洞的患儿，也应仔细地询问患儿和家长，以免判断片面或错误。问诊除了对患牙自觉症状进行询问外，还应了解与龋发生有关的因素，如喂养史、饮食习惯、口腔卫生习惯等，以便制订综合的防治计划。

2. 视诊　清洁牙齿后，用气枪或棉球干燥牙面，观察有无龋洞和颜色、光泽的改变，如白垩斑、墨浸状改变都是牙体组织晶体破坏形成的特有光学现象。视诊应重点观察龋好发的部位，如窝沟点隙、牙齿邻面边缘嵴等。视诊要全面，不要忽视上颌乳磨牙颊面和下颌乳磨牙舌面的检查。

3. 探诊　是龋齿检查的辅助方法，其工具是不同大小和形状的口腔科探针。对已经成洞的龋损，探诊主要用于检查龋损的硬度，此时要注意避免因探诊可能导致的疼痛。检查光滑面时，要从正常牙面开始滑动探针，逐渐移向龋患部位。检查邻面时，要选用口腔科探针的三弯端，将其伸入间隙仔细检查，并随时调整检查的角度。当探诊感觉牙面粗糙、连续性消失、探针被卡住、牙体组织变软，均提示牙体出现实质缺损或龋损。特别应注意，当使用尖头探针进行年轻恒磨牙或乳磨牙𬌗面窝沟检查时，应注意对窝沟的保护，避免用力过大造成对窝沟的损害；同时对于光滑面的早期龋，也就是只发生表层下脱矿的白垩斑（white spot），也应注意对牙齿表面的保护，有利于其再矿化。

4. 叩诊　临床上常用平头金属器械的手柄末端进行叩诊，应先叩击正常的对照牙，再叩待查牙。叩诊分为垂直叩诊和侧向叩诊，单纯龋齿叩诊无不适，当出现继发病变或合并其他伴随疾病，会出现叩诊不适或疼痛。

（二）龋齿的辅助检查方法

1. X线检查　对于视诊和探诊不能确定的龋损，如邻面龋、潜行性龋、洞底继发龋，应拍摄 X 线片。边缘嵴完整时要确定有无邻面龋，最好选择拍摄𬌗翼片，到目前为止，𬌗翼片是判断邻面龋的最佳方法。也可用平行投照的根尖片。龋损部位因脱矿或实质缺损，在 X 线片上显示的密度一般较周围正常牙体组织低，呈现透射影像。利用 X 线片还可以判断洞底与髓腔的关系。

2. 牙髓活力测试　因孩子认知、表达能力所限，牙髓活力测试结果可信度低，另外出于安全方面的考虑，对于乳牙龋很少应用。

五、乳牙龋病的治疗

乳牙龋病的治疗不仅仅是针对已经成洞的龋损，更重要的是防止龋的发生发展。充填治疗是"治标"，而帮助家长指导孩子养成良好的口腔卫生和饮食习惯，以此促进儿童牙齿健康免受龋病困扰是"治本"。

乳牙龋齿的治疗目的是终止龋的发展，保护牙髓的正常活力，避免因龋而引起的并发症；恢复牙体的外形和咀嚼功能，维持牙列的完整性，使乳牙能正常地被替换，以利于颌骨的生长发育。同时牙齿还是发音的辅助器官，治疗后有利于正常发音和美观，有利于儿童的身心健康。近年来，随着口腔医学和材料学的发展，在乳牙龋病的治疗方法及使用材料方面均有一定的进展。乳牙龋病的治疗分为两部分，即药物治疗和修复治疗。

（一）药物治疗

药物治疗也称非手术治疗。药物治疗的药物主要是氟化物。以涂药方法治疗龋病主要适用于龋损面广泛的浅龋或剥脱状的环状龋，不易制备洞形的乳牙。这类龋损常见于乳前牙邻面和唇面，有时也可见于乳磨牙的𬌗面和颊面。若有条件应尽量做修复治疗，因为药物处理并不能恢复牙体外形，仅起抑制龋进展的作用。药物处理已成洞乳牙龋的方法可以起到去腐充填前再矿化的目的，也可以作为在无经济、技术条件做牙体修复治疗时的一种姑息措施，还可起到对儿童龋病预防的作用。

1. 常用药 氟保护漆、2% 氟化钠溶液、1.23% 酸性氟磷酸钠溶液、10% 氨硝酸银溶液、38% 氟化氨银溶液等。

2. 作用原理

（1）氟与牙齿中的羟基磷灰石作用：①含氟制剂的主要作用机制为形成氟化钙，起到再矿化的作用，通过其起防龋和抑龋作用；②形成氟磷灰石，因氟磷灰石较羟基磷灰石抗酸力提高，起到防龋和抑龋作用。

（2）氨硝酸银涂布，又称氨银浸镀法，主要是氨硝酸银中的银离子与有机质中的蛋白质作用，形成蛋白银，有凝固蛋白的作用，起到抑菌和杀菌的作用。

（3）氟化氨银涂布时，形成氟化钙和磷酸银，增加牙齿的抗酸力。另外，氟化氨银中的银离子又能与蛋白质结合成蛋白银而起作用。但是，氟化氨银的缺点是对软组织有腐蚀作用和使牙齿局部着色变黑，影响美观。

3. 操作步骤和注意事项

（1）操作步骤

1）修整外形：当龋损周围有明显的无基釉或尖锐边缘时，应予去除，并修整外形，形成自洁区（图 7-6）。

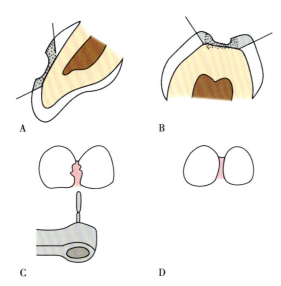

图 7-6　药物处理时修整外形的要求示意图
A、B. 去除无基釉质及锐利边缘　C. 修整外形　D. 形成自洁区

2）清洁牙面、干燥防湿：涂药前去除牙面上的软垢。清洁前可借助菌斑染色剂，明确清除范围，以便彻底清洁。欲用含氟药物涂布者，清洁牙面时不宜使用含碳酸钙的摩擦剂，因药物中的氟离子易与碳酸钙中的钙离子结合形成氟化钙，影响氟化物对牙齿的作用。牙面清洁后需吹干，用棉卷隔湿、辅以吸唾器，以免唾液污染牙面或将药物溢染他处。

3）涂药：参照不同药物的使用说明书，涂布药物要有足够的时间，使药液浸润牙面。使用有腐蚀性的药物时，药棉切忌浸药过多，结束时应拭去过多的药液，以免流及黏膜造成损伤。涂药后 30 分钟内不漱口、不进食。

（2）注意事项：大部分局部用氟制剂，需隔湿干燥再进行操作。当然，需严格按照各种制剂的说明书进行操作。一些制剂具有腐蚀性，应避免对黏膜及牙龈的腐蚀和刺激。另外，考虑儿童吞咽氟化物的危险，需在操作过程中使用排唾设备，严格规范操作。

（二）修复治疗

修复治疗是治疗乳牙龋齿的重要方法，通过去除病变组织、恢复牙体外形，提高咀嚼功能，促进颌骨发育。

1. 注意事项

（1）取得家长对治疗方案的认同和患儿的配合。在治疗工作开始前应耐心详细地向家长说明治疗的目的、意义和选用的方法，尤其在一些家长并不理解乳牙的作用和保护乳牙的重要性时，解释工作尤为重要。此外，获取患儿的信赖、亲切的态度和熟练的技巧是使治疗工作得以顺利进行的保证。

（2）乳牙具有牙釉质、牙本质薄，髓腔大，髓角高（尤其是上颌第一乳磨牙的近颊髓角），牙本质小管粗大的特点。因此，操作时应注意：①去腐和备洞时避免对牙髓的刺激，防止意外露髓；②对于深龋洞，因接近牙髓，故应进行护髓治疗；③深龋近髓，应警惕细菌对牙髓的潜在影响，需仔细鉴别牙髓状态；④护髓材料应对牙髓无刺激，同时应注意充填体的厚度，以保证其强度。

（3）牙颈部缩窄，磨牙𬌗面颊舌径小，易磨耗。因此，备Ⅱ类洞，轴髓壁制备成倾斜状，避免意外露髓。使用楔子避免充填时充填体在邻面形成悬突。

（4）乳牙表层牙釉质为无釉柱层，且有机质含量高，针对恒牙的粘接剂在乳牙应用可能会影响粘接效果。

（5）在修复外形时也应考虑到生理间隙的特点，对有生理间隙者不必勉强恢复接触点，尽可能恢复原来的外形但不拘泥于牙尖嵌合。在多颗牙的牙冠崩坏时，应注意恢复咬合高度和咬合平衡。

（6）应选择对牙髓刺激小、易于操作、具有释氟作用的修复材料，如玻璃离子水门汀，具有释氟作用的树脂等。在乳牙大面积牙体缺损时，预成冠是乳磨牙牙体修复的最佳方法。

2. 修复术中术野的维持　在备洞充填时，保持清晰的术野将便于操作，提高治疗水平。使用橡皮障（rubber dam）可以维持清洁的术野，保护口腔软硬组织。

3. 成形充填　常用的充填材料有光固化复合树脂、玻璃离子水门汀、复合体和银汞合金等。制备洞形时要考虑材料类别而有不同的要求。

（1）银汞合金充填的备洞原则：目前龋洞充填的备洞原则是以银汞合金充填为基础的，只有掌握了相关的原则才能根据临床实际情况作出调整。银汞合金充填修复法的洞形制备重点是固位与抗力。由于乳牙解剖组织的特点，在乳牙各类洞形制备时有一些原则和要求。由于汞对环境的污染、对人体健康的影响、充填材料的不美观及其对洞形制备的要求较为复杂，充填体与洞壁、洞缘的密合度欠理想，加之，牙色修复材料的日益进展和开发，在国内外一些地区的儿童口腔科，临床治疗时已不使用或很少选用银汞合金这一充填材料。近年来有的国外儿童口腔科专著中，已出现删除有关此项内容的版本。当今我国的儿童口腔医学虽有较快的进步，但地区间尚有明显的差异。又因专业人才、专业技能及材料的经济因素和供应状况等，各地在选用银汞合金充填修复乳牙龋的比率也明显不一，但此充填方法仍起一定的作用。低铜球形银合金粉、高铜银合金粉以及含氟银汞合金等的开发和研究工作仍在进行中。由于基于银汞合金材料制订的乳牙窝洞制备原则是各种充填修复材料制备洞形的基础，所以在此首先介绍银汞合金充填修复法。银汞合金充填修复法的洞形制备应注重其固位与抗力。由于乳牙解剖组织的特点，要掌握乳牙各类洞形制备的原则和要求。

1）Ⅰ类洞：制备乳磨牙Ⅰ类洞时，𬌗面窝分别发生龋者，若嵴完整，相隔的窝洞可分别形成各自的洞形；反之，嵴已受损而不明显者，应连成单一的洞形。颊面或舌面窝沟龋局限时，可形成圆形或椭圆形的洞形。若龋扩展到𬌗面沟时，应形成𬌗 - 颊或𬌗 - 舌复面洞形。由于乳磨牙𬌗面之颊舌径短，所制备洞形的颊壁、舌壁不能过薄，否则易发生折裂。一般来说，颊壁与舌壁之间的距离，最好为颊、舌侧牙尖间距的 1/3~1/2。又因乳牙颈部明显收缩，若邻壁过薄亦易折裂，此时应备Ⅱ类洞修复（图 7-7）。

操作时，应先用裂钻去除洞口的游离牙釉质，使视野清楚。禁忌先用圆钻在洞壁或深处转动，以免在洞壁形成无基釉，以及因视野不清而造成意外穿髓。制作𬌗面Ⅰ类洞时，应避免在髓角突出区制作倒凹。龋洞较深时，颊壁、舌壁和髓壁所形成的线角应稍圆钝，以免穿髓。髓壁处若局部

文本：ER7-1
使用橡皮障的
好处

学习笔记

龋损特别深时,为避免意外穿髓,不必强调底平。洞形也不能过浅,特别于𬌗面中央窝处,过浅则充填体呈薄片而易折裂(图7-8)。

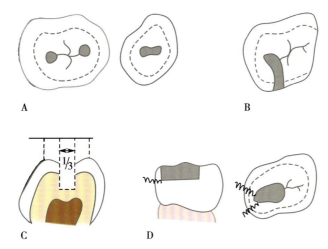

图7-7 乳磨牙Ⅰ类洞示意图

A. 单面洞 B. 复面洞 C. 颊舌壁间距为颊舌尖间距的1/3~1/2

D. 邻壁过薄易折裂,应备Ⅱ类洞

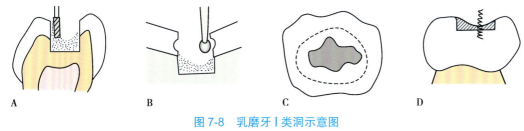

图7-8 乳磨牙Ⅰ类洞示意图

A. 用裂钻去除洞口的游离牙釉质 B. 用球钻易形成游离牙釉质

C. 倒凹应避开髓角部分 D. 中央凹处洞形过浅,充填体易折断

乳前牙备Ⅰ类洞时,若洞形过深易露髓,过浅则充填体易脱落,应在许可范围内有一定的深度。倒凹应在近中和远中部分,不能在近髓的切端和龈端方向(图7-9)。

2)Ⅱ类洞:若为单面洞,乳磨牙邻面龋于接触点以下,且邻牙缺失或邻牙相接邻面亦有龋损,牙钻可以达到时,可制成单面洞。颊壁与舌壁应达自洁区,龈壁的牙釉质与轴壁成直角,牙本质部分可稍斜向根方增加固位。操作时应注意龈壁与轴髓壁所形成的线角处易露髓(图7-10)。

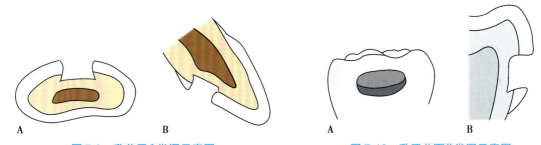

图7-9 乳前牙Ⅰ类洞示意图

A. 倒凹应作在近、远中部分 B. 龈、切端作倒凹,易露髓

图7-10 乳牙单面Ⅱ类洞示意图

A. 单面洞 B. 龈壁牙本质部可稍斜向根方

若为复面洞,𬌗面洞形制备的原则与Ⅰ类洞相同。鸠尾峡之宽度应为颊舌牙尖间距的1/3左右。由于乳牙颈部收缩明显,故龈壁越近牙颈方向,轴壁越近牙髓,易露髓。为避免露髓,轴壁可预备成倾斜状与牙髓保持一定的距离。轴髓壁与髓壁所形成之线角应修整成圆钝状,防止台阶的

楔形力将充填体折断。由于乳磨牙牙颈部之釉柱多为水平向,龈壁亦作成水平状。颊、舌壁向邻面处与牙表面相交处以90°为理想角度,角度过大或过小易使该处充填体或牙体发生折裂,导致充填失败。当乳牙接触点、龈缘或龋损较近𬌗面时,可制备成无台阶形复面洞(图7-11)。

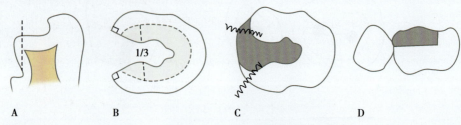

图7-11 乳牙Ⅱ类洞示意图

A. 制备轴壁应注意髓角　B. 颊、舌壁的要求　C. 颊舌壁形成不当易折裂　D. 无台阶型Ⅱ类洞

3)Ⅲ类洞:在制备单面洞时,若乳前牙邻面龋在邻牙缺失或生理间隙较大时,可制备成单面洞。洞的外形大致呈三角形,轴壁沿牙面略圆凸,各壁与轴壁呈直角相交,为增加固位,可在窝洞的3个角部略加倒凹。但在唇、舌轴点角处应注意,倒凹过度易致折裂。近切端比近龈端部离牙髓腔近,应避免露髓。

在单面洞操作困难时,若龋损近唇面或舌面时,可制备复面洞。除由舌面扩洞作固位外,若龋损近唇面,亦可由唇面扩大作成唇-邻面复面洞(图7-12)。

4)Ⅳ类洞:乳牙的Ⅳ类洞,甚至广泛性龋或切端缺损时,均可用复合树脂或透明成形冠(strip crown)修复。

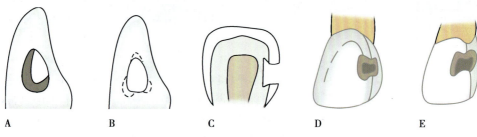

图7-12 乳牙Ⅲ类洞示意图

A. 单面洞　B. 略加倒凹　C. 近切端比近龈端近髓腔,应避免穿髓　D. 由舌面扩洞　E. 由唇面扩洞

5)Ⅴ类洞:制备乳牙Ⅴ类洞时,在龈壁及𬌗壁可稍作倒凹,近中壁及远中壁沿釉柱排列方向稍向外倾斜(图7-13)。牙颈部环状龋时,不宜行银汞合金修复,可用复合树脂修复。

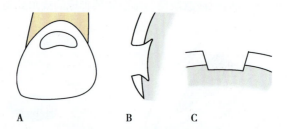

图7-13 乳牙Ⅴ类洞示意图

A. 外形　B. 龈、切端可略加倒凹　C. 近、远中略外斜

(2)去除感染的牙本质:乳牙龋的病理分层与恒牙相同。去腐时必须去除腐败坏死层、细菌侵入层。可保留脱矿层,而在临床实践中,因尚无法确认各层的分界,所以不同术者所掌握的去腐标准不一,目前的趋势是微创治疗,尽可能保留牙体组织,减少对牙髓的刺激。临床工作者掌握好去除龋损的标准是很重要的,临床上可以根据下列各点分辨是否有感染的软化牙本质残留。

1)牙本质的硬度:以探针或挖匙检查,正常的牙本质是硬的。

2）牙本质的色泽：正常的牙本质为淡黄色，龋损牙本质为黑褐色、褐色或灰黄色。慢性龋的色素沉着尤为明显，对质地硬的着色牙本质可以保留。

3）龋损显示液（caries detector）：基本成分为 1.0% 酸性品红丙二醇，必要时可辅助判断感染牙本质的去除情况。

无论急性龋或慢性龋，都是首先脱矿软化，其次是染色，最后是细菌侵入。近年来认为虽已软化但无细菌感染的牙本质，虽然磷灰石结晶减少但无质的变化，故能再矿化，临床上可以保留。而感染的软化牙本质，由于磷灰石结晶和胶原纤维已成非可逆性，又受细菌感染，不能发生生理性再矿化，故应去除。但仅以硬度和色泽的情况作为去除龋损的标准，应该是不全面的。例如可以保留的透明层，其硬度亦低于正常牙本质；染色的龋损组织和正常牙本质无明显的分界线，用肉眼在窝洞内也难以区分。

龋损显示液可使感染的软化牙本质染色。窝洞内滴入一滴药液后即以水洗，染成深红色处为应去除的组织，无染色或染成淡红色的组织可保留。深染色是由于局部无机质溶解，有机质受酸、细菌酶或外来物质等影响而变性所致。龋损显示液尤其适用于乳牙及年轻恒牙的急性龋，作为去除感染的软化牙本质的指示剂。

（3）窝洞消毒：窝洞制备时完善地去除龋损组织后，充分加以清洗，清除残屑、吹干洞壁后，不必再使用消毒药物涂擦窝洞，这已在临床得到了广泛的认同和实施。

（4）窝洞垫底：乳牙的牙釉质和牙本质薄，即使已近牙髓的窝洞也不如恒牙深。乳牙所承受的咀嚼压力虽不如恒牙大，但乳牙窝洞的部位不同、深度不一，所选用的垫底材料也有所区别，主要从材料的抗压力和对牙髓的刺激性加以综合考虑。例如在邻面的单面窝洞，可在轴髓壁选用硬质氢氧化钙制剂或氧化锌丁香油酚水门汀垫底；若在乳磨牙𬌗面的窝洞，因所受的咀嚼压力较大，可用玻璃离子水门汀或聚羧酸锌水门汀垫底；在深的近髓的窝洞，应注意一定用硬质氢氧化钙制剂先行护髓，再加所选择的水门汀垫底。由于磷酸锌水门汀对牙髓刺激性大，不适合作为活髓牙的垫底材料。

（5）充填

1）银汞合金充填：乳前牙虽因美观而几乎不用银汞合金充填，但是由于其耐磨性强，可用于不被直视的舌面。此充填法仍适用于乳磨牙Ⅰ类、Ⅱ类、Ⅴ类洞，也常用于无台阶形的复合Ⅱ类洞。

乳牙用银汞充填法的充填、雕刻及磨光的原则和要求与恒牙充填术相同，在充填后 24 小时进行磨光能降低继发龋发生的概率。

2）复合树脂修复：光固化复合树脂是乳牙修复的常用材料，其性能在不断更新和改进，固化收缩减少，物理强度、粘接力和边缘封闭性增强，近年来应用越来越广泛。乳前牙和乳磨牙均可选用。适用于乳前牙Ⅰ类、Ⅲ类、Ⅳ类和Ⅴ类洞的修复。也可用于多牙面龋、环状龋以及牙冠折断等修复治疗。由于酸蚀剂和粘接剂的使用，更能增强复合树脂的粘接力，因此，洞形的制备不如银汞合金的洞形强调固位形。为减少树脂微渗漏，制备洞形时应当注意所有线角要圆钝，可适当在洞缘作洞斜面，可增加粘接面积，减少树脂固化收缩造成的微渗漏。

在制备Ⅰ类、Ⅱ类洞时，以去除龋损及无基釉为原则，不需作倒凹加强固位，不必受充填银汞合金所需洞形的限制。对Ⅲ类、Ⅳ类洞，为增加复合树脂与牙釉质的粘接面，可在唇面和舌面的洞缘作斜面。但制备Ⅳ类洞时，斜面不能达切端处，因为此处直接承受咬合压力，不宜过薄（图7-14）。

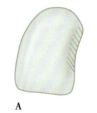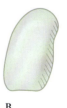

A   **B**

图7-14 复合树脂充填乳牙Ⅳ类洞示意图
A. 唇舌侧近洞缘处略作斜面
B. 斜面不可达切端处

乳前牙Ⅳ类洞、切端缺失或环状龋所致广泛性龋，常使牙冠的缺损多且涉及牙面广。对此，用复合树脂作为修复材料使用合适的透明成形冠（strip crown）辅助充填，可收到满意的效果。选一个与牙齿解剖外形和大小合适的透明冠套，在修剪试戴恰当后，在该冠套的切角或切缘处用探针刺一小孔后备用。按使用复合树脂的操作要求及顺序进行。在去除龋损组织后，经酸蚀、涂粘接剂后，可在牙面上涂部分复合树脂，在冠套内注入复合树脂后，套在被修复牙的牙冠上。多余的复合树脂和气泡会从前述的小孔和龈端溢出,以减少修复体产生气泡状空隙。待复合树脂固化后,可在腭侧轻轻切开冠套的表面,拆除整个冠套。之后对修复体稍加必要的修整,能达到美观坚固的修复效果(图7-15)。

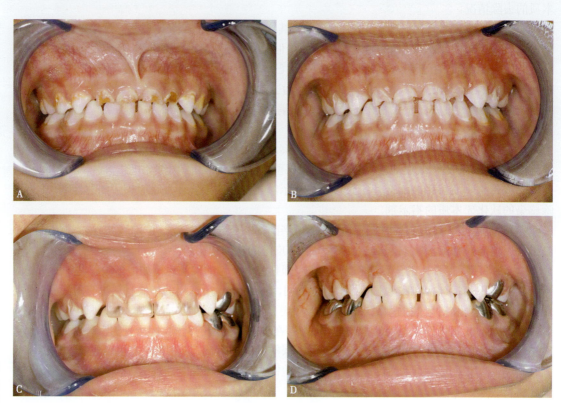

图7-15 使用透明成形冠修复乳上颌切牙的龋损

A. 龋损的上颌乳切牙 B. 去腐牙体预备完成后 C. 试透明成形冠 D. 使用透明成形冠修复后

在应用复合树脂充填时,应避免刺激牙髓,在髓壁处可用氢氧化钙等材料垫底护髓。

由于乳牙的牙冠表面有无釉柱层和有机的薄膜,牙釉质的有机质含量比恒牙多、钙化差,在用复合树脂充填时的酸蚀效果比恒牙差。故应保证足够的酸处理时间。现临床上常用30%~40%的磷酸作用45~60秒。有报告观察乳牙的酸处理与复合树脂粘接力的情况,认为40%磷酸的酸处理时间以90秒为佳。近来又有酸处理所需时间较短为15秒的产品应用,在临床应用于乳牙时,酸处理时间亦需适当增加,有学者认为2倍于恒牙所需时间为宜。因不同材料性能的不同,一定应按照材料说明书的要求进行操作。合适的酸蚀时间是酸处理后经清洗、吹干,肉眼可见牙面呈白浊样,失去正常光泽,即可以认为已起到良好的酸蚀作用。

酸处理后用水冲洗,气枪轻吹5~10秒,以出现白垩色为宜。过度的干燥会刺激牙髓,也影响复合树脂的粘接力。所修复牙在近期若经氟化物涂布,也会影响酸蚀效果。粘接剂的涂布应使之成一薄层,过厚易脱落并刺激牙髓。涂布后,用气枪轻轻吹匀。粘接剂的种类较多,一定应按照材料说明书的要求进行使用,这样才能达到比较好的治疗效果。

近牙髓的窝洞应在充填前行氢氧化钙间接盖髓。必要时可选用玻璃离子水门汀或聚羧酸锌水门汀垫底。玻璃离子水门汀具有良好的粘接性、可持续性释放氟离子、对牙髓基本无刺激等优点,垫底后相对减少了复合树脂充填体与洞壁的接触面,降低了充填体洞缘处的微渗漏。如此两类材料结合而完成的充填法,既弥补了单独使用玻璃离子水门汀在强度和抗压力等方面不如复合树脂的缺点,又发挥和增强了复合树脂材料性能的优点。

应用化学固化类复合树脂时,在临床检查充填体表面似已硬化,但其粘接力度仍未完善,故调磨的操作宜在完全固化后进行。光固化类复合树脂在窝洞较深时应分层固化。充填材料经光照后已充分固化,可在其固化后进行调磨。由于光固化复合树脂操作时不受化学固化操作时间所限,材料又较为致密、少有气泡,故便于临床操作,易取得良好的充填效果。

3)玻璃离子水门汀充填:玻璃离子水门汀(glass ionomers cement,GIC),因其对牙髓的刺激性小,与牙体,尤其和牙本质有一定的粘接力,还能缓释氟素,起到氟库的作用抑制继发龋的发生,加之色泽和透明感近似牙质,符合美观的需求,应用于乳牙充填修复日益增多。适用于乳前牙Ⅰ类、Ⅲ类和Ⅴ类洞,乳磨牙颊、舌面的Ⅰ类和Ⅴ类洞。随着新型玻璃离子水门汀材料的出现,也可以应用于所有乳牙的窝洞。

4)复合体:聚酸改性复合树脂,是一种复合树脂和玻璃离子水门汀的杂化材料,性能介于两者之间。

4. 嵌体修复 随着 CAD/CAM 技术的发展,过去需两步法完成的嵌体修复也可以在一个诊疗单元内完成,所使用的材料也由金属为主逐渐发展为多种备选材料。嵌体修复乳牙窝洞的优点是:能很好地恢复患牙的解剖形态,尤其是邻面、牙颈部等较难恢复完善的部分,能恢复理想的牙间接触点,可修复范围较大,又因其物理强度强而不易折裂,修复体保存率高,修复后继发龋少,可选用牙色材料,美观性好等。其缺点是:牙体制备时需去除的牙体组织较充填法多,制作金属嵌体者修复体颜色与牙体不协调,嵌体的制作尚需技工和技工室的配合。

5. 金属预成冠(preformed metal crown)修复

(1)适应证:乳磨牙不锈钢预成冠可以用于各种原因所致的牙体硬组织缺损,并可作为口内间隙保持器的固位体。

(2)金属预成冠修复法的优缺点:优点是牙体制备去除的组织较少;可很好的恢复牙冠的解剖外形、近远中径和功能;操作比较简单。缺点是预成冠为金属色,不够美观;对乳牙形态变异及有间隙丧失的牙齿牙体预备技术要求高,时间长;预成冠较薄而易磨损,有可能使用后出现穿孔等。

(3)金属预成冠修复法的操作步骤(图 7-16)

1)牙体制备:首先清洁牙面,去除龋损组织。𬌗面预备,按𬌗面形态均匀磨除 1.0～1.5mm,保持窝沟尖嵴形态。邻面的制备,打开邻面接触点,使近远中面形成刃状边缘。若第二乳磨牙为牙列中最后一颗牙时,远中面也需要预备。邻面牙颈部为刃状边缘且不能有肩台。颊舌面一般不需要制备,除非颊面近颈部 1/3 处特别隆起,此处预备时应适度,以免影响预成冠的固位。颊舌面与邻面相交线角应制备成圆钝移行状。

文本:ER7-2
乳牙的嵌体修复法

学习笔记

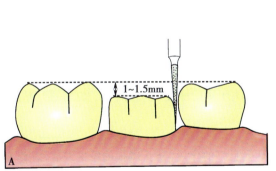
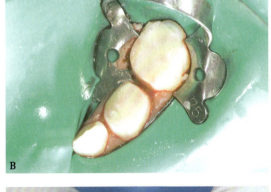
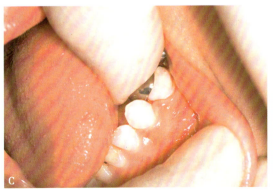
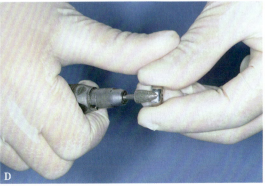

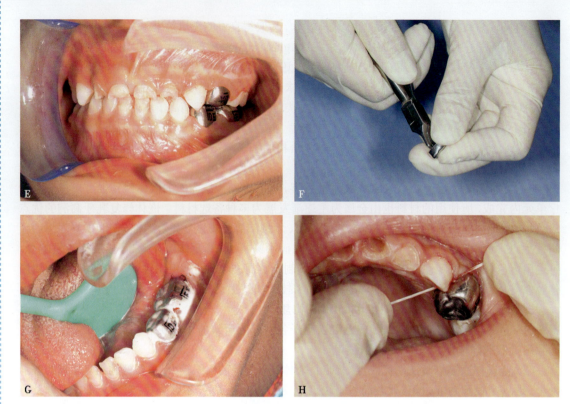

图 7-16 金属预成冠修复法的操作步骤

A. 预成冠牙体预备示意图　B. 74、75 牙体预备完成后　C. 试冠（下颌从舌侧向颊侧试戴，上颌从颊侧向舌侧试戴）　D. 修整预成冠边缘　E. 检查咬合关系，注意有无咬合高点和边缘压迫牙龈的情况　F. 用缩颈钳收紧预成冠的颈部　G. 用玻璃离子水门汀粘接预成冠　H. 去除多余的粘接剂，邻面可用牙线辅助

2）预成冠的选择：按牙位及其大小选择合适的预成冠。预成冠一般按近远中径的大小分为各号，在试戴前可测量修复牙的近远中径参考选号，也可以预估大小后按试戴的结果进行调整。

3）修整预成冠：参照所制备牙的牙冠高度及颈缘曲线形态，剪除、修整预成冠的边缘，保证冠边缘达龈下 0.5～1.0mm。用各种冠钳调整轴面的凹凸、恢复牙冠应有的隆起、缩紧牙颈部，尽量形成合适的解剖形态。

4）磨光颈缘、试戴合适：修剪过的颈缘必须以细砂轮、橡皮轮等磨光，以免刺伤牙龈。粘接前必须调试，仔细检查𬌗面有无咬合高点、牙颈部是否密合、成品冠在牙列中的位置是否协调并观察其与邻牙的关系等。

5）粘接、检查：经确认为适用的预成冠后，用玻璃离子水门汀或聚羧酸锌水门汀等进行粘接。用探针和牙线清理颊舌面及邻面多余的粘接剂。

（三）修复治疗后的注意事项

龋病的治疗不仅仅是充填，而应重在预防，为达到良好的疗效，防止龋损的发生发展，在修复治疗后应注意如下的问题：

1. 口腔卫生宣教　进行口腔卫生宣教，不仅对患儿，更要对其家长。因为家长在维护儿童的口腔健康中起主导作用。

2. 定期复查　要强调定期检查，儿童应每 3～6 个月复查一次，龋易感儿童应缩短间隔；针对龋齿，强调早发现、早治疗。

3. 继发龋　继发龋指充填或冠修复后，与修复体相接之洞壁或洞底发生龋损。乳牙继发龋的特点为发展快、范围广，并有多发的倾向。

4. 充填后疼痛　乳牙充填后发生疼痛的因素较多。制备洞形时的机械切削、振动、压力及温度都可刺激牙髓；近牙髓的窝洞，使用强刺激的消毒药，药液渗透也可刺激牙髓；窝洞较深未垫底或垫底不完善，冷热易于传导而刺激牙髓；制备洞形时意外穿髓后未发觉或未及时处理，致充填后

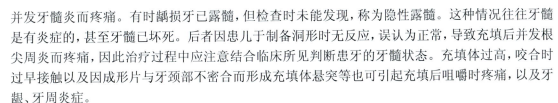

并发牙髓炎而疼痛。有时龋损牙已露髓，但检查时未能发现，称为隐性露髓。这种情况往往牙髓是有炎症的，甚至牙髓已坏死。后者因患儿于制备洞形时无反应，误认为正常，导致充填后并发根尖周炎而疼痛，因此治疗过程中应注意结合临床所见判断患牙的牙髓状态。充填体过高，咬合时过早接触以及因成形片与牙颈部不密合而形成充填体悬突等也可引起充填后咀嚼时疼痛，以及牙龈、牙周炎症。

5. 充填体折裂和脱落 无良好的固位力和抗力可致充填体折裂及脱落。窝洞周围所留牙体组织过薄、过锐易折裂而导致充填体脱落。充填材料调配不当、银汞合金充填时未压紧、隔湿不彻底或含较多气泡都可影响材料的性能而易发生折裂或脱落。治疗后过早地咀嚼也易发生折裂或脱落。

6. 牙体折裂 乳牙患龋常可同时发生于多个牙面上，若龋损范围较广，留存牙体组织少，充填后牙齿易折裂。例如乳磨牙的近中面-牙合面-远中面洞形，若充填体的颊舌侧牙体组织薄，特别是无髓牙更易发生牙折，预成冠修复是一种有效预防牙体折裂的方法。

7. 冠修复的脱落、穿孔及龈炎 选用的成品冠过大、冠缘与牙颈部不密合、粘接冠的粘接剂被溶解、邻牙的萌出等，都可使预成冠脱落。预成冠薄，可发生磨损及穿孔。若修复时冠缘过度插入龈缘下刺激牙龈，或冠缘不合适导致食物滞留龈缘，刺激牙龈发生炎症。因此在冠修复时一定要选用大小合适的冠，使冠与牙体紧密接触，粘接时将粘接材料注入冠内，可以避免冠的脱落与磨损穿孔。冠缘的修整及位置很重要，以免刺激牙龈。

第二节　年轻恒牙龋病

年轻恒牙（young permanent teeth，immature permanent teeth）是指恒牙已萌出，在形态和结构上尚未形成和成熟的恒牙。保护与及时治疗年轻恒牙，形成健全的恒牙列是儿童口腔科的主要任务之一。

一、年轻恒牙龋病的特点

1. 发病早 第一恒磨牙（俗称"六龄齿"）萌出早，龋齿发生早，患龋率高。在混合牙列期，第一恒磨牙易被误认为乳磨牙而延误治疗。

2. 耐酸性差易患龋 年轻恒牙牙体硬组织矿化程度比成熟恒牙牙釉质差，萌出约2年才能完成进一步矿化，所以在牙齿新萌出的2年内易患龋。

随着饮食习惯的改变，各种饮料尤其是碳酸类饮料消耗的增加，导致牙齿酸蚀症（erosion）增多，尤其在儿童和青少年的年轻恒牙中有逐渐增长的趋势。应加强这方面的口腔健康教育。

3. 龋损进展快，易形成牙髓炎和根尖周炎 年轻恒牙的髓腔大，髓角尖高，牙本质小管粗大，髓腔又近牙齿表面，所以龋齿进展速度快，加上年轻恒牙矿化程度差，龋患往往很快波及牙髓。

4. 受乳牙患龋状态的影响 临床上常见因第二乳磨牙远中面龋未经及时治疗，导致远中的第一恒磨牙的近中面脱矿和龋洞形成。乳牙龋多发还可使口腔处于龋的高危环境中，对于刚萌出的年轻恒牙存在较大的患龋隐患。

5. 第一恒磨牙常出现潜行性龋（隐匿性龋） 因窝沟、釉板、釉梭等结构的存在，致龋细菌可在牙体内部形成龋洞，而牙齿表面相对完好。

二、患病状况

在混合牙列期，随着恒牙逐渐萌出，恒牙的患龋率逐渐升高。以12岁儿童为例，据四次全国口腔健康流行病学的调查报告，自20世纪80年代以来，各时期的恒牙患龋率和龋均见表7-3。而混合牙列期第一恒磨牙常被家长误认为乳牙，不予重视，因此，治疗乳牙的同时，应常规检查年轻恒牙有无患龋，一旦发现有龋，应及时治疗。

年轻恒牙龋齿好发部位为：第一、第二恒磨牙牙合面，邻面（上颌舌面和下颌颊面）；上颌中切牙邻面。

表7-3 12岁儿童恒牙的患龋状况

调查年份	患龋率	龋失补牙数
1984年	32.11%	0.67
1995年	45.81%	1.03
2005年	28.90%	0.50
2015年	38.50%	0.86

第一恒磨牙的窝沟常不完全融合，菌斑往往易沉留在缺陷的底部，与暴露的牙本质相接触。上颌第一恒磨牙的腭侧沟，下颌第一恒磨牙的颊侧沟，上颌切牙的舌侧窝都是龋易发生且迅速发展的部位。有时前磨牙的𬌗面窝沟也较深，往往也是龋的好发部位，也应引起重视，不应忽视。

三、修复治疗的特点

年轻恒牙龋齿的治疗有如下特点：

1. 牙体硬组织硬度比成熟恒牙差，备洞时应减速切削，减少牙釉质裂纹。

2. 髓腔大，髓角尖高，龋齿多为急性，备洞时应避免意外露髓（去腐多采用慢速球钻和挖匙）。

3. 牙本质小管粗大，牙本质小管内液体成分多，髓腔又近牙齿表面，牙髓易受外来刺激，在去腐备洞过程中及充填修复时都要注意保护牙髓，注意无痛操作。波及牙本质中层以下深度时应间接盖髓，同时选择合适的垫底材料。

4. 当年轻恒磨牙萌出不全，远中尚有龈瓣覆盖部分牙冠时发生龋齿　处理方法：①如果龋患波及龈瓣下，需推开或去除龈瓣，去腐备洞，进行充填；②如果龋患边缘与龈瓣边缘平齐，可以去腐备洞后进行玻璃离子水门汀暂时充填，待完全萌出后，进一步永久充填修复。

5. 年轻恒牙自洁作用差，进行龋齿充填时，还应注意与龋患相邻窝沟点隙的防龋处理。在年轻恒牙窝洞制备时不应采用预防性扩展，提倡采用微创的预防性树脂充填术（preventive resin restoration，PRR）进行治疗。即在窝沟点隙龋仅局限于牙釉质或牙本质表层（牙本质只有少量龋损），去净腐质后，用复合树脂充填窝洞，然后其余相邻的深窝沟用封闭剂封闭，这种修复技术称为预防性树脂充填术。当窝沟龋较深波及牙本质中层甚至深层，面积较大，但相邻的窝沟正常时，去净腐质后，窝洞经护髓垫底充填后，充填材料可选用符合磨牙𬌗面要求的材料如树脂、银汞合金等，相邻窝沟再进行窝沟封闭。

如果去除窝沟点隙龋的腐质后，洞宽不超过1mm，可以用流动树脂充填窝洞的同时封闭牙面其余窝沟。这是改良的预防性树脂充填术。但要注意，由于流动树脂中填料成分少，固化后聚合收缩明显且不耐磨，不适用洞宽超过1mm的窝沟龋，以避免微渗漏。

在进行窝沟点隙龋的去腐治疗时，具体治疗过程是首先用小球钻（常常是半号球钻）钻到龋患的窝沟底部，然后沿点隙周围进行提拉，去除窝沟壁上脱矿的牙釉质及釉牙本质界处的腐质。如果釉牙本质界处的龋损已经扩散，用器械或钻针无法去除，则应扩大开口，注意不要过多去除牙釉质、牙本质。备洞后，牙本质用氢氧化钙制剂或玻璃离子水门汀垫底，然后用复合树脂充填并用窝沟封闭剂封闭其余相邻窝沟。

较制备传统的银汞合金洞形时做预防性扩展相比，预防性树脂充填术保留了更多的健康牙体组织，是一种在年轻恒牙值得推广的微创技术。

6. 必要时，年轻恒牙深龋治疗可考虑使用间接牙髓治疗（indirect pulp therapy，IPT）。

7. 年轻恒牙存在垂直向和水平向的移动，所以其修复治疗以恢复解剖形态为主，不强调邻面接触点的恢复。

四、年轻恒牙龋早期诊断的方法及治疗进展

（一）特殊检查方法

虽然随着科技的发展，有许多新的特殊检查方法被逐渐应用于临床进行早期诊断，但仍存在一定的局限性，这些技术还有待进一步的完善，目前还无法替代临床常规检查和X线检查。

（二）治疗进展

针对年轻恒牙龋，其治疗技术和理念有了很大进展。主要体现在：微创治疗、早期龋的再矿化治疗、化学去腐、激光技术和臭氧技术等。

目前微创治疗的技术和理念越来越受到大家的重视，在该理念的引导下，配合特殊的微创器械，在牙体修复治疗中的应用越来越普遍，甚至扩展到其他口腔领域，发展为更广义的微创治疗技术。

随着充填材料的不断更新，年轻恒牙早期龋（白垩斑）的再矿化治疗也取得了不错的疗效，在临床的应用也越来越广泛。此外，化学去腐在乳牙和年轻恒牙龋病的治疗中也有一定程度的应用，还有目前逐渐广泛应用的激光技术，无论在牙体硬组织疾病和软组织疾病，都有一定程度的应用，也有不错的应用前景。臭氧技术虽然还不成熟，但也有一定的优势，有待于进一步的改进和发展。

第三节 儿童龋病的预防

龋病是儿童口腔疾病中最常见的疾病，为了预防和控制儿童龋病，应按照三级预防的观念来开展工作，以降低龋病发病率，减少龋均，减少因龋所致的牙髓病及根尖周病。

一、树立正确观念

要有效预防儿童龋病需全社会的参与。首先，需要提高监护人对儿童牙齿健康重要性的认识，即改变"乳牙要替换，坏了不治没关系"的错误观念，树立起乳牙健康很重要的正确观念，并明确乳牙龋病可以通过有效的牙齿清洁和培养良好的饮食习惯来预防。其次，要提高儿科医生、妇幼保健人员等与儿童健康关系密切者对儿童牙齿健康重要性的认识，做到在日常工作能为监护人及孩子进行初级口腔卫生指导。第三，通过多种途径提高孩子对牙齿健康重要性的认识，力争使其做到自觉维护牙齿健康。

二、个人患龋风险的评估

出生以后，随着环境的改变，儿童患口腔疾病的风险也随之增加。风险评估是保健理论的一个分支，是指鉴别分析某些肯定或被认为与疾病相关的因素，从而进一步对疾病进行诊断、治疗或预防。儿童患龋风险评估的一个重要部分是通过询问专科的病史来进行。虽然儿童暴露于风险因素中不一定患病，但是通过在发病前针对风险因素进行预防，才能收到良好的效果。例如，婴儿含奶瓶睡觉，也许还没有发生龋齿，但可针对这一不良喂养习惯进行干预，通过改变不良喂养习惯来降低低龄儿童龋病发生的风险。针对不同患龋风险的孩子需要采取不同的预防措施。表 7-4 描述了由美国儿童牙科学会推荐的龋齿评估工具（caries-risk assessment tool，CAT），专业人员可以使用它对 6 个月以上儿童患龋风险进行评估。

表 7-4　龋齿评估工具（CAT）

	低风险	中度风险	高风险
临床条件	过去 24 个月内没有发生龋齿	过去 24 个月内发生过龋齿	过去 12 个月内发生过龋齿
	没有牙釉质脱矿（牙釉质龋白色点状病损）	一个区域的牙釉质脱矿（牙釉质龋白色斑点状病损）	多于一个区域的牙釉质脱矿（牙釉质龋白色斑点状病损）
	没有可见的菌斑，没有龈炎	有龈炎[1]	前牙上有可见的色斑
			X 线片表明有牙釉质龋
			高滴定浓度变形链球菌
			配戴治疗或矫治器具[2]
			牙釉质发育不全[3]

续表

	低风险	中度风险	高风险
环境特征	最佳的全身和局部用氟④	非最佳的全身和局部用氟④	非优化局部涂氟治疗④
	主要在用餐时间摄取单纯的糖类或易致龋的食物⑤	偶尔（1~2次）在非用餐时间摄取单纯的糖类或易致龋的食物⑤	经常（3次以上）在非用餐时间摄取单纯的糖类或易致龋的食物⑤
	较高水平的看护者和社会经济水平⑥	中等水平的看护者和社会经济水平（如合格的学校午餐计划）	较低水平的看护者和社会经济水平（如合格的公共医疗）⑥
	在口腔医师处进行规律的口腔检查治疗	口腔检查治疗不规律⑥	没有可用的口腔检查资源
一般健康状况			需要特殊照顾的儿童⑦ 唾液成分或量受损⑧

注：此表来自美国儿童牙科学会临床事物委员会，是婴儿、儿童、青少年的龋齿风险分析工具（CAT）。

①虽然微生物对龈炎的影响与对诱发龋齿的影响不同，但龈炎的出现是不良口腔卫生的征兆，同时经常与龋齿并发。

②无论是固定的或可摘的正畸矫治器、间隙保持器等装置，都有可能出现食物嵌塞、菌斑，影响口腔卫生环境，解决办法是局部用氟或营造其他不易发生龋的环境。

③牙齿解剖或发育的缺陷例如牙釉质发育不良、发育形成的点隙、较深的凹陷等都会导致儿童易患龋。

④最佳的全身和局部用氟是基于美国牙科协会和美国儿科学会对于饮水加氟的指导意见，同时使用含氟牙膏。

⑤单纯糖类的来源包括碳酸饮料、曲奇饼、蛋糕、糖果、谷物、土豆片、薯条、玉米片、椒盐脆饼、面包、果汁和水果。众所周知，糖是导致龋的因素，临床医师进行龋风险评估应研究个体的糖摄入情况。

⑥调查表明，低收入和中等收入家庭的儿童更容易患龋，有更多的龋损牙或进行充填治疗的乳牙。相同收入的情况下，少数民族儿童更容易患龋。因此在其他风险指标不清晰的情况下，社会经济状况应当作为首要风险指标进行考虑。

⑦需要特殊照顾的儿童有可能出现慢性的身体、发育、行为、精神等方面的问题。同样他们可能需要多种与健康相关的治疗。

⑧唾液分泌的改变可能是先天或者手术、放射性、吃药等后天条件造成的。年龄的因素也会改变唾液的功能。任何已知的或有报道的能够改变唾液分泌的情况、治疗或处理都应该作为一个风险指标来考虑。

三、临床的个性化预防

临床治疗完成后，针对每位患者的个性化预防十分关键，它是治疗工作的延伸，应引起儿童口腔科医师的重视。其内容包括以下方面：

（一）分析病因

应详细了解儿童的发育过程及现状、饮食和口腔卫生习惯及遗传因素情况，综合分析，找出致龋的主要因素并去除这一致病因素。

（二）积极治疗活动性龋，同时防止继发龋

预备窝洞时，应做适当的洞形预防性扩展，邻面应扩至自洁区。充填材料要选择得当，并严格遵守操作规程，以保证良好的远期效果。

（三）局部使用氟化物

可视具体情况选择各种用氟方法，如含氟牙膏、含氟漱口水、含氟凝胶、含氟泡沫、氟涂漆等。对龋病易感儿应定期用氟。儿童在完成龋齿的治疗后，对易感者应进行局部用氟的个性化预防。

（四）使用窝沟封闭剂预防窝沟龋

对龋有易感倾向的儿童的年轻恒磨牙及乳磨牙，可对其窄深的窝沟早期使用窝沟封闭剂封闭，预防窝沟龋的发生。

1. 适应证

（1）磨牙、前磨牙的深窝沟（包括窝沟壁可能有脱矿的可疑龋），畸形舌侧沟特别是可以插入或卡住尖探针。

（2）其他牙，特别是对侧同名牙患龋或有患龋倾向。牙萌出后达到𬌗平面即适宜做窝沟封闭，一般是萌出后4年之内。乳磨牙在3~4岁，第一恒磨牙在6~7岁，第二恒磨牙在11~13岁为最

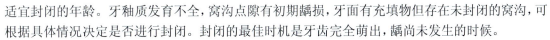

适宜封闭的年龄。牙釉质发育不全,窝沟点隙有初期龋损,牙面有充填物但存在未封闭的窝沟,可根据具体情况决定是否进行封闭。封闭的最佳时机是牙齿完全萌出,龋尚未发生的时候。

另外,不能忽视前磨牙𬌗面的深窝沟和上颌切牙的舌侧窝;口腔卫生不良的残疾儿童做窝沟封闭的年龄可适当放宽。

2. 操作步骤

(1)清洁牙面:可采用不同的清洁方法,但一定要彻底清洁窝沟,否则会影响封闭剂的固位。

(2)酸蚀牙面:在隔湿后吹干,用小毛刷蘸取酸蚀剂(一般为 30% 左右的磷酸)沿窝沟涂擦,范围至牙尖斜面的 2/3,恒牙酸蚀 20~30 秒,乳牙的酸蚀时间加倍。

(3)冲洗及干燥:酸蚀后用水加压彻底冲洗,防止酸与牙釉质的反应沉淀物堵塞脱钙后的微孔。同时应用排唾器排唾,不能漱口,防止唾液对酸蚀牙面的沾污。干燥牙面时,可用压缩空气吹干 30 秒,直至牙面呈现白垩色。注意压缩空气中不能带有油或水,否则封闭剂容易脱落。

(4)涂布封闭剂:使用自凝封闭剂时,取等量的 A、B 组分调拌,自开始调拌至固化需 1.5~2 分钟,术者应在此时间内完成调拌和涂布。使用光固化封闭剂,只需取适量封闭剂直接涂布。涂布时用涂刷笔蘸取封闭剂,沿窝沟从远中往近中涂布,涂刷笔微微上下抖动,以利封闭剂渗入窝沟内,同时排出其中的空气,防止封闭剂下方出现空隙,涂布范围略小于酸蚀釉面。

(5)固化封闭剂:自凝封闭剂涂布后,在隔湿下经 1.5~2 分钟固化。光固化封闭剂于涂布后即刻用光固化灯照射,引发固化,照射距离离牙尖约 1mm,照射时间应按照各种材料要求的固化时间,一般为 40 秒。

(6)术后检查:用锐利探针检查封闭剂的固化程度及与牙面的黏附情况,有无漏涂的窝沟和咬合过高,若有应及时补做或调磨。

(五)针对家长和患儿宣传口腔卫生知识

家长的口腔健康意识和行为对儿童的牙齿健康起重要作用,尤其在婴幼儿期和学龄前期,儿童良好口腔卫生的维持需要家长的参与,因此千万不要忽视对家长的宣传;儿童时期是养成良好行为习惯的最佳时期,而在这一时期养成了良好的口腔卫生习惯,会使儿童终生受益。

(六)饮食指导

咀嚼是牙齿的重要功能,给孩子和家长的饮食指导应该具备可执行性,不能因强调牙齿健康而限制孩子的正常饮食。饮食指导包括的内容:①控制含蔗糖多的饮食和饮料;②避免黏着性强和在口腔停留时间长的饮食;③间食时给茶、水和牛奶饮料;④间食后应进行口腔清洁;⑤睡前、饭前不给零食和饮料;⑥合理使用奶瓶。

(七)定期口腔检查

根据儿童的龋病风险评估结果来确定定期检查的时间间隔,一般对于学龄前儿童建议每 3~6 个月进行一次口腔检查,对于学龄儿童建议每 6 个月进行口腔检查,达到对龋齿的早期发现和治疗。

(八)龋病活跃性的检测

龋病活跃性的检测(caries activity test)可用于个体或群体,用来测定机体对龋病的敏感度。依据所测结果,获知机体龋病活跃性的高低,从而制订口腔卫生保健的指导计划,在治疗时选择合适的方法,确定定期检查间隔的时间和要求。对龋病活跃性高者尤应重视宣传教育工作。龋病活跃性的检测在儿童牙科临床及幼儿园等群体都有积极的意义。在幼儿园等群体用此检测项目可以区分出龋病的高危人群,有的放矢地开展工作。我国人口众多,而在口腔医学专业人员,尤其是儿童口腔医学专业人员严重匮乏的今天,运用此检测法开展儿童龋病的防治工作能节省一定的人力和物力。

理想的龋病活跃性检测法,希望能达到:①有可靠的理论依据;②与临床患龋现状有高度的相关性;③操作简便,能较快获取检测结果;④成本低廉,便于普及应用。

检测法多以牙菌斑、唾液为采样标本,检测变形链球菌、乳酸杆菌的含量,测定菌斑等产酸能力或唾液缓冲能力等。近年来较为肯定和正在应用的有 Cariostat、Dentocult LB 和 Dentocult SM 等方法。

第四节　口腔健康教育

儿童时期，因年龄段的不同，孩子的认知能力和牙齿萌出发育也存在不同，所以针对每个年龄段，采取相应的口腔保健措施是十分必要的。

一、胎儿期

随着人们生活水平的提高和保健意识的加强，在孕育新生命的过程中，全身保健越来越受到大家的重视，口腔保健也不例外。有些口腔疾病，将直接影响孩子的出生状况，据文献报道母亲如果患有牙周病，则早产和低出生体重儿的发生率将明显增加。

孕期还是孩子口腔器官快速发育和形成的时期，在这一时期，任何影响孕妇健康的局部和全身的因素，都有可能成为影响口腔器官正常发育和形成的因素，导致一些发育缺陷和不全，如牙釉质发育不全、牙釉质矿化不良等。

孕期是父母开始制订孩子口腔保健计划的最好时机。有许多证据表明这一时期开始孩子的口腔保健计划是非常有意义的。因为对于即将为人父母的夫妇，在他们的一生中，这一时间是他们最愿意接受预防保健建议的时间，他们都有一个强烈的愿望那就是给孩子他们所能提供的最好的一切。研究表明，对孕妇的口腔健康教育将提升其子女的口腔健康水平。此外需强调说明的是，父母自己的口腔保健习惯对孩子具有示范作用，父母自己口腔保健习惯的好坏，不仅影响父母自己的口腔健康，而且也将影响孩子的口腔健康。

二、婴儿期（0~1岁）

孩子出生后的第一年开始一些基本的口腔保健措施是非常重要的。清除菌斑应从第一颗乳牙萌出开始，而这一工作完全靠孩子的父母来完成。即父母手指缠上湿润的纱布或用指套牙刷轻轻清洁牙面和按摩牙龈组织。完成这一过程有多种固定孩子的方式，常用的简捷方式是一只手固定孩子，同时用另一只手按摩牙齿和牙龈，这一过程应每日一次。需指出的是，只要父母感觉使用牙刷安全，那么选择一个刷毛硬度适中且适宜孩子口腔大小尺寸的牙刷经湿润后使用也是可以的。但不必使用牙膏，也不提倡使用，因为牙膏的泡沫会引起孩子反感。考虑到氟化物吞咽的潜在危险，使用新型的、不含氟的牙齿和牙龈清洁剂也是可以的。

孩子第一次进行口腔检查最好在这段时间。孩子第一次口腔科检查时间应在大约第一颗牙齿萌出的时间或最迟在孩子1岁之前。但如果孩子有特殊的口腔科疾病，例如创伤等，应立即就诊。孩子的第一次检查主要的目的：首先，告诉父母使用上述口腔保健措施的必要性；此外，孩子的口腔科检查、氟状况的评估、与喂养和低龄儿童龋有关的饮食建议及其他的健康状况咨询也应完成。第一次口腔科检查也是孩子开始熟悉口腔科环境、口腔科工作人员的时间，这样可以避免或减少将来的口腔科治疗恐惧。

三、幼儿期（1~3岁）

这个年龄是变形链球菌在婴幼儿口腔中定植的时间，变形链球菌是目前公认的主要致龋菌，以往基于细菌培养法的研究表明，变形链球菌在口腔的初始定植时间为出生后19~31个月（平均26月龄），这个时期正是乳牙萌出及乳牙列形成的时期。避免变形链球菌的早期定植是预防婴幼儿龋齿的关键。一方面要注意看护人保持良好的口腔卫生，避免其口腔致龋菌传播给孩子；另一方面应保持婴幼儿口腔的清洁。

这个阶段提倡开始刷牙去除菌斑。当孩子能漱口时（约3岁），可以开始使用牙膏。因为这一年龄组的孩子有潜在的氟化物吞咽的风险，所以每次刷牙只用小豌豆大小的牙膏就足够了。大部分孩子喜欢模仿他们的父母，然后自己刷牙。单靠孩子自己刷牙是不能清除菌斑的。当孩子受到鼓励能进行简单的刷牙时，刷牙这一过程主要还是靠父母来完成。虽然通常不需要使用其他的措施控制菌斑，但当牙齿邻面有接触时，建议使用牙线，不过使用牙线需父母经专业人员的指导后进行。

孩子及父母所采取的姿势是非常重要的。常用的为膝对膝的姿势，即一个家长固定住孩子的身体，另一个家长相对而坐进行刷牙。注意为防止孩子身体活动需用手和肘来固定孩子。建议父母最好确定在一个专门时间一起进行这项工作，且在刷牙过程中尽可能赞扬孩子。

四、学龄前期（3~6岁）

孩子在这个年龄正处于刷牙能力显著提高的阶段，但父母仍是口腔卫生保健的主要提供者。虽然大多数父母觉得孩子已有足够能力自己刷牙，但此时的儿童常常尚未完全掌握刷牙方法，加上孩子自律性差，因此，这里需强调，家长必须继续帮助孩子刷牙。这个年龄的大多数孩子都有足够的能力咳出、吐出牙膏，但给孩子每次刷牙用豌豆大小的牙膏是非常重要的，因为氟化物的吞咽仍是这个年龄组值得注意的问题。此外，这个年龄，可训练孩子自己使用牙线，但在磨牙区还是需要家长来进行清洁，因乳磨牙邻面接触为面与面的接触，使用牙线清洁接触区域的菌斑是十分有效的。

在这个年龄组，采取适当的姿势固定孩子，对进行孩子的口腔卫生保健仍是十分有效的。一种方法是：家长站在孩子的身后，使家长和孩子朝向同一方向，孩子的头向后靠在家长的非优势胳膊上或胸前，家长用另一只手给孩子刷牙。使用牙线的姿势也大致这样。许多家长喜欢站在孩子面前给孩子刷牙，而这样给孩子头部的支持很少，刷牙效率低，不建议使用。

这一时期，虽然在家庭中可以指导性地使用氟凝胶和含氟漱口水，但是由于吞咽的危险，所以氟凝胶及漱口水的使用应少量且仅局限于一些高度龋患的孩子，且应在专业人员的指导下进行。总的来说在这一时期应提倡使用机械法清除菌斑，不主张使用化学菌斑控制剂。

五、学龄期（6~12岁）

这一时期的显著标志是孩子的责任心增强。孩子需要具有承担家庭作业及部分家务工作的责任心外，还应树立自己进行口腔保健的责任心，家长的责任转变为积极的监督。在这一阶段的前半期，大多数孩子能够自己提供基本的口腔卫生保健（刷牙和使用牙线），父母仅需帮助他们用牙刷或牙线清洁一些孩子难以到达的区域。父母需要定期仔细检查孩子的牙齿是否清洁干净，菌斑染色剂是很好的辅助手段。孩子刷完牙，使用完牙线，对牙齿进行菌斑染色，父母可容易地看到一些尚未清除的菌斑，可帮助孩子清除。

这一时期的孩子有很好的咳出、吐出能力，所以不必担心吞咽氟化物（如：牙膏、凝胶和漱口水等）这一问题。该年龄段的孩子必须使用含氟牙膏，但氟凝胶和漱口水仅用于那些龋高危的孩子。

随着早期错殆畸形治疗的增加，这一年龄组的孩子经历更多的口腔科治疗，随之而来的是增加了龋及牙周疾病的风险。因此需特殊关注这些孩子的口腔卫生保健。建议增加刷牙和使用牙线的频率和程度。在含氟牙膏提供有效的氟化物同时，也提倡使用氟凝胶和含氟漱口水。此外，对于那些有高危龋和牙周疾病的孩子，建议使用化学治疗剂和一些辅助器械，如口腔冲洗器。

六、青少年期（12~18岁）

当青少年具有足够的口腔保健能力时，是否自觉地进行其彻底的口腔保健措施成为这一年龄段的主要问题。Griffin 和 Goepferd 指出，鼓励一个青少年承担个人口腔卫生保健的责任可能因为孩子的逆反心理和不能够意识到的长期后果而变得复杂。Macgregor 和 Balding 报道，自尊和刷牙的行为及动机呈正相关。孩子的自尊心在 11~14 岁呈下降趋势，而到成年后再逐渐增强。因此，不难理解为什么在这一年龄的孩子菌斑控制水平是下降的。此外，不良的饮食习惯和青春期激素的改变增加了青少年患龋和牙龈炎症的风险。

对于口腔工作人员和家长来说继续帮助和指导青少年度过这段困难时期是非常重要的。激励他们像年轻成年人那样增强责任心，同时家长不要独裁专制，这将有助于孩子接受新的准则。对于家长要准备采纳孩子的个性改变，同时要继续加强对孩子口腔卫生保健的指导。增加青少年关于菌斑和预防口腔疾病的知识，并要求他们积极参与，将有助于激发青少年养成良好的口腔卫生习惯。

这个时期的青少年,饮用碳酸饮料的问题变得越来越严重,经常一天多次饮用,因口腔卫生维持不到位,使牙齿经常处于脱矿的环境中,往往导致广泛的早期龋,甚至猛性龋及酸蚀症,因此应科学地饮用碳酸饮料,改变饮用方式。这个问题应引起家长和孩子的关注,当然还有老师及全社会的关注。

(夏　斌　郑树国)

课后思考题

1. 低龄儿童龋、猛性龋的定义。
2. 乳牙易患龋的因素及患病特点。
3. 乳牙龋病的危害。
4. 乳牙龋各类传统洞型的制备原则和特点。
5. 乳牙龋修复治疗的注意事项和特点。
6. 年轻恒牙龋病及其治疗特点。
7. 个人患龋风险的评估和临床的个性化预防的特点。
8. 以年龄为特点的口腔健康教育要点。

参考文献

1. 葛立宏. 儿童口腔医学. 第 2 版. 北京:北京大学医学出版社,2013.
2. JEFFREY A D. McDonald and Avery's Dentistry for the Child and Adolescent. 10th ed. St.louis: CV Mosby,2015.
3. 高学军. 临床龋病学. 北京:北京大学医学出版社,2008.
4. 卞金有. 预防口腔医学. 第 5 版. 北京:人民卫生出版社,2008.

第八章　儿童牙髓病和根尖周病

>> **内容提要**

　　儿童牙髓病和根尖周病包括乳牙、年轻恒牙牙髓病和根尖周病两部分。本章的第一节主要介绍乳牙牙髓病与根尖周病的检查和诊断方法；第二节介绍乳牙牙髓病与根尖周病临床表现及诊断；第三节介绍乳牙牙髓治疗的目的和方法；第四节主要介绍年轻恒牙牙髓病和根尖周病的检查、诊断及治疗。

　　儿童牙髓病和根尖周病的临床表现及治疗原则与乳牙、年轻恒牙的解剖生理特点密切相关，在了解其疾病之前需掌握有关的应用解剖生理特点。

第一节　乳牙牙髓病和根尖周病的检查及诊断方法

　　乳牙牙髓病和根尖周病的诊断主要依赖于病史、临床检查及 X 线检查。经过各种检查，结合临床症状综合推断牙髓病和根尖周病的性质和程度。

一、收集病史

　　应重点询问患者疼痛史及软组织肿胀史。通常情况下，软组织肿胀或瘘管史提示牙髓感染已累及患牙根尖周组织；有疼痛史表明牙髓已有炎症或已经坏死；但由于乳牙牙髓感染症状常不明显，牙髓已有病变或坏死者不一定都有症状，没有疼痛史并不等于牙髓是健康的。临床上常见到患牙深龋伴牙龈瘘管，患儿却没有疼痛的病史。因此，有无疼痛史不能作为诊断乳牙牙髓病与根尖周病的绝对标准。

　　对有疼痛史者，疼痛发作的方式、疼痛持续时间、发作时能否定位等有助于临床医师对牙髓感染程度、炎症范围等进行判断。

　　1. **疼痛的发作方式**　主要包括受到某种刺激后诱发的激发痛和不受外界刺激而发生的自发痛。有自发性疼痛说明牙髓有不可逆性炎症，而激发痛则因激发因素不同、激发痛持续时间的差异提示牙髓状态不同。

　　引发激发痛的因素很多，如温度刺激、化学刺激和机械刺激。温度刺激主要是由于进食过冷、过热食物，化学刺激主要是食物中的甜、酸刺激，而机械刺激可能是食物嵌入龋洞产生的挤压，也可能是咀嚼或咬合刺激。

　　进食冷、热、酸、甜食物引发的疼痛或食物嵌入龋洞引发的疼痛，当刺激去除后，疼痛减轻或消失，说明牙髓炎症是可逆的；若疼痛持续，说明牙髓有不可逆性炎症；进食时咀嚼或咬合引发的疼痛，说明牙髓炎症不可逆，且已累及根尖周或牙周组织。此时应注意与食物嵌塞痛鉴别。

　　2. **疼痛发作时间**　任何时间发生在乳牙的持续性、自发性疼痛，尤其是夜间剧烈的牙痛通常意味着患牙牙髓广泛病变，此时应采取摘除牙髓的治疗。

　　3. **疼痛发作频率**　牙髓炎的疼痛常阵发性发作或加重。疼痛可有持续过程和缓解过程。在炎症早期，疼痛持续时间较短，而缓解时间较长，到炎症晚期，则疼痛持续时间延长，而缓解时间缩短甚至消失。疼痛发作频率越高，说明牙髓炎症越严重、范围越广。

4. 疼痛能否定位　急性牙髓炎常表现为牵涉性痛,疼痛难以定位,患儿往往不能指出患牙所在;而根尖周感染引起的疼痛能较好地定位,患儿能正确指出疼痛的部位即患牙所在。

5. 疼痛的程度　一般来讲,急性牙髓炎可引起跳痛、锐痛或难以忍受的剧痛;急性根尖周炎常表现为持续性剧痛、肿痛或跳痛;而慢性炎症时,常为钝痛、隐痛或不适等。

在询问病史时应同时询问家长及患儿本人对疾病变化的诉述。单方面询问患儿或家长都不利于了解病程的变化。儿童的年龄、心理成熟程度以及焦虑水平等因素会影响儿童有关疾病陈述的可信度。如有的患儿尤其是年幼儿童由于认知能力及语言表达能力较差,即使有疼痛史,也无法准确表达。此时询问家长,可帮助我们了解患儿病程的变化。但应注意有时患儿曾多次诉说牙痛,却没引起家长的注意。

二、临床检查

(一)视诊

1. 牙体病损程度　视诊时首先检查牙体病损大小、深浅,患牙边缘嵴是否破坏,剩余牙体组织量等,初步判断患牙牙髓是否被累及、患牙能否被保留。其次检查患牙颜色是否有改变,如呈暗灰色多表明牙髓已发生坏死,呈棕黄色表明牙髓可能出现钙化,呈粉红色表明发生牙髓出血或牙内吸收。

2. 软组织肿胀和瘘管　儿童时期的牙周组织具有牙槽骨疏松、骨皮质薄、血运丰富等特点,因此根尖周感染易扩散到骨膜下,导致牙龈局部肿胀或瘘管形成,若处理不及时还会导致间隙感染,引起相应部位颌面部肿胀。

牙龈局部肿胀可表现为患儿牙龈充血、淤血或水肿,严重者根尖部或根分歧部有脓肿形成。颌面部肿胀则主要是由于颌面部蜂窝织炎引起的。上颌乳尖牙和第一乳磨牙根尖周炎症的肿胀部位可扩散到眶下,下颌乳磨牙和第一恒磨牙根尖周炎症的肿胀部位可扩散到下颌,可伴有下颌下淋巴结肿大、压痛,全身症状明显。

慢性根尖炎或牙槽脓肿往往在患牙附近留有瘘管孔,由于颊侧骨壁薄,乳牙牙髓坏死时常在颊侧建立引流通道,因此瘘管孔多出现在患牙颊侧牙龈黏膜上,但也可能出现在患牙舌、腭侧牙龈黏膜上,检查时需特别注意。瘘管孔的临床表现多样:瘘管孔周围黏膜可能淤血或泛红,轻压时有稀薄脓液渗出;瘘管孔也可能呈一小脓疱状;有的瘘管孔已封闭,仅留有小的陷窝;瘘管孔处也可形成瘢痕等。

牙龈出现肿胀或瘘管是诊断根尖周病的可靠指标,但需特别注意的是:此时可能仍然有部分牙髓有活力。单根乳牙牙龈肿胀或出现瘘管时,牙髓多完全坏死,多根的乳牙可能出现某一或两根的牙髓坏死,而其他根管内可能仍为活髓或残留活髓,治疗时应特别注意疼痛的控制。

3. 露髓和出血　视诊还需观察牙髓的状况,包括牙髓是否暴露以及牙髓的出血情况。穿髓孔大小、牙髓形态及出血量对于牙髓状态的判断非常有价值。

乳牙外伤、备洞时的机械性露髓,露髓孔大小与牙髓感染的范围呈正比关系;而龋源性露髓一定有牙髓感染的存在。临床上主要依据出血能否控制来判断牙髓状态。如露髓处出血量多,止血困难,常说明牙髓有感染;反之,说明牙髓多是健康的,或炎症较局限。需特别指出的是,为避免引起不必要的疼痛,导致患儿对后续治疗不合作,不应探诊露髓孔。

(二)叩诊和松动度检查

叩诊和牙齿松动度检查对牙髓状态的判断很有意义。在没有其他非龋因素存在时,患牙出现叩诊敏感意味着牙髓的炎症已经累及牙根周围组织;而松动度病理性增加常常是由于患牙存在长期慢性的炎症,牙槽骨或牙根甚至两者均被吸收;根尖周急性炎症也会引起牙齿松动度的增加。

叩诊检查从正常牙到可疑患牙,力量由轻到重,以不引起正常牙疼痛为宜。当幼小患儿对叩痛不能确切回答或诉说不清时,可观察患儿眼神及表情的变化。

检查牙齿松动度,切忌用力过大、过猛。临床中还应注意生理性松动与病理性松动的鉴别,当乳牙处于生理性根吸收过程或牙根已大部分吸收时,牙齿则可松动。当乳牙处于牙根稳定期而出现松动,则多与慢性根尖周炎或牙槽脓肿有关。为了确切诊断,应与对侧正常同名牙或邻牙的检查结果对比,并做X线检查明确根尖周组织是否有病变或骨质破坏,以免误诊。

(三)牙髓活力测试

牙髓活力测试可对牙髓状况作出初步检查,但乳牙不宜进行牙髓活力温度测试或电测试,这是由于乳牙牙髓活力测试结果可信度低。一方面,乳牙解剖及组织学结构特点影响牙髓活力测试结果;另一方面,由于儿童感知能力及语言表达能力的限制,也大大降低了测试结果的可信度。

三、X线检查

X线检查是一项很重要的检查方法,对牙髓病和根尖周病的诊断和疗效的判断有重要意义。为评估乳牙牙髓状态,可拍摄根尖片及𬌗翼片。如需了解乳牙邻面龋损与牙髓的关系及根分歧的情况,最好拍摄𬌗翼片。

从乳牙的X线片中应注意观察的内容包括:①龋病的深度及与髓腔的关系。②髓腔内有无钙变,有无牙体内吸收。③根尖周围组织病变的状况和程度。例如,根尖周围和根分歧部位是否出现硬骨板破损、骨质稀疏、骨质破坏以及髓室底吸收或髓室底穿通等现象。乳牙髓室底的副根管使来自坏死牙髓的毒素易于到达根分歧区域,首先影响牙槽骨,因此根分歧区域硬骨板的消失及骨密度的降低是牙髓坏死或即将坏死的最早体征。影像学出现这些改变的患牙不能进行保髓治疗。④乳牙牙根是否出现生理性或病理性吸收。⑤恒牙牙胚发育状况及其牙囊骨壁有无受损等。恒牙牙胚发育状况包括牙胚的发育程度、所处的位置,牙胚外包绕的牙囊骨壁是否完整。正常牙胚有清晰的牙囊骨壁包绕,若骨壁破损说明乳牙根尖周炎症可能影响到恒牙胚(图8-1)。

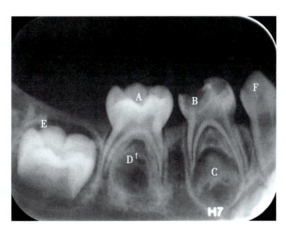

图8-1　乳牙X线检查

A. 健康的右下颌第二乳磨牙　　B. 右下颌第一乳磨牙龋及髓腔
C. 右下颌第一前磨牙牙胚　　　D. 右下颌第二前磨牙牙囊
E. 右下颌第一恒磨牙牙胚　　　F. 右下颌乳尖牙

由于乳牙的特殊解剖结构,牙根生理吸收和恒牙牙胚发育等问题,在观察X线片时,应有顺序地注意上述内容,从而为临床诊断和治疗方案的设计提供重要参考依据。

但是,牙齿的X线片有其局限性,例如,对于一颗三维实体的牙齿,X线片只能显示其二维图像,同时由于牙齿周围解剖结构的干扰或影像的重叠,往往不易明确是否有病变或病变的范围大小,此时需更换投照角度再次摄取X线片进行比较,或结合其他检查。考虑到低龄儿童合作程度差和放射线暴露问题,一般不建议使用CBCT检查乳牙根尖病变。

在制订治疗计划时,可综合以上临床资料及X线检查的结果,对乳牙的牙髓状态做出初步的判断。

第二节 乳牙牙髓病和根尖周病的临床表现及诊断

一、各型乳牙牙髓病的临床表现及诊断要点

乳牙牙髓病多由龋源性感染引起,龋损达到牙本质深层时,细菌和毒素可以通过牙本质小管刺激或侵入牙髓,使牙髓发生炎症反应,炎症可在冠髓中蔓延甚至累及根髓。当牙髓炎症继续发展,可导致牙髓坏死。

除龋源性感染外,牙外伤也可引起乳牙牙髓病。例如,牙齿受到撞击后,有的使牙周膜损伤或根尖血液循环受阻,甚至血管断裂,有的使牙冠折断或牙髓暴露,从而引起牙髓病变。

由于牙髓病的临床表现和组织病理学的不一致性,临床诊断与病理学诊断符合率较低,乳牙牙髓病的分类也多是按临床表现进行的,即分为急性牙髓炎、慢性牙髓炎、牙髓坏死、牙髓钙化和牙内吸收等。

(一)急性牙髓炎

急性牙髓炎(acute pulpitis)的临床特点是发病急、疼痛剧烈。临床上绝大多数属于慢性牙髓炎急性发作而致,龋源性者尤为显著。无慢性过程的急性牙髓炎多出现在牙髓受到急性的物理损伤、化学刺激以及感染的情况下,如制洞时切割牙体组织等导致的过度产热、充填材料的化学刺激等。

1. 临床表现

(1)症状:疼痛是乳牙急性牙髓炎的重要症状,常表现为自发痛、阵发痛及夜间痛,患儿常常夜间疼痛时不能很好睡眠,或从熟睡中痛醒;疼痛不能自行定位,疼痛发作时,患儿大多不能明确指出患牙所在;冷热温度刺激可诱发疼痛或使疼痛加重,但如牙髓已有化脓或部分坏死,患牙可表现为"热痛冷缓解",这可能是由于牙髓病变产物中有气体生成,受热膨胀后使髓腔内压力进一步升高,产生剧痛;反之,冷刺激可使髓腔内气体体积收缩,压力降低而缓解疼痛。

(2)检查:患牙可查及接近髓腔的深龋或其他牙体硬组织疾患,或可见充填体存在。在牙髓炎症早期,患牙对叩诊无明显不适,但当炎症波及根尖周组织或根分歧部位根周组织时,可出现叩诊不适。

2. 诊断要点 急性牙髓炎的诊断可根据疼痛的特征,如较尖锐或较剧烈的自发痛,影响患儿睡眠,冷热刺激可引起或加重疼痛,牙齿有龋洞或有充填物等。如痛侧有好几颗可疑患牙时,应逐一检查,确定急性牙髓炎的患牙,以便立即解除患儿疼痛。

(二)慢性牙髓炎

慢性牙髓炎(chronic pulpitis)是临床最常见的一型牙髓炎,龋源性的牙髓炎多数是慢性牙髓炎,出现急性症状时多数是慢性牙髓炎急性发作。慢性牙髓炎可根据穿髓与否分为两类,未穿髓者称慢性闭锁性牙髓炎,穿髓者称慢性开放性牙髓炎。慢性开放性牙髓炎又可分为慢性溃疡性牙髓炎(chronic ulcerative pulpitis)和慢性增生性牙髓炎(chronic hyperplastic pulpitis)。

1. 临床表现 慢性牙髓炎的症状轻重不一,相差较为悬殊,多数患牙症状轻微,甚至无明显症状。龋源性慢性牙髓炎的病程较长,当牙髓炎症范围较广时则有叩诊不适,X线片可显示乳磨牙根分歧部位的根周膜腔增宽,硬骨板破损。

慢性溃疡性牙髓炎,因髓室已穿孔,利于引流,仅有轻微症状,或当冷热刺激、食物碎片嵌入龋洞时才引起疼痛,但刺激去除后疼痛常持续一段时间。刺激诱发较短时间的疼痛,表明牙髓炎症较局限或较轻。刺激诱发较长时间疼痛,表明牙髓炎症较广泛或较重。

慢性增生性牙髓炎常见于龋病穿髓孔较大的乳磨牙、外伤冠折露髓之后的乳前牙。因这些牙的根尖孔大,血运丰富,使慢性发炎的牙髓组织过度增生,过度增生的肉芽组织通过穿髓孔向外突出形成息肉,此息肉可充满整个龋洞或冠折露髓孔外,对刺激不敏感,也无明显症状,咀嚼时食物压迫息肉深部的牙髓可引起疼痛,检查时可见龋洞中或冠折露髓处有红色肉芽组织。

慢性闭锁性牙髓炎是深龋接近牙髓,龋损感染通过薄层牙本质而产生的慢性牙髓炎症。一般

有不定时的自发性疼痛,有的则无明显自发痛,仅有冷热刺激痛,但是刺激去除后疼痛还可延续一段时间。

2. 诊断要点 患牙有深龋,已穿髓,牙髓仍有活力,是慢性溃疡性牙髓炎的特征。患牙有深龋,已穿髓,穿髓孔较大,龋洞内充满息肉,用探针轻拨息肉,查明其蒂部来源于牙髓者为慢性增生性牙髓炎。无明显症状的慢性闭锁性牙髓炎需与深龋鉴别,深龋无自发痛,仅有激发痛,并且在刺激去除后疼痛即可消失。

(三)牙髓坏死

牙髓坏死(necrosis of pulp)常是牙髓炎症发展的自然结局,除细菌感染之外,牙齿外伤或具有毒性的药物作用,如砷制剂、多聚甲醛等都能引起牙髓坏死。

1. 临床表现 一般无疼痛症状,虽无症状,但牙齿多有变色,这是牙髓坏死组织分解产物渗入牙本质小管的结果。乳牙牙髓坏死常可引起根尖周炎症而出现疼痛,或咀嚼时疼痛,或在儿童抵抗力下降时感到患牙不适。龋源性牙髓炎发展所致的牙髓坏死,开髓时多有恶臭。

牙髓坏死是个演变的过程,当牙髓尚未完全坏死之前则为牙髓部分坏死,其部分坏死的范围可以从只有小部分牙髓坏死到大部分牙髓坏死。例如,乳磨牙冠髓坏死,根髓尚有活力;某一根髓已坏死,其他根髓仍有活力等,此时,临床表现取决于尚未坏死部分牙髓的炎症类型。

牙髓坏死或牙髓部分坏死的 X 线片可能显示根分歧区域硬骨板破损、骨质稀疏现象,此时,应诊断为慢性根尖周炎(详见后文)。

2. 诊断要点 主要根据牙髓已无活力,有牙髓炎或牙外伤史,或牙齿变色等。

(四)牙髓钙化

当牙髓的血液循环发生障碍时,会造成牙髓组织营养不良,出现细胞变性,钙盐沉积,形成微小或大块的钙化物质。牙髓钙化(pulp calcification)有两种形式:一种是结节性钙化,又称髓石,髓石或是游离于牙髓组织中,或是附在髓腔壁上;另一种是弥漫性钙化,甚至造成整个髓腔闭锁。后者多见于外伤后的牙。

1. 临床表现 一般没有明显的临床症状,个别情况出现与体位相关的自发痛,一般与温度刺激无关。X 线片显示髓腔内有阻射的钙化物或呈弥漫性阻射影像,使原髓腔的透射区消失。

2. 诊断要点 X 线检查结果作为重要的诊断依据,询问病史有外伤或氢氧化钙治疗史可作为参考。

(五)牙内吸收

牙内吸收(internal resorption of teeth)是指牙髓组织肉芽性变,分化出破牙本质细胞,从髓腔内部吸收牙体硬组织,致髓腔壁变薄。牙内吸收的原因和机制尚不明了,临床上牙内吸收多发生于乳牙,乳牙外伤牙和经牙髓切断术、盖髓术治疗的牙都有可能出现牙内吸收。

1. 临床表现 牙内吸收的乳牙一般无自觉症状,常常是在 X 线检查时被发现。吸收部位各不相同,可发生于髓室,也可发生于根管口或根管内。当髓室吸收接近牙面时,牙冠内富有血管的肉芽组织颜色可透过菲薄的牙釉质,使牙冠显为粉红色。当吸收使牙面破坏穿孔,牙髓暴露时,可引起疼痛、出血等症状。位于乳磨牙髓室的吸收也可使髓底穿通。位于根管的内吸收可使根管口或根管腔某部位扩大甚至穿通,可使牙根折断。

2. 诊断要点 X 线片的典型表现是诊断牙内吸收的主要依据。例如,髓室壁出现边缘不规则的透射区,根管内某部位呈圆形扩大,大范围的吸收显示出穿通牙齿的透射区或窝状透射区。

二、乳牙根尖周病的临床表现及诊断

乳牙根尖周病是指根尖周围或根分歧(furcation area)部位的牙骨质、牙周膜和牙槽骨等组织的炎症性疾病,又称根尖周炎。

乳牙根尖周病最主要的病因是牙髓来源的感染,牙髓炎症,特别是牙髓坏死以后,细菌及其毒素、组织分解产物可通过根尖孔到达根尖周组织,或通过髓室底的副根管到达根分歧部位的根周组织而引起根尖周病。其次牙齿遭受外力的损伤、牙齿发育异常、牙髓治疗过程中药物或充填材料使用不当等均可造成根尖周组织的严重损害。乳牙牙髓治疗中,禁用三氧化二砷和酚醛树脂液,它们对根尖周组织可造成严重的化学性损伤,有时甚至伤害到恒牙牙胚。

乳牙根尖周病可表现为急性根尖周炎和慢性根尖周炎,由于病源刺激物毒力大小和机体抵抗力强弱之间对比的不同,根尖周病或表现为急性炎症,或为慢性炎症急性发作,或由急性炎症转变为慢性炎症。

1. 临床表现

(1)急性根尖周炎:多数是慢性根尖周炎急性发作,即当引流不畅、破坏严重而机体抵抗力较差时可导致急性炎症,此时,可出现较为剧烈的自发性疼痛、咀嚼痛和咬合痛,若穿通患牙髓腔,常见穿髓孔溢血或溢脓。患牙松动并有叩痛,根尖部或根分歧部的牙龈红肿,有的出现颌面部肿胀,所属淋巴结肿大,并伴有全身发热等症状。

(2)慢性根尖周炎:可无明显的自觉症状,有的患牙可在咀嚼时有不适感,有的牙龈出现瘘管,有反复溢脓、肿胀史。临床检查时可查及深龋洞或充填体,以及其他牙体硬组织疾患;牙冠变色,失去光泽;患牙对叩诊的反应无明显异常或仅有不适,一般不松动;有瘘型慢性根尖周炎者可查及瘘管开口。

(3)X线检查:急性根尖周炎时根尖部无明显改变或仅有牙周间隙增宽现象;而慢性根尖周炎或慢性根尖周炎急性发作可见根尖部和根分歧部牙槽骨破坏的透射影像。

2. 诊断要点 急性根尖周炎可有典型的咬合痛或自发性、剧烈持续的跳痛、牙龈或颌面部肿胀、叩诊疼痛或敏感等;慢性根尖周炎确诊的关键依据是患牙 X 线片上根尖或根分歧区域的骨质破坏。

三、乳牙根尖周病的特点

1. 根尖周炎时可存在部分活髓 由于乳牙牙髓组织疏松,血运丰富,再加上乳牙根管系统较恒牙复杂,侧支根管及副根管多,相互交叉,牙髓的感染可很快地通过侧支根管或副根管扩散到根尖周组织,引起根尖周感染,但一部分牙髓仍保持活力。

2. 易累及根分歧区域 乳磨牙髓底薄,髓底副根管和副孔多,牙髓感染后易通过髓底副根管和副孔侵犯根分歧处的组织(图8-2)。

3. 易引起软组织肿胀 由于儿童时期牙周组织的特点,根尖周感染易扩散到骨膜下,导致牙龈脓肿或瘘管形成;而且根尖周炎症到达骨膜下后不易局限化,处理不及时还会导致间隙感染。此外,由于乳牙根尖牙周膜宽,纤维组织疏松,纤维不成束,故乳牙根尖周炎症也易从牙周膜扩散,经龈沟排脓引流。

4. 易导致牙根吸收 当乳牙患根尖周炎时,根尖周炎症细胞可刺激破坏本质细胞、破骨细胞,使之活跃,加之乳牙牙根钙化度低,易引起牙根病理性吸收。特别是在牙根的不稳定期,牙根病理性吸收和生理性吸收共同作用,导致牙根吸收速度快,临床治疗困难。

5. 牙槽骨骨质疏松,代谢活跃,对治疗反应较好。

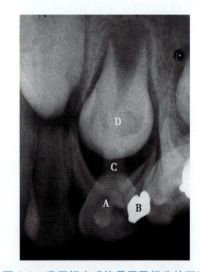

图8-2 乳牙根尖感染易累及根分歧区域
A. 左上颌第一乳磨牙 B. 不良修复体
C. 感染累及根分歧区域 D. 后继左上颌第一前磨牙,牙囊已破坏

第三节 乳牙牙髓治疗

一、乳牙牙髓治疗的目的

乳牙牙髓病和根尖周病必须及时治疗,其治疗目的如下:

1. 去除感染和慢性炎症,消除疼痛 乳牙牙髓病和根尖周病感染会引起疼痛,若炎症进一步

发展还会引起牙槽脓肿、颌面部蜂窝织炎等症状，给患儿带来痛苦，因此治疗的首要目的是控制感染、消除疼痛。

2. 延长患牙的保存时间　乳牙慢性根尖周炎会导致牙槽骨广泛性破坏、牙根病理性吸收，从而导致乳牙过早脱落。乳牙早失，一方面影响患儿的咀嚼功能，从而影响患儿颌面部乃至全身的生长发育；另一方面，会导致近远中及垂直间隙的丧失，并失去乳牙对继承恒牙的引导作用，影响继承恒牙的萌出及排列。

3. 防止对继承恒牙产生病理性影响　乳牙牙髓病与根尖周病对继承恒牙产生的病理性影响主要包括两方面：一是影响其发育，二是影响其萌出。长期乳牙牙髓感染有可能破坏发育中的恒牙胚牙囊，对恒牙胚的发育产生影响，如可能形成临床上的 Turner 牙；而对继承恒牙萌出的影响，可表现为萌出时间异常或萌出位置异常。牙槽骨广泛性破坏、乳牙的早失使得继承恒牙萌出阻力减小或解除，会导致继承恒牙早萌；但在某些病例中也会发现乳牙慢性炎症妨碍其牙根吸收，使得继承恒牙萌出困难或异位萌出。此外，乳牙早失导致的间隙丧失也会引起继承恒牙萌出困难或异位萌出。这些都会妨碍正常恒牙列的形成。

画廊：ER8-2
乳牙根尖周炎
对恒牙的影响

二、乳牙牙髓治疗的方法

尽管局部检查对牙髓治疗适应证的选择非常重要，但在制订乳牙牙髓治疗方案时也必须考虑患者全身状况。临床上应综合评估患牙剩余牙体组织量、牙槽骨破坏程度、恒牙胚情况、患儿全身状况以及配合程度等影响因素，首先明确患牙是被拔除或被保留。如患牙剩余牙体组织缺损过多，不足以保证充填体的封闭性，或患牙出现内吸收、牙槽骨破坏已累及恒牙胚，则应拔除患牙。当患儿患有系统性疾病时，应在相关专科医师指导下，决定治疗方法。

如果患牙仍有保留价值，则可以考虑乳牙牙髓治疗。乳牙牙髓病根尖周病的治疗方法较多，有保存生活牙髓的治疗和保存患牙的治疗。治疗应力求简便有效，以达到消除感染和炎症的目的，扩大乳牙保留范围，尽量将患牙保存到替换时期。

（一）间接牙髓治疗

间接牙髓治疗（indirect pulp therapy，IPT）是指在治疗深龋近髓患牙时，为避免露髓，有意识地保留洞底近髓的部分龋损牙本质，用氢氧化钙等生物相容性材料覆盖龋损牙本质，以抑制龋病进展，促进被保留的龋损牙本质再矿化及其下方修复性牙本质的形成，保存牙髓活力。该方法适用于乳牙，也适用于恒牙。

1. 适应证　深龋近髓患牙，没有不可逆性牙髓炎症状或体征，X 线检查无病理性改变。

2. 治疗步骤

（1）去腐：去净窝洞侧壁龋损组织，在不露髓的情况下尽可能多地去除髓壁上的腐质，有意识地保留洞底近髓的部分龋损牙本质。建议使用低速大号球钻去腐，避免使用挖匙。因为挖匙一次性去除大量腐质，增加牙髓暴露风险。

（2）间接盖髓：用氢氧化钙等制剂覆盖被保留的龋损牙本质，促进修复性牙本质形成及龋损牙本质再矿化。

（3）垫底、充填：用玻璃离子水门汀等材料垫底，常规充填。

（4）二次去腐及充填：在观察 3~6 个月后，再次打开患牙，去除原残留腐质。如未露髓，应进行护髓和严密垫底，方可完成永久性充填。如有露髓，则应根据临床症状、体征等进行相应的治疗。

大量临床研究发现再次打开患牙进行二次去腐时，常发现被保留的龋损牙本质已变干变硬，于是学者们对是否有必要二次去除残留的龋损提出了疑问。近年来，学者们比较倾向于一步法的间接牙髓治疗，即在一次就诊内，在不暴露牙髓的情况下尽可能多地去除近髓的龋损组织，放置保护性衬里，即刻对患牙进行永久性修复，不再打开患牙去除任何被保留的龋损牙本质。

3. 定期复查　间接牙髓治疗的患牙必须进行定期临床及 X 线检查，一般周期为 3~6 个月，以评估牙髓状况。患牙修复体应完整、封闭性好；牙髓活力正常，术后无敏感、疼痛或软组织肿胀等症状或体征；X 线检查无病理性牙根内吸收或外吸收及其他病理性改变。

动画：ER8-3
间接牙髓治疗

动画：ER8-4
直接盖髓术

（二）直接盖髓术

直接盖髓术（direct pulp capping）是一种用药物覆盖于牙髓暴露处，以保护牙髓、保存牙髓活力的方法。

1. 适应证　乳牙直接盖髓术适用于牙髓活力正常的乳牙，备洞或外伤导致的机械性针尖大小的露髓。乳牙龋源性露髓或去龋未净时的意外露髓，其牙髓都可能已被感染，不宜行直接盖髓术。

2. 治疗步骤

（1）隔湿：露髓的患牙立即使用橡皮障或使用消毒棉纱卷隔离唾液，并用吸引器排唾。

（2）消毒：消毒手术区。

（3）盖髓：生理盐水冲洗，棉球拭干，覆盖盖髓剂。

（4）充填：玻璃离子水门汀或聚羧酸锌水门汀等材料垫底，常规充填。

3. 定期复查　直接盖髓术后应进行定期复查，一般每 3～6 个月进行一次临床及 X 线检查。牙髓活力正常，无敏感、疼痛或肿胀等症状或体征；X 线检查无病理性牙根内吸收或外吸收，无根分歧或根尖区骨密度降低，术后 1～3 个月可在盖髓处观察到牙本质桥的出现。

（三）乳牙牙髓切断术

乳牙牙髓切断术（pulpotomy-primary teeth）是在局麻下去除冠方牙髓组织，用药物如甲醛甲酚（formocresol，FC）、硫酸铁、氢氧化钙制剂、矿物三氧化物凝聚体（mineral trioxide aggregate，MTA）等处理牙髓创面以保存根部健康牙髓组织的治疗方法。

1. 适应证

（1）牙髓活力正常的乳牙，因备洞或外伤导致的机械性露髓，露髓孔较大，不宜进行直接盖髓术者。

（2）无不可逆性牙髓炎症状或体征、无病理性影像学改变的乳牙、龋源性露髓，冠髓切断后，根方牙髓组织活力正常，无化脓、牙髓坏死或出血不止等。

2. 乳牙牙髓切断术药物

（1）甲醛甲酚合剂：主要的有效成分是甲醛（formalin）和三甲酚（tricresol），其中甲醛作为一种有效的组织固定剂，是最主要的活性成分；三甲酚是一种强效抗菌剂，可以杀灭牙髓断面的微生物，但其作用持续时间短。甲醛甲酚液作为牙髓治疗药物于 1905 年由 Buckley 提出，当时采用等量甲醛和三甲酚混合液，称为 Buckley 配方。后经多数研究确定了 Buckley 配方 1∶5 稀释液用于乳牙牙髓切断术。具体制备过程：先将 3 份甘油与 1 份蒸馏水充分混合形成稀释溶液，然后将 4 份稀释溶液加到 1 份 Buckley 原液中混合制成 1∶5 标准稀释液。

甲醛甲酚与牙髓断面接触区会产生凝固性坏死，坏死层下方的牙髓组织有轻度炎症性反应，其根尖部牙髓仍保持活力，但有的炎症反应可持续存在并能延伸渗入根髓深部。但近年认为，甲醛甲酚切髓术应用有其局限性：①术后可能发生牙根内吸收或牙根病理性吸收，这可能与手术创伤、甲醛甲酚刺激、边缘性渗漏、剩余根髓感染和炎性变有关；②由于甲醛甲酚溶液中的甲醛渗透性强，易引起尖周、牙周组织的刺激；③由于甲醛甲酚具有半抗原作用，可能导致根尖周、牙周组织的免疫学反应。目前，在乳牙牙髓切断术上甲醛甲酚已逐渐被其他生物相容性更好的药物取代。

（2）硫酸铁溶液（ferric sulfate）：硫酸铁是一种止血剂，与血接触后形成铁与蛋白的复合体膜，这种复合体膜可机械性地封闭被切割的血管，达到止血的目的。金属蛋白血凝块在牙髓断面形成一个屏障，减少牙髓感染和牙内吸收，用于牙髓切断术的浓度一般为 15.5%。

此外，用于乳牙牙髓切断术的药物还有氢氧化钙制剂及 MTA 等，详见本章第四节"五、年轻恒牙牙髓病根尖周病的治疗药物"。

3. 治疗步骤

（1）术前摄取 X 线片了解根尖周组织和牙根吸收状况，若牙根吸收超过根长的 1/2，则不宜行牙髓切髓术。

（2）麻醉和隔湿：局部麻醉，隔离手术域，提倡使用橡皮障，并用吸引器排除唾液污染。

（3）去腐、备洞：消毒手术区，去尽洞壁龋损组织，制备洞形。

（4）揭髓顶、去冠髓：冲洗窝洞，用消毒牙钻循洞底周缘钻磨，揭去髓室顶，用锐利挖匙或大号

动画：ER8-5
乳牙牙髓切断术

球钻去除冠髓。

（5）牙髓断面处理：生理盐水冲洗髓室，用生理盐水湿棉球轻压止血，依据选择的药物对牙髓断面进行相应处理。

1）甲醛甲酚溶液：用小棉球蘸取1:5甲醛甲酚液放置牙髓断面上1分钟，以固定表面组织，然后将调制好的氧化锌丁香油水门汀盖于牙髓断面，用湿棉球轻压使其与根髓密切贴合。

2）硫酸铁溶液：用小棉球蘸取硫酸铁溶液放置于牙髓断面10～15秒，用生理盐水轻轻彻底地冲洗髓腔，棉球干燥，将调制好的氧化锌丁香油水门汀盖于牙髓断面。

3）MTA：将调制好的MTA盖于牙髓断面，厚度约2mm，用盐水棉球轻压使其与根髓密切贴合。

4）氢氧化钙制剂：将调制成的氢氧化钙制剂盖于牙髓断面，盖髓剂厚度约为1mm，轻压使之与根髓密切贴合。

（6）修复：对患牙进行严密垫底充填，牙髓切断术的患牙首选的修复是不锈钢预成全冠（SSC），如果剩余的牙体组织能够提供足够的支持，可用复合树脂或银汞合金进行修复（图8-3）。

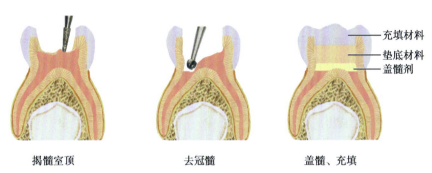

揭髓室顶　　　　　　　去冠髓　　　　　　　盖髓、充填

图8-3　乳磨牙牙髓切断术示意图

4. **定期复查**　乳牙牙髓切断术后需进行定期临床及X线检查，首次复查可在术后3个月，以后周期为6个月。临床检查应无病理性症状或体征，X线检查无病理性骨或根吸收。如有牙髓病变的症状和体征，需考虑进行根管治疗；如有牙内吸收或牙髓炎症累及下方恒牙胚，则须拔除。

（四）乳牙根管治疗术

乳牙根管治疗术（root canal therapy of primary teeth）是指通过根管预备和药物消毒去除感染物质对根尖周组织的不良刺激，并用可吸收的充填材料充填根管，防止发生根尖周病或促进根尖周病愈合。

尽管早在1932年就有学者运用根管治疗的方法治疗牙髓坏死或根尖周感染的乳牙，但有关乳牙根管治疗的争议一直存在。首先，乳牙根管系统很复杂，尤其是乳磨牙，常常副根管或侧支根管纵横交错，牙髓坏死组织的清理或根管的预备相当困难；其次，乳牙，尤其是乳磨牙根管壁薄，机械性预备易导致根管壁侧穿；此外，乳牙牙根存在生理性吸收，乳牙根尖孔位置常常不明确，根管预备时感染物质或器械易超出根尖，可能损伤继承恒牙牙胚。曾有学者据此认为乳牙不宜进行根管处理。但越来越多的临床研究显示，乳牙根管治疗预后较佳，保留了大量本需拔除的牙髓坏死或根尖周感染的乳牙。目前，乳牙根管治疗得到了越来越广泛的应用，成为保留牙髓坏死或根尖周感染乳牙的最后的治疗手段。

1. **适应证**
（1）牙髓炎症涉及根髓，不宜行牙髓切断术的乳牙。
（2）牙髓坏死而应保留的乳牙。
（3）根尖周炎症而具有保留价值的乳牙。

2. **禁忌证**
（1）牙冠破坏严重，已无法再修复。
（2）髓室底穿孔。
（3）根尖及根分歧区骨质破坏范围广，炎症已累及继承恒牙牙胚。

动画：ER8-6 乳牙根管治疗术

（4）广泛性根内吸收或外吸收超过根长的1/3。

（5）下方有含牙囊肿或滤泡囊肿。

3. 治疗步骤

（1）术前须拍摄X线片，了解根尖周病变和牙根吸收情况。

（2）局部麻醉或牙髓失活：提倡采用局部麻醉的方法进行疼痛的控制，并在橡皮障下操作，但若麻醉效果不佳，或因患儿不配合、对麻醉剂过敏等原因无法对患牙实施局部麻醉时，可用失活法使牙髓失活。失活法（devitalization）是指用化学药物制剂封于牙髓创面，使牙髓组织坏死失去活力的方法。使牙髓失活的药物称为失活剂，常用多聚甲醛等。多聚甲醛制剂释放的甲醛蒸气会渗透到牙髓腔中，在7~10天内固定冠部及根尖牙髓组织。也可用甲醛甲酚进行失活，但需要的时间相对较长。

治疗时，将蘸有失活剂的小棉球轻轻放置于穿髓孔处，然后用氧化锌丁香油暂封。暂封时应注意不要将失活剂移位；不要加压；密封性要好，以防失活剂外漏到口腔。

（3）髓腔的开通：去除龋损组织制备洞形，开髓，揭去髓室顶，去冠髓，寻找根管口。

（4）根管预备：对于有急性症状的患牙，应先做应急处理，开放根管，建立有效引流，待急性炎症消退后再继续治疗。根管预备的主要目的是清理根管内病变牙髓组织及其分解产物、细菌及各种毒素；除去根管壁表层感染的牙本质；冲洗洁净，除去根管内残余的物质和碎屑。

由于乳牙根管系统复杂、根管壁薄、牙根弯曲呈抱球状，故其根管预备不强调根管扩大和成形，而主要是通过化学方法去除根管内感染物质。因此，临床操作的重点应放在使用药物进行根管冲洗和根管消毒方面，尤其是后牙。

参照术前X线片，估计根管工作长度。由于乳牙根尖孔位置常常不明确，特别是在牙根吸收的情况下，根管开口处可能与X线片上的根尖相差几毫米。由于工作原理的限制，一般的电子根管长度测量仪的测量结果有时并不准确，因此临床上确定准确的乳牙根管工作长度存在一定的困难。一般来说，乳牙根管工作长度较X线片上根尖孔距离短2mm。

去除髓室和根管内感染或坏死的牙髓组织，使用根管器械扩挫根管。使用不锈钢器械预备根管时应预弯锉针以适应弯曲的根管。尽管乳牙根管预备不强调扩大和成形，但机械性预备一般应到30#~35#，以利于根管冲洗，保证根管消毒及充填效果。与不锈钢器械相比，镍钛器械能够更快速地完成预备，有更好的柔韧性来适应弯曲的根管，预备后形成的大锥度也更有利于药物顺畅进入根管进行化学预备。合理使用这种机械技术可有助于清理根管，特别是对手动器械难以操作的根管。但镍钛器械根管壁的切削量更大，器械分离的风险高于不锈钢器械，使用时一定要充分考虑乳牙解剖特点和安全性。

建议在使用橡皮障及开口器的情况下，使用3%过氧化氢液、1%~3%次氯酸钠溶液交替冲洗根管。次氯酸钠溶液可使细菌蛋白变性，并有较强的蛋白溶解和氧化作用，能有效地去除根管内的残髓组织、有机碎屑及根管壁玷污层，在临床上已得到广泛应用。而过氧化氢溶液是强氧化剂，在组织过氧化物酶的作用下，迅速分解出新生氧，发挥杀菌作用。此外，使用过氧化氢溶液产生的气泡利于清除脓血和坏死组织。临床上也可以使用超声器械进行根管荡洗。在完成机械性根管预备后，将小号锉放入根管中央，超声振动产生的声波流及气穴效应，激活根管内的冲洗液，使其能更好地渗入到根管系统发挥作用，从而更彻底地清洁根管。操作中要使患儿保持大张口，超声针头不应进入根尖1/3区，防止发生器械分离等不良事件，另外，应选择不会额外切削根管壁的超声荡洗器械。

（5）根管消毒：根管干燥后，将氢氧化钙制剂置于根管内，或将蘸有甲醛甲酚或樟脑酚液的小棉球放置于髓室内，以丁香油氧化锌水门汀或玻璃离子水门汀暂封窝洞。

（6）根管充填：2周至1个月后若无症状，去除根管封药，冲洗、吸干，在有效的隔湿条件下，将根管充填材料反复旋转导入根管或加压注入根管，水门汀垫底，常规充填（图8-4）。

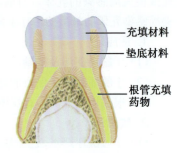

充填材料

垫底材料

根管充填药物

图8-4　乳磨牙根管充填示意图

若炎症未能控制或瘘管仍有渗液也可重复根管消毒步骤，更换根管药物，待症状消退后再行根管充填。

4. 注意事项　乳牙根管治疗术的基本方法与恒牙根管治疗术大体相同，但治疗时须注意以下几点：

（1）根管预备时勿将根管器械超出根尖孔，以免将感染物质推出根尖孔或损伤恒牙胚。

（2）在乳牙的替换中，由于乳牙根的生理吸收，继承恒牙可萌出在正常位置上，因此乳牙的根管充填材料仅可采用可吸收的、不影响乳恒牙替换的糊剂充填。

常用的乳牙根管充填材料有：氧化锌丁香油糊剂、氢氧化钙制剂、碘仿制剂、氢氧化钙碘仿混合制剂等。氧化锌丁香油糊剂是最早用于乳牙根管充填的材料，可有效保留感染患牙，但氧化锌丁香油糊剂吸收迟缓于乳牙根的吸收，这有可能妨碍其继承恒牙的萌出。此外，其抗菌性能有限。近年来，越来越多的学者建议用碘仿、氢氧化钙制剂作为乳牙根管充填材料。

与氧化锌丁香油糊剂相比，氢氧化钙制剂、碘仿制剂、氢氧化钙碘仿混合制剂等具有许多优点，如抗菌性能强，在根尖区易吸收，易从根管内取出，并有促进根周组织病变愈合的作用等。但氢氧化钙充填根管后稳定性较差，常出现早于乳牙牙根生理吸收的吸收现象。迄今为止，仍没有一种材料是乳牙根管充填的理想材料。

（3）不宜对乳磨牙龈瘘管进行深搔刮术。为避免损伤乳磨牙根分歧下方的继承恒牙牙胚，乳磨牙根尖周病，包括根分歧部位的根周组织炎症，可通过根管治疗消除炎症，达到治愈瘘管的目的。

5. 定期观察　乳牙根管治疗后需进行定期随访观察，周期一般为3～6个月。随访时应进行临床检查和X线检查。

（1）临床评价和X线片评价

1）临床评价指有无症状或不适，有无异常松动、叩痛、龈瘘或脓肿。

2）X线片评价指根尖或根分歧区有无骨质吸收或病变，继承恒牙牙胚的发育有无受累。

因临床评价与X线片评价的符合率差异较大，前者失败，后者多为失败；而后者失败，前者并非失败。故乳牙根尖周病治疗的评价，应将临床和X线检查结合起来，两者缺一不可。

（2）乳牙根尖周病成功的标准

1）临床无异常松动，无龈瘘或肿胀，原有的龈瘘已愈合。

2）X线片显示根尖周无病变或原有病变已消失，继承恒牙牙胚发育未受损。

第四节　年轻恒牙牙髓病和根尖周病

年轻恒牙的牙髓炎症多数是由龋病引起的，但牙齿结构异常、牙齿外伤也可引起，有的则是医源性的因素。龋源性的牙髓炎症多是慢性炎症，若深龋使牙髓广泛暴露，则常常形成慢性增生性牙髓炎，即形成牙髓息肉，而龋病引起的急性牙髓炎往往是慢性牙髓炎的急性发作。严重的牙齿创伤或制洞过程中的意外露髓则可使牙髓发生急性炎症，或牙髓坏死。

年轻恒牙的根尖周病多由牙髓炎症或牙髓坏死发展而来，此时的牙髓感染可通过宽阔的根尖孔引起根尖周组织的炎症或病变。若病原刺激强，机体抵抗力弱，局部引流不畅，则可能很快发展为急性根尖周炎；若病原刺激作用弱，机体抵抗力增强，炎症渗出物得到引流，急性炎症又可转为慢性炎症。其中，由于机体抵抗力较强，根尖周组织长时间受到轻微刺激而表现出的根尖周骨小梁密度增强的根尖周致密性骨炎较为多见。

由于年轻恒牙牙髓和根尖周组织疏松，血液丰富，一旦发生炎症感染易于扩散，如治疗及时，炎症也易控制和修复。

一、年轻恒牙牙髓病和根尖周病的检查及诊断方法

牙根未完全形成的患牙，在进行任何牙髓治疗前，对其牙髓及根尖状态进行正确的判断是十分重要的。年轻恒牙牙髓状态的判断方法与乳牙相似，也主要依靠病史、临床检查及X线检查。与乳牙相同部分这里不再重复，此处主要介绍年轻恒牙牙髓状态判断时需特别注意的事项。

（一）病史采集

由于年轻恒牙牙髓病与根尖周病的病因除了龋病外，还常常与牙外伤及牙齿发育异常（如畸形中央尖折断、牙内陷）有关，因此采集病史时除了重点询问疼痛史外，还应注意询问这方面信息。口腔科病史及疼痛特征均有助于确定患牙牙髓状态。

（二）临床检查

1. 软组织检查　与乳牙相似，牙龈出现肿胀或瘘管是诊断年轻恒牙牙根周围组织存在炎症的可靠指标。此时患牙牙髓虽然有炎症，但可能仍然有一定的活力，也可能已经完全坏死。但需特别注意的是：与单根乳牙牙龈出现肿胀或瘘管时牙髓多出现完全坏死不同，单根年轻恒牙牙髓可能残留部分活髓；多根的年轻恒牙情况与多根乳牙相同，可能出现某一两根的牙髓坏死，而其他根管内可能仍为活髓或残留活髓，治疗时应特别注意对疼痛的控制。

2. 叩诊和松动度检查　由于年轻恒牙生理动度偏大，且个体差异较大，在牙齿松动度检查时，应注意与健康的对照牙进行比较。

3. 露髓和出血　龋源性露髓在露髓孔周围是较硬的牙本质时，露髓孔的大小与牙髓感染范围呈正相关关系。

4. 牙髓活力测试　鉴于年轻恒牙的牙根尚未发育完全，或尚未建立完善的神经传导，牙髓活力测试尤其是电活力测试准确性较低，可能出现假阴性或假阳性反应，因此临床并不主张过分依赖牙髓活力测试结果。

（三）X线检查

X线检查及解读对判断牙根发育中患牙的牙髓状态十分关键。需拍摄高质量的患牙根尖片以评估牙根发育情况，并观察是否有根尖透射影或牙根吸收。

需强调的是：①正常情况下，在健康的年轻恒牙开放的根尖周围，有一骨密度稀疏区域，为根尖牙乳头的部位，其外围有一致密的牙乳头骨硬板，应与牙髓坏死导致的病理性骨密度降低影鉴别，临床上可与对侧牙根尖比较，有助于对该牙牙髓状态的判断；②脱位性牙外伤后可能发生暂时性的根尖周组织破坏，有可能导致临床误诊，需特别注意。

二、年轻恒牙牙髓的治疗原则

年轻恒牙牙髓治疗的原则是：尽力保存活髓组织，以保证牙根的继续发育和生理性牙本质的形成。如不能保存全部活髓，也应保存根部活髓；如不能保存根部活髓，也应保存牙齿。

年轻恒牙牙髓组织不仅具有对牙齿的营养和感觉功能，且与牙齿的发育密切相关。一般情况下，年轻恒牙在牙根形成2/3左右开始萌出。牙齿萌出后牙根的继续发育有赖于牙髓的作用，于萌出后2～3年内达到牙根应有长度，3～5年后根尖孔完全发育完成。

正常情况下，在牙根发育完成后，牙髓室和根管内有继发性牙本质持续形成，并以相对慢的速度持续终生，使根管壁厚度不断增加；此外修复性牙本质的沉积也会增加牙根的强度。如年轻恒牙在牙根未形成之前失去牙髓活力，会导致其牙根薄弱易折裂。这是由于年轻恒牙既没有继发性牙本质也没有修复性牙本质形成，牙本质层薄。有研究显示牙根发育不完全的患牙牙颈部根折率明显高于牙根发育完全的牙齿。影响根折发生的主要因素是牙根发育程度，牙根发育越不完全，根折率越高。此外，牙根长度发育完成前失去牙髓活力，还会导致患牙冠-根比不协调，患牙松动度增加，有可能导致牙周组织破坏。无论是牙根薄弱导致的根折，还是冠-根比不协调导致的牙周组织破坏，都大大降低了患牙在口腔中的留存时间。因此，年轻恒牙进行活髓保存十分必要。

由于年轻恒牙髓腔大、牙髓组织多，牙髓组织中血运丰富，使得牙髓具有较强的防御能力和修复能力；其次，年轻恒牙根尖孔较大，根尖部牙髓组织呈乳头状与下方的根尖周组织（上皮根鞘）移行，局部血液微循环系统丰富，这也使得年轻恒牙牙髓对炎症有较强的防御能力。这些都为年轻恒牙活髓保存提供了生理基础。

三、年轻恒牙活髓保存治疗

活髓保存，主要是指间接牙髓治疗、直接盖髓术、部分牙髓切断术和牙髓切断术。间接牙髓治疗和直接盖髓术是保存全部活髓的治疗；部分牙髓切断术、牙髓切断术是切除部分牙髓，保存部分活髓的治疗。临床上是根据牙髓炎症的性质、程度以及牙髓是否外露来选择上述不同治疗方法，以达到保存生活牙髓和促进牙根顺利发育完成的目的。但是，牙髓的防御和修复能力有一定的限度，它的修复能力可受多种因素的影响或制约。目前，适应证的确定和理想盖髓剂的选择仍是活髓保存治疗考虑的主要问题。这是由于目前的临床检查手段尚难以确定牙髓炎症的性质、程度和范围，使活髓保存治疗受到限制，同时也由于现有的盖髓剂还不具备既能为牙髓、牙本质修复提供诱导因素又兼有预防感染功效的理想条件，使活髓保存治疗的疗效不稳定。目前，氢氧化钙及其制剂仍旧是首选的盖髓剂，并广泛用于临床。

年轻恒牙活髓保存的成功要素包括：①治疗前的临床诊断；②治疗中的无菌操作和最小的损伤程度；③良好的盖髓剂和良好的牙齿封闭性。

（一）间接牙髓治疗

适应证及治疗步骤详见本章第三节中有关间接牙髓治疗的内容。

（二）直接盖髓术

1. 适应证　机械性或外伤性露髓，意外露髓，露髓孔小于 1mm。

2. 治疗步骤

（1）备洞、清除龋损组织：对于机械性或外伤性因素引起的牙髓暴露的患牙，应在局麻下制备洞形，操作过程中动作要准确到位，避开穿髓孔，及时清除洞内牙体组织碎屑，以防牙髓再感染。对于深龋近髓患牙，可在局部麻醉下依次去除洞壁和洞底的龋损组织，最后去除近髓处的软化牙本质，一旦牙髓意外暴露应即刻清洗窝洞，置盖髓剂并封闭洞口，尽量减少细菌污染牙髓的机会。术中应避免将任何器械插入穿髓孔。

（2）放置盖髓剂：用生理盐水冲洗露髓孔处，如有出血可用生理盐水湿棉球轻压牙髓创面止血。不要用气枪吹干，因为这样可能使碎屑及微生物进入牙髓；将盖髓剂如氢氧化钙或 MTA 覆盖在牙髓创面上。

（3）充填：玻璃离子水门汀或聚羧酸锌水门汀等材料垫底，常规充填。

（三）牙髓切断术

年轻恒牙牙髓切断术（pulpotomy-young permanent teeth）是在局部麻醉下去除冠方牙髓组织，用活髓保存剂覆盖牙髓创面以保存根部正常牙髓组织的方法。

1. 适应证

（1）年轻恒牙龋源性、外伤性或机械性露髓，不能行直接盖髓术者。

（2）年轻恒牙牙髓感染局限于冠髓而根髓尚未受到侵犯者。

2. 治疗步骤　年轻恒牙牙髓切断术的治疗步骤与乳牙牙髓切断术相似：①术前拍摄 X 线片；②麻醉与隔湿；③去腐、备洞；④揭髓室顶、去冠髓；⑤牙髓断面处理；⑥充填。

年轻恒牙牙髓切断术的主要目的是保留根髓健康活力，促使牙根继续生理性发育，因此用于年轻恒牙牙髓断面处理的药物应有活髓保存功能，常用的有氢氧化钙、MTA 等，目前最常用的仍然是氢氧化钙。乳牙牙髓切断术中使用的牙髓断面处理剂如甲醛甲酚、戊二醛等具有组织固定作用，且有渗透性，禁止应用于年轻恒牙。

随着牙髓生物学研究的进展，在牙髓切断术的基础上，有学者提出了一种保存更多牙髓组织的方法，即部分牙髓切断术（partial pulpotomy）。部分牙髓切断术只需去除露髓孔下方炎症性或感染性牙髓组织，保留所有未被感染的健康牙髓组织，主要适用于年轻恒牙外伤性或龋源性露髓。

3. 定期复查　年轻恒牙牙髓切断术后应进行定期临床检查和 X 线检查，首次复查可在术后 3 个月进行，以后周期为 6 个月。治疗后的牙齿，牙髓活力应正常，术后无敏感、疼痛或软组织肿胀等症状或体征；X 线检查应无病理性根吸收，无异常根管钙化，无根尖区低密度影；一般术后 3 个月左右 X 线检查可观察到牙髓断面处有牙本质桥形成，牙根继续发育（图 8-5）。

年轻恒牙牙髓切断术的预后与患者年龄、牙位及病变程度有关。牙髓切断术后，牙髓断面发生急性炎症反应或表层坏死。随着时间的推移可出现三种组织学变化：①断面处形成牙本质桥，牙髓面有排列整齐的成牙本质样细胞形成规则的牙本质，封闭根管口，使根髓保持正常活力；

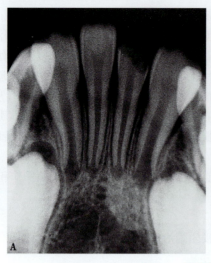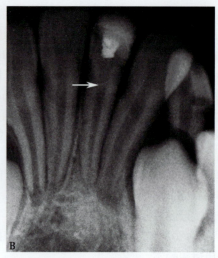

图 8-5　年轻恒牙牙髓切断术

A. 患儿，男，8 岁，X 线片示左下颌中切牙外伤冠折露髓　B. 氢氧化钙活髓切断术后
6 个月，X 线片示在牙髓断面处可见牙本质桥（箭头所示）

②断面处形成不规则钙化物；③断面虽有部分牙本质桥形成，但根髓已发展为慢性炎症，或发生内吸收。

目前，多数学者认为氢氧化钙牙髓切断术后根髓会发生进行性钙化，因此主张在牙根发育完成后，去除根髓，进行根管治疗。亦有学者认为，如果病例选择适当，操作过程中避免将氢氧化钙压入根髓组织，减少损伤，防止细菌感染，牙髓切断术后不一定会发生牙髓进行性钙化。因此，不必在牙髓切断术后进行牙髓摘除术。然而，值得注意的是，根管钙化、内吸收和牙髓坏死是牙髓切断术潜在的并发症，应要求患者在术后 2~4 年内定期复查。

以上介绍了年轻恒牙活髓保存治疗方法，即间接牙髓治疗、直接盖髓术、（部分）牙髓切断术等。如治疗成功，所有这些方法均可达到牙根形成（apexogenesis, root formation）的目的。所谓牙根形成，其实是一个组织学名词，是指牙根生理性地继续发育、根尖孔形成。

根据牙根发育程度不同，牙根形成的时间不等，一般为 1~2 年。患者需定期随访，检查牙髓的活力及根尖发育的程度。如牙髓有不可逆性炎症或坏死，或有内吸收，应去除牙髓，进行根尖诱导成形术。

四、年轻恒牙感染牙髓的治疗方法

（一）根尖诱导成形术

根尖诱导成形术（apexification）是指牙根未完全形成之前发生牙髓严重病变或根尖周炎症的年轻恒牙，在控制感染的基础上，用药物及手术方法保存根尖部的牙髓或使根尖周组织沉积硬组织，促使牙根继续发育和根尖形成的治疗方法。此方法首先由 Kaiser（1960）提出，而后，Frank（1966）做了许多研究。

年轻恒牙牙根发育不完全，根尖孔未形成，根尖呈开放状态。在年轻恒牙发生牙髓严重病变或根尖周感染时，由于开放的根尖无法形成有效的封闭，不能进行常规的根管治疗，因此治疗时首先须使其根尖闭合。通过诱导患牙根尖钙化屏障的形成或诱导牙根发育不全患牙根尖继续发育、根尖孔形成均可达到根尖闭合的目的。根尖诱导成形术的成功与正确诊断及全面理解该治疗的生物学过程密切相关。

1. 牙根未发育完全的年轻恒牙根端形态　牙根未发育完全的年轻恒牙根端形态有：根端管壁喇叭口状［图 8-6（A）］、根端管壁平行状［图 8-6（B）］和根管壁内聚状［图 8-6（C）］等。治疗时的根端形态取决于牙髓发生病变或发生坏死时的牙根发育，如果牙髓坏死早，牙根停止发育早，则根端管壁可能是喇叭口状和平行状；牙髓坏死晚，牙根停止发育晚，则根端管壁可能是内聚状。根端管壁喇叭口状治疗较为困难，而平行状和内聚状治疗效果较为理想。

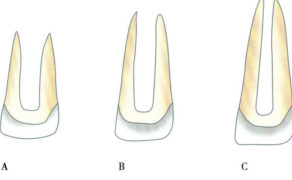

图 8-6　牙根未发育完全的根管形态示意图
A. 根端管壁喇叭口状　B. 根端管壁平行状　C. 根管壁内聚状

2. 根尖诱导成形术所依赖的组织　年轻恒牙常由于外伤、龋病或牙齿发育异常等导致牙髓炎症或坏死。由于根尖区域多血管及细胞特性，即使牙髓炎症或坏死，牙根亦能继续形成。这是由于其根尖部的细胞具有潜在的分化能力，在炎症消除后能进行细胞分化，不仅继续形成根尖的牙齿组织，而且可使根尖周组织重建。年轻恒牙发生牙髓病变后，诱导根尖形成所依赖的组织有：

（1）根尖部残留的生活牙髓：可分化为成牙本质细胞，沉积牙本质，继续发育牙根，所形成的牙根近似于正常牙根结构。

（2）根尖端的牙乳头：牙髓破坏后，根尖端全部或大部分保留存活的牙乳头，分化为成牙本质细胞，使牙根继续发育。

（3）根尖周组织中的上皮根鞘：上皮根鞘在牙髓损伤后的牙根继续发育中起着十分重要的作用。一方面，上皮根鞘内有大量未分化间充质细胞，这些细胞能进一步分化形成硬组织；另一方面，它能防止牙周膜细胞向根管内长入，导致根管内骨形成，使得牙根发育停滞。因此，临床治疗中应尽可能地保留它的活性。

若病变进一步发展，Hertwig 上皮根鞘完全被破坏，会导致正常牙根发育停止，但这并不意味着在根尖区域硬组织沉积的终结。一旦上皮根鞘被破坏，就不再有成牙本质细胞分化，但根尖区正常存在的成牙骨质细胞以及牙乳头中的成纤维细胞可以形成硬组织。

3. 根尖诱导成形术的适应证

（1）牙髓炎症已波及根髓，而不能保留根髓的年轻恒牙。

（2）牙髓坏死或并发根尖周炎症的年轻恒牙。

4. 根尖诱导成形术的操作步骤　根尖诱导成形术遵循根管治疗术的基本原则，在根管预备、根管消毒和根管充填的步骤中，加强了根管消毒，并增加了药物诱导。消除残留牙髓和根尖周组织的炎症，并通过药物诱导作用，保护根尖部的生活牙髓和牙乳头，恢复上皮根鞘的正常功能是促使牙根继续发育和根尖形成的必要条件。

常规根尖诱导成形术治疗包括两个阶段：第一阶段，消除感染和根尖周病变，诱导牙根继续发育或诱导根尖钙化屏障形成；第二阶段，永久性根管充填和患牙修复。两个阶段之间的间隔时间或牙根继续发育所需时间不等，为 6 个月至 2 年。其时间的长短和牙根原来的长度、根尖周炎症的程度以及患者的机体状况等有关。

（1）第一阶段

1）术前 X 线检查：治疗前须拍摄 X 线片，了解根尖周病变和牙根发育情况，帮助确定牙根工作长度。

2）常规备洞开髓：建议在橡皮障下操作，如果存留部分活髓，应在局部麻醉下治疗。制洞开髓的位置和大小应尽可能使器械直线方向进入根管。

3）根管预备：对于有急性症状的患牙，应先做应急处理，开放根管，建立有效引流，待急性炎症消退后再继续治疗。由于年轻恒牙根管壁薄，其根管预备也主要是通过化学方法去除根管内感染物质，要避免过度的机械预备切削牙本质，防止侧穿。

ER8-8

动画：ER8-8
根尖诱导成形术

在进行年轻恒牙根管预备前,需参照术前 X 线片,估计根管工作长度。由于年轻恒牙牙根尚未发育完成,无明显的根尖狭窄处,常用的根管长度测量仪也不适用于年轻恒牙,临床上一般以 X 线片根尖末端上方 2mm 处作为止点确定年轻恒牙根管工作长度。

在进行根管预备时,无论是机械预备或化学冲洗,都应特别注意避免损伤根尖部牙乳头或上皮根鞘。由于年轻恒牙根尖孔大,临床中难以区分根尖牙髓组织和根尖周组织,机械预备时,应按预测的工作长度将扩锉针轻轻插入根管,沿着根管壁轻轻锉磨去除根管内感染物质,勿将根管器械超出根尖孔。用 1%～3% 次氯酸钠溶液、3% 过氧化氢溶液、生理盐水反复交替冲洗根管,清除残留的感染组织。冲洗时注意不要加压,以免将感染物质推出根尖。

4)根管消毒:吸干根管,封消毒力强、刺激性小的药物于根管内,如氢氧化钙制剂、木榴油、樟脑酚、碘仿糊剂或抗生素糊剂等。应避免使用刺激性药物,如甲醛甲酚、戊二醛等。根管封药消毒的时间一般为 2 周至 1 个月,直至无渗出或无症状为止。

彻底清除根管内感染物质、消除根尖周围炎症是促使根尖形成的重要因素。因炎症消除后,上皮根鞘才有可能诱导牙乳头分化为成牙本质细胞继续形成根尖部牙本质;诱导根尖周组织分化为成牙骨质细胞形成根尖部牙骨质。

5)药物诱导:根管封药后若无症状,去除暂封物及原根管封药,再次进行根管冲洗,以去除根管预备未消除而由根管消毒药物导致变性的残髓组织。干燥根管,在有效的隔湿条件下,将能诱导根尖闭合的药物导入根管内,目前最常用的诱导药物是氢氧化钙及其制剂,然后用封闭性良好的材料充填患牙(图 8-7)。若根管封药后症状持续,则需重复进行根管消毒。

6)定期检查:进行根尖诱导成形术的患牙应定期随访,一般每 3～6 个月复查一次,直至根尖形成或根端闭合。复查时除了常规临床检查外,还应进行 X 线检查,观察根尖周情况和根尖形成状态。

目前,学者们对氢氧化钙更换频率仍存在争议,一些学者认为增加换药频次可以提高根尖屏障形成速度,但也有研究认为换药频率的增加并不能促进根尖钙化桥的形成。临床上应根据检查结果,视情况更换根管内药物。若根尖病变有扩大趋势,或根管内药物不密封或不完整,应更换根管内药物;若 X 线片观察到根尖部钙化屏障,也应打开患牙,将根管内氢氧化钙制剂冲洗干净,用纸尖轻轻探查根尖钙化屏障是否完全形成。如未完全形成,应重新进行根尖诱导,直到根尖屏障完全形成。

(2)第二阶段:永久性根管充填,修复患牙。

当 X 线片显示根尖形成或有钙化组织沉积,而且根管内探查根尖钙化屏障形成完全时,可行永久性根管充填,并用封闭性好的材料修复患牙。根管充填后可继续随访观察。

5. 根尖诱导成形术牙根继续发育的类型 由于患牙治疗前的牙根发育状态和炎症程度不一,诱导之后并不是每例都能形成正常的牙根形态,有的仅是喇叭口的缩小或根尖端钙化物的封闭,其最终的牙根长度并非一致。对牙根未形成的牙,经根尖诱导成形术后,牙根发育状况分为 4 型(Frank)(图 8-8)。

实际上这 4 种类型与患牙原来的牙髓、根尖周病变有关,A 型、B 型患牙为根管内或根尖端有残留生

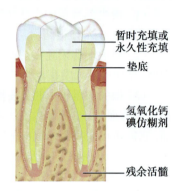

图 8-7 根尖诱导成形术示意图

暂时充填或永久性充填
垫底
氢氧化钙碘仿糊剂
残余活髓

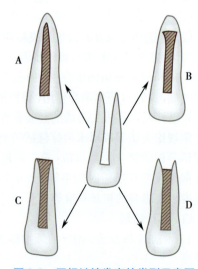

图 8-8 牙根继续发育的类型示意图

A. A 型:根尖继续发育,管腔缩小,根尖封闭
B. B 型:根管腔无变化,根尖封闭 C. C 型:X 线上未见牙根继续发育,但根管内探测有明显阻力,说明根尖处有薄的钙化屏障 D. D 型:X 线片上可见在根端 1/3 处形成钙化屏障

活牙髓,或牙乳头尚未损害的病例,经治疗使根尖延长,管腔缩小,根端封闭;C 型、D 型患牙为牙髓全部坏死或并发根尖周炎症的病例,经治疗使根尖处沉积硬组织屏障并出现明显阻力,而 X 线片未显示牙根长度和管腔变化。

6. 根尖诱导成形术疗效评价的依据和标准

（1）评价的依据

1）根尖周炎症和病变愈合情况。

2）牙根继续发育状况。

（2）评价的标准

1）成功:根尖周病变消失,牙根延长,管腔缩小,根尖形成或根端闭合。

2）进步:根尖周病变消失,牙根延长,根尖未完全形成或形成极不规则。

3）失败:牙根未能延长,或根尖周病变未见缩小或消失。

成功与进步为有效,失败为无效。

（二）根尖屏障术

尽管众多临床研究显示常规根尖诱导成形术治疗牙髓病变坏死或根尖周感染的患牙成功率较高,但它也有许多缺点:①治疗周期长;②需多次就诊,这既增加了治疗外的时间和费用,又要求患者及家长有良好的依从性;③临时修复材料脱落或封闭性不佳会导致根管内再感染,延长治疗时间或导致治疗失败;④氢氧化钙根尖诱导成形术,由于长期使用氢氧化钙制剂还会增加患牙根折的风险。

基于这些原因,有学者提出根尖屏障术（apical barriers）。根尖屏障术是指用非手术方法将生物相容材料充填到根管根尖部,即刻在根尖部形成一个人工止点。

文献中报道用于根尖屏障术的材料较多,如 MTA、磷酸三钙等,其中 MTA 应用最为广泛。众多临床研究显示 MTA 根尖屏障术是治疗牙髓坏死、牙根发育不完全患牙的有效方法,可作为氢氧化钙根尖诱导成形术之外的另一选择。在欧美国家,MTA 根尖屏障技术已成为治疗根尖开放无髓患牙的标准方法。

在完成根管清理和消毒后,根据 X 线片,使用特殊器械或根管充填器将调拌好的 MTA 置于根尖区,在 MTA 表面放置湿棉球,暂时充填患牙。2 天后就可以完成根充,并可在根管内进行桩核修复或树脂加固,进行永久性修复。MTA 一旦固化就无法从根管内取出,如有必要进行再治疗则只能通过根尖手术,因此对根管和牙本质壁的彻底清创和消毒是必不可少的。

与氢氧化钙根尖诱导成形术相比,MTA 根尖屏障技术具有许多优点:①疗程短,对患者依从性要求低;② MTA 具有良好的生物学封闭性能,可提高治疗成功率;③可降低根折的发生率。

（三）牙髓再生治疗

牙髓再生治疗是一种以生物学为基础的治疗方法,通过诱导内源性或外源性导入根管内的干细胞分化,再生功能性牙髓组织,促进牙本质、牙髓 - 牙本质复合体及牙根等继续发育。

有关牙髓再生的研究很多,目前临床上施行的牙髓再生治疗主要是应用于年轻恒牙的牙髓血运重建或牙髓血管再生术（revascularization）。在进行充分根管消毒的情况下,刺激根尖周出血至根管内,形成的血凝块可作为组织再生支架;与此同时,根尖周组织内多种干细胞（包括根尖牙乳头干细胞、牙周膜干细胞、颌骨骨髓间充质干细胞等）会随血液进入根管内,进行增殖和分化,形成新的组织。尽管有研究显示:牙髓血管再生术治疗后根管内再生的并非真正的牙髓组织,但动物实验和临床研究均证实该治疗可促进牙根继续发育,促进根管壁增厚,能有效改善患牙预后。因此,该方法目前已越来越多地应用于临床。美国牙髓病学会和欧洲牙髓病学会均已将牙髓再生治疗术（regenerative endodontic procedures, REP）作为治疗年轻恒牙牙髓坏死的方法之一。

1. 适应证　牙髓坏死的年轻恒牙。

2. 禁忌证

（1）伴有全身系统性疾病者。

（2）对三联抗生素药物过敏者。

（3）不能充分隔离的牙齿。

ER8-9

动画:ER8-9
根尖屏障术

学习笔记

ER8-10

动画:ER8-10
牙髓再生治疗

3. 治疗步骤

（1）首次就诊：应详细告知患者及家长该项治疗的风险和潜在效益。在取得患者及家长书面知情同意的条件下才能进行该治疗。牙髓再生治疗首次就诊时的具体操作步骤如下：

1）术前 X 线检查：治疗前须拍摄 X 线片，了解根尖周病变和牙根发育情况，帮助确定牙根工作长度。

2）局部麻醉，橡皮障隔离患牙。

3）常规备洞开髓：制洞开髓的位置和大小应尽可能使器械直线方向进入根管。

4）根管预备：①以化学预备为主，一般不做或仅做很少量的机械预备。化学清理的主要目的是消除根管系统中的感染组织，这个步骤是牙髓再生治疗术成功的关键。②每个根管用 20mL、1.5%～3% 次氯酸钠缓缓冲洗 5 分钟，然后用 20mL 生理盐水冲洗 5 分钟。推荐使用侧方开口针头或负压冲洗系统进行根管冲洗，以最大限度地降低冲洗液进入根尖周组织的可能性。

5）根管封药：使用纸尖干燥根管后，将环丙沙星、甲硝唑、米诺环素与灭菌水调拌形成的三联抗生素糊剂或氢氧化钙封入根管内。由于米诺环素可造成牙齿的染色，有学者建议用克林霉素、头孢克洛或阿莫西林来替代米诺环素，或仅用环丙沙星和甲硝唑的二连抗生素糊剂进行根管消毒。由于高浓度抗生素的细胞毒性，推荐使用低浓度抗生素糊剂（0.1mg/mL）。

6）暂时性充填：用 3～4mm 玻璃离子等临时充填材料进行充填，1～4 周后复诊。

（2）再次就诊：评估患牙状态，如果患牙仍有感染的症状或体征，则应重复根管清理及根管封药过程，暂时性充填后 1～4 周复诊。如果患牙没有任何持续感染的临床症状或指征，则进行下一步治疗。

1）麻醉、隔湿和消毒：推荐使用不加血管收缩剂的麻醉药物（3% 的甲哌卡因）进行局麻，橡皮障隔湿患牙，并进行术区消毒。

2）根管内药物清理：去除临时充填材料，进入根管，推荐使用 17% EDTA（20mL，5 分钟）和生理盐水冲洗根管，去除根管内糊剂。建议使用侧方开口针头或负压冲洗系统轻柔冲洗。

3）刺激根尖周组织引血：无菌纸尖干燥根管后，使用无菌根管锉，通过根管超预备刺激根尖周组织引血流入根管，形成血凝块，血凝块和牙本质壁为新生组织的形成提供支架；在血液进入根管的同时，可将根尖部的干细胞引入根管；此外，血凝块及根管牙本质内含组织再生所需的细胞因子。这些为牙髓再生治疗提供了必要条件。

理想状态下，应使釉牙骨质界下 3mm 的根管内充满血液，静止待血凝块形成。对刺激根尖无出血或出血量不足的病例，有研究报道可以选择在根管内放置富血小板衍生物（富血小板血浆、富血小板纤维蛋白等）作为支架。

4）冠方封闭：必要时推荐在血凝块或富血小板衍生物上放置 2～3mm 厚的胶原基质，然后将 3～4mm 厚的亲水性硅酸水门汀（如 MTA 或硅酸三钙水门汀）置于胶原基质上，在其上方使用增强型玻璃离子和永久的冠方充填体修复。

4. 定期复查与术后评估 应于术后 3、6、12 个月复查，其后视情况定期复查。复查时应进行常规临床检查和 X 线检查。

虽然目前并没有明确的牙髓再生治疗术治疗成功的标准，但学者们建议可根据治疗所达到的目标来判断治疗成功的级别。如果患牙无临床症状或体征且能正常行使功能，X 线检查显示根尖低密度影消失，可判定临床治疗成功；有些病例可在术后观察到根管壁增厚、牙根长度增加，这可作为进一步成功的指标；而牙齿拥有牙髓活力意味着治疗取得了更高程度的成功。

牙髓再生治疗术治疗后出现如肿胀、疼痛、根尖周低密度影像的增大等临床症状和指征，都提示牙髓再生治疗术治疗失败，可改为根尖诱导成形术或 MTA 根尖屏障术。

五、年轻恒牙牙髓病根尖周病的治疗药物

（一）氢氧化钙制剂

氢氧化钙（calcium hydroxide，CH）及其制剂自 20 世纪 20 年代由 Hermann 首次应用于牙髓病治疗以来，已有 80 余年的历史，至今仍应用于临床。

氢氧化钙[$Ca(OH)_2$]为白色粉末,化学性质稳定,可溶于水并可解离成钙离子,$Ca(OH)_2$ 不论用于盖髓、根尖诱导成形,还是根管消毒,其独特的作用可能均来源于它自身的特性,即它的强碱性(pH 为 9～12)和钙离子的共同效应。

1. 氢氧化钙作为盖髓剂　盖髓剂是覆盖于深洞底或牙髓面上所有保护性材料的总称。它的作用除隔绝外界刺激,控制牙髓炎症,恢复牙髓健康和功能外,还可促进牙髓自身修复。理想的盖髓剂应具备的性能:①有良好的生物相容性,对牙髓无刺激性和无毒性;②有促进牙髓组织修复再生的能力;③有较强的杀菌、抑菌能力和渗透作用;④有良好的封闭性;⑤药效稳定而持久,使用方便等。至今,现有的盖髓剂尚不能同时满足这些条件。氢氧化钙及其制剂仍是目前应用最广泛的盖髓剂。

牙髓暴露后,损伤牙髓的理想愈合形式是牙本质桥的形成。牙本质桥的形成是牙髓修复的表现特征。氢氧化钙作为盖髓剂,盖髓后组织愈合的特点是:①是以坏死层形成为特性,牙本质桥在盖髓剂下方一定距离形成;②牙本质桥由骨样牙本质和管样牙本质组成,随着时间延长,骨样牙本质减少,管样牙本质增多;③牙髓组织短期内有轻度炎症,随后炎症消退,牙本质桥下方的牙髓组织基本维持正常状态。由此可见,氢氧化钙作为首选的盖髓材料并广泛用于临床是有依据的,其依据可能在于它具有稳定的促进牙髓、牙本质修复的作用特性。

但是,氢氧化钙作为盖髓剂仍有其局限性:①强碱性造成与之接触组织发生变性和坏死,具有较强的组织和细胞毒性;②还需增加一些防腐抗菌、促进黏性、便于操作的药物成分配制成氢氧化钙制剂,通常是在制剂中加入碘仿后配制成氢氧化钙碘仿制剂;③封闭性较差。

2. 氢氧化钙作为诱导剂　在根尖诱导成形术中,将可促进根尖组织屏障形成的氢氧化钙制剂称为诱导剂。诱导剂的作用是控制根管内感染,消除包括残留根尖端牙髓、牙乳头、尖周组织炎症,恢复并促进它们的修复功能,从而达到使根尖继续发育或根端闭合的目的。

$Ca(OH)_2$ 具有诱导作用,其诱导作用同样来源于它的强碱性和钙离子的共同效应。$Ca(OH)_2$ 制剂是目前诱导根尖形成的首选药物,其成功率不等,约 74%～96%。但是,$Ca(OH)_2$ 作为诱导剂,临床应用时也有其局限性:① $Ca(OH)_2$ 水糊剂难以充填至根尖或难以充填密合。只有当 $Ca(OH)_2$ 糊剂与残存的牙髓或结缔组织密切接触时才会有理想的牙骨质沉积封闭根尖,否则所形成的根尖硬组织屏障不完全或很不规则。② $Ca(OH)_2$ 是易被炎性组织吸收的糊剂,若根尖周炎症未消除,超填的糊剂可被吸收,而且糊剂吸收后,根尖周的炎性组织可进入根管,破坏根尖的正常修复。

针对 $Ca(OH)_2$ 易被吸收的局限性,对于有根尖周病变的患牙,应加强根管消毒,当控制根管感染,消除尖周炎症后再应用 $Ca(OH)_2$ 制剂才能发挥其诱导作用。

3. 氢氧化钙作为根管消毒剂　近年,鉴于临床常用的根管消毒药物,如甲酚甲醛、木榴油(愈创木酚)、樟脑对位氯酚、麝香草酚等酚、醛类药物有较强的细胞毒性和半抗原性,人们致力于寻找既有消毒能力,又对机体、组织无明显损害的药物用于根管消毒。于是,在众多牙髓病治疗药物中,人们发现 $Ca(OH)_2$ 既可控制根管感染,又可减少根管治疗期间疼痛的发生,可作为根管消毒剂。它作为根管消毒药,显著优于传统的酚醛类药物。

由于 $Ca(OH)_2$ 对根管内多种细菌有杀伤作用,可灭活内毒素,并可渗入牙本质小管发挥杀菌作用,效果明显,而且刺激性小,完全无毒,同时 $Ca(OH)_2$ 可促进根尖周骨组织修复,并可促进根尖孔封闭等,故 $Ca(OH)_2$ 成为当前最受关注的年轻恒牙根尖周病治疗的根管消毒剂。

在控制根管感染、消除根尖周炎症时,将 $Ca(OH)_2$ 制剂封入根管内 1～4 周可获得良好的根管消毒作用,经更换封药并当炎症消除后,$Ca(OH)_2$ 的封药时间可延长到 3～6 个月,此时的 $Ca(OH)_2$ 则主要起诱导作用。

总之,氢氧化钙作为根管消毒剂的有效性与它具有的抗菌性、灭活内毒素及对牙本质壁的渗透作用有关。

除此之外,$Ca(OH)_2$ 还具有的优点有:①溶解速度慢,有持续消毒效果;②不致敏;③具收敛性,对根管有渗液者有良好效果;④强碱性可使蛋白质变性水解,能溶解根管内坏死牙髓组织,有利于清洁根管;⑤不使牙变色;⑥不刺激根尖周组织;⑦价廉和使用方便。

氢氧化钙既可作盖髓剂，又可作诱导剂，还可作根管消毒剂，它在牙髓病和根尖周病的治疗中，特别在儿童年轻恒牙牙髓病和根尖周病的治疗中的广泛作用是其他治疗药物难以替代的。

（二）矿物三氧化物凝聚体

矿物三氧化物凝聚体（mineral trioxide aggregate，MTA）自 1993 年 Lee 等首次报道以来，已广泛应用于牙髓治疗。MTA 由粉和液体制剂组成，主要成分为硅酸三钙、硅酸二钙、铝酸三钙、铝酸四钙，主要离子成分为钙离子，与牙体组织成分相近，强碱性，调拌后 pH 为 10.2，与氢氧化钙的 pH 相近，有 X 线阻射性，更重要的是，因该制剂具有优良的组织相容性、诱导作用、边缘封闭性及低细胞毒性而应用于临床，可用于包括活髓保存治疗、根尖诱导成形术、根尖倒充填和穿孔修复等治疗。其有如下优点：

1. MTA 诱导修复性牙本质形成的效果优于氢氧化钙，是一种效果较好的盖髓剂。

2. MTA 作诱导剂进行根尖诱导成形术可以避免使用传统 $Ca(OH)_2$ 造成的治疗时间和封闭效果的不确定性，可以减少复诊次数。

3. MTA 具有抗菌性，它的抗菌性可能也与其较高的 pH 有关。

（汪　俊）

课后思考题

1. 乳牙牙髓病和根尖周病有哪些特点？
2. 乳牙牙髓病和根尖周病的治疗目的是什么？
3. 乳牙牙髓切断术与年轻恒牙牙髓切断术的异同点是什么？
4. 乳牙根管治疗术和恒牙根管治疗术的异同点是什么？
5. 年轻恒牙牙髓病和根尖周病的治疗原则是什么？
6. 根尖诱导成形术的适应证及操作要点有哪些？

参考文献

1. ANNA B F，BENJAMIN P. Pediatric Endodontics：Current Concepts in Pulp Therapy for Primary and Young Permanent Teeth. Springer International Publishing Switzerland，2016.

2. JEFFREY A D. McDonald and Avery's Dentistry for Child and Adolescent. 10th ed. St.louis：CV Mosby，2015.

3. PRIYANKA J. Current Therapy in Endodontics. Ames，Zowa：John Wiley & Sons Inc.，2016.

4. 樊明文. 牙体牙髓病学. 第 4 版. 北京：人民卫生出版社，2012.

第九章　儿童牙外伤

>> **内容提要**

　　牙外伤是仅次于龋病造成儿童牙齿缺损或缺失的第二大疾患。儿童处于牙颌生长发育中，其外伤的诊治与成人相比具有特殊性，本章第一节对儿童牙外伤的发生、危害及预防进行介绍，着重阐述了牙外伤的主要分类方法和临床检查方法。第二节以 Andreasen 分类法为基础，介绍各类牙外伤的临床表现和病理变化、诊治原则和预后评估；分析影响外伤预后的相关因素。第三节讲述乳牙外伤的诊治原则，着重阐述其对继承恒牙牙胚的影响。第四节介绍牙外伤伴发的支持组织损伤的诊治原则。第五节介绍儿童牙外伤的预防。

第一节　儿童牙外伤的概述及其分类

　　一切机械力造成的人体损伤都可称为外伤。牙外伤（dental trauma）是指牙齿受急剧创伤，特别是打击或撞击所引起的牙体硬组织、牙髓组织和牙周支持组织的损伤。

　　从自身特点来看，儿童正处在身体、生理、心理生长发育阶段，心智发育尚不健全，较成人更易发生外伤事故。加之儿童的活动性较强，特别在学龄时期，剧烈的运动或玩耍，常易发生碰撞、跌倒，有时由于意外事故，如车祸等，容易造成牙齿外伤。切牙由于处在面部较为突出的部位而容易受伤。尖牙因其位置稍后，与后牙相似均有面颊保护，除直接的剧烈打击，通常较少受累。随着社会经济发展，交通工具设施变化，生活环境改变，特别是儿童运动、游戏内容向多样化、刺激性发展，儿童牙外伤有增加趋势，此现象在发展中国家尤为明显。

一、儿童牙外伤的发病情况和危害

　　牙外伤具有意外性和不可预测性，研究牙外伤的目的在于：①针对不同类型牙外伤的特点，分析可能的预后以及与预后相关的因素，以利于正确救治外伤牙齿，尽量避免出现并发症；对于出现并发症的牙施行有效的治疗措施；避免或减少牙外伤对儿童牙颌发育和身心发育的影响。②研究儿童牙外伤的风险预警机制和有效的预防手段，积极预防儿童牙齿及其支持组织外伤。

　　（一）乳牙外伤的发生和危害

　　1. 乳牙外伤的发生　乳牙外伤多发生在 1～2 岁儿童，约占乳牙外伤的 1/2。主要由于 1～2 岁儿童开始学习走路，运动能力、反应等都正处在发育阶段，容易摔倒或撞在物体上造成牙外伤。近年有学者报道 2～4 岁儿童乳牙外伤有增加趋势，并指出与生活环境改变有关。

　　乳牙外伤造成牙齿移位较常见，特别是在刚刚萌出的乳牙，主要表现为嵌入、脱出、唇舌向移位及不完全脱出等，约占乳牙外伤的 80%，主要是乳牙牙槽骨较薄，具有弹性，上颌乳切牙牙根向唇侧倾斜，乳牙牙根未发育完成或存在生理性吸收，牙根较短等原因所致。

　　2. 乳牙外伤的危害　乳牙外伤后须考虑对继承恒牙牙胚的影响及其影响程度。由于儿童上颌前牙区继承恒牙位于乳牙根尖区，乳牙挫入和伴发的牙槽骨骨折，可直接伤及其下方的继承恒牙牙胚，造成恒牙牙胚发育不全，导致继承恒牙畸形、阻生，严重时不得不被拔除。所以相对而言，乳牙挫入对儿童危害最大。在婴幼儿，严重的牙齿脱出会使牙齿极度松动或全脱出，处理不当可能造成误吞或误吸，若误吸入气道可危及生命。乳牙硬组织折断和牙周组织损伤还可继发牙髓、牙周组织感染，如不能及时治疗，同样可危害恒牙胚的正常发育，导致不良后果。

创伤对正在发育中的恒牙胚的影响在临床和动物实验中已得到证实，主要表现如下：①恒牙萌出异常（牙胚位置异常、萌出位置异常、迟萌）；②牙冠部形成异常（牙釉质发育不全、白斑或黄褐色斑、牙冠形态异常）；③牙根部形成异常（牙根弯曲、短根、双重牙根、牙根发育不全或发育停止）；④严重的创伤甚至可使恒牙牙胚坏死，牙胚停止发育，牙齿埋伏、倒生、牙瘤样形态等。

（二）恒牙外伤的发生和危害

1. 恒牙外伤的发生　年轻恒牙外伤多发生于7～9岁儿童，占恒牙外伤的50%～70%。随着年龄增长牙外伤发生率降低。年轻恒牙外伤发生率高于乳牙。男孩发生率高于女孩。外伤牙齿多发生于上颌中切牙，其次为上颌侧切牙，下颌切牙较少见。牙齿外伤常伴有口唇黏膜撕裂伤，有时伴有颌骨骨折或牙槽骨骨折。受伤时间和地点多和儿童活动范围与活动性质有关，与乳牙外伤多发生在室内不同，恒牙外伤常发生在室外。

恒牙外伤牙齿折断较常见，占恒牙外伤40%～60%。受伤情况和牙根形成状态有关，牙根未完全形成的牙齿松动、移位、脱出较常见。这是由于刚萌出的牙齿牙根未完全形成，牙槽骨、牙周膜等牙周支持组织较脆弱，受外力后容易脱臼。牙根完全形成后，牙周支持组织相应坚固，易引起冠折或根折。

2. 恒牙外伤的危害　恒牙外伤可造成牙齿折断、松动、移位，影响咀嚼功能。牙齿缺损较多时可造成牙本质或牙髓暴露，牙齿松动、移位严重时可造成根尖牙髓和血管的损伤，如果牙髓组织损伤严重或处理不当，会造成牙髓炎症，甚至根尖周组织炎症，严重时影响年轻恒牙牙根的正常发育，甚至导致牙齿丧失，对儿童的牙齿、咬合等生长发育会产生影响。另外，牙齿缺损严重或外伤导致牙齿缺失时，如果不能及时修复牙体缺损或缺失的牙齿，可导致牙齿三维间隙丧失，造成错𬌗畸形，待成年后修复困难。

牙外伤还可伴发牙齿支持骨组织和牙龈黏膜组织的损伤，如果损伤严重或处理不当，可引起感染、瘢痕和组织畸形等不良后果，影响儿童的身心发育。

儿童恒牙外伤，除上述比较直观的局部影响外，还会对儿童心理造成不良影响，特别是严重牙外伤时，会影响患儿的发音、美观，成为患儿和家长的长期心理负担。

另外，年轻恒牙外伤后，由于儿童处于生长发育期，治疗预后常不确定，可能还需要口腔修复、口腔正畸、牙周科等联合治疗，治疗疗程长，彻底完成治疗常常要待成年之后，所需费用高，增加患儿家长和社会的医疗成本负担。为避免上述危害，应该在全社会普及预防儿童牙外伤的知识，积极预防儿童牙外伤。

二、牙外伤及支持组织损伤的临床分类

牙外伤的形式和程度具有多样性和复杂性，为准确描述牙外伤的临床表现和预后关系，国际上曾有超过50种的牙外伤分类标准。Andreasen分类法是以世界卫生组织（World Health Organization，WHO）牙外伤分类标准为依据衍生而来，因其全面性和科学性得到广泛认可，为国际牙外伤学会（International Association of Dental Traumatology）所推荐采纳的牙外伤分类标准，在世界范围内被广泛应用。

（一）Andreasen牙外伤分类法

Andreasen JO 和 Andreasen FM 以 WHO 的"牙齿及口腔疾病国际分类法的应用"为依据，于1970年提出了 Andreasen 牙外伤分类法（Andreason's classification of dental injuries），并随着对牙外伤认识的加深，不断更新其分类标准。目前，国际上所说的 Andreasen 分类法为 2007 年的 Andreasen 分类法（表9-1）。

1. 牙体硬组织和牙髓组织损伤(injuries to the hard dental tissues and pulp)（图9-1）

（1）牙釉质裂纹（enamel infraction）：牙釉质表面有裂纹，但牙齿组织无实质性缺损。

（2）牙釉质折断（enamel fracture）：牙齿折断局限于牙釉质缺损。

（3）牙釉质 - 牙本质折断（enamel-dentin fracture）：冠折造成牙釉质和牙本质实质缺损，未暴露牙髓。

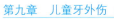

表 9-1 Andreasen 分类法（2007 年）

牙体硬组织和牙髓组织损伤（Injuries to the hard dental tissues and pulp）	牙釉质损伤（enamel infraction） 牙釉质折断（简单冠折）（enamel fracture）（uncomplicated crown fracture） 牙釉质 - 牙本质折断（简单冠折）（enamel-dentin fracture）（uncomplicated crown fracture） 冠折露髓（复杂冠折）（crown fractures with pulp involving）（complicated crown fracture） 单纯冠根折（uncomplicated crown-root fracture） 复杂冠根折（complicated crown-root fracture） 根折（root fracture）
牙周组织损伤（injuries to the periodontal tissues）	牙齿震荡（concussion） 亚脱位（subluxation） 部分脱出（extrusive luxation） 侧方移位（lateral luxation） 挫入（intrusive luxation） 全脱出（avulsion）
支持骨创伤（injuries to the supporting bone）	牙槽窝粉碎性骨折（comminution of alveolar socket） 牙槽窝壁折断（fracture of alveolar socket wall） 牙槽突折断（fracture of alveolar process） 下颌骨或上颌骨折断（fractures of mandible or maxilla，jaw fracture）
牙龈或口腔黏膜创伤（injuries to the gingival or oral mucosa）	牙龈或口腔黏膜撕裂（laceration of gingiva or oral mucosa） 牙龈或口腔黏膜挫伤（contusion of gingiva or oral mucosa） 牙龈或口腔黏膜擦伤（abrasion of gingiva or oral mucosa）

（4）冠折露髓（crown fracture with pulp exposure）：牙釉质和牙本质折断且牙髓暴露。

（5）简单冠根折（uncomplicated crown-root fracture）：牙体组织折断包括牙釉质、牙本质和牙骨质，但未暴露牙髓。

（6）复杂冠根折（complicated crown-root fracture with pulp exposure）：牙体组织折断包括牙釉质、牙本质和牙骨质，且暴露牙髓。

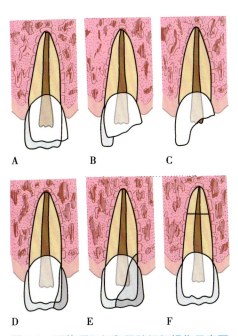

图 9-1 牙体硬组织和牙髓组织损伤示意图
A. 牙釉质折断 B. 牙釉质 - 牙本质折断 C. 冠折露髓（复杂冠折）
D. 简单冠根折 E. 复杂冠根折 F. 根折

（7）根折（root fracture）：牙根部牙本质、牙骨质折断，伴有牙髓受损。

在上述分类中，又把牙釉质折断和牙釉质 - 牙本质折断统称为简单冠折（uncomplicated crown fracture）；冠折露髓称为复杂冠折（complicated crown fracture）。

2. 牙周组织损伤（injuries to the periodontal tissues）（图 9-2）

（1）牙齿震荡（concussion）：单纯牙齿支持组织损伤，牙齿无异常松动或移位。有明显叩诊不适。

（2）亚脱位（subluxation）：牙周支持组织损伤，牙齿明显松动，但没有位置改变。

（3）部分脱出（extrusive luxation）：牙齿从牙槽窝向牙冠方向部分脱出。

（4）侧方移位（lateral luxation）：牙齿沿牙长轴侧向移位伴有牙槽骨折断或裂纹。

（5）挫入（intrusion）：牙齿向牙槽骨方向移位，同时造成牙槽骨损伤。

（6）全脱出（avulsion）：牙齿从牙槽窝中完全脱出。

3. 支持骨组织损伤（injuries to the supporting bone）（图 9-3）

（1）牙槽窝粉碎性骨折（comminution of alveolar socket）：牙槽窝受压粉碎。常见于牙齿挫入和侧方脱位。

（2）牙槽窝壁折断（fracture of alveolar socket wall）：折断局限于牙槽窝壁或口内侧壁。

（3）牙槽突骨折（fracture of alveolar process）：牙槽突折断，可波及或不波及牙槽窝。

（4）颌骨骨折（fracture of mandible or maxilla, jaw fracture）：下颌骨或上颌骨基骨折断，常波及牙槽突（颌骨骨折），折断可波及或不波及牙槽窝。

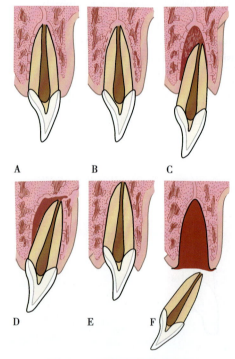

图 9-2　牙周组织损伤示意图

A. 牙齿震荡　B. 亚脱位　C. 部分脱出
D. 侧方移位（唇侧移位）　E. 挫入　F. 全脱出

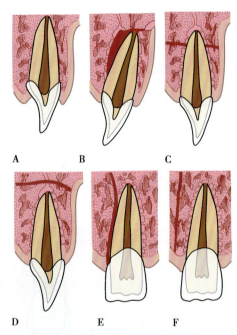

图 9-3　支持骨组织损伤示意图

A. 发生于牙齿挫入的牙槽窝受压粉碎　B. 发生于侧方脱位的牙槽窝壁折断　C. 牙槽突骨折波及牙槽窝　D. 牙槽突折断，未波及牙槽窝　E. 颌骨骨折，波及牙槽窝　F. 颌骨骨折，未波及牙槽窝

4. 牙龈和口腔黏膜损伤（injuries to the gingival or oral mucosa）

（1）牙龈和口腔黏膜撕裂（laceration of gingival or oral mucosa）。

（2）牙龈和口腔黏膜挫伤（contusion of gingival or oral mucosa）。

（3）牙龈和口腔黏膜擦伤（abrasion of gingival or oral mucosa）。

（二）其他牙外伤分类

1. WHO 牙齿及口腔疾病国际分类法　该分类主要针对乳恒牙牙齿折断，而支持骨的损伤列在颌骨损伤之中。

牙齿折断（fractures of tooth）

牙釉质折断（fracture of enamel of tooth only enamel chipping）

冠折未露髓（fracture of crown of tooth without pulpal involvement）

冠折露髓（fracture of crown of tooth with pulp involvement）

根折（fracture of root of tooth）

冠根折（fracture of crown with root of tooth）

多发性牙齿折断（multiple fractures of teeth）

非特异性牙齿折断（fracture of tooth, unspecified）

2. 李宏毅牙外伤分类　李宏毅参考国际上各种分类方法所提出的牙外伤分类如下：

牙齿震荡（tooth concussion）

　可存在于所有牙周损伤、牙髓损伤和牙体损伤

牙齿折断（tooth fracture）

　牙冠折断（tooth crown fracture）

　牙根折断（tooth root fracture）

　冠根折断（tooth crown-root fracture）

牙齿移位（tooth displacement）

　牙齿挫入（tooth intrusion）

　牙齿侧向移位（tooth lateral luxation）

　牙齿部分脱出（tooth partial extrusion）

牙齿完全脱出（tooth total extrusion）

三、儿童牙和支持组织损伤的临床检查

（一）病史的采集

由于外伤患者常涉及日后的保险赔付、责任赔偿等法律问题，在病史采集前应清楚记录患者的姓名、年龄、性别，以及陪同监护人与患儿关系，联系方式。在采集牙外伤信息前，应首先确认全身状况，例如，有无头晕、恶心、呕吐和短暂意识丧失，有无胸闷气憋、腹痛，肢体活动是否自如等。如发现有颅脑损伤和严重的肢体骨折等全身损伤，应暂缓口腔科诊治，首先救治危及生命的全身损伤。

在口腔情况采集时，需主要弄清以下几点：①外伤是什么时候发生的？②外伤是在哪儿发生的？③外伤是如何发生的？④是否经过初步处理？⑤是否有过牙外伤史？

在询问中还要注意患儿的自觉症状，如有无自发痛、冷热刺激痛、咀嚼痛、牙齿移位等。

（二）临床检查

1. 即刻临床检查　应从视诊、触诊、叩诊等方面对患者进行全面检查。另外，还应注意在进行口腔检查之前，应该观察患者的全身情况，是否"神清合作步入诊室"，面部其他组织是否有严重损伤、变形和活动性出血，对于面部污染严重的患者，应首先用清水或生理盐水清洁面部，看清患者真实面部，排除口腔以外其他组织的严重损伤后，再着手进行临床口腔检查。

（1）牙齿的完整性和颜色：检查牙冠的完整性，如有折断，应确认折断部位、范围、程度和有无露髓，在高度怀疑露髓或已露髓时，不要探查露髓孔，以避免不必要的疼痛。外伤即刻牙齿可变为粉红色或红色，提示有牙髓出血（图9-4）。

（2）牙龈和口腔软组织：有无龈沟溢血、牙龈和口腔软组织撕裂和活动性出血，有无口腔软组织穿通伤，伤口污染程度等。

（3）牙齿位置：如有牙齿位置改变，应确认牙齿移动的方向和程度，是否伴发牙槽骨骨折和骨片缺损、移位，是否存在咬合创伤。年轻恒牙未完全萌出时，应向患儿和家长求证外伤前牙齿的位置，以帮助判断。

（4）叩诊和牙齿动度检查：其对牙周组织损伤程度的判断很有意义，但检查中应注意，由于儿童在外伤后常处于紧张状态，有时不能提供可靠的表述，检查者需细心观察儿童的行为和表情，对

学习笔记

ER9-5

图片：ER9-5
IADT 推荐牙
外伤诊断路径

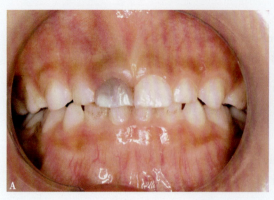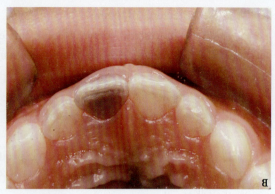

图9-4　51牙脱位后牙齿变色

A. 唇面观　B. 舌面观

儿童的反馈进行甄别判断。在检查操作时动作要轻柔，特别是怀疑该牙有叩痛时更要注意，不要引起患儿的剧烈疼痛，避免造成患儿对口腔科治疗的恐惧心理，为以后的治疗创造条件。由于乳牙和年轻恒牙的生理动度偏大，且个体差异较大，在牙齿动度检查时，应注意与健康的对照牙相比较再下结论。

（5）牙髓活力测试（pulp vitality test）：一般可分为牙髓温度测试和牙髓电活力测试。乳牙和年轻恒牙的根尖孔处于开放状态，不能形成根尖部的高电阻回路，所以，牙髓电活力测试一般不适于乳牙和年轻恒牙。另外，牙髓温度测试（thermal test）也不适合学龄前儿童和非合作儿童。特别是对于精神高度紧张的儿童应注意安全，在使用热牙胶做温度测试时要避免烫伤。

应该指出的是，由于外伤即刻可能存在牙髓休克状态，此时牙髓活力测试无反应，并不能判断为"牙髓坏死"；外伤即刻患儿情绪不稳定，也可能会影响对牙髓测验的反应。

（6）检查咬合：特别是牙尖交错𬌗时是否存在咬合创伤。

（7）影像学检查：根尖片是常用的牙外伤检查手段，为影像学检查的首选。锥形束CT（cone beam computed tomography，CBCT），可帮助诊断复杂的牙及其支持组织损伤。全口牙位曲面体层片（panoramic radiogram）可辅助诊断颌骨骨折，但对前牙区牙齿损伤的诊断价值不如根尖片。

外伤即刻X线片检查应主要观察：①牙根有无折断；②牙周间隙有无改变、是否存在牙槽骨折断；③年轻恒牙应观察牙根发育情况；④乳牙应观察外伤牙下方继承恒牙牙胚情况；⑤邻牙情况；⑥是否存在陈旧性外伤，应注意牙根有无吸收及吸收方式。

画廊：ER9-6
牙外伤即刻X线片检查

2. 外伤复查及其注意事项　由于儿童处于生长发育的动态变化中，牙外伤的预后较为复杂，有些不良表现，如牙髓坏死、牙根吸收等，常在外伤后3～6个月甚至更长时间后出现，所以对儿童牙外伤的患者需要定期复查。年轻恒牙应复查到外伤牙根发育完成后；对外伤时牙根已基本发育完成的牙齿，随损伤程度和类型不同，复查期长短有所差别，但原则上不应少于12个月。对牙齿全脱出后的再植牙，可能需要终身复查。复查间隔期也因损伤程度和类型不同而有所差别。在完成外伤初期治疗后，可在1个月、3个月时复查，如果复查结果为阴性，以后可每6个月复查。

外伤复查时应详细询问患牙有何不良反应，如：有无疼痛，对冷热刺激的反应，咬合时有无不适感觉等，还应重点进行以下检查：①牙齿修复体是否完整，及时发现微渗漏。②牙齿是否有变色，如有应分析变色的原因。③叩诊和牙齿动度检查。④牙髓活力测试，与初诊时比较，观察其变化；大多数外伤牙可在受伤后3个月内牙髓恢复反应。牙髓恢复反应时间的长短和外伤时患牙牙根形成状态有关。⑤复查咬合，特别是牙尖交错𬌗时是否存在咬合创伤。⑥原有牙龈、牙周和口腔软组织损伤的愈合情况，是否存在继发感染。⑦X线片检查：应对比外伤初诊X线片，观察原片中存在的病理性改变的转归，是否出现新的病变。对于乳牙外伤，还应观察继承恒牙情况；对于年轻恒牙应观察牙根继续发育的情况。观察有无根尖周低密度影像、根内外吸收、根管内密度异常增高和髓腔异常变窄等牙髓钙化的表现等情况。

画廊：ER9-7
牙外伤复查时X线片检查

第二节 儿童恒牙外伤的诊断和治疗

本节以 Andreasen 分类法为基础,介绍各类牙外伤的临床表现和病理变化、诊治原则和预后评估。

一、牙釉质裂纹和冠折

(一)临床表现

1. **牙釉质裂纹** 牙冠仅有牙釉质裂纹,没有缺损。裂纹在牙釉质表面的走向没有一定规律,主要与打击的方向、物体的形状和大小有关系。采用平行光由切缘平行牙长轴照明,或由舌侧透照,可见暗裂纹,在体视镜下斜射光照明可见清晰的明显裂纹。

单纯牙釉质裂纹患者可没有不适症状,但常合并有轻重不等的牙周和牙髓损伤,检查时应注意牙齿有无叩痛或松动度改变。

2. **牙釉质折断** 单纯牙釉质折断主要是硬物直接打击牙冠造成。折断多发生在切角或切缘,没有暴露牙本质。一般无自觉症状,有时粗糙断面会磨破唇舌黏膜。临床检查时应注意折断牙釉质周围有无裂纹,有时裂纹微细,有时断面是粉碎性裂纹,可呈水平方向或垂直方向,裂纹的排列与外伤的方向和位置有关,可借助光线强度变化观察裂纹。

3. **牙釉质 - 牙本质折断** 当牙釉质折断牙本质暴露或牙釉质、牙本质同时折断时,常出现冷热刺激痛,其疼痛程度与牙本质暴露的面积和牙齿发育程度有关。有些患儿因缺损不大,症状不重而被忽视,需要强调的是年轻恒牙的牙本质较薄,离牙髓腔近,加之牙本质小管较粗大,外界刺激会通过牙本质小管传入牙髓。

牙髓表面牙本质较薄时,可以见到牙本质下面的粉红色牙髓。注意探诊时不要用力,以免穿透牙本质暴露牙髓。

4. **冠折露髓(复杂冠折)** 冠折牙髓暴露时,临床症状较明显,可有明显的触疼,不敢用舌舔牙齿,也可有冷热刺激痛,影响进食。牙髓暴露后不及时处理会发生感染、牙髓坏死,牙冠变色,亦可出现牙髓组织增生(图9-5)。

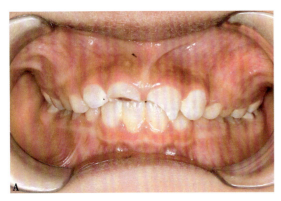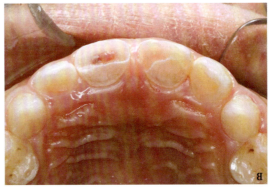

图 9-5 21简单冠折和 11复杂冠折
A. 唇面观 B. 舌面观

(二)病理学所见

显微镜下观察牙齿磨片,牙釉质纹裂的牙冠可见牙釉质层内的裂纹或浅或深,主要沿釉柱方向,有些直达釉牙本质界。冠折牙本质暴露时,牙本质小管暴露,1mm² 暴露 20 000~45 000 个牙本质小管。牙本质小管可成为细菌、冷热温度、化学物质等刺激牙髓的通道,引起牙髓炎症。所以牙本质暴露后及时覆盖是非常重要的。Lundy 和 Atanley 的动物实验发现,经切割暴露牙本质,观察在口腔环境中细菌侵入的速度,6~11 天侵入 0.03~0.36mm,84 天达 0.5mm。外伤牙本质暴露后，细菌侵入速度更快，这是因为外伤后多伴有不同程度的牙髓-牙周损伤，造成牙髓血液供应不良，牙髓液体对表面的压力减小，甚至消失，使细菌侵入速度加快。

冠折牙髓组织暴露后，组织学可见暴露的牙髓表层坏死，表层下可见毛细血管扩张，白细胞和间叶细胞增多。随着牙髓暴露时间的延长，炎症逐渐向根尖方向扩散。冠折露髓如长期不治疗，露出部位可见广泛的肉芽组织增生。

（三）治疗原则

1. 牙釉质裂纹　一般来说，单纯的牙釉质裂纹预后较好，常不需特殊处理。对深的牙釉质裂纹，为防止细菌侵入裂隙刺激牙本质，或食物和饮料中色素顺着裂纹渗透，造成不易去除的色素沉着，可涂以无刺激性的保护涂料或复合树脂粘接剂。

2. 简单冠折　包括牙釉质折断和牙釉质-牙本质折断。

简单冠折的主要治疗是恢复牙齿外形，常采用即刻光固化复合树脂修复的方法。

对于仅有少许牙釉质缺损且不太影响美观的牙齿，可少许调磨断端至光滑无异物感即可。

在年轻恒牙，由于牙本质较薄，离牙髓腔近，加之牙本质小管较粗大，外界任何刺激都会通过牙本质小管传入牙髓。虽然年轻恒牙牙髓组织具有较强的防御和修复能力，但这种能力是有限度的。因此，当牙本质暴露时，无论牙本质外露面积多少，都应该封闭牙本质断面，注意保护牙髓。

另外，年轻恒牙冠折造成切角缺损后，牙齿最大直径变小，如不及时修复外形，随着邻牙的萌出，外伤牙齿会丧失应有的三维间隙，导致成年后修复困难。所以，年轻恒牙冠缺损后及时修复外形，显得尤为重要。

3. 复杂冠折　生活的牙髓是年轻恒牙继续发育的保障，年轻恒牙冠折露髓后应尽可能保存活髓。年轻恒牙的牙髓组织抵抗力较强，若露髓孔不大（1mm 以内）且外伤时间短（1～2 小时内），可行直接盖髓治疗。但临床经验表明，直接盖髓成功率较低，有学者认为与牙齿受震荡和牙髓损伤的程度有关。

牙髓切断术或部分牙髓切断术是治疗年轻恒牙外伤露髓的首选方法。研究表明外伤造成的牙髓外露，牙髓感染的范围很局限，一般在露髓孔周围 2mm 以内，所以，外伤露髓后相当长的时间内（数天）都可以尝试使用牙髓切断术。在临床上对于采用直接盖髓术治疗失败的年轻恒牙，在判断根髓存活的情况下，也可尝试改做牙髓切断术来保存活髓，使牙根继续发育。

如果露髓时间过长，发生牙髓弥漫性感染，甚至牙髓坏死时，应去除感染牙髓。治疗中应注意尽可能多地保存活的根髓和（或）根尖牙乳头，使牙根能够继续发育，可行根尖诱导成形术或根尖屏障术。随着医学再生技术的临床应用，亦有使用牙髓血运重建术治疗外伤导致牙髓坏死病例的成功报道。

各种活髓保存技术治疗的外伤牙，术后都有并发髓腔和根管闭塞的可能，所以，在术后复查中要注意观察是否有髓腔钙化的迹象，必要时做根管治疗，为利用根管做永久修复做准备。

通常情况下，冠折露髓后牙体组织缺失较多，及时修复牙齿外形，保持外伤牙的三维间隙显得尤为重要。越来越多的患儿家长将牙冠折断的断端带来，要求将断端牙冠复位粘接。断冠粘接可以很好地恢复牙齿外形，但从目前的粘接材料和技术来讲，它还是一种过渡性的修复方法，待患者成年后常需改用其他的永久性修复方法。

断冠粘接术（reattachment of crown fragment）的操作步骤包括：

（1）检测牙髓活力和松动情况，排除牙齿根折和移位后，将断冠复位，检查是否密合，确定能否将断冠复位粘接。

（2）确定可行断冠复位粘接后，将断冠保存在生理盐水中，每 3 天更换一次。

（3）处理牙齿松动等其他症状，如需牙髓治疗者，应先进行牙髓治疗术，待以上处理结束，急性症状缓解后，可进行断冠粘接复位。

（4）制备牙釉质斜面和适当的固位抗力形态，对已行牙髓治疗的牙齿，可根据情况加树脂核或纤维桩以增加断冠粘接的抗力和固位力。

（5）用浮石膏清洁打磨两侧断面，酸蚀，冲去酸蚀剂，涂粘接剂，光照，用流动树脂粘接两侧断面，牙釉质斜面和缺损部分用光固化树脂修复，去除多余的材料，调𬌗、打磨、抛光。

二、冠根折

由于外伤引起牙釉质、牙本质和牙骨质同时折断，在牙冠、牙根部均有缺损时称为冠根折断。冠根折断根据是否有牙髓暴露，临床上分为简单冠根折断和复杂冠根折断；冠根折断约占恒牙外伤的 5%，乳牙外伤的 2%。

前牙冠根折断与外伤力的方向和外伤的折断类型有关，磨牙、前磨牙冠根折断多因咬硬物引起，特别是经过牙髓治疗的牙齿容易折断。医源性原因也可能造成后牙冠根折断，如充填体过大未及时行全冠修复、根管充填时侧方加压、拔牙操作失误等，均可成为诱因。

（一）临床表现

1. 简单冠根折　简单冠根折未造成牙髓外露，表现为牙冠向单侧斜行的牙釉质 - 牙本质 - 牙骨质折断，达到根部的一侧，断端常在舌侧龈下 2～3mm 之内，也可在近中或远中侧，唇侧少见。咀嚼时由于牙冠一侧折断片活动有疼痛感觉，可伴有牙龈撕裂、龈沟溢血。一般来说，简单冠根折断多发生在正在萌出中的牙齿。

2. 复杂冠根折　这是一类严重的牙釉质 - 牙本质 - 牙骨质联合折断，并造成牙髓外露。可分为横折和纵劈两种情况，横折是近远中方向，临床较多见，通常牙冠唇侧龈缘上 2～3mm 处有一近远中向横折线，有时牙冠唇侧部分已松动下垂，而舌侧仍与根面或牙龈相连。牙冠活动时，因刺激牙髓和牙龈产生疼痛和出血，有时与对颌牙发生咬合干扰。纵劈是折断线自切缘斜向根方，折断线通常只有一条，有时可有 2 条以上。由于冠根折断线多为斜线，特别是折断线在唇侧牙冠部为近远中向斜向舌侧牙根方向的冠根折断，X 线片往往显示不清楚，需多角度投照并结合临床症状进行诊断。

（二）病理学所见

由于冠根折断往往暴露牙髓和牙周膜，容易引起细菌感染。初期组织学表现为牙髓和折断线周围组织的炎症反应，以后表现为牙髓腔内和牙龈组织上皮增生。

（三）治疗原则

冠根折波及牙釉质、牙本质、牙骨质和牙周组织，复杂冠根折还涉及牙髓组织。治疗方法依据损伤程度有很大差别。

对于简单冠根折的病例，由于其断端常在龈下 1～2mm 内，可通过排龈止血，进行光固化复合树脂修复，亦可根据断端情况施行断冠粘接术。

对于复杂冠根折，由于此类损伤严重，治疗复杂，预后评估存在很多不确定因素，需慎重处理。通常有以下步骤：

（1）急诊应急处理。在没有条件进行详细检查前，可先将折断部分用复合树脂和邻牙一起固定，使患牙处于相对稳定状态；对于断冠已脱离口腔的病例，年轻恒牙需直接盖髓防止根髓污染，发育成熟的牙齿可直接拔髓后封闭髓腔防止污染，并尽快到有条件的医疗机构进行进一步治疗。

（2）评估残留牙根可用价值，可否行永久修复，必要时联合口腔修复、口腔正畸、牙周等相关专科的医师会诊。

（3）对需要保留的牙齿施行系列治疗，为成年后永久修复创造条件。

（4）对于不能用在永久修复的牙根，根据儿童生长发育情况、口颌情况决定是否拔除，及拔除时间和相应的间隙保持措施。近年来，随着种植技术的普及，越来越多的恒牙缺失患者选择种植治疗，为减少儿童恒牙拔除后牙槽骨塌陷及其对牙槽骨发育的影响，可对不能利用的恒牙根进行根管治疗，避免感染，把根埋伏在颌骨内，上方可制作功能性间隙保持器，为成年后种植修复提供比较好的条件。

（四）保留复杂性冠根折的牙齿常采用的治疗方式

1. 断冠粘接术　适用于折断线最低点在牙槽嵴顶之上。

（1）直接粘接法：在牙冠断端松动在Ⅱ度以内并没有错位，一侧断端在龈上可见（常为唇侧）时，把龈上断端用光固化流动树脂进行粘接。局部麻醉下彻底揭净髓顶，行根管治疗术或部分根髓切断术。把根管上端 1/2～2/3 部分清理干净，选择合适的纤维桩，最好跨越唇舌侧根折线 2～

图片：ER9-8
复杂冠根折处理程序

画廊：ER9-9
保留断根，上方做覆盖义齿保持间隙

画廊：ER9-10
复杂冠根折断冠粘接

3mm，使用粘接剂把纤维桩牢固地粘在根内，并用光固化复合树脂填充髓腔与桩头间的空隙，修复断端。再把另一侧原来用光固化流动树脂粘接的部分磨开，并制备固位槽，光固化复合树脂修复断端。此方法的特点是：操作相对简单，术中断端出血少，易行粘接操作，但由于没有取下断端，在近远中面和龈下断端存在未粘接的盲区。

（2）间接粘接法：在牙冠断端极度松动并错位，或断端在龈缘处不易直接粘接者，只能在局部麻醉下取下断冠，对牙根行根管治疗术或部分根髓切断术。把根管上端 1/2～2/3 部分清理干净，选择合适的纤维桩，最好跨越唇舌侧根折线 2～3mm；在断冠的髓腔部制备可容纳桩头的固位形，调整试合适桩和断冠，使断冠能够复位。使用粘接剂把纤维桩牢固地粘在根内，注意粘接剂不要溢出到根部断面，以免影响断冠就位。清理根面，充分止血，必要时使用高频电刀止血和结合牙龈翻瓣术暴露根面断端，用光固化复合树脂填充髓腔与桩头间的空隙，修复断端。此方法操作难度大，术中止血是成功的关键。

需要指出的是，无论是直接法还是间接法都很难做到严密粘接的同时完全避免粘接材料外溢进入牙周组织，加上粘接材料性能所限，断冠粘接术多还是一种过渡性修复方法，待患者成年后需寻求更好的修复方法。尽管如此，对于生长发育中的儿童，保留外伤牙在牙列中是其最好的保持牙间隙的方法。

2. 根管治疗 - 正畸联合根牵引术 适用于折断线最低点低于牙槽嵴顶，残留有效牙根可支持桩冠修复。

操作方法：在局部麻醉下取下断冠，对牙根行根管治疗术。如果折断断端均在龈下，需在根管治疗时在根内预埋牵引钩，为正畸牵引做好准备。一般来说经根管治疗，无叩痛和牙根异常动度后 2～3 个月开始正畸根牵引。无论使用何种正畸装置行根牵引，在牵引中都应注意牙根长轴的方向，力量要轻柔。牵引中应每月拍摄 X 线片，观察有否有根吸收。牵引到位后需保持 3 个月以上，以维持牵引效果的稳定性。

年轻恒牙建议待牙根完全形成并完成根管治疗术后再做正畸根牵引，之前需做好牙齿三维间隙的保持。另外应该注意的是，对于有隐性复杂性根折的牙齿，外伤当时的 X 线片上可能看不出隐性根折线，根牵引中隐性根折线会显露出来，使治疗失败。所以，在根牵引前应向患者提示根牵引治疗的潜在风险。

3. 冠延长术 仅适用于手术不影响外形美观的发育成熟的恒牙。一般情况下，只用这种方法就可暴露腭侧的断面。如果断端太深，可考虑配合根管 - 正畸联合牵引术治疗后，再行冠延长术。

操作方法：局部麻醉后去除牙冠断片，行龈切除术和去骨术，一般去骨控制在骨断面 2mm 处，龈切除术和去骨术使龈下断面变为龈上断面。根据牙髓感染情况确定一次性根管充填或二次根管充填。根管治疗结束后，行桩核冠修复。

年轻恒牙可待牙根发育完成，并完成根管治疗术后再考虑此治疗方法。

三、根折

牙根折断的发生率少于冠折，且多见于年龄较大的儿童且牙根基本发育完成的牙齿。牙根尚未发育完成，牙根相对短粗时，牙槽骨也较疏松，故外伤造成根折相对较少。

（一）临床表现

按根折部位临床上分为根尖 1/3、根中 1/3 和近冠 1/3 三种根折情况。

根折的主要症状可有牙齿松动、咬合痛和叩痛，有时牙冠稍显伸长，常伴发咬合创伤。根折症状的轻重与折断部位有关，越近冠方的根折，症状越明显；近根尖 1/3 部位的根折，症状较轻或不明显。

X 线片是诊断根折的主要依据（图 9-6）。由于根折线显像变化较多，上颌前牙部位重叠影像亦较复杂，有时不易

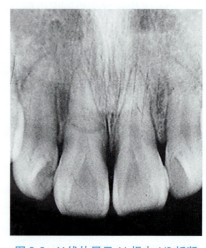

图 9-6 X 线片显示 11 根中 1/3 折断

辨认,常有误诊和漏诊的可能。需结合临床症状进行诊断,有可疑时,应变换投照角度再次拍摄,也可结合 CBCT 进行诊断。

(二)病理学所见

许多学者认为牙根折断典型的愈合过程是先有血液及组织液充满两断端之间的间隙,无论间隙大小,近根管侧有牙髓组织纤维及成纤维细胞,牙周侧有牙周组织纤维及成纤维细胞向折断间隙内增生,然后机化,各自形成牙本质、骨样牙本质或牙骨质,即骨痂,牙髓通常是生活的。这种愈合方式多发生在年轻恒牙,因其根管粗大,牙髓及牙周血管均较丰富,活力较强。

有时牙本质或牙骨质向间隙中散在沉积,而结缔组织增生明显,结缔组织多来自牙周组织,临床检查牙齿叩诊反应和动度均正常,但 X 线可见折断线仍较明显。这类愈合多发生在两断端间隙较宽的年轻恒牙。有时也可能有骨质沉积,并沉积入髓腔。牙本质、牙骨质或骨质沉积,临床中从 X 线片上是分不清的。骨质沉积与牙髓钙化也不尽相同,也有的学者认为当牙齿尚未完全萌出而有根折时,常有骨质沉积。

(三)治疗原则

根折治疗的总原则:使断端复位并固定患牙,同时注意消除咬合创伤,关注牙髓状态。具体的治疗方法依根折部位不同,而有所差别。根折后一般需弹性固定 4 周,如果折断线靠近冠方,应延长固定时间,一般不长于 4 个月。

1. 近冠 1/3 根折　近冠 1/3 根折的牙齿预后较差,如果残留牙根长度和强度不足以支持桩冠修复,需要拔除该牙,进行义齿修复。随着种植技术的普及和发展,越来越多的患者希望成年后种植修复,此时应对残留牙根行根管治疗,保留无感染的牙根于牙槽骨内,避免过早的发生牙槽骨塌陷,待牙龈组织愈合后并在其上方行覆盖义齿修复,维持牙齿三维间隙,为成年后的种植修复创造好的条件。

对可利用桩冠修复的残留牙根,可在根管治疗术联合正畸根牵引术,或辅以冠延长术后进行桩冠修复。

学习笔记

2. 根中 1/3 根折　患牙如有错位,应在局麻下先行复位,再固定患牙。固定后应注意检查咬合,可利用调𬌗或全牙列𬌗垫消除咬合创伤。根中 1/3 折断的牙齿需固定 1~4 个月,固定应为弹性固定,保持牙齿一定的生理动度。

定期复诊进行 X 线片检查断端愈合情况,并观察牙髓状态。检查若发现牙髓已发生坏死,应进行根管治疗。此时,仅对根折线冠方的牙根进行根管治疗,根尖部分的牙髓由于有根尖血运,常保持正常活力。一般来说,根中 1/3 根折的牙齿预后较差。当牙髓坏死未及时治疗,导致沿着根折线发生根周围感染,甚至根尖周炎时,常由于根折断端错位,无法进行完善根管治疗,感染不能得到有效控制。折断线处根内外吸收和牙槽骨吸收是导致治疗失败的主要原因。

3. 根尖 1/3 根折　一般来说,根尖 1/3 折断的牙齿预后较好。如临床上几乎不松动,又无明显咬合创伤,可以不用固定等处理,只需嘱患儿不要用受伤部位咀嚼,进行定期追踪复查。如有明显松动并伴有咬合创伤时,应对患牙进行弹性固定 4 周,定期观察牙髓、牙周组织状态和断面愈合情况。如发现根尖出现病变或牙髓钙化,可在做根管治疗后行根尖切除术和根尖倒充填术。

根尖 1/3 折断的牙齿常见的转归是:临床检查无松动和叩痛,牙髓活力基本正常。折断处接近根尖时,根尖断端可被吸收,X 线片上改建后的根尖较圆钝,但牙周膜间隙均匀。

四、牙齿脱位性损伤

(一)牙齿震荡和亚脱位

1. 临床表现　牙齿震荡是单纯牙齿支持组织损伤,患者自觉牙齿酸痛,上下牙咬合时有不适感,临床检查时牙齿无异常松动或移位,只有叩痛或不适。X 线片显示根尖周无异常。

亚脱位亦是牙周支持组织损伤,患者自觉牙齿松动,上下牙咬合时可有痛感,临床检查时牙齿有明显松动,但没有牙齿位置改变;可有叩痛,龈沟渗血。X 线片显示根尖周无异常或牙周间隙稍增宽。

有时,牙齿震荡和亚脱位可造成牙髓充血或内出血,牙冠会出现轻重不等的粉红色改变。牙

画廊:ER9-11
根中 1/3 折断

画廊:ER9-12
8 岁 9 个月女
孩,11 部分脱
出 + 根尖折断

图片:ER9-13
21 牙震荡,牙
冠呈粉红色

冠粉红色变可在外伤即刻出现，也可能经过几天以后才出现变色。一般来说，牙冠变色本身并不引起疼痛，由于牙齿伴随有牙髓充血或出血，造成血液充盈，临床可出现遇冷、热时酸痛或疼痛，通常遇冷敏感在临床较多见。

牙齿震荡和亚脱位还可造成牙髓暂时感觉丧失，牙髓对电活力测试和温度测试无反应，这种暂时的感觉消失经过一段时间以后常可恢复正常。一般来说，牙髓感觉能否恢复正常与牙髓能否保持生活状态有关。但值得注意的是，有时正常的年轻恒牙也可能出现对测试无反应的情况。对外伤牙的牙髓活力测试可能获得不确切的结果，因此，测试结果只能作为参考和复查时的前后比较。单纯的"牙髓活力测试无反应"不是施行牙髓摘除术的指征。外伤牙的牙髓状态应根据临床系统检查综合判断。例如患儿年岁小不易合作，或外伤严重有软组织损伤或骨折等，在初诊时没有必要勉强进行牙髓活力测试。

2. 病理学所见　这一类损伤主要是根尖区血管有不同程度的充血或水肿，重症者牙周或根尖区血管破裂出血。静脉由于管壁薄，容易破裂。如果血管破裂，有轻度出血，则可能引起不同程度的炎症过程。若损伤不严重，经过一定时间以后，损伤可能恢复正常。根尖区血管如有断裂可致牙髓坏死，如有感染可引起急性牙髓炎或牙髓坏疽，也可能引起外伤性根尖周炎。年轻恒牙由于牙周间隙较宽，牙周膜纤维较疏松，纤维束相对较少，血运丰富；牙槽窝骨板较薄及骨质疏松，损伤如不严重，则牙周组织较易恢复。

牙冠变色是牙髓牙本质复合体的变化透过牙釉质而呈现出的外在表现，常提示牙髓可能出现各种病理改变。牙齿震荡和亚脱位可以造成牙髓出血，由于血液充盈或红细胞分解出血红蛋白，透过牙本质及牙釉质使牙冠显出粉红色，这种情况可持续数日，也可持续数周或更长时间。年轻恒牙由于血运丰富，轻度出血恢复正常的可能性较大。因此，牙髓出血并不是牙髓治疗的绝对指征。严重出血也可短期观察，在发生牙髓炎时，再做牙髓治疗。另外，血红蛋白渗入牙本质小管，日久以后牙齿可出现深浅不等的黄色或棕黄色。由于血红蛋白分解产物不能由小管内移出，牙冠变色就不可能消退。

由于牙齿震荡和亚脱位影响牙髓组织的血液循环，可能使牙髓组织发生变性，纤维组织成分增多，牙髓细胞成分减少，甚至整个牙髓组织被纤维组织替代，导致牙髓纤维性变；亦可能在牙髓组织中出现钙化团块，直至牙髓整个钙化。

牙髓钙化一般要经过较长时期，有时可能经过数年。牙髓钙化的程度不一，钙化部位可发生在根髓，也可发生在冠髓或全部牙髓。在髓腔完全钙化前，钙化的牙髓可仍是活髓，但感觉测验反应不一。有时有反应迟钝，有时也可能完全没有反应。这种现象可能与钙化程度和范围有关系。一般来说，牙髓钙化只能从X线片中发现，但有时临床检查牙冠会出现深浅不等的变色，一般多呈淡黄色。

牙髓纤维性变和牙髓钙化（图9-7）是常见的牙髓变性。

学习笔记

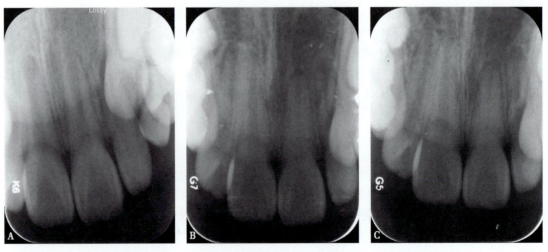

图9-7　患儿，8岁，女，X线片显示21亚脱位后发生牙髓钙化
A. 初诊　B. 21亚脱位后6个月髓腔根管变窄　C. 21亚脱位后21个月髓腔根管进一步变窄

3. 治疗原则　一般来说，牙齿震荡和亚脱位预后良好，在没有咬合创伤时，可不做特殊处理，但要嘱患者患牙勿咬硬物 2 周左右，并定期复查，临床观察牙髓组织转归。牙齿震荡和牙齿亚脱位后可出现牙髓坏死或牙髓钙化，一般文献报道发生牙髓坏死的概率为 2%～6%，牙髓钙化的概率为 5%～20%，这种变化常发生在外伤后 3～6 个月，故外伤后观察期应在 6 个月以上，并拍摄 X 线片，观察牙周间隙变化和髓腔宽度和密度变化，辅助诊断牙髓状态。当存在明显咬合创伤（特别是牙尖交错𬌗的咬合创伤）时，应使用全牙列𬌗垫或少量调𬌗的方法消除创伤。

（二）部分脱出、侧方移位和挫入

1. 临床表现　部分脱出、侧方移位和挫入的共同特点是牙齿在牙槽窝内发生了明显的位置变化，属于移位性损伤（displacement injuries）。

部分脱出时牙齿部分脱出牙槽窝，明显伸长；侧方移位时牙齿发生唇舌向或近远中向移位。上述两种脱出性损伤都常伴牙齿的明显松动和叩痛，由于存在牙周膜撕裂，有时还伴有龈沟溢血或牙龈淤血。挫入的牙比相邻牙短，常不松动，可有叩痛，牙龈可有淤血样改变。在恒牙列中上述三种移位性损伤均不难判断，但对于正在替牙的混合牙列，有时会存在判断困难，例如，外伤后只觉得牙齿稍有疼痛，但患儿和家长也不能说清该牙是萌出不全还是挫入；是侧方移位还是原本排列不齐。此时，X 线片检查是诊断的关键手段。

一般来说，发生位置改变的牙齿，X 线片上可观察到其牙周间隙不均匀。对于挫入的牙齿，根尖区牙周间隙变小或消失；部分脱出的牙齿，根尖区牙周间隙增宽。侧方移位的牙齿可表现为近、远中两侧牙周间隙不对称，一侧减小，另一侧增宽。但当牙齿唇舌向移位时，普通的根尖片上可看不出变化，必要时需配合拍摄 CBCT 诊断。对于挫入和侧方移位的牙齿，由于牙齿在牙槽窝内部发生位置改变，故常伴有牙槽窝骨折。

2. 病理学所见　牙齿的部分脱出、侧方移位和挫入属于移位性损伤，损伤涉及牙周膜、根尖 - 牙髓血管、牙槽骨。可造成牙周膜断裂，牙周间隙内血管破裂出血；根尖 - 牙髓血管受到牵拉而变形，严重时断裂、出血，进而引起牙髓缺血性坏死；挫入时根部牙槽窝和侧方移位的受压侧牙槽窝可发生压缩性骨折，甚至骨板断裂。例如，在牙齿发生唇侧移位时，唇侧牙槽窝内壁不全性骨折，严重时骨板断裂；舌侧颈部牙周韧带受牵拉，严重时牙周膜断裂。牙髓组织也发生改变，冠髓部成牙本质细胞层发生分离，间质内出血。4～8 周后，可观察到生成不规则的修复性牙本质。

3. 治疗原则

（1）部分脱出和侧方移位：部分脱出和侧方移位的治疗原则是：及时复位并固定牙齿，同时消除咬合创伤，严密观察牙髓状态的转归。复位应在局部麻醉下进行，手法应轻柔，避免对牙周膜和牙槽窝的二次损伤。复位时要注意顺序，特别是侧方移位的牙，有时需要首先解除唇腭侧根尖锁结，然后向根方复位。部分脱出牙复位后需弹性固定 2 周左右，侧方移位的牙齿常伴有牙槽突骨折，需弹性固定 4 周。如果牙尖交错𬌗时存在咬合创伤，应使用全牙列𬌗垫治疗。

1）外伤牙的固定（stabilization of traumatized teeth）：常用的固定方法是钢丝 + 树脂夹板固定（wire-composite splint），即用 0.4～0.6mm 的钢丝，按照牙弓形态制成唇弓，再用全酸蚀技术 + 复合树脂将唇弓粘接到牙面上。

值得注意的是，脱位性损伤的牙齿，常有牙周膜充血、撕裂、出血，在愈合过程中，患牙应保持一定的生理动度，否则易发生牙齿固连，所以应采用弹性固定（flexible splint）。弹性固定的材料可有多种选择，可以是正畸托槽 + 弹性唇弓，预成钛链（或玻璃纤维束）+ 复合树脂构成的夹板。无论何种固定方式，要求所弯制的唇弓与牙弓弧度相匹配，不对外伤牙施加额外的力量。粘接固定时，应适当离开牙龈，在牙面中三分之一，对萌出不全的牙齿可适当向切端方向放置，减少对牙龈的刺激。如果牙龈撕裂严重，可考虑放置在牙齿切 1/3。粘接物表面应尽量光滑，便于牙齿清洁。在使用中应注意，正畸托槽 + 弹性唇弓要求术者有良好的正畸弓丝弯制技术，才能保证不对外伤牙施加额外的力量；预成钛链（或玻璃纤维束）+ 复合树脂构成的夹板价格较贵，且在急诊现场常不易获得，使用受限。对于简易的弹性固定树脂夹板，可采用直径为 0.025mm 或 0.04mm 的正畸结扎丝，对折 4～6 股拧成 1 股，再按照牙弓形态制成弓丝，代替预成钛链（或玻璃纤维束）+ 复合树脂构成的夹板。

ER9-14

画廊：ER9-14
部分脱出、侧方移位和挫入

学习笔记

常用的固定单位是 1 颗外伤牙 + 两侧各 1 颗正常邻牙构成的 3 颗牙固定单位。在临床实际中，根据外伤牙位和邻牙情况会有所变化，如果邻牙是刚刚萌出的年轻恒牙，或牙体较小的乳牙，需要增加支抗牙数，甚至利用磨牙固定。

2）全牙列𬌗垫（occlusal splint）（图 9-8）：全牙列𬌗垫的主要功能是消除咬合创伤，同时，对外伤牙也有一定限度的固定作用。牙外伤时的咬合创伤，一部分是由于牙齿发生位置改变造成，但还有相当部分是由于儿童自身咬合状态造成，如错𬌗畸形，发育中出现的暂时性深覆𬌗等。这种情况不能通过调𬌗解决，况且新萌出的年轻恒牙不适合调磨，全牙列𬌗垫是最佳的治疗方法。儿童牙外伤治疗中常用的全牙列𬌗垫材料是 1.8～2.5mm 厚的一面软（聚羧酸酯）一面硬（聚丙烯酸酯）的夹层材料，在热压成形机下一次性制成。临床上制取印模时，对极其松动的牙齿，应先行固定后再取印模，避免在取下印模托盘时，由于负压吸引作用把松动的牙齿带出，造成医源性损伤。

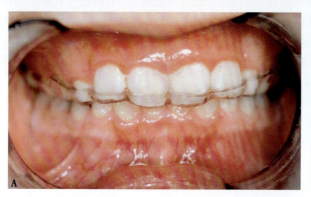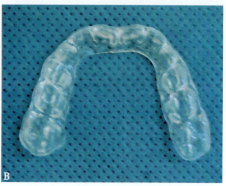

图 9-8　𬌗垫
A. 全牙列𬌗垫及其配戴于部分脱出的患者　B. 全牙列𬌗垫

全牙列𬌗垫在口腔中配戴时间因损伤程度、类型和患者咬合情况不同存在较大差异。临床上应配戴至外伤牙基本不松动，牙尖交错位时没有异常动度。

（2）挫入：应视挫入的程度、患儿的年龄和牙齿发育的程度区别对待（表 9-2）。

表 9-2　不同牙齿发育阶段中挫入牙处置方法的选择（IADT 2012 年推荐版）

牙根发育	挫入程度	复位方法		
		观察再萌出	正畸牵引	外科复位
未完成	<7mm	√		
	>7mm		√	√
完成	<3mm	√		
	3～7mm			√
	>7mm			√

注：√代表选择的治疗方法

对于年轻恒牙，其根端开扩，有再萌出动力，血管神经愈合能力较强，为了避免对牙周膜和根尖 - 牙髓血管的再次损伤，不宜将牙拉出复位，可观察牙齿自行再萌出。一般可观察 2～4 周，挫入的牙齿应有再萌出的迹象，整个再萌出过程时间较长，一般为 6 个月，但存在很大变异，可为 2～14 个月不等。对观察 4 周左右仍没有再萌出迹象，牙齿生理动度降低者应及时采取正畸牵引的方法，用轻柔的力量将该牙拉出，避免发生牙齿固连。对于挫入较多的牙（7mm 以上），可考虑正畸牵引复位或使用拔牙钳即刻钳出挫入的部分，复位固定。

对于牙根发育成熟的挫入牙齿，挫入较少时，可以观察其再萌出，如果没有再萌出迹象，应在发生牙齿固连前，采用正畸牵引的方法，使该牙复位；对于挫入较多的牙（7mm 以上），可用拔牙钳即刻钳出挫入的部分，复位固定。

由于牙齿移位性损伤通常伴有根尖 - 牙髓血管的严重变形或断裂，牙髓组织预后较差。对于牙根尚处于开敞状态的年轻恒牙，牙髓血管神经愈合能力较强，有可能保持活髓，但牙根基本发育完成的牙齿，出现牙髓坏死的危险性明显增高，在复查中应密切观察牙髓状态的转归。对于移位严重的牙齿，复位固定治疗后，除可发生牙髓坏死外，还可能出现牙根外吸收或替代性吸收。X 线片上出现根外吸收或替代性吸收时，可考虑摘除牙髓，用氢氧化钙类药物充填根管，治疗根吸收。需要指出的是，牙齿外伤后牙根外吸收和替代性吸收的发生和发展机制尚不清楚，治疗根外吸收和替代性吸收尚无很好的方法，目前国际上通用的氢氧化钙制剂的疗效存在不确定性，对早期轻症病例效果尚好，但个体差异大。

五、全脱出

牙齿受外力完全脱出牙槽骨称为牙齿完全脱出，全脱出是最严重的一种牙齿损伤，造成牙周膜韧带撕裂，牙髓组织丧失血供，以及对牙骨质造成损伤。恒牙全脱出常见于单颗年轻恒牙。这主要是由于年轻恒牙牙根尚未发育完成，而且牙周膜具有弹性，水平外伤撞击常导致牙齿完全脱出。文献报道发病率在 0.5%～3%，上颌中切牙最好发。牙齿全脱出的治疗方法是牙再植术（tooth replantation）。

（一）牙再植术

牙再植贵在即刻，如果在事发现场，可迅速捡起脱落的牙齿，拿着牙冠部，用自来水简单冲洗，直接将牙齿放入牙槽窝，嘱患儿小心地合上嘴，带患儿到医院就诊。

临床上接诊牙齿全脱出患者，应在询问病史的过程中，迅速把离体牙转移到合适的保存介质中，之后再按常规进行临床检查。

1. 临床检查

（1）病史的采集：除常规采集牙齿外伤病史外，应着重询问牙齿外伤的时间、离体牙保存的情况、是否曾触及牙齿根面等。

（2）临床检查：除常规牙齿外伤临床检查外，应着重检查牙槽窝的完整性，有无牙槽窝骨壁骨折和骨壁缺损。此外，还应检查离体牙情况，包括：离体牙保存状态、是否完整、污染程度、牙根发育程度等。

2. 离体牙处理　用手或上颌前牙钳夹住牙冠，用冲洗器放生理盐水冲洗牙根表面的污染物，如果污物附着在根面上不易冲洗掉，可用小棉球蘸生理盐水小心轻柔地把污物蘸掉，但注意不要损伤牙周膜。把清洗干净的牙齿放在生理盐水，最好是 Hanks 平衡盐溶液（HBSS）中待用。

有文献报道，对长时间（1 小时以上）且保持在非生理性介质中的全脱出牙齿，其牙周膜已经坏死的牙齿，不可能有牙周膜愈合。此时应清除根面的坏死牙周膜（可用纱布），再用氟化钠制剂、四环素、柠檬酸、次氯酸等制剂处理根面，可帮助延长再植牙的口内保留时间。

3. 牙再植术的步骤

（1）局部麻醉下，用镊子小心清理牙槽窝内的血凝块，但不要搔刮牙槽窝，以免损伤牙槽窝内残存的牙周膜。并用生理盐水冲洗牙槽窝。如果存在牙槽窝骨折并移位，可轻柔手法复位。对严重牙龈撕裂者应首先缝合。

（2）手持离体牙冠部，用最小的力把患牙放回牙槽窝，主要防止对牙髓和牙周膜造成进一步损伤。如果遇到阻力，应将牙齿放回生理盐水中，检查牙槽窝是否有骨折，牙槽窝骨折是最常见的造成再植困难的原因。对于发现的折断骨片通常可以用插入平头器械（如直牙挺）予以复位，并修整牙槽窝形态，然后植入患牙。

（3）检查牙尖交错𬌗有无早接触，对于存在明显早接触者需使用全牙列𬌗垫。

（4）使用弹性固定方法，如钢丝＋树脂夹板固定（wire-composite splint），对再植牙弹性固定7～10 天。急诊条件下，也可在局麻下用缝线从腭侧穿龈经过患牙切缘，与唇侧牙龈缝合固定。转到门诊后再行其他方法固定（图 9-9）。

4. 全身用药　再植牙后应常规全身使用抗生素，抗生素治疗可以减少感染，并且可以在一定程度上减少牙根吸收的发生。四环素或多西环素是首选的全身应用抗生素，考虑到四环素类药品

ER9-16

图片：ER9-16
牙全脱出现场
救治流程图

学习笔记

根外吸收发生的机会。Andreasen 研究发现离体牙保存在自来水中超过 20 分钟，会导致再植牙牙根吸收。Kinirons 研究指出干燥保存时间超过 5 分钟，发生根吸收的危险性大大增加，并且每延长 10 分钟，发生牙根吸收的危险就增加 29%，如果干燥保存时间超过 60 分钟，牙周膜细胞几乎不可能存活。

牙齿是否污染也是影响再植牙成功的因素，有研究指出牙齿污染的程度与牙根吸收有关。牙根没有受到污染时，牙周膜愈合的发生率显著增高。

3. 正确的再植术操作也是影响再植术成功的重要因素　再植术中固定的方式和时间也可影响愈合方式。再植牙的固定方式应该允许牙齿有正常生理动度，即弹性固定。国际牙齿外伤学会建议的固定时间是小于 10 天，这样可以减少发生替代性吸收的可能性。Andreasen 研究指出固定超过 6 周将显著降低牙周膜愈合的发生率。

再植术中及时摘除坏死的牙髓，用氢氧化钙类强碱性药物充填根管，可预防或减缓牙根吸收。

4. 患者的年龄和牙根发育程度　Andreasen 发现再植牙牙根发育越成熟，发生牙周膜愈合的机会越小。组织学研究发现，覆盖在牙根面的牙周膜的厚度是不同的，可以只有单层细胞，也可以有多层牙周膜细胞。随着年龄的增长，牙齿的成熟，牙周膜逐渐变薄，牙周膜细胞层数变少，在干燥状态下，牙周膜细胞很快干燥坏死。如果牙根发育不成熟，那么覆盖在其表面的牙周膜细胞层数多，能够更好地保护内层牙周膜细胞，使发生牙周膜愈合的可能性变大。

研究发现牙根未发育成熟的牙齿比发育成熟的恒牙虽然出现血管再生的机会更大，但其替代性吸收的发生率高于成人。在干燥保存时间超过 1 小时的情况下，青少年再植牙发生替代性吸收的比例以及吸收的速度要显著高于成人。

六、儿童恒牙外伤预后评估

牙外伤包括：牙体硬组织损伤、牙髓组织损伤和牙周组织损伤。牙髓组织损伤存在于牙齿折断、牙齿移位和牙齿全脱出，可见其几乎存在于所有类型的牙外伤中。外伤后，牙髓组织的转归可分为：牙髓存活（pulp survival）、牙髓钙化（pulp calcification）和牙髓坏死（pulp necrosis）。临床上牙齿外伤中常常是牙髓组织损伤和牙周组织损伤共同存在，评价预后时，应综合考虑。

（一）牙外伤后牙髓组织损伤的风险性评估

牙外伤后，牙髓组织的转归与以下因素有关：①外伤本身的冲击力对牙髓组织的损伤，包括因牙齿折断导致的直接牙髓暴露，因牙齿震荡和移位造成的根尖血管的扭曲、伸拉或断裂。损伤程度较轻时，牙髓充血，牙髓血流减少和减速也会导致牙髓组织的坏死。牙髓坏死通常出现在牙齿外伤后 3～6 个月。牙冠折断类损伤的牙髓预后要好于脱出性损伤，由于牙冠的折断过程吸收了大部分外力，从而对牙周组织及牙髓组织造成的创伤大大减小，牙髓预后较好，而对于未发生牙冠折断的损伤，所有力量都作用于牙齿，对牙髓预后不利。②外伤后外界不良刺激对牙髓组织的损伤，如：长时间的牙本质外露、咬合创伤等。③外伤牙的自身情况，如：牙齿发育程度、个体差异等。

直接的牙髓暴露都会引起医师的重视，但在牙齿折断未露髓和牙齿移位时，牙髓组织损伤的风险会被忽略。研究表明，外伤后牙髓组织预后与患者牙根发育情况、外伤类型、就诊时间、是否经过急诊处理等因素可能相关。其中，外伤时牙根发育情况和外伤类型与牙髓组织预后有显著相关性，牙根发育成熟的牙发生牙髓坏死的风险是牙根发育未成熟牙的 2～5 倍。文献报道，简单冠折牙髓坏死率为 6%～8%，也有报道牙釉质 - 牙本质折断的牙髓坏死率高达 20% 左右。牙齿震荡的牙髓坏死的发生率为 2%～3%，牙髓钙化的发生率为 5%，牙根吸收的发生率为 5%；亚脱位的牙齿牙髓坏死的发生率为 6%，牙髓钙化的发生率为 10%～26%，牙根吸收的发生率为 2%～4%。在牙震荡和亚脱位中，出现牙髓坏死的常为根尖孔闭合的牙齿。北京大学口腔医学院研究显示，脱位性损伤的牙髓坏死发生率为 15.8%。牙髓坏死发生率最高的外伤类型为挫入（56.3%）；其次为侧方移位（40.0%），牙齿震荡最低（5.4%）。牙根发育情况和是否发生移位与牙髓组织预后具有显著相关性，牙根发育成熟的牙齿发生牙髓坏死的可能性是牙根未发育成熟牙齿的 5.1 倍，存在移位的牙齿牙髓坏死率是没有移位外伤牙的 5.7 倍。

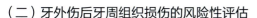

（二）牙外伤后牙周组织损伤的风险性评估

牙周组织损伤也是一种普遍存在于牙外伤中的损伤，其程度可从最轻的牙周膜仅受到牵拉，到严重的牙周膜撕裂，甚至完全断开（如全脱出），其预后与损伤程度高度相关，另外也与外伤后的治疗和牙齿发育程度、组织修复能力有关。

在牙周膜仅受到牵拉时（如牙齿震荡、亚脱位），如果外伤后没有严重的咬合创伤，一般预后良好，为牙周膜愈合。在牙齿发生移位性损伤，移位不严重，牙周膜可部分撕裂，愈合时牙根可出现表面吸收，严重的牙齿移位，特别是牙齿挫入，会引起牙根替代性吸收。Lee 等曾报道部分脱出牙牙髓坏死的发生率为 43%，牙髓钙化为 35%，牙根吸收为 5.5%。Andreasen 研究指出侧方移位牙齿牙髓坏死的发生率为 58%，牙髓钙化为 31%，牙根吸收为 27%；挫入牙齿牙髓坏死的发生率为 96%，牙髓钙化为 4%，进行性牙根吸收为 52%。

牙外伤未经治疗，经过长时期以后，还可能出现创伤性根尖周囊肿。这种情形只在陈旧性外伤病例中发现。一般认为创伤性囊肿不是真正的囊肿，也有的学者称为"出血性囊肿"，因其骨腔内没有上皮衬里。此类囊肿通常容易发生在年轻恒牙。另一种解释认为由于创伤造成根尖区骨内出血，待血块被吸收以后，骨小梁不能恢复而骨内留有空腔。创伤性囊肿由于没有上皮衬里，腔内可能残留分解的血液，也可能有疏松结缔组织。如果没有感染，经过较长时间也有可能逐渐被新生骨质填满，恢复正常。也有人认为创伤性囊肿不是囊肿而属于根尖周病，是一种损伤过程，时间较长时病变可以转化。如果囊肿有感染或病变有发展，则应及时行根管治疗或治疗后行根尖手术。

牙外伤的情况常常比较复杂，同一颗牙齿发生合并损伤，如牙釉质折断伴牙齿震荡或亚脱位，其发生牙髓坏死的风险性远高于单纯牙釉质折断。有文献报道，在一年的观察期内，对于牙根发育完成的牙齿，简单冠折后牙髓坏死的发生率为 3.7%，合并亚脱位、部分脱出和侧方移位时牙髓坏死的发生率为 57.0%～63.8%，合并挫入时牙髓坏死的发生率高达 83.3%；对于牙根未发育完成的年轻恒牙，也存在同样趋势。

第三节　乳 牙 外 伤

乳牙列期牙槽骨较疏松，乳牙外伤造成牙根或牙冠折断的较少，更容易造成牙齿移位或脱出。发育早期恒牙牙胚位于乳牙的腭侧，可能接近乳牙根尖部，也可能与乳牙根尖有一定的距离，严重的乳牙外伤可能影响或损伤继承恒牙牙胚。这种损伤往往在受伤以后较长的时期产生，医师要在最初检查时给予评估，决定患牙是否可以保留，判断外伤乳牙的预后和对继承恒牙的影响。

一、乳牙外伤的诊治原则

乳牙外伤（dental trauma of primary teeth）总的治疗原则是应使乳牙外伤对继承恒牙生长发育的影响降到最低。

乳牙外伤发生在低龄儿童时，其损伤和预后与患儿年龄密切相关，在处理乳牙外伤时，应考虑以下因素：

1. **乳牙牙根与继承恒牙牙胚间关系的密切程度**　不同的外伤类型，乳牙牙根的移位方向不同，对恒牙的影响不同，但在考虑乳牙外伤对恒牙影响时不仅应考虑乳牙外伤本身对继承恒牙牙胚的影响，也要考虑治疗干预对恒牙牙胚的影响。在决定治疗时，应选择对恒牙影响最小的治疗手段。在急诊处理中，应尽量控制一次拔牙的数量，因为一次拔除多颗乳牙可能造成唇侧牙槽骨缺失，影响颌骨丰满度。在复查中如果发现牙髓或根尖周组织感染的迹象，应及时处理，避免对恒牙牙胚造成不良影响。乳牙牙髓坏死的危险性和恒牙萌出障碍发生的可能性都与外伤的类型有关。

2. **距替牙的时间**　在处理乳牙外伤时，应考虑该牙距替换的时间，对接近替换的牙齿（如距替牙 1～2 年），可采取拔除的方法。对距替换时间较长的患牙，在不影响继承恒牙牙胚发育且患儿和家长能够配合治疗的情况下，可尽量采取保留牙齿的治疗方法。

3. 患儿的配合程度　乳牙外伤常发生在年龄很小的孩子,如蹒跚学步的孩子。此时由于患儿年龄小,不能很好地控制他们的行为,必要时应在镇静下治疗。

二、乳牙牙齿折断

(一)乳牙简单冠折
乳牙简单冠折后,如果存在划伤舌头等软组织的尖锐边缘,可采取调磨的方法。对患儿家长有美观要求,或大面积牙本质外露或近髓的牙齿,可采取光固化复合树脂修复的方法。一般在术后3个月、6个月复查,如果发现牙髓感染的症状,应及时行牙髓摘除术。

(二)乳牙复杂冠折
乳牙复杂冠折露髓时间短(数日)时,可采取部分牙髓切断术或牙髓切断术;如果牙冠缺损大,不易修复者,或露髓时间长,可采取牙髓摘除术。

(三)乳牙冠根折
多数情况下乳牙冠根折后需要拔除。

(四)乳牙根折
乳牙根折常发生在根中部或根尖1/3。

(1)根尖1/3折断时,牙齿一般只有轻微松动,可嘱家长,让患儿避免使用患牙咬合2~3周,不做其他处理,根尖部断端常被生理性吸收。一般在术后3个月、6个月复查,如果发现牙髓感染的症状,应及时行牙髓摘除术。

(2)根中部折断时,如果冠方牙齿极度松动,应拔除冠部断端,避免极度松动的牙齿脱落而被患儿误吸。根部断片可被生理性吸收。如果患儿配合良好,冠部断端没有严重移位,可考虑复位＋钢丝树脂固定4周左右,但这种治疗的效果不肯定,通常拆除固定后乳牙仍松动,根部断端仍被吸收,造成乳牙早失。

三、脱位性损伤和全脱出

(一)乳牙牙齿震荡和亚脱位
乳牙牙齿震荡和亚脱位常不做临床治疗,嘱患儿勿咬硬物2周。同时,注意维护口腔健康,避免牙龈炎症。一般在术后4周、3个月、6个月复查,如果发现牙髓感染的症状,应及时行牙髓摘除术。

(二)乳牙侧方移位和部分脱出
是否保留侧方移位和部分脱出的乳牙取决于该牙移位的程度和松动度。如果牙齿极度松动,移位严重,应考虑拔除;如果没有及时就诊,由于牙槽窝内血凝块已经开始机化而不能复位,应考虑拔除。对于就诊及时,牙齿移位不严重,可顺利复位的牙齿,可考虑复位后钢丝＋复合树脂固定10~14天,术后应观察乳牙牙髓转归,一般在术后4周、3个月、6个月复查,如果发现牙髓感染的症状,应及时行牙髓摘除术。

(三)乳牙挫入
是否保留挫入乳牙取决于挫入程度和牙根与恒牙牙胚的关系(图9-11)。如果乳牙挫入1/2以内,X线片检查显示没有伤及恒牙牙胚,可不做处理,观察,待其自动再萌出。但应观察牙髓转归,术后4周、3个月、6个月复查,如果发现牙髓感染的症状,应及时行牙髓摘除术。

如果乳牙严重挫入,特别是乳牙牙冠向唇侧移位,根向腭侧移位时,X线片检查发现乳牙牙根与恒牙牙胚大部分重叠时,应及时拔除乳牙。由于恒牙牙胚多在乳牙牙根的腭侧,此时挫入的乳牙牙根可能会损伤压迫恒牙牙胚,甚至造成牙胚移位,严重时即使拔除乳牙,也可能会发生继承恒牙牙釉质发育不全,甚至牙齿畸形或埋伏阻生。一般在术后4周、6个月、1~2年复查,观察继承恒牙牙胚的发育情况。

有时由于家长不在现场,或由于惊慌不能提供准确信息,临床上需要鉴别乳牙全挫入和全脱出。必要时应拍摄X线片帮助诊断。

(四)乳牙全脱出
乳牙全脱出,一般不再植。受到严重打击造成乳牙全脱出时,可有牙槽窝骨折,严重的牙槽窝

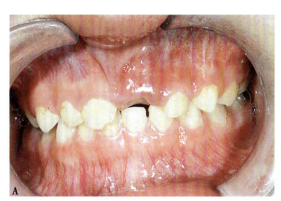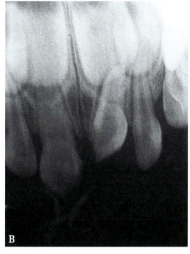

图 9-11　61乳牙挫入
A. 乳牙挫入　B. 乳牙挫入 X 线片

骨折也可能影响恒牙牙胚的发育，故应警惕恒牙萌出和发育障碍。对幼年时发生乳牙全脱出的患儿，应在 5 岁左右拍摄 X 线片，检查继承恒牙牙胚的发育情况，如发现萌出异常倾向，可考虑择期干预助萌；对牙齿发育不良者，可考虑在牙齿萌出后及时进行再矿化和修复治疗，避免继发龋和严重磨耗对牙齿的进一步伤害。

第四节　牙外伤伴发的支持组织损伤

一、支持骨组织损伤

牙齿支持骨组织损伤包括：牙槽窝骨折、牙槽窝壁折断、牙槽突骨折和颌骨骨折。一般来说，与儿童牙外伤关系最密切的是前三者，颌骨骨折在《口腔颌面外科学》教材中有详细的叙述。

（一）临床表现

牙槽窝骨折和牙槽窝壁折断是牙槽窝受压后发生的损伤，牙槽窝壁折断时损伤局限于牙槽窝的面壁或口内侧壁，牙槽窝骨折时损伤更为严重，整个牙槽窝粉碎性骨折。牙槽突折断，牙槽突骨折时可波及或不波及牙槽窝。

牙槽窝骨折常见于牙齿挫入性损伤和侧方移位，牙槽窝壁折断常见于牙齿发生移位的脱出性损伤和牙齿全脱出，多发生在上颌切牙区。牙槽突折断多见于牙根发育成熟的牙齿，常发生在前牙区，有时也可发生在尖牙和前磨牙区，常发生在复合型牙齿外伤的病例中，如牙齿脱出伴根折，或牙齿侧方移位伴根折。由于断片有明显的移位和松动，临床上牙槽突折断比较容易诊断，其典型的临床表现是检查单颗外伤牙动度时，邻牙跟着一起动。X 线片检查时骨折线的位置可跨越根尖，但大多数在牙槽窝内。

由于牙齿支持骨损伤伴发于牙齿移位性外伤中，其临床表现也是牙齿移位的表现，治疗原则与各种牙齿移位性损伤一致，此处不再赘述。有一点需要提醒的是，一般移位性损伤复位后弹性固定为 2 周，在合并支持骨组织损伤时，弹性固定时间应延长至 4 周。

（二）愈合方式与预后

在外伤后短期内牙槽窝壁折断和牙槽窝骨折的愈合常常是不完全愈合，之后在牙齿移位的愈合中，随着牙槽窝骨改建，折断部分愈合，此过程中，外伤累及的牙齿可能发生根吸收，还可以造成牙髓内出血，甚至牙髓坏死。

在年轻恒牙，牙槽突骨折多为不全骨折，个别严重病例中，也可发生牙槽突完全断裂分离，累及的牙齿也随断裂的牙槽突与颌骨整体分离。在牙槽突骨折后应严密观察牙髓和根尖周组织的

学习笔记

ER9-18

图片：ER9-18
支持骨组织损伤模式图

感染。牙槽突折断后,可发生牙髓坏死、髓腔钙变、牙根吸收和牙槽骨吸收。牙槽突折断的预后与外伤的程度和固定治疗相关。外伤后 1 小时内行夹板固定的牙齿发生牙髓坏死的风险性明显低于延迟固定的牙齿。

二、牙龈和口腔黏膜损伤

大量的牙齿外伤并发有唇、牙龈、口腔黏膜等软组织损伤,1/3 以上的这种软组织损伤在口腔科急诊处理。由于有软组织的缓冲作用,软组织损伤可在一定程度上减轻相应的牙齿损伤程度。如果对软组织损伤的初次处置不当,可产生影响美观的瘢痕,对患儿造成终身遗憾。软组织损伤包括:擦伤(abrasion)、挫伤(contusion)、撕裂(laceration),甚至组织缺失(tissue loss)。

(一)软组织损伤的一般处理原则

1. 挫伤一般不用特殊处理,但应警惕下方骨组织损伤,甚至骨折。如颏部皮肤挫伤,应检查髁突是否存在骨折。

2. 擦伤和撕裂伤应注意彻底清创,清除异物,如伤口污染严重,应注射破伤风疫苗,配合全身使用抗生素。

3. 大片的软组织缺损应建议患者到专业的整形外科就诊。

(二)牙龈撕裂的处理

1. 局部注射麻醉药后,用生理盐水、1% 依沙吖啶、0.25% 氯己定(chlorhexidine)等冲洗伤口和周围组织。

2. 复位,并缝合牙龈组织。

3. 口腔卫生指导,并配合使用 0.1% 氯己定漱口液。

4. 5～6 天拆线。

(三)唇撕裂的处理

唇撕裂伤应注意排查是否存在异物嵌入,必要时拍摄 X 线片帮助判断是否存在异物。怀疑有异物时的唇撕裂伤的处理如下:

1. 局部麻醉下手法探查伤口,检查异物,必要时可加拍 X 线片,排查可能存在于肌肉和唾液腺内的异物。

2. 冲洗伤口及周围组织,清除异物。

3. 缝合唇侧黏膜组织。

4. 再次生理盐水冲洗伤口。

5. 用细线(4.0 或 5.0 Vicry®)缝合皮肤,应特别注意对齐唇红。

6. 如伤口污染严重,应注射破伤风类毒素疫苗,配合全身使用抗生素。

7. 5～7 天拆线。

第五节 儿童牙外伤的预防

一、儿童牙齿外伤的预防

生长发育中的儿童心智发育尚不健全,较成人更易成为意外事故的受害者,如交通事故、群体性踩踏挤压事故等,所以预防儿童牙齿外伤需要全社会提供危险事故风险防范,加强未成年人保护措施,从根本上预防意外事故对儿童的伤害。另外,儿童具有活泼好动、探知新鲜事物的天性,同时,儿童由于心智发育不成熟,危险意识淡薄,低龄儿童协调能力差,四肢的应急条件反射不健全,在剧烈运动或玩耍时,易发生碰撞、跌倒出现外伤,所以应教育儿童平时最好穿胶底不滑的旅游鞋、运动鞋;参加体育活动和游戏时,要熟悉场地的情况,避免盲目冲撞、奔跑;不要用石子、碎砖等危险物品互相投掷;在进行滑板、滑轮等高速度、高风险运动,及篮球、足球、滑冰等容易跌倒、撞击导致牙外伤的高强度、对抗性运动之前,最好佩戴头盔、运动防护牙托等防护用具,尽量减少牙齿受伤的危险。

预防儿童牙外伤不仅是儿童家长和监护人的责任，也是全社会的责任，应当提高全民防范意识。对政府相关机构来说，应该建立健全相关法律法规，对涉及儿童的公共场所，从设计到使用管理上注重保护儿童的安全，如地板应防滑，尽量平坦，在台阶、楼梯等处设置醒目的儿童易懂的标志；设施的尖锐硬角尽量圆钝或有明显标志；对儿童鞋等实行强制性的防滑标准；对儿童骑自行车、滑轮等项目，强制性要求佩戴防护头盔，并制定头盔相关标准；制定对儿童乘车强制使用儿童安全座椅等相关交通规则等，只有全社会共同行动，才能使儿童远离伤害和威胁。

另外，还应加强儿童工作者对儿童牙外伤防护和救助知识的普及教育，使他们在日常工作中注重儿童牙外伤的防范，在遇到儿童牙外伤时，具有正确的简单处置能力。使幼儿园、学校老师和保健医师知道，无论乳牙还是恒牙，牙外伤后都需要到正规医院的口腔科或口腔医院的儿童口腔科处理。全脱出的牙齿是可以再植的，时间是再植成功的关键；对于脱落的牙齿，最好是手持牙冠部，用冷水简单冲洗干净，把牙齿放回到牙槽窝内，再带孩子尽快到医院进一步诊治；也可把脱落的牙齿泡在冷牛奶、生理盐水、接触镜保存液内，尽快带孩子到医院就诊。对于折断的牙齿，可把断片带到医院，医师会视情况行断冠粘接术。

二、运动防护牙托

运动防护牙托（mouth protector，mouthguard）是一种弹性片状减震装置，覆盖并包裹在牙齿、牙龈以及牙槽骨上，隔绝上下颌牙齿、牙齿与面颊等组织，具有力量传导与再分配作用的防护器具，它能在运动中保护牙齿及周围组织、颌骨和脑，避免其受到冲击和损伤。按照美国检测与材料协会的标准，运动防护牙托可以分为三类：第一类：市售成品（stock or ready made），买回去后直接放在口中使用；第二类：市售半成品（mouth adapted or boil and bite），买回去后放在沸水中软化后，在口中咬合后冷却成形；第三类：定制式（custom made），必须先获得个体牙列模型，由专业机构制作完成后才能佩戴使用（图 9-12）。定制式防护牙托根据年龄、运动类型、运动对抗程度、自身牙齿条件、个人喜好等不同情况而有各自的设计和要求。有效的防护牙托必须达到如下要求：①戴用舒适，与牙齿及牙龈有良好的贴合性和固位性；②根据不同的保护需要，有一定的厚度，能覆盖所有易受伤区域，减少冲击力；③戴用后上下颌牙齿咬合时，能确保最大范围的上下颌牙齿接触关系，减少骨折的可能性；④使用时不影响呼吸和说话，不会推挤牙齿而出现牙齿移动等。

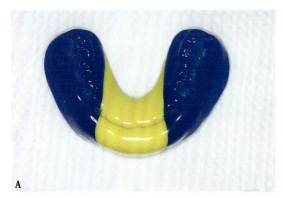 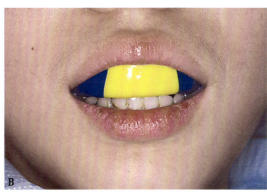

图 9-12 防护牙托
A. 防护牙托 B. 防护牙托戴入口内

比较三类运动防护牙托，只有根据每位个体的特点，临床制作的定制防护牙托才能够达到上述效果。所以，定制式防护牙托是真正有效的运动防护牙托。

（一）运动防护牙托的临床制作过程

1. **取印模** 取上、下颌印模，上颌印模要求尽量深入龈颊沟及前庭沟，后界包括上颌结节；下颌印模要求牙列清晰。

2. **取牙尖交错位的蜡记录。**

3. **灌石膏模型** 需灌制硬质石膏模型。

4. 技工室制作 上殆架,上颌工作模型涂分离剂,压制牙托(两层材料粘接时,注意清洁材料表面),第二层成形后趁材料未硬迅速压制出殆面形态,防护牙托边缘处理(剪裁、打磨、抛光等)。

5. 临床试戴运动防护牙托 检查龈颊沟及前庭沟的边缘伸展和咬合情况,如有压迫或咬合高点,用专用打磨钻石进行修整,之后再次光滑。

(二)防护牙托使用注意事项

使用前请将牙托浸湿以增强吸附力,有助于牙托在口腔中的固位。使用完毕,请使用牙刷牙膏认真清洁防护牙托,然后晾干或置于清洁水中保存。可使用较为温和的化学药剂消毒,再用清水彻底清洗,但禁止使用高温、高压法消毒。初戴时可能对说话有一定影响,时间稍长即可适应,不要因此而排斥防护牙托。在牙颌明显发育变化或防护牙托重度磨耗及材料变硬时,需更换牙托。

(秦 满 葛立宏)

课后思考题

1. 简述儿童恒牙外伤的危害和预防。
2. 简述乳牙外伤的危害和预防。
3. 牙外伤的主要分类有哪些?
4. 简述牙外伤的临床检查和主要事项。
5. 简述牙齿折断的诊治原则和预后影响因素。
6. 简述牙齿移位的诊治原则和预后影响因素。
7. 简述影响再植牙成功的因素。
8. 简述牙外伤伴发的支持骨组织损伤的愈合方式和预后。

参考文献

1. ANDREASEN J O, ANDREASEN F M, ANDERSSON L. Textbook and color atlas of traumatic injuries to the teeth. 4th ed. Copenhagen:Munksgaard,2007.
2. World Health Organization. Application of the international classification of diseases to dentistry and stomatology,ICD-DA. 3rd ed. Geneva:WHO,1995.
3. International Association of Dental Traumatology:The Dental Trauma Guide,2007.
4. JEFFREY A D. McDonald and Avery's Dentistry for the Child and Adolescent. 10th ed. St.louis:CV Mosby,2015.
5. 石四箴. 儿童口腔医学. 第3版. 北京:人民卫生出版社,2008.

》》内容提要

　　儿童的牙周组织随年龄增长发生着不断的变化，儿童牙龈病以龈炎为主，菌斑刺激为主要病因；儿童较少出现牙周炎，乳牙列由于牙槽骨丧失引起牙齿早失往往伴有遗传因素或全身因素。本章第一节介绍乳牙列、混合牙列及年轻恒牙列各自不同的牙周组织特点；第二节介绍儿童牙龈病的流行情况及菌斑性龈炎、萌出性龈炎、青春期龈炎、药物性牙龈增生、遗传性牙龈纤维瘤、急性龈乳头炎的病因、临床表现、诊断及治疗；第三节介绍侵袭性牙周炎、创伤性牙周炎及低磷酸酯酶血症、朗格汉斯细胞组织细胞增生症引起的儿童牙周组织病变的临床表现及治疗；第四节介绍急性假膜型念珠菌口炎、疱疹性口炎、创伤性溃疡及儿童常见唇舌疾病的病因、临床表现、诊断及治疗，着重介绍疱疹性口炎和手 - 足 - 口病的鉴别诊断及预防治疗。

第一节　儿童牙周组织特点

　　由于牙周病对牙周组织的破坏高峰在中年，长期以来人们认为牙周病是一种成人疾病（adult disease）。目前已有证据表明，牙周病可以在儿童时期产生并随年龄增长进入破坏期。近年来对成年人牙周病的研究已进入分子生物学水平，对儿童青少年牙龈、牙周病的研究有利于牙周病的早期诊断和治疗，有利于牙周病的预测和早期控制。

　　儿童时期由于颌骨的生长发育，乳牙的萌出和脱落，年轻恒牙的萌出，儿童的牙周组织随着年龄增长而不断发生变化。乳牙列时期的儿童牙龈上皮薄，角化程度差，血管丰富，固有层的结缔组织疏松，质地松软，颜色通常呈粉红色。牙龈颜色与牙龈血管数量、人种、上皮厚度有关。乳牙游离龈（free gingiva）比成人稍显肥厚，边缘圆钝。Gomes-Filho 等（2006）报道：4～6 岁儿童的龈沟深度（depth of gingival sulcus）为 1.03±0.91mm 至 2.08±0.07mm，大多数儿童的龈沟深度约为 1.00mm。新萌出恒牙的龈沟深度可达 5～7mm，随着牙冠逐渐达到咬合平面，其龈沟逐渐接近成人正常龈沟深度。儿童乳牙附着龈宽度（width of attached gingiva）为 1.65±0.51mm 至 3.50±0.79mm，且随年龄增长而增加，下颌乳尖牙及下颌第一乳磨牙的附着龈最窄，上颌乳中切牙和侧切牙的附着龈最宽；在年轻恒牙列，牙齿附着龈的宽度为 0.75±0.71mm 至 3.53±0.73mm，下颌尖牙及下颌第一前磨牙的附着龈最窄，上颌侧切牙及上颌第一磨牙的附着龈最宽。儿童各牙列时期附着龈上的点彩均不明显。乳牙龈乳头扁平，乳牙列无生理间隙时，牙齿接触紧密，龈乳头充满牙间隙。随着乳牙间生理间隙的出现，牙龈上皮呈鞍状完全填充牙间隙。

　　混合牙列期的牙龈色淡红而柔软，年轻恒牙初萌时，常致牙龈局部充血水肿，龈缘圆钝，稍似卷曲状，牙龈与牙冠连接疏松，龈沟深。磨牙的远中可有龈瓣覆盖，随着恒牙的萌出而逐渐退缩至牙颈部。

　　儿童的牙周膜（又称牙周韧带，periodontal ligament），较宽，纤维束不太致密，单位面积内的纤维含量较少，细胞含量多，血管、淋巴管丰富，活力较强。牙骨质薄且欠致密，钙化程度较低，随年龄的增加，牙骨质厚度增加。牙槽骨硬骨层较薄，骨小梁较少，骨髓腔较大，骨质钙化度低，血液

学习笔记

ER10-1
画廊：ER10-1
早期和晚期正常乳牙列

和淋巴液的供应也较丰富。乳牙的牙槽嵴稍呈扁平状，牙槽骨内有正在发育的恒牙牙胚，恒牙完全萌出后牙槽嵴逐渐达到最大高度。随着儿童咀嚼功能的增强、年龄的增大，牙槽骨进一步钙化，血管减少，纤维增加，逐渐接近成人的正常牙周组织结构。

第二节　儿童牙龈病

儿童牙龈病是指一组发生于儿童牙龈组织的病变，包括儿童牙龈组织的炎症及全身疾病在牙龈的表现。牙龈病一般不侵犯深层牙周组织。1999 年美国召开的关于牙周病分类的国际研讨会提出了新的分类法，将牙龈病分为菌斑（plaque）引起的牙龈病和非菌斑引起的牙龈病。菌斑的刺激是导致牙龈组织感染的主要原因。儿童由于牙龈上皮薄、角化差，受细菌感染或外伤刺激后易发生炎症，又因乳牙解剖形态的特点，如牙冠近颈部 1/3 处隆起，牙颈部明显收缩，龈缘处易积存食物残屑而刺激牙龈。生理间隙的存在、萌出期暂时性的牙列不齐，易使牙垢堆积、牙石附着、食物嵌塞，这些因素也能刺激牙龈。不良修复体如金属冠边缘伸展不当、充填体的悬突、不合适的矫治器，以及一些口腔不良习惯、恒牙萌出等都可能造成牙龈的损伤和菌斑的滞留堆积而诱发龈炎，加之儿童时期的口腔清洁卫生工作难以完善，因此儿童龈炎较为常见。

一、儿童牙龈病的流行情况

国内外调查显示龈炎（gingivitis）在儿童和青少年中较普遍，其患病率（prevalence rate）为 70%～90%。龈炎最早可见于 3～5 岁的儿童，随着年龄的增长其患病率和严重程度也逐渐增加，在青春期达到高峰。青春期后，龈炎的患病率随年龄的增长而缓慢下降。在一些发达国家，随着口腔卫生保健措施的实施和口腔卫生习惯的改善，儿童龈炎的患病率正逐年缓慢下降，但在部分发展中国家，儿童龈炎患病率仍然较高。

2015 年第四次全国口腔健康流行病学调查结果显示，全国 12 岁学生的牙周健康率为 41.6%，农村高于城市，女性高于男性。牙龈出血检出率为 58.4%，人均有牙龈出血的牙数为 4.31 颗，城市高于农村，男性高于女性。牙石的检出率为 61.3%，农村高于城市，男性高于女性；人均有牙石的牙数为 3.79 颗，城市高于农村，男性高于女性。全国 12～15 岁学生的牙龈出血检出率为 61.0%，人均有牙龈出血的牙数为 4.94 颗，城市高于农村，男性高于女性。牙石的检出率为 67.3%，农村高于城市，男性高于女性；人均有牙石的牙数为 4.90 颗，城市高于农村，男性高于女性。全国 15 岁学生的牙周健康率为 34.8%，城市高于农村，女性高于男性；牙龈出血检出率为 64.7%，农村高于城市，男性高于女性；人均有牙龈出血的牙数为 5.77 颗，城市高于农村，男性高于女性；牙石的检出率为 73.6%，农村高于城市，男性高于女性；人均有牙石的牙数为 6.27 颗，城乡没有差异，男性高于女性。牙周袋的检出率为 6.5%，人均有 4mm 及以上牙周袋的牙数为 0.19 颗，农村高于城市，男性高于女性。附着丧失等于或大于 4mm 的检出率为 0.5%，城乡没有差异，男女也没有差异；人均有 4mm 及以上附着丧失的牙数为 0.01 颗，农村高于城市，女性高于男性。

二、菌斑性龈炎

菌斑性龈炎（dental plaque-induced gingivitis）又称边缘性龈炎（marginal gingivitis），是菌斑性牙龈病中最常见的疾病，在 1999 年牙周病的新分类法中，它属于"仅与牙菌斑有关的龈炎"，牙龈的炎症只位于游离龈和龈乳头，是一种在儿童和青少年中患病率较高的牙龈病。

【病因】　龈缘附近牙面上堆积的牙菌斑是菌斑性龈炎的始动因子，其他如牙结石、不良修复体、牙齿的错位拥挤、口呼吸等因素均可促进菌斑的积聚，引发或加重牙龈的炎症。

【临床表现】　牙龈炎症一般局限于游离龈和龈乳头，以前牙区为主，表现为龈缘和龈乳头红肿（图 10-1），易出血，龈沟液量增多，局部有牙垢和食物残渣附着，一般无自发性出血，而用钝头探针轻探龈沟即可出血，探诊出血（bleeding on probing, BOP）对龈炎的早期诊断有意义。

【诊断】　根据上述主要临床表现，龈缘附近牙面有明显的菌斑、牙石堆积，以及存在牙列拥挤等菌斑滞留因素即可诊断。

ER10-2

图片：ER10-2
牙面大量软垢
菌斑堆积引起
的单纯性龈炎

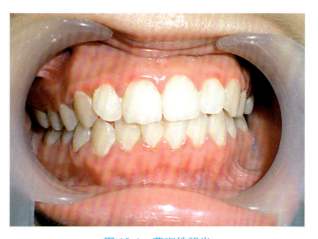

图 10-1 菌斑性龈炎

患儿,女,13 岁,因刷牙出血前来就诊,临床检查表现为上、
下颌前牙龈缘红,稍肿

【治疗】 彻底清除菌斑、牙石,消除造成菌斑滞留和局部刺激牙龈的因素,帮助患儿掌握正确的刷牙方法,保持口腔清洁。如有口呼吸不良习惯的患儿,应注意检查患儿鼻咽部的疾患,经治疗去除口唇闭锁不全的有关因素,改变其口呼吸习惯。牙列不齐和拥挤引起的菌斑牙石堆积,经矫治和掌握良好的口腔卫生习惯后牙龈炎症会逐渐减轻、消失。

三、萌出性龈炎

萌出性龈炎(eruption gingivitis)是在乳牙和第一恒磨牙萌出时常可见的暂时性龈炎。

【病因】 牙齿萌出时,牙龈常有异样感,使儿童喜用手指、玩具等触摸或咬嚼,使牙龈黏膜擦伤;牙齿萌出过程中,尚有部分残留的牙龈覆盖于牙面,易因咀嚼咬及而受伤;萌出中在牙冠周围或覆盖牙冠的龈袋内由牙垢、食物等堆积而导致感染。

【临床表现】 正在萌出的牙齿冠周牙龈组织充血,但无明显的自觉症状,随着牙齿的萌出而渐渐自愈。第一恒磨牙萌出时常见冠周红肿(图 10-2),远中龈袋内可有溢脓,患儿诉疼痛,严重时炎症扩散可引起间隙感染、面肿。

学习笔记

图片:ER10-3
左下第一恒磨
牙新萌出引起
的萌出性龈炎

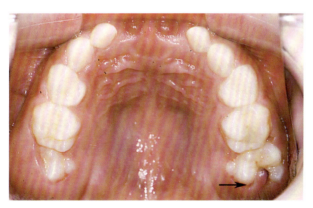

图 10-2 萌出性龈炎

患儿,男,6 岁,定期复查时发现 16 牙近中舌尖出龈,26 牙远
中龈瓣呈现水肿外观,覆盖于牙𬌗面的远中

【诊断】 患者处于乳牙或恒牙萌出期,牙冠周围的牙龈组织或远中龈瓣充血或红肿,探诊出血,感染较重时可扪及同侧淋巴结肿大等,即可诊断。

【治疗】 轻微的炎症无需特殊处理,改善口腔卫生即可减轻牙龈症状。炎症较重时可用 3% 的过氧化氢溶液和 0.9% 的生理盐水冲洗,局部上碘甘油。伴发淋巴结肿大或间隙感染时需要全身应用抗生素进行治疗。萌出性囊肿可以随着牙齿的萌出而消失,影响萌出时可切除部分组织暴露牙冠。

四、青春期龈炎

菌斑引起的慢性龈炎在某些全身或局部因素的影响下,其临床表现、组织病理学改变以及疾病转归可发生变化。1999 年的牙周病新分类法将菌斑引起的牙龈病分为"仅与菌斑有关的"和"受全身因素影响的牙龈病",全身因素包括内分泌、血液病、药物等。青春期龈炎(puberty gingivitis, puberty-associated gingivitis)是受内分泌影响的龈炎之一,男女均可患病,女性稍多于男性。

【病因】
1. **局部因素** 菌斑仍然是青春期龈炎的主要病因。这个年龄段的儿童由于乳恒牙的更替、牙齿排列的暂时性不齐、口呼吸或配戴矫治器等原因,牙齿不容易清洁,加之孩子不易保持良好的口腔卫生习惯,如刷牙不认真、不习惯使用牙线等,容易造成菌斑在牙面及邻面间隙的滞留,引起龈炎的发生,而牙石一般较少。

2. **全身因素** 青春期儿童体内性激素水平的变化是青春期龈炎发生的全身原因。牙龈是性激素的靶向组织,由于内分泌的改变,牙龈组织对菌斑等局部刺激物的反应性增强,产生较明显的炎症反应,或使原有的慢性龈炎加重。

【临床表现】 本病好发于前牙唇侧的龈乳头和龈缘,唇侧牙龈肿胀明显,龈乳头常呈球状突起,颜色暗红或鲜红,松软发亮,探诊出血明显,龈沟可加深形成龈袋,但附着水平无变化,也无牙槽骨的吸收。舌侧和后牙区牙龈炎症较轻。患儿主诉常为刷牙或咬硬物时出血、口腔有异味等。患儿因害怕刷牙出血而不刷牙,口腔卫生差时病情可加重。

【诊断】 患儿处于青春期,且牙龈的炎症反应较重,主要累及前牙唇侧牙龈,据此,诊断较易。

【治疗】 青春期龈炎反映性激素对牙龈炎症的暂时性增强,青春期过后牙龈炎症可有部分消退,但原有的龈炎不会自然消退。因此,去除局部刺激因素、改善口腔卫生状况仍是青春期龈炎治疗的关键。多数患儿经基础治疗后可痊愈,对个别病程长且牙龈过度肥大增生的患儿,必要时可采用牙龈切除术(gingivectomy),完成治疗后应定期复查,同时教会患儿正确刷牙和控制菌斑的方法,养成良好的口腔卫生习惯。特别是对于准备接受正畸治疗的患儿,在正畸治疗过程中更应进行仔细的牙周检查和预防性洁治,避免正畸过程中由于矫治器或患儿口腔卫生不良造成的对牙周组织的刺激和损伤。

五、药物性牙龈肥大

药物性牙龈肥大(drug-induced gingival enlargment)主要是指因长期服用某些药物,如抗癫痫药和免疫抑制剂等所致的牙龈纤维性增生和体积增大。

【病因】 长期服用抗癫痫药苯妥英钠、钙通道阻滞剂、免疫抑制剂等药物是本病发生的主要原因。癫痫患者长期服用苯妥英钠,使原来已有炎症的牙龈组织发生纤维性增生,但药物引起牙龈增生的真正机制目前尚不十分清楚。一般认为牙龈增生肥大的程度与性别、服药剂量、持续用药的时间、血清和唾液中苯妥英钠的浓度均无关系,但也有报道认为牙龈肥大程度与服药剂量有关。另有研究认为药物性牙龈肥大患者的成纤维细胞对苯妥英钠的敏感性增强,易产生增殖性变化,这可能是本病的基因背景,但关于此病的遗传因素尚无定论,有待进一步的探讨。一些用于器官移植或某些自身免疫性疾病患者的免疫抑制剂和钙通道阻滞剂如环孢素、硫氮酮等也可引起药物性牙龈增生。

长期服用苯妥英钠可使原来已有炎症的牙龈发生纤维性增生肥大。有研究表明牙龈增生肥大的程度与原有的炎症程度和口腔卫生状况有明显关系。国内外学者大量的研究认为,局部刺激因素虽不是药物性牙龈肥大的原发因素,但菌斑、牙石、食物嵌塞等引起的牙龈炎症能加速和加重药物性牙龈肥大的发展。

【临床表现】 苯妥英钠所致的牙龈肥大一般开始于服药后的 1~6 个月内,增生肥大起始于唇颊侧或舌腭侧龈乳头,呈小球状突起于牙龈表面,继而肥大的龈乳头继续增大而互相靠近或相连,并向殆向(龈缘)扩展,盖住部分牙面,使牙龈外观发生明显的变化(图10-3)。肥大增生牙龈的表面呈颗粒状或小叶状。近、远中肥大的龈乳头在牙面相接处呈裂沟状。牙龈增生肥大严重时能使牙齿发生移位、扭转,以致牙列不齐。肥大的牙龈组织一般呈淡粉红色,质地坚韧,略有弹性,不易出血,多数患儿无自觉症状,无疼痛。牙龈肥大的好发区域依次为:上颌前牙唇面最好发,其次是下颌前牙唇面、上颌后牙颊面和下颌后牙颊面。牙龈增生肥大的临床表现与服药的年龄阶段有关。在恒牙萌出前开始服用,牙龈组织增生肥大和纤维化会使恒牙萌出受阻。

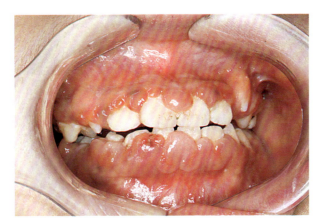

图 10-3　药物性牙龈肥大

患儿,女,10岁,因癫痫服用苯妥英钠3个月后出现牙龈肥大

【诊断】　根据牙龈实质性增生的特点以及长期服用上述药物的历史,对药物性牙龈肥大作出诊断并不困难。

【治疗】

1. 去除局部刺激因素　通过洁治刮治术清除菌斑、牙石,并消除一切可能导致菌斑滞留的因素。一些症状较轻的病例,经上述处理后,牙龈肥大可明显好转甚至消退。

2. 酌情更换使用引起牙龈增生的药物　对一些病情不允许停药的患儿,需与相关医师协商,考虑更换使用其他药物或与其他药物交替使用,以减轻副作用。

3. 局部药物治疗　对于牙龈有明显炎症的患儿,可用3%过氧化氢溶液冲洗龈袋,并可在袋内放置抗菌消炎药物,待炎症减轻后再做进一步的治疗。

4. 手术治疗　对于牙龈增生明显,虽经上述治疗,增生牙龈仍不能完全消退者,可采用牙龈切除术及牙龈成形术去除增生的牙龈组织,并修整其外形。手术应选择在全身病情稳定时进行。但术后继续服用相关药物和(或)忽略口腔卫生,较易复发。

5. 口腔卫生指导　教会患儿控制菌斑、保持口腔清洁的方法,以减少和避免术后的复发。对于需要长期服用苯妥英钠、环孢素或钙通道阻滞剂的患儿,应在开始用药前先进行口腔检查,消除一切可能引起龈炎的刺激因素,减少本病的发生。

六、遗传性牙龈纤维瘤病

遗传性牙龈纤维瘤病(hereditary gingival fibromatosis)又名家族性(familial)或特发性(idiopathic)牙龈纤维瘤病,为牙龈组织的弥漫性纤维结缔组织增生疾病。此病的发病率很低,Zegarelli和Kutsher报道纽约哥伦比亚大学医学中心在20年以上所见的10万例患者中,确诊此病的仅有20例,未发现有性别差异。

【病因】　病因尚不清楚。有的患儿有家族史,但有的患儿并无家族史,有家族史者可能为常染色体显性或隐性遗传。

【临床表现】　牙龈开始纤维增生可在乳牙萌出时、恒前牙萌出时或恒后牙萌出时,一般开始于恒牙萌出之后,牙龈逐渐增生,可累及全口的牙龈缘、龈乳头和附着龈,甚至达膜龈联合处,但不影响牙槽黏膜。增生的牙龈组织致密而硬,色泽比正常略白(图10-4)。增生的范围可呈局限

画廊:ER10-4 遗传性牙龈纤维瘤病的牙龈广泛性增生表现

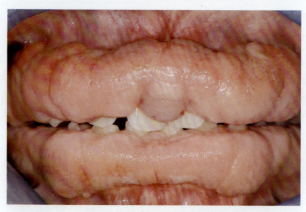

图10-4　患儿,女,13岁,遗传性牙龈纤维瘤病
(北京大学口腔医学院葛立宏医师提供)

性,也可呈广泛性。增生通常为对称性,也有单侧的增生。一般下颌症状轻于上颌,上颌磨牙区、上颌结节部及下颌磨牙区的病变,均为舌腭侧比颊侧明显,其中以上颌磨牙腭侧最为严重。

【诊断】　根据典型的临床表现,或有家族史,即可作出诊断。无家族史者并不能排除诊断本病。诊断本病时应与药物性牙龈增生和以增生为主要表现的慢性龈炎进行鉴别。

药物性牙龈增生有服药史而无家族史,且牙龈增生主要累及龈缘和龈乳头,较少波及附着龈,而遗传性牙龈纤维瘤病可同时波及龈乳头、游离龈和附着龈。以增生为主要表现的慢性龈炎主要侵犯前牙的龈乳头和龈缘,增生程度相对较轻,覆盖牙冠一般不超过1/3,且多数伴有炎症,局部刺激因素明显,无家族史。

【治疗】　牙龈纤维瘤病的治疗以牙龈成形术为主,切除增生的牙龈并修整成形,以恢复牙龈的生理功能和外观。但是应注意恰当地选择手术的时期。有的医师认为手术越迟,复发机会越少,但过迟手术可影响牙齿的萌出,或造成恒前牙区的开𬌗。在发病后1~2年,或是X线片显示牙齿已萌出于牙槽骨、表面仅为软组织覆盖时手术为宜。7、8岁时行前牙区牙龈切除术,14岁左右行后牙区牙龈切除术,疗效较佳,但该病术后容易复发。

七、急性龈乳头炎

急性龈乳头炎(acute localized papillary gingivitis)是指病损局限于个别牙龈乳头的急性非特异性炎症,是一种较为常见的牙龈急性病损。

【病因】　因儿童乳牙相邻之间为面接触,且存在一定的生理间隙,或乳牙邻面龋的发生,使儿童进食时容易引起食物嵌塞,造成龈乳头的压迫,再加上食物发酵产物的刺激,引起龈乳头的急性炎症。充填体的悬突、预成冠不良的边缘等均可刺激龈乳头,造成龈乳头的急性炎症。

【临床表现】　龈乳头发红肿胀,探触和吸吮时易出血,可有自发性的胀痛感。有时局部可检查到刺激物或邻面龋,去除嵌塞的食物牙龈可有渗血,患牙可有轻叩痛。

【诊断】　单个牙龈乳头出现上述临床表现,不难诊断为本病。

【治疗】　去除嵌塞的食物、充填体的悬突等局部刺激物,去除邻面的菌斑、牙石,局部使用抗菌消炎药物如3%的过氧化氢溶液冲洗等,待龈乳头的急性炎症消退后,彻底去除病因,如消除食物嵌塞的原因、治疗邻面龋和调改不良修复体的边缘等。

第三节　儿童牙周病

牙周炎是由牙菌斑生物膜引起的牙周组织的感染性疾病,导致牙齿支持组织的破坏——牙周袋形成、进行性附着丧失和牙槽骨吸收。大多数学者认为儿童易患龈炎,但很少患牙周炎。有的学者认为儿童可能存在防御因素,或许是免疫因子阻止了龈炎发展成为牙周炎,这方面还需要进一步研究证实。乳牙列由于牙槽骨丧失引起牙齿早失往往伴有全身性疾病,如低磷酸酯酶血症、慢性粒细胞减少症、掌 - 跖角化牙周破坏综合征等。

1999 年在美国召开的牙周病分类临床研讨会上,将牙周炎分为慢性牙周炎(chronic periodontitis, CP)、侵袭性牙周炎(aggressive periodontitis, AgP)、反映全身疾病的牙周炎(periodontitis as a manifestation of systemic diseases)等多种类型。慢性牙周炎患者大多数为成年人,1999 年以前称此类牙周炎为成人牙周炎,实际上 CP 也偶可发生于青少年和儿童,整个病情进展较平缓,因此学者们主张将其更名为慢性牙周炎。发生在儿童的慢性牙周炎的病因、临床表现及治疗并无特异性,故本章节不再赘述。1999 年以前牙周病分类中的青少年牙周炎(juvenile periodontitis, JP)、快速进展性牙周炎(rapidly progressive periodontitis, RPP)及青春前期牙周炎(prepubertal periodontitis, PPP)一度合称为早发性牙周炎(early onset periodontitis, EOP),实际上这类牙周炎虽多发生于年轻人,也可见于成年人,因此在 1999 年的国际研讨会上更名为侵袭性牙周炎。

一、侵袭性牙周炎

侵袭性牙周炎按其患牙的分布可分为局限型(localized AgP, LAgP)和广泛型(generalized AgP, GAgP)。局限型侵袭性牙周炎(LAgP)相当于过去的局限型青少年牙周炎(LJP);广泛型侵袭性牙周炎(GAgP)相当于过去的广泛型青少年牙周炎(GJP)和快速进展性牙周炎(RPP)。

【病因】 侵袭性牙周炎的病因虽未完全明了,但某些特定微生物的感染以及机体防御能力的缺陷可能是引起本病的两个主要因素。大量研究表明伴放线聚集杆菌(*Aggregatibacteractinomycetencomitans*, Aa)是侵袭性牙周炎的主要致病菌。此外,AgP 的龈下优势菌还有牙龈卟啉单胞菌(*Porphyromonasgingivalis*)、福赛斯坦纳菌(*Tannerella forsythia*)、齿垢密螺旋体(*Treponemadenticola*)等牙周其他致病微生物。

已有一些研究证明本病患儿可出现外周血的中性粒细胞和(或)单核细胞的趋化功能降低,有的学者报道其吞噬功能也可能存在障碍。吞噬细胞的趋化功能反应异常主要集中在非洲裔美国 LAgP 患者,英国学者对欧洲白种人患者的研究未发现白细胞趋化异常,我国有学者研究也发现患儿外周血中性粒细胞缺乏和单核细胞趋化功能的异常。

AgP 具有家族聚集性。有家系研究显示,AgP 先证者的家属中患 AgP 的概率明显增高。LAgP 可能有种族易感性的差异,如黑人中患 LAgP 的概率远高于白人和亚洲人。AgP 是一多因素的复杂疾病,某一危险因素不可能概括所有的 AgP 病例,每一个病例可能是不同危险因素共同作用的结果。宿主自身的易感因素可降低宿主对致病菌的防御能力和组织修复能力,也可加重牙周组织的炎症和破坏。

【临床表现】

1. **局限型侵袭性牙周炎(localized aggressive periodontitis, LAgP)** LAgP 的发病始于青春期前后,女性多于男性,进展快速,早期出现牙齿松动和移位。局限于第一恒磨牙或切牙的邻面并且有附着丧失,至少波及两颗恒牙,其中一颗为第一恒磨牙,其他患牙(非第一恒磨牙和切牙)不超过两颗,多为左右对称。牙齿的移位多见于上颌切牙,呈扇形散开排列,后牙移位较少见,可出现不同程度的食物嵌塞。本病的早期患者菌斑、牙石量很少,牙龈炎症轻微,但能探及深牙周袋,袋壁有炎症和探诊后出血,晚期可发生牙周脓肿。牙周组织的破坏程度与局部刺激物的量不成比例。X 线片可见第一恒磨牙的邻面有垂直型骨吸收,若近远中均有垂直型骨吸收则形成典型的"弧形吸收",在切牙区多为水平型骨吸收(图 10-5)。

2. **广泛型侵袭性牙周炎(generalized aggressive periodontitis, GAgP)** GAgP 受累的患牙广泛,1999 年新分类法规定其特征为"广泛的邻面附着丧失,侵犯第一恒磨牙和切牙以外的牙数在三颗以上"。LAgP 和 GAgP 究竟是两个独立的类型,亦或后者是前者发展和加重的结果尚不肯定,但有不少研究支持两者为同一疾病不同阶段的观点。GAgP 在临床上可见广泛的邻面附着丧失,累及除切牙和第一恒磨牙以外的牙齿至少三颗;有严重而快速的附着丧失和牙槽骨破坏,在活跃期牙龈有明显的炎症;患者有时伴有发热、淋巴结肿大等全身症状。

【诊断】 侵袭性牙周炎初期无明显症状,待就诊时多已为晚期。如果青少年患者的牙石等刺激物不多,炎症不明显,但发现少数牙齿松动、移位或邻面深牙周袋,应高度警惕 LAgP 的可能性。

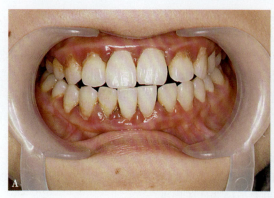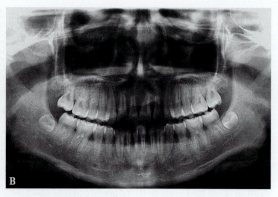

图 10-5　患儿，女，13 岁，局限性侵袭性牙周炎
A. 口内像　B. 全口牙位曲面体层片

重点检查切牙及第一恒磨牙邻面，拍摄 X 线片有助于发现早期病变。有条件时可做微生物学检测，观察有无 Aa 等的异常，有助于本病的诊断。早期诊断及治疗对保留患牙极为重要。

临床上常以全口多数牙齿的重度牙周破坏作为诊断 GAgP 的标准，但应注意排除一些明显的影响因素，如是否存在咬合创伤、是否曾接受过不正规的正畸治疗，有无伴随 1 型糖尿病、HIV 感染等全身疾病。

【治疗】　本病特别强调早期、彻底消除感染的治疗。通过洁治、刮治等牙周基础治疗大多数患者可有较好的疗效。但因 Aa 可入侵牙周组织而不易清除，不少学者主张全身服用抗生素作为洁治、刮治的辅助疗法。国外使用四环素较多，但在我国因 20 世纪四环素的滥用导致耐药菌株，国内患者四环素的治疗效果不理想。近年来的研究和临床实践证明，甲硝唑和阿莫西林配伍使用可有效抑制 Aa 和厌氧致病菌，对于一些单纯洁治刮治效果不佳的病例可收到很好的效果。在深牙周袋内放置缓释的抗菌制剂如甲硝唑、米诺环素等可减少龈下菌斑的重新定植，减少本病的复发。对本病的治疗，定期的复查和必要的后续治疗也非常重要，应根据每一位患者菌斑和炎症的控制情况，确定复查间隔期。在牙周炎症控制后，还应强调患者的依从性和维护期中的菌斑控制。

有学者报道，对第一恒磨牙牙周破坏严重、第三磨牙尚未萌出、X 线片显示第三磨牙牙根已形成 1/3～2/3 的青少年，可将患病的第一恒磨牙拔除，将发育中的第三磨牙移植于第一恒磨牙的拔牙窝内，可期望获得移植牙的牙根继续形成，避免义齿修复。

二、反映全身疾病的牙周炎

反映全身疾病的牙周炎所涵盖的是一组以牙周炎作为其突出表征之一的全身疾病，而不仅仅是受某些全身的影响而出现或加重的牙周病变。过去大多数被诊断为 GAgP 的患儿实际上都患有某种全身疾病，这些疾病能影响患儿对细菌的抵抗力，因而大大增加了牙周炎的易感性。Down 综合征、掌跖角化 - 牙周破坏综合征（Papillon-Lefèvre syndrome，PLS）、家族性和周期性白细胞缺乏症（familial and cyclic neutropenia）、白血病、糖尿病牙周组织的表现及治疗详见《牙周病学》教材（图 10-6）。

（一）低磷酸酯酶症

低磷酸酯酶症（hypophosphatasia）又称低磷酸酶血症，多为常染色体隐性遗传疾病，发病率为十万分之一。因患儿组织和血清中缺乏碱性磷酸酶，故尿中磷酸乙醇胺增多。按发病年龄低磷酸酯酶症一般分为婴儿型、儿童型和成人型三型。该病的临床表现、诊断及治疗详见第十四章的相关内容。

（二）朗格汉斯细胞组织细胞增生症

朗格汉斯细胞组织细胞增生症（Langerhans cell histiocytosis，LCH）可发生在任何年龄、任何器官，主要好发于儿童和青少年，发病率为百万分之三左右，1～4 岁是发病高峰期，牙槽骨或颌骨经常受累。首发部位可以是颌面部软组织、上下颌骨及淋巴结。颌面部 LCH 多发生于幼儿，最常累及的部位是上、下颌骨。该病的临床表现、诊断及治疗详见第十四章的相关内容。

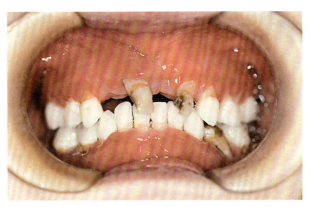

图 10-6　慢性白细胞减少症的口腔表现
患儿,女,4 岁,全口牙松动,牙龈常自发性出血

(三)糖尿病

糖尿病(diabetes)是以高血糖为特征的代谢紊乱性疾病,与多种遗传因素有关。儿童青少年期常见 1 型糖尿病,为胰岛素依赖型,发病高峰为 5～7 岁和青春期,学龄期儿童患病率为 2‰。其口腔表现及治疗详见第十四章相关内容。

三、其他引起牙周组织破坏的局部因素

咬合时牙齿的早接触、牙尖干扰、正畸治疗时加力不当均可造成牙周组织创伤。不正常的力除了引起牙周组织病变外,还可以引起牙根吸收和牙髓病变。长期以来临床医师认为创伤𬌗(traumatic occlusion)是引起垂直型骨吸收和牙周袋的原因,创伤会增加牙齿的动度,是牙周组织破坏的一个重要的局部促进因素。

在混合牙列期恒中切牙萌出时牙冠常向远中倾斜,其中间产生一暂时性的间隙,此间隙随着侧切牙和尖牙的萌出而逐渐关闭。有些家长和口腔医师不了解此生理现象,擅自用橡皮圈直接套在中切牙上进行间隙的关闭。橡皮圈逐步滑向根尖,可引起急性创伤性牙周炎。橡皮圈引起的急性创伤性牙周炎病变仅局限于两颗中切牙,出现牙龈红肿,牙周袋深,可伴有溢脓,患牙松动,甚至伸长,突出于𬌗曲线以外。X 线片显示中切牙牙槽骨广泛性吸收(图 10-7)。本病的处理首先要去除埋入牙龈中的橡皮圈,局部涂抹 1% 碘酊或 2% 碘甘油,全身可服用抗生素等消炎药物,松动患牙可应用超强石英纤维或正畸托槽予以固定。其预后与病程长短有关,若发现及时、治疗得当、牙槽骨吸收未达根尖尚可保留患牙。发现时牙周破坏已达根尖、牙槽骨吸收明显、松动明显的患牙多数情况下无法保留。

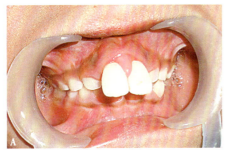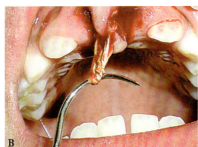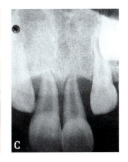

图 10-7　患儿,男,8 岁,橡皮圈致畸形创伤性牙周炎
A. 牙龈红肿、松动明显的上颌中切牙　B. 陷入根尖区的橡皮圈　C. X 线片显示广泛性牙槽骨吸收

个别恒前牙反𬌗可引起对颌牙的牙周组织创伤,常合并下颌切牙的唇侧牙龈退缩和牙周袋形成,下颌切牙突出于下颌𬌗曲线唇侧,出现异常松动度(图 10-8)。引起个别恒前牙反𬌗的常见原因有:①唇向的额外牙导致恒切牙位置发生扭转和舌向异位;②受外伤的乳切牙可能引起正常发

育的继承恒切牙牙胚位置发生改变；③由于外伤或龋齿导致乳牙牙髓坏死，引起乳牙脱落延迟，滞留乳牙阻挡了继承恒切牙的唇向移动，导致恒前牙异位萌出；④牙弓长度不足引起上颌侧切牙舌向萌出，发生反𬌗。临床上对个别恒牙的反𬌗矫治详见第十一章。一旦解除个别恒牙的反𬌗，经局部的牙面清洁及菌斑控制，下颌前牙的牙周破坏会逐渐修复。

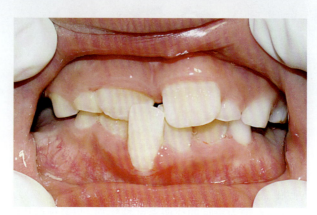

图 10-8　患儿，男，7 岁，个别恒中切牙反𬌗导致右下颌中切
牙异常松动、唇侧牙龈退缩

四、儿童牙周疾病的预防

被誉为现代牙科之父的 Fauchard 早在 1746 年就指出："不注意清洁牙齿，将会导致使牙齿破坏的疾病"。直至 1965 年，才有临床和微生物学资料权威性地证实了牙菌斑是牙周疾病的直接病因，此后，Lindhe 等的动物实验也证明菌斑堆积可导致牙周炎的发生。因此，保持牙面清洁、消除牙龈的炎症是预防牙周疾病的关键。

（一）口腔健康教育和促进

口腔健康教育是增长人们的口腔健康知识，使人们养成有利于口腔健康的行为，提高口腔保健意识。口腔健康促进是从组织上、经济上创造条件保证预防措施的实施。口腔健康教育和促进在儿童牙周病的预防中起着重要作用。预防龈炎是预防牙周炎的关键，自我保护与保健在儿童牙周病的预防中占有重要地位。国内外不少学者在中小学校开展不同形式的口腔健康教育，通过各种媒体手段如宣传图片、图书、音像制品、网络等使儿童及其家长获得牙周健康知识和预防措施。不仅要培养孩子的口腔保健意识，而且要对其家长或监护人进行牙周病知识和口腔保健的教育，培养儿童及其家长自我诊断和疗效维护的方法。

（二）儿童牙周疾病的预防

儿童牙周疾病最有效的预防方法是有效控制菌斑。对已患牙周疾病的患儿，除了治疗中彻底去除菌斑、牙石外，还必须对患儿个体的全身状况、病情、各种危险因素、口腔卫生及菌斑控制水平进行评估，教会患儿及其家长掌握菌斑控制的方法，通过定期复查及监测，及时采取必要的恰当的措施，预防和减少牙周疾病的复发。

1. **龈炎的预防**　龈炎的预防方法主要是及时清除牙面菌斑，保持相对清洁的牙面。刷牙是自我清除菌斑的主要手段，每天早晚各一次，提倡选择刷头较小的保健牙刷，便于在口腔内旋转，能达到各个部位的牙面。牙刷在使用后应放置在干燥通风处，一般 3 个月左右应更换牙刷。因乳牙列生理间隙的存在及相邻牙之间的面接触，儿童容易出现食物嵌塞。建议儿童睡前刷牙后家长帮助用牙线清除其邻面的菌斑及食物残屑。出现邻面龋损的乳牙要尽早行充填治疗，恢复牙体外形，防治因食物嵌塞引起的龈炎或龈乳头炎症。在进行乳磨牙大面积龋损的预成冠修复治疗时要打磨光滑预成冠边缘，避免因不良修复体边缘的刺激而发生的龈炎。

2. **牙周炎的预防**　牙周炎是多因素疾病，其预防需要考虑菌斑、咬合创伤、宿主反应、环境和遗传等综合因素。虽然并非所有龈炎都会发展成为牙周炎，但是消除牙龈的炎症仍然是预防牙周炎最根本且行之有效的手段。对于已经患有牙周炎的儿童，更应强调早诊断、早治疗和恰当、彻底的综合治疗,以阻止病损的发展和加重。

牙周炎积极治疗后应立即进入维护阶段,定期的维护治疗有助于保持正常的口腔微生态。大量研究表明,牙周治疗后的定期专业维护和治疗是牙周整体治疗计划中必不可少的重要环节,对于有效控制菌斑和各种牙周病的危险因素、预防牙周病的复发具有极其重要的作用。

对于全身系统性疾病引起的儿童牙周炎,除了必须每天彻底清除菌斑和牙石外,还必须积极治疗全身系统性疾病,必要时可应用抗菌漱口剂,如0.12%～0.2%的氯己定溶液每天含漱,可有效抑制菌斑形成而防止牙龈炎症的产生。

第四节　儿童常见口腔黏膜疾病

一、急性假膜型念珠菌口炎

急性假膜型念珠菌口炎(acute pseudomembranous candidiasis)又称鹅口疮(thrush)或雪口病,是念珠菌感染所致的以假膜形成为主要表现的口腔黏膜急性炎症(图10-9),好发于婴幼儿。

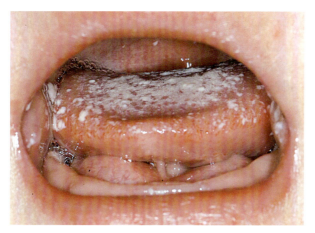

图10-9　急性假膜型念珠菌口炎
患儿出生后23天,因口腔感染白色念珠菌后表现为舌背及
颊侧黏膜上有散在凝乳状斑点

【病因与发病机制】　病原菌主要为白色念珠菌(*Candida albicans*)。人类血清中含有抗真菌的成分,可抑制白色念珠菌的生长。新生儿、婴儿体内的抗真菌成分含量低于成人,出生后6～12个月时达到成人水平。白色念珠菌在婴儿的口腔中检出率较高,出生后1个月的婴儿可高达82%,出生后8个月者降为60%。因此新生儿和6个月以内的婴儿最易患此病。

分娩是使新生儿受感染的重要环节。乳头或哺乳用具等感染白色念珠菌时,也常致婴儿的口腔黏膜发生感染。加之婴儿缺乏维持真菌生态平衡的髓过氧化物酶(myeloperoxidase),唾液分泌又少,这些条件均有利于白色念珠菌的滋生。

【临床表现】　婴幼儿多表现为假膜型,感染好发于唇、舌、颊、软腭与硬腭等黏膜,若不及时治疗,任其扩展,假膜可蔓延至咽喉部。最初,受损黏膜充血、水肿,随后表面出现散在的凝乳状斑点,并逐渐扩大而相互融合,形成色白微凸的片状假膜。假膜由纤维蛋白、脱落的上皮细胞、炎症细胞等构成,内含菌丛,假膜与黏膜粘连,若强行剥离假膜,则露出黏膜的出血创面。患儿全身反应多不明显,部分婴儿可稍有体温升高。拒食与啼哭不安等症状较为多见。

【诊断】　通常根据发病年龄、临床表现不难作出诊断。若需做涂片法检查,可取少许假膜置于载玻片上加1滴10%氢氧化钾,镜下观察到菌丝及孢子即可确诊。

【治疗】　由于念珠菌不适合在碱性环境中生长繁殖,用1%～2%碳酸氢钠溶液轻轻擦洗患儿口腔可起到抑制念珠菌生长繁殖的作用。该溶液为治疗婴幼儿鹅口疮的常用药物,用于哺乳前后擦洗口腔,以消除能分解产酸的残留凝乳或糖类,使口腔成为碱性环境,阻止念珠菌的生长和繁殖。轻症患儿不用其他药物，病变在 2~3 天内即可消失，但仍需继续用药数日，以预防复发。也可用本药在哺乳前后洗净乳头，以免交叉感染或重复感染。

局部涂布制霉菌素混悬液有较好的疗效，且不影响对病损的观察。制霉菌素混悬液，每毫升内含 5 万~10 万单位的制霉菌素。每 2~3 小时局部涂 1 次。对于顽固病例还可采用两性霉素混悬液，每毫升内含 100mg 两性霉素，每日局部涂布 4 次。重症患儿可口服克霉唑，给药量为 20~60mg/（kg·d），分 3 次服。克霉唑的毒性低，口服后能迅速吸收，并可进入黏膜和唾液中，使真菌细胞膜缺损，内含物溢出，导致真菌死亡。

在药物治疗的同时，应提醒家长注意口腔卫生及食具的消毒。母乳喂养者应用碳酸氢钠溶液清洗乳头，及时换洗内衣，以消除感染源。

二、疱疹性口炎

疱疹性口炎（herpetic stomatitis）属于一种急性感染性炎症，多发于 6 岁前的儿童，特别是在出生后 6 个月至 3 岁的婴幼儿更为多见，因为多数婴儿出生后即有对抗单纯疱疹病毒的抗体，这是一种来自母体的被动免疫，4~6 个月时自行消失，2 岁前不会出现明显的抗体效价。

【病因】 病原体为单纯疱疹病毒（herpes simplex virus）。口腔周围与颜面部皮肤等部位的疱疹主要由单纯疱疹病毒Ⅰ型（简称 HSV-Ⅰ）感染所致。感染单纯疱疹病毒Ⅱ型（简称 HSV-Ⅱ），损害多发生于生殖器、子宫颈及其邻近部位的皮肤。Ⅱ型病毒致病时，有时在口腔中也可分离出该型病毒，因此，在口腔与生殖器都有疱疹史的少数口腔疱疹病例中，有可能与感染Ⅱ型病毒有关。由这两种病毒引起的损害相同。

单纯疱疹病毒属脱氧核糖核酸病毒，可通过接触或呼吸道传染。病毒接触宿主的易感细胞后，突破细胞膜侵入细胞质内，脱去其表面的蛋白质外壳，进入细胞核，病毒核心的脱氧核糖核酸在细胞核内复制合成，并合成蛋白质与氨基酸，重新组成病毒颗粒，进而细胞破裂，放出病毒，导致急性发作，临床上也称为原发性单纯疱疹。若感染后宿主体内形成的抗体量不足或宿主因感冒、发热、消化功能失调、过度疲劳或局部机械刺激等因素以及免疫功能降低，特别是细胞免疫功能的降低，可使潜伏在细胞内的病毒活跃、增殖，引起症状较轻的复发，临床上称为继发性或复发性单纯疱疹。

【临床表现】 患者常有与疱疹患者的接触史，潜伏期为 4~7 天，儿童发病多急骤。可出现唾液增多而流涎、拒食、烦躁不安、发热，且有时发生高热，下颌下淋巴结肿大、压痛，咽喉部轻度疼痛等前驱症状。全身症状往往在出现口腔损害后逐渐消退。

牙龈及腭黏膜较常见，也可发生于口腔其他部位黏膜初期为部分黏膜充血、水肿、平伏而不隆起和界限清楚的红斑。随后于红斑基础上出现针头大小或直径约为 2mm 数量不等的圆形小水疱。水疱一般都丛集成簇，但少数也可为单个散在。由于口腔黏膜上皮很薄，疱壁容易破裂，故临床上难以看到完整的黏膜疱疹而多见溃疡（图 10-10）。初裂时，常在水疱周围留有隆起的灰白色

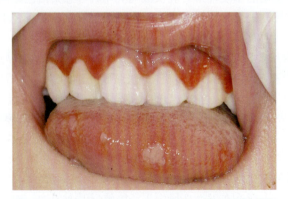

图 10-10 患儿，女，4 岁，牙龈边缘红肿，舌尖及舌缘散在溃疡

（四川大学华西口腔医院曾昕医师提供）

疱壁。单个水疱所形成的溃疡一般较小，簇集的水疱则融合成大而不规则的溃疡面，边缘常呈不规则弧形的痕迹。儿童患者常伴有急性龈炎，舌背有明显的白苔。

患儿的症状随机体产生抗体而缓解。抗病毒的抗体在发病后14～21天可达高水平，以后逐渐下降至较低水平。临床症状一般在7～14天逐渐消失。溃疡愈合，不留瘢痕。

唇、口角、鼻、颏等区域发生的皮肤损害，通常在水疱发生前出现瘙痒、灼热与肿胀感。随即在红斑上出现针头大小或直径2～3mm不等的若干小水疱。小疱成簇，少数为单个。疱液初为透明，后渐混浊干燥，结成黄色痂皮（图10-11）。痂皮脱落后可留有暂时性的浅黑色色素沉着，无继发性感染者不会留有瘢痕。

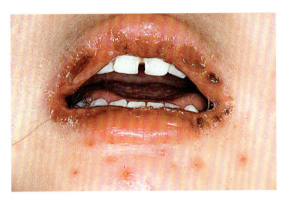

图10-11　患儿，女，4岁，疱疹性龈口炎

【组织病理】　由于病毒的感染与复制，导致受侵上皮细胞产生核内包涵体、巨细胞形成、细胞气球样变性及破损后水疱形成。核内包涵体开始时嗜苏木精，以后嗜伊红，内有病毒。多核细胞可因细胞融合或核分裂、胞质不分裂而形成，体积可达正常上皮细胞的10倍，核数可有几十个。由于病毒在细胞核内不断复制，最后可引起核膜破裂，加上细胞器变性破坏，形成空泡，即水样变性或气球样变性。细胞间也有显著水肿，最后破损成疱。水疱位于棘层表浅部分，其顶部与底部的细胞多呈现变性。水疱破裂后形成溃疡与继发感染，溃疡浅表，有大量中性粒细胞，深部有淋巴细胞，基底有肉芽组织形成。周围结缔组织中毛细血管扩张、充血并伴炎症细胞浸润。溃疡愈合后不留瘢痕。

【诊断】　根据临床表现不难作出诊断，如儿童急性发作时，发热、淋巴结肿大等全身反应明显，口唇周围皮肤出现成簇的小水疱以及口腔黏膜常见散在的有簇集迹象的溃疡。

临床应与儿童易罹患的疱疹性咽峡炎和手-足-口病鉴别。

1. **疱疹性咽峡炎（herpangina）**　为柯萨奇病毒（Coxsackie virus）A4引起的口腔疱疹损害，临床表现较似急性疱疹性龈口炎，但前驱期症状和全身反应都较轻，病损的分布只限于口腔后部，如软腭、悬雍垂、扁桃体等口咽部，初为丛集或成簇的小水疱，破裂后形成溃疡。损害少发于口腔前部，牙龈不受损害，病程约1周。

2. **手-足-口病（hand-foot-mouth disease）**　系由肠道病毒引起的婴幼儿常见传染病，最常见的病原微生物为柯萨奇A16型病毒与肠道病毒71型。在我国主要为前者，日本则由于肠道病毒引发者逐年增多，此外尚有A5、A7、A9、A10型及B3、B5、B13型。柯萨奇A16型病毒多在婴幼儿中流行，肠道病毒常致较大儿童及成年人罹患。此病在我国1981年首发于上海市，近年来又出现大规模流行趋势。患者口咽部分泌物及唾液中的病毒可通过空气飞沫传播，或唾液、粪便污染手和用具，接触或饮用被污染的水源也可致病。

托幼单位是本病的主要流行场所，3岁以下的幼儿是主要罹患者。手-足-口病可发生于四季，但夏秋季最易流行。前驱症状为低热、困倦、淋巴结肿大，口腔和咽喉部疼痛，皮疹多在第2天出现，呈离心性分布，多见于手指、足趾背面及指甲周围，也可见于手掌、足底、会阴及臀部（图10-12）。开始时为玫红色丘疹，1天后形成半透明的小水疱，如不破溃感染，常在2～4天吸收干燥，呈深褐色薄痂，脱落后无瘢痕。口腔黏膜发生散在的水疱、丘疹或斑疹，斑疹直径为2～10mm，数量不等，可几个至近百个。斑疹四周红晕，无明显压痛，中央有小水疱，数日后干燥结痂。唇、颊、舌、腭等口腔黏膜出现小水疱后极易破溃变为溃疡，其上覆灰黄色假膜，周围黏膜充血红肿，患儿常有流涎、拒食、烦躁等症状。本病的整个病程为 5～7 天，个别长达 10 天。一般可自愈，预后良好，并发症少见。

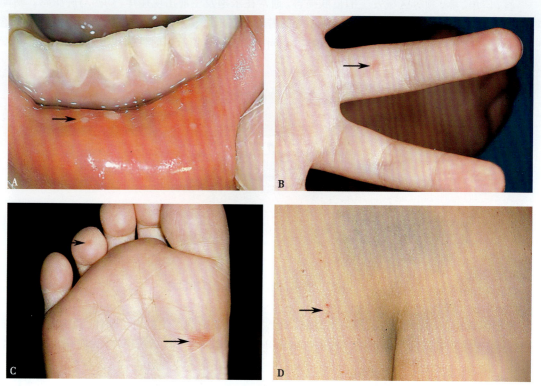

图 10-12　　患儿，女，4 岁半，手 - 足 - 口病在口腔黏膜、手、足底和臀部的表现

托幼单位群体发病，患者多为 3 岁以下幼儿，手、足、口部位突然发疹起疱，皮肤的水疱不破溃，全身症状较轻，则可高度怀疑手 - 足 - 口病。发病初期（1～3 天）采咽拭子、疱液或粪便标本可分离出病毒，疱液中分离病毒诊断最为准确。

由于手 - 足 - 口病的症状较轻、预后良好，治疗上主要采取对症和抗病毒治疗，口腔溃疡可用各种糊剂和片剂，如含珍珠粉和利多卡因的溃疡糊剂有止痛和促使溃疡愈合的作用，较大的患儿可用西瓜霜或华素片含化。家长应注意患儿的休息和护理，可用淡盐水或 0.1% 氯己定溶液漱口，口服维生素 B_1、维生素 B_2 及维生素 C，同时密切观察患儿的全身状况。

【治疗与预防】

1. **局部治疗**　症状较轻者以局部治疗为主。可给予消炎防腐类含漱液如 0.1% 氯己定溶液局部擦洗，年龄较大的儿童尚可用含漱法。皮肤损害的治疗以保持洁净、防止感染、促使干燥结痂为主。若疱疹已破裂，且范围比较广泛时应采用湿敷。湿敷法可用 6～8 层纱布浸在复方硼酸液中，取出后即覆在病损表面，随时滴加该溶液，直至痂皮脱落为止。在无渗出液时可局部涂阿昔洛韦软膏。

2. **全身治疗**　保证患儿充分休息，并给予有营养价值且易消化的饮食，体温升高者给退热剂，必要时可考虑补液。在起病的 72 小时内，可口服核苷类抗病毒药物如阿昔洛韦控制感染，一般认为 72 小时后再服用抗病毒药物对病损范围及愈合时间等无显著影响。对全身症状较重，怀疑有全身播散性病毒感染或继发性细菌感染的患儿，应建议其至儿科就诊。

3. **预防**　由于儿童初发者症状比较严重，因此在托儿所及幼儿园等儿童聚集的场所，一旦出现本病应立即做好消毒隔离工作。除隔离患儿外，尚需做到以下各点：衣服被褥暴晒，食具、玩具消毒，注意房间的良好通风换气。

三、创伤性溃疡

创伤性溃疡（traumatic ulcer）是由物理性、机械性或化学性刺激引起的病因明确的黏膜病损，婴幼儿创伤性溃疡多由于局部机械刺激与不良习惯所致。

（一）Riga-Fede 病

Riga-Fede 病（Riga-Fede disease）专指发生于儿童舌系带处的创伤性溃疡。

【病因】 本病的发生主要有两种原因：一是新萌出的下颌乳中切牙的锐利切缘不断与舌系带摩擦而发生溃疡；另一个原因是舌系带过短，且偏近舌尖，或下颌乳中切牙萌出过早，即使是正常的吮乳动作也可发生此病。

【临床表现】 损害常位于舌系带中央的两侧，类似希腊字母的"φ"形，左右对称（图 10-13）。局部起始为充血、糜烂，随后形成溃疡。由于常受摩擦刺激，溃疡面可扩大。病程长者，可形成肉芽肿，甚至局部发生质硬、颜色苍白的纤维瘤，影响舌的运动。

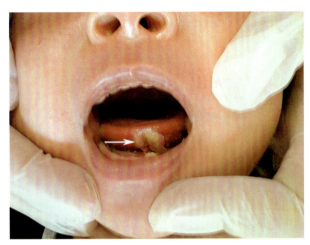

图 10-13 Riga-Fede 病
患儿，女，出生后 45 天在患儿舌系带中央两侧类似"φ"形的病损

【治疗】 局部可涂用消毒防腐药物如 0.1% 氯己定溶液擦洗。牙齿应行磨改，以减少刺激。损害明显者可适当改变喂养方式，尽量减少吸吮动作，促进溃疡的愈合。对舌系带过短者，在溃疡治愈后应行修整手术，以免复发。

（二）Bednar 溃疡

婴儿上腭黏膜较薄，常因吸吮拇指、橡胶乳头或玩具等摩擦，或在护理婴儿口腔时用纱布擦洗不当，造成上腭黏膜损伤。Bednar 溃疡（Bednar aphthae）为浅在性溃疡，常呈圆形或椭圆形，且左右对称。上腭翼钩处易致糜烂溃疡，用指轻压即可触及翼钩。问明病史，去除刺激因素，局部涂布消毒防腐药物，能促使病损愈合。

（三）创伤性溃疡

乳牙残冠、残根以及慢性根尖周炎而根尖外露等刺激，持续损伤相对应的黏膜，可形成局部溃疡（图 10-14），称为创伤性溃疡（traumatic ulcer）。早期损害色鲜红，糜烂状，逐渐发展成溃疡，且有渗出液，周围显示程度不等的红晕。陈旧性损害周围黏膜常常发白，溃疡呈紫红或暗红色，中央凹陷。长期未治疗者，边缘呈不均匀隆起，基底稍硬。损害形态多与创伤因子契合。

幼儿在口腔注射局部麻醉药物后，尤其是下颌神经阻滞麻醉后，颊、舌、唇黏膜出现增厚和麻木感，患儿用牙咬麻木部位的黏膜造成损伤，可形成糜烂、溃疡（图 10-15）。

对儿童乳牙残冠、残根以及慢性根尖周炎引起的创伤性溃疡的治疗，应及时拔除患牙，局部应用消毒药物。对需要应用局部麻醉进行治疗的患儿，应在治疗后向家长及患儿交代勿在麻木感未消失前进食，勿咬麻木侧的黏膜；如已经产生局部麻醉药注射后的咬伤，应局部应用消毒防腐药物，注意保持口腔清洁，避免溃疡的进一步扩大和感染。

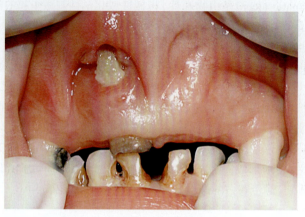

图 10-14　患儿，女，4 岁，乳牙根尖周炎致唇侧骨板破坏，根尖外露形成的创伤性溃疡

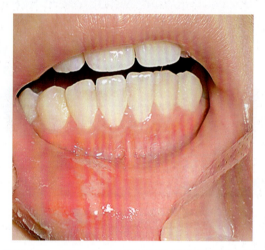

图 10-15　患儿，女，11 岁，局部麻醉下拔牙后咬伤所致的创伤性溃疡

四、儿童常见唇舌疾病

（一）地图舌

地图舌（geographic tongue）是一种浅表性非感染性的舌部炎症。因其表现类似地图样标示的蜿蜒国界，故名地图舌。其病损的形态和位置多变，又被称为游走性舌炎（migratory glossitis）。

【病因】　确切病因尚不明了，可能与遗传、免疫因素、微量元素及维生素缺乏有关。任何年龄都可能发病，但多见于幼儿期和少儿期，随年龄增长有可能自行消失。

【临床表现】　地图舌好发于舌背、舌尖、舌缘部。病损部位由周边区和中央区组成。中央区表现为丝状乳头萎缩微凹，黏膜充血发红、表面光滑的剥脱样红斑。周边区表现为丝状乳头增殖而形成的白色或黄白色的弧形边界，此边界的宽度为 2～3mm，且微微隆起，与周围正常黏膜形成明晰的分界。红斑和边缘可不断地变动形态和改变所处的部位，故有游走性。多个红斑扩大、融合，损害区呈边缘清楚的地图状（图 10-16）。损害区移动位置后，原部位能自行愈合。患儿一般无明显的自觉症状，局部无痛，可有灼热感、轻度瘙痒或对刺激性食物稍敏感。

病理表现为非特异性炎症表现，分为萎缩区与边缘区。边缘区呈上皮过角化或不全角化，棘层增厚，基底层完整，固有层血管充血，有淋巴细胞、浆细胞和组织细胞浸润。萎缩区乳头消失，上皮表层剥脱，棘层变薄。

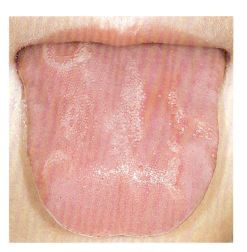

图 10-16　地图舌

【诊断】　女孩发病多于男孩,根据舌背、舌尖、舌缘等病损好发部位和地图状形态不断变化的游走特征不难作出诊断,一般不需要进行病理检查。

【治疗】　治疗地图舌的原则是分析其有关的发病因素,尽可能地去除这些因素的影响,尽量避免食用热、辣、酸及干咸坚果等食物。局部以注意口腔卫生为主,适当给予消炎防腐剂含漱、清洗。症状明显时可用 2% 碳酸氢钠溶液含漱。

（二）口角炎

口角炎(angular cheilitis)是发生于上下唇两侧联合处口角区的炎症,好发于儿童,特点为口角区皮肤对称性的潮红、脱屑、糜烂及皲裂(图 10-17)。

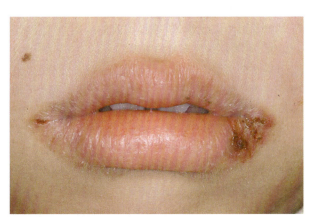

图 10-17　患儿上下唇两侧口角区域的糜烂、皲裂表现的口角炎

【病因】　口角炎的发病因素大致包括以下几个方面:

1. 创伤　如口腔治疗时使用粗糙的一次性口镜,口角牵拉时间过长造成口角破损;儿童经常以舌舔口角与口唇,咬手指、咬铅笔等异物摩擦口角等不良习惯导致口角损害。

2. 感染　儿童唾液分泌过多经常使口角区潮湿,给链球菌、葡萄球菌或白色念珠菌感染提供了有利条件。口角潮湿、皲裂或长期服用抗生素容易导致白色念珠菌感染,小儿患猩红热时口角区易感染链球菌,此外,疱疹性病毒感染、梅毒螺旋体感染、HIV 感染等,分别引起念珠菌性口角炎、球菌性口角炎、疱疹性口角炎、艾滋病非特异性口角炎等。

3. 变态反应　患儿常有过敏体质,一旦接触变应原或毒性物质即可引起发病,常与变态反应性唇炎相伴发生。变应原通常是某些唇膏等化妆品以及可能引起 I 型或 IV 型变态反应的某些食物或药品。

4. 维生素 B_2(核黄素)缺乏　维生素 B_2 是各种黄素酶辅基的组成成分,广泛地参与生物氧化过程中的递氢作用，但维生素 B_2 又不能在动物体内合成。在维生素 B_2 缺乏的情况下，可引起生物氧化、脂肪与蛋白质的代谢障碍。维生素 B_2 缺乏长达 1～2 年者，有可能发生典型的黏膜皮肤损害，即口 - 眼 - 生殖器综合征（oro-occulogenital syndrome）。表现为：①口炎或伴唇红纵裂与鳞屑的形成，有时伴萎缩性舌炎；②眼的球结膜炎，有灼热异物感，角膜睫状体充血，视力减退；③阴囊对称性红斑，伴细小秕糠状鳞屑，红斑边缘常见痂皮，并有轻度瘙痒，严重时红斑、鳞屑与痂皮可波及两大腿内侧皮肤。

维生素 B_2 缺乏常因由食物摄入的量不足，或因消化功能不良，机体吸收少所致。烟酸、泛酸、吡哆醇和维生素 B_1 等缺乏时，也可发生口角炎。

【临床表现】　主要为对称性的口角区皮肤的潮红、脱屑，形成糜烂面，发生皲裂，皲裂呈水平状，可见浅表的裂隙。局部皮肤因被口角溢出的唾液浸湿而呈苍白色，其周围为范围不等的轻度皮炎。皮肤皲裂长约数毫米，并与黏膜皲裂相连，但黏膜损害不如皮肤明显。

皲裂的渗出液可结成淡黄色痂，化脓性感染后为黄褐色痂，张口可导致痂裂出血、疼痛，影响患儿的说话与进食，口唇的活动又延缓损害的愈合。

一般口角炎为双侧性，但因咬手指、铅笔、钢笔或其他异物摩擦口角所致的口角炎则为单侧性。

【治疗】　局部可用消炎防腐类溶液清洗，如 0.1% 氯己定溶液、2% 碳酸氢钠溶液等。在疑有白色念珠菌感染时，可涂以 1%～5% 克霉唑霜或 10 万 U/mL 的制霉菌素混悬液。

由接触变应原或毒性物质引起者，首要措施是去除过敏原，其次是合理应用抗过敏药物，如阿司咪唑、氯苯那敏等。口角渗出减少后，可用软膏等局部涂布。

缺乏维生素 B_2 引起者，应给予维生素 B_2 5mg/ 片，每日 3 次口服，或 5mg/ 安瓿肌内注射，每日 1 次，即可获得良好的效果。在给维生素 B_2 时，可同时给予复合维生素 B，每次 1～2 片，每日 3 次。

（三）慢性唇炎

慢性唇炎（chronic cheilitis）又称慢性非特异性唇炎，是一种病程迁延、反复发作、不能归为各种有特殊病因或病理变化的唇部炎症。

【病因】　病因不明，可能与温度或化学、机械性因素的长期持续性刺激有关，如气候干燥、风吹、身处高原寒冷地区，喜欢舔唇或咬唇等不良习惯等。

【临床表现】　寒冷、干燥季节多发。下唇唇红部好发，以干燥脱屑、发痒灼痛、渗出结痂为主要临床表现。唇红部淡黄色干痂，伴灰白色鳞屑，周围轻度充血。患处干胀、痒疼。患儿经常舔唇或咬唇，有时可引起皲裂，可见血痂形成于唇红部，反复感染可有脓痂。病理检查为非特异性炎症表现，上皮内细胞排列正常或有水肿，固有层淋巴细胞、浆细胞浸润，血管充血扩张。黏膜上皮可有角化不全或过角化，也可有剥脱性缺损。

【诊断】　根据病程反复，时轻时重，寒冷干燥季节好发，唇红部反复干燥、脱屑、痛痒、渗出结痂等临床特点，排除各种特异性唇炎后即可作出诊断。

【治疗】　消除刺激因素是首要的治疗措施，如改变咬唇、舔唇的不良习惯，避免风吹、寒冷刺激，保持唇部湿润等。干燥脱屑者可涂布抗生素软膏，如金霉素眼膏等局部涂布，进食前应用温水将残留的软膏洗净，然后涂布医用甘油。有皲裂渗出时，可用 3% 硼酸溶液、0.1% 氯己定溶液等消毒防腐药物湿敷于唇部，每日 1～2 次，每次 15～20 分钟，待痂皮脱落后涂布珍珠粉等，直至结痂消除、渗出停止、皲裂愈合，然后再涂布软膏类药物。

（邹　静）

课后思考题

1. 儿童牙周正常结构有哪些特点？
2. 怎样预防儿童牙龈和牙周疾病的发生？
3. 疱疹性口炎的临床表现有哪些？需要与哪些疾病进行鉴别诊断？治疗方法是什么？
4. 儿童常见的口腔溃疡有哪些？治疗原则是什么？
5. 儿童口角炎与游走性舌炎的临床表现、治疗原则有哪些？

参考文献

1. 孟焕新. 牙周病学. 第4版. 北京：人民卫生出版社，2012.
2. 曹采方，孟焕新，阎福华，等. 牙周疾病新分类法简介（1999年国际研讨会）. 中华口腔医学杂志，2001，36：391.
3. 陈谦明. 口腔黏膜病学. 第4版. 北京：人民卫生出版社，2012.
4. 葛立宏. 儿童口腔医学. 第2版. 北京：北京大学医学出版社，2013.
5. JEFFREY A D. McDonald and Avery's Dentistry for the Child and Adolescent. 10th ed. St.louis: CV Mosby，2015.
6. GORAN K，SVEN P. Pediatric Dentistry: a clinical approach. 2nd ed. Copenhagen: Blackwell Publishing Ltd.，2009.

>> **内容提要**

　　儿童处于生长发育的活跃阶段，颅面骨骼及牙列咬合均处于动态变化的过程中。在该过程中，儿童常见的口腔疾患，如龋病及其并发症、牙齿发育异常以及儿童口腔不良习惯等，均会对儿童颌骨与咬合的发育产生影响，导致面型异常及各种错𬌗畸形。咬合诱导的目的即针对儿童可能或已经出现的各种错𬌗畸形，分析其可能病因，结合儿童生长发育特点，对其进行早期干预，以使患儿的乳牙列可以顺利替换为恒牙列。

第一节　咬合诱导的概念

　　在牙齿发育时期，引导牙齿沿咬合的正常生理位置生长发育的方法，称为咬合诱导（occlusive guidance）。

　　即儿童经无牙期、乳牙萌出期、乳牙列期、混合牙列期至恒牙列期的过程中，利用其自身的生长发育趋势，对一切可能影响正常咬合关系建立的因素进行干预，同时对已出现的阻碍正常咬合建立的因素进行早期治疗，以诱导正常咬合关系的建立。

　　有学者提出，咬合诱导有广义和狭义之分。广义咬合诱导指维持牙齿和牙弓形态、保护牙齿使其发育成正常的一切措施和方法，包括龋齿充填修复和冠修复，牙髓病、根尖周病的治疗，以及乳牙早失的间隙保持等。广义上说，儿童口腔科的内容大多都与咬合诱导有关。狭义咬合诱导指通过间隙保持、破除口腔不良习惯和对错𬌗畸形进行早期干预等治疗手段，防止发生错𬌗畸形或对已发生的错𬌗畸形进行早期治疗等，诱导恒牙建立正常咬合关系的措施。

第二节　影响咬合发育的因素

　　儿童咬合发育可受到龋病、牙齿发育异常以及口腔不良习惯等的影响，其中龋病的影响尤为重要和普遍。

一、龋病对𬌗发育的影响

　　1. 乳牙邻面龋损，使牙冠近远中径减小，邻牙向龋患缺损方向移动，影响牙弓的长度和宽度。乳牙大面积的龋损还会影响颌间高度。由此可见，乳牙间隙丧失不仅可发生在乳牙缺失后，也可出现在乳牙缺失前。

　　2. 乳牙的牙髓根尖周组织疾病，会影响乳牙牙根的正常吸收及乳恒牙的正常替换，还可能影响继承恒牙牙胚的发育情况及萌出方向。

　　3. 乳牙因龋病过早丧失，尤其第二乳磨牙的早失，常致第一恒磨牙的关系紊乱和第二前磨牙的萌出困难或异位萌出。

　　4. 第一恒磨牙是恒牙的建𬌗关键，保持良好的第一恒磨牙关系是建立恒牙正常咬合的重要条件。然而，第一恒磨牙却在恒牙列龋病中患病率最高，如果出现大面积龋损或被拔除时会影响颌

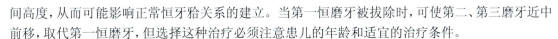

间高度,从而可能影响正常恒牙殆关系的建立。当第一恒磨牙被拔除时,可使第二、第三磨牙近中前移,取代第一恒磨牙,但选择这种治疗必须注意患儿的年龄和适宜的治疗条件。

5．儿童时期,龋病破坏了乳牙或恒牙,使儿童咀嚼功能降低,因咀嚼功能不足导致颌骨发育不充分,这也是造成牙量骨量不协调的原因。

二、牙齿发育异常对殆发育的影响

最常见的有额外牙和乳牙滞留,其次是牙齿形态异常、先天缺牙等。

（一）额外牙

额外牙又称多生牙,好发于上颌前牙区,额外牙不仅影响恒牙牙胚的正常发育方向,而且常常阻碍恒牙的正常萌出,造成邻牙的扭转、异位和牙列拥挤。

（二）先天缺牙

个别牙的先天缺失常常造成异常间隙,咬合关系和 Bolton 指数的不调,以及前牙覆殆、覆盖的异常变化,当多颗牙缺失时,不仅影响牙齿排列和咬合关系,而且会引起颜面形态的不协调(如由于下颌骨发育不足造成面下 1/3 过短)。

（三）牙齿形态异常

融合牙、过大牙、过小牙都可导致牙弓周长的大小和关系异常。

（四）乳牙滞留

由于乳牙根的吸收不足,致使乳牙不能及时脱落,造成恒牙异位萌出或阻生。

（五）牙齿固连

牙齿固连是指牙骨质和牙槽骨的粘连。目前认为由于牙周组织发育障碍,牙骨质与牙槽骨直接结合,表现为该牙殆面下沉,低于邻牙殆面,可能导致邻牙倾斜,对颌牙伸长。

（六）恒牙异位萌出

常见于上颌第一恒磨牙及上颌尖牙,可造成错殆畸形。

（七）正中间隙过宽

由于额外牙或粗大低位附着的唇系带等原因,不能使中切牙间隙正常关闭。

三、口腔不良习惯

婴幼儿时期,由于吸吮动作本能的反射、喂养不足、某种惧怕或不愉快等心理因素,婴幼儿自发地产生吮拇指或示指、吮唇等不良习惯动作,可能会产生暂时性的错殆,持续到 3 岁以后,会引起口腔肌肉的功能异常及咬合的变化,甚至错殆畸形。错殆畸形的发生及严重程度主要取决于不良习惯的持续时间、发生频率和作用强度。故对此类病例首先应判断不良习惯的原因,尽可能采取合适的护理和心理疏导的方法,使儿童尽早地克服不良习惯。若在 3 岁后仍不能克服不良习惯,可进行早期干预,帮助患儿克服不良习惯。

（一）吮指

吮指(finger and thumb sucking)多为拇指或示指,手指含在上、下颌牙弓之间,牙受力而引起上颌前牙前突形成深覆盖或呈局部开殆。做吸吮动作时,两颊收缩使牙弓狭窄,腭弓高拱,出现上颌前牙前突,开唇露齿等。同时吮指动作有压下颌向后的作用,可形成远中错殆。另外,手指压在腭弓上,还可能使其凹陷,妨碍鼻腔向下发育。故吮示指和吮拇指造成的形态不一样。

（二）吐舌习惯

吐舌习惯(tongue thrusting)多发生在替牙期,乳牙期、恒牙早期也有发生。如口腔中有松动的乳牙或刚萌出的恒牙,有些儿童常用舌尖去舔,日久会形成吐舌习惯。此外,吐舌习惯可继发于其他口腔不良习惯,如异常吞咽习惯等;一些先天畸形也是原因。吐舌习惯由于将舌顶在牙的舌侧,增大了舌肌对牙的压力,使前牙呈开殆状。吐舌可使多数上、下颌前牙均受累,上、下颌切牙唇倾、散隙,开殆,双颌前突。

（三）异常唇习惯

异常唇习惯(abnormal lip habit)中,咬下唇习惯发病率居首位。咬下唇增加了推上颌前牙向唇侧及下颌前牙向舌侧的压力,妨碍下颌牙弓及下颌向前发育,下颌前牙可出现拥挤,同时使上颌前牙向唇侧倾斜移位而出现牙间间隙,使牙列稀疏。前牙形成深覆盖、深覆𬌗,上颌前牙前突,下颌后缩,开唇露齿,前牙切割和发音功能障碍。咬上唇习惯者较少见,可形成前牙反𬌗,上颌前牙舌向倾斜,下颌前突呈近中错𬌗。

(四)口呼吸

口呼吸(mouth breathing)常由于过敏性鼻炎,鼻咽结构异常如鼻甲肥大、鼻中隔偏曲,腺样体和扁桃体肥大或上呼吸道感染等原因而引起。由于张口呼吸破坏了口腔、鼻腔气压的正常平衡,口腔气压加大,而鼻腔相对气压减小,致使鼻腔不能向下扩展,而造成腭盖高拱,影响了口腔和鼻腔的正常发育。又因口呼吸时,舌体下移,两侧颊肌压迫牙弓两侧,妨碍了牙弓宽度的发育,造成牙弓狭窄,上颌前牙前突,患儿的颜面表现为开唇露齿。为了扩大鼻咽通道,患儿经常将头抬起前伸,下颌被牵引向下,下颌下垂,久之可发展为下颌后缩畸形。

(五)夜磨牙

夜磨牙(bruxism habit)是一种非功能性的咬牙或磨牙。这种习惯如果持续一定的时间,能导致乳恒牙的磨损,使牙齿高度变低,形成深覆𬌗。

(六)偏侧咀嚼习惯

牙弓一侧有严重的龋病、多数牙缺失等,都可能迫使患儿废弃患侧咀嚼,形成偏侧咀嚼习惯(unilateral mastication habit)。患侧因无咀嚼功能刺激而发育不足。久之,面部两侧出现显著的大小不对称,废用侧的牙齿因无咀嚼功能的自洁作用,致使牙石、软垢堆积,容易产生牙周组织疾病。偏侧咀嚼可导致一侧后牙反𬌗,另一侧后牙锁𬌗或深覆盖,牙弓不对称,牙轴倾斜。

四、遗传和其他因素

1. 遗传因素 反𬌗有一定的家族倾向,据有关资料统计,近50%的患者1~3代的血缘亲属中有类似反𬌗存在,同时也会受到环境因素的影响。

2. 不良哺乳姿势和习惯 孩子平卧吸奶,下颌过度前伸也可造成反𬌗等错𬌗畸形。

3. 牙齿替换顺序和牙槽座基骨的发育。

4. 恒牙迟萌或早萌。

第三节 牙列发育期咬合紊乱的检查

开展咬合诱导是在充分考虑和把握儿童不断生长发育特点的同时,掌握各种可能影响儿童牙齿、颌骨以及颜面部生长发育的因素,对正在或已发生的错𬌗畸形做出正确诊断,制订治疗方案。因此,事前全面了解患儿状况,收集临床资料是必要的。

一、病史采集

询问患儿出生前其母亲的身体状况(疾病和营养情况等),出生时状态、出生后患病情况、出生后发育状态及有无口腔不良习惯、不良习惯的类型、发生时间和间隔时间等。了解患儿父母、祖父母、兄弟姐妹和近亲的咬合状态及容貌特征等,必要时可做检查,以确定与遗传的相关性。

二、一般检查

首先检查牙齿状态,包括牙齿形态、龋损、修复情况以及牙槽骨情况,进一步了解上下颌牙弓关系、有无早接触点等咬合状况,观察舌大小及位置、系带附着位置、牙周组织等软组织状态。观察颌面部的左右对称性、面部表情变化,检查口唇及软组织周围状况。观察替换牙齿是否与年龄相符。

三、影像学检查

1. 根尖片 观察乳牙根吸收程度及继承恒牙牙齿发育状况,显示额外牙、缺失牙、阻生牙及牙体、牙周、根尖周病变等情况,为早失牙是否需要进行间隙管理提供参考依据。

2. **𬌗片** 显示额外牙和异位牙在牙列中的位置，牙根病变、腭裂间隙等情况。

3. **全口牙位曲面体层片** 可观察乳恒牙发育的整体状况，了解牙齿数目、牙间关系和牙齿替换状况，同时把握乳牙根吸收程度、恒牙萌出方向及上下颌骨情况。还可用于记录口腔颌面生长发育状况。

4. **手腕骨 X 线片** 牙颌发育与全身发育一致。通过观察手腕部各骨钙化程度，了解骨骼生长发育情况，即骨龄及快速生长期以决定治疗的开始时期。有学者认为左手拇指尺侧籽骨出现后1~2年，是正常青春期快速发育的开始。

5. **头影测量片** 不仅可以通过头颅判断牙列状况，还可通过在特定的头颅定位仪（cephalometer）的严格定位下拍摄的头颅正侧位 X 线片，对牙颌、颅面各标志点描绘出一定的线角进行头影测量分析，从而了解牙颌、颅面软硬组织结构，由浅入深全面观察颌面部组织结构关系以及生长发育变化。需要注意的是，尚缺乏乳牙𬌗的头影测量正常值，除特殊情况外，不建议拍摄乳牙列儿童的头颅侧位片。

6. **锥形束计算机体层摄影（cone-beam computed tomography，CBCT）** 简称锥形束CT，可用于颅面牙颌的三维结构重建。

根据病情的不同选择合适的检查方式，以利于临床诊断与治疗。

四、照相记录

需要记录治疗前、治疗中、治疗后的各种变化。常用面部照相方式，要求眶耳平面与地平面平行，面部表情自然，为观察唇齿关系，可加微笑或大笑像。正面像记录颜面发育是否对称及面部有无其他畸形。侧面像和45°角侧面像显示面部高度及深度异常。口内像包括牙尖交错位时的正位像、左右后牙区侧位像，以及开口时上下牙𬌗面像。

五、取研究模型

口腔印模是指口腔中包括牙及与牙相关的软硬组织形态结构的阴模，反映了口腔软、硬组织的情况。将模型材料灌注于预备的印模内即得到与口内形态完全一致的模型。口内模型是患者牙、牙弓、牙槽突、基骨、腭盖等形态及上下牙关系的精确复制。模型可以弥补临床上口腔检查的不足，在模型上可以从前方、后方、侧方仔细地观察患者的牙𬌗情况。牙弓的形状、大小、对称性，上、下颌牙弓是否协调，纵𬌗曲线及横𬌗曲线有无异常，𬌗关系是否正常等均应在模型上仔细观察并进行测量分析。

六、模型测量与预测分析

模型分析是口腔错𬌗畸形临床诊断、制订治疗计划中的一个重要步骤。治疗前必须有记录患者牙𬌗情况的模型，对模型上的牙、牙排列、牙弓形态及关系的观察、分析，有助于对错𬌗畸形的诊断及治疗计划的制订。

（一）模型的观察分析

从模型上观察牙齿、牙弓、𬌗关系的状况，与口腔检查相比更为准确和便利。口腔模型需要观察的内容有：近远中咬合关系，上下颌中线关系，上下颌前牙覆𬌗（overbite）覆盖（overjet）关系，上下颌牙弓形态与对称性，牙齿数目、形态及牙齿的轴倾度与牙槽嵴顶关系，牙齿的磨耗程度，腭弓高度，系带附着状况等。

（二）测量

通过数字对模型进行客观评价，在观察模型的同时，需采用分规或游标卡尺对以下部位进行测量。

1. **牙冠宽度** 测量在第一恒磨牙前，牙弓内各个牙齿牙冠近远中最大宽度，将各宽度相加，其长度即为牙弓应有长度（图11-1）。

2. **牙弓宽度** 一般测量3部分距离，前段为尖牙牙尖之间的距离；中段为第一前磨牙中央窝的间距；后段为第一恒磨牙中央窝的间距。

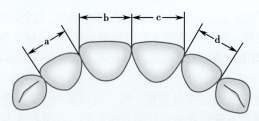

图 11-1　牙弓应有长度的测量示意图

3. **牙弓长度**　以左右第二恒磨牙远中面外形高点线连线为底线,由中切牙近中接触点向连线所做之垂线为牙弓总长度。此长度亦可分为 3 段:中切牙近中接触点至尖牙牙尖连线的垂距为牙弓前段长度;尖牙牙尖连线至第一恒磨牙近中接触点连线之垂距为牙弓中段长度;第一恒磨牙近中面连线至第二恒磨牙远中面连线间垂距为牙弓后段长度。

4. **牙弓现有长度**　即牙弓整体弧度的长度。可用分规或游标卡尺对牙弓弧形长度进行分段测量,一般可将牙弓分为 4 段,即一侧的切牙与尖牙,第一前磨牙近中至第一恒磨牙近中接触点,两侧共 4 段。分段测量其长度后,再将各段长度相加,其总和为牙弓现有弧形长度即为可用间隙(图 11-2)。

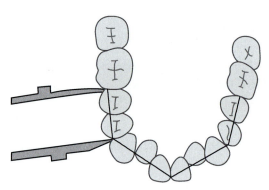

图 11-2　牙弓现有长度的测量示意图(分段法)

5. **基骨测量**　分为基骨长度和宽度两方面。基骨长度是用一种特制仪器,测量中切牙唇侧黏膜移行皱襞处牙槽骨之最凹点到第一恒磨牙远中接触点连线的垂直距离。基骨宽度是测量左右第一前磨牙颊侧移行皱襞处牙槽骨最凹点间的距离。

（三）预测分析

通过模型测量预测牙弓长度,以确定牙列拥挤度的方法称为牙列拥挤度预测法。目前临床常用预测方法主要包括 Moyers 混合牙列分析法、小野回归方程式预测法及牙片预测法等。Moyers 法提供了供临床参考的对未萌出的上下颌尖牙与前磨牙牙冠宽度的预测表,方法简单,但因个体差异,存在一定误差。小野回归方程式预测法根据已萌出的切牙近远中径长度,可估算出侧方牙群(尖牙、第一前磨牙、第二前磨牙)近远中径总和,此法较精确,可靠性大。但在 4 颗切牙未完全萌出时,小野回归方程式预测法需配合其他方法如牙片预测法,才能完成对未萌出侧方牙群近远中径长度的预测。

文本:ER11-1
牙弓长度预测法

牙弓拥挤程度分析:牙弓应有长度与牙弓现有长度之差或必需间隙与可用间隙之差,即为牙弓的拥挤度。根据所测出的结果判断牙列的拥挤度,若拥挤度在 ±1mm 之内,则维持现状,应用被动咬合诱导的方法维持间隙;若拥挤度在 1~5mm 之内,需采用主动咬合诱导治疗,可选用螺旋弓扩大器等扩大间隙来保证牙齿足够的萌出空间;若拥挤度 >5mm,则由于前磨牙近远中径的长度为 7mm 左右,则相当于一个前磨牙的萌出间隙不足,可考虑顺序拔牙法。以上数据在临床应用时还应结合患者的年龄、面型、口腔健康状况等因素,具体确定治疗方案。同时建议患儿咀嚼硬食,避免邻面龋,有利于增加和保存牙弓长度,缓解牙弓拥挤。

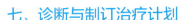

七、诊断与制订治疗计划

在采集了相关信息后,对资料进行综合分析,作出准确的诊断,是制订相应治疗计划的保障。

(一)诊断

包括下列内容:

1. 搜集全部病史资料和检查所得,分析形成错𬌗畸形的可能因素。

2. 根据错𬌗畸形的临床表现结合影响因素确定错𬌗畸形类型。

3. 拟定治疗计划和推测预后。

(二)制订治疗计划

应区别治疗的适应证与非适应证,有些由于生长发育形成的暂时性错𬌗畸形及不良习惯造成的错𬌗畸形,往往可自行调整,确定不能调整者,在监护人知情并同意的情况下进行治疗。

第四节 儿童时期的间隙管理

一、间隙保持的意义和适应证

(一)间隙保持的意义

牙齿在牙弓中保持正确的位置是多方面因素共同作用的结果。乳牙过早丧失,可能导致邻牙向缺隙部位倾斜和对𬌗牙伸长,将可能影响继承恒牙的正常萌出而造成恒牙排列不齐。恒牙列受影响的程度与乳牙早失时患者的年龄、所处的牙列阶段、缺失牙位置和数量相关。乳尖牙或乳磨牙早失后,发生恒牙列错𬌗畸形的机会比无乳牙早失者高3~4倍。同样,对于正在生长发育中的儿童,恒牙的早期丧失,也会引起邻牙移位,导致错𬌗畸形的发生。

儿童牙齿早失后,为了防止邻牙向缺隙部位倾斜和对𬌗牙伸长,应设计间隙保持器来保持早失牙齿的近远中和垂直间隙,保证继承恒牙的正常萌出。

(二)牙齿早失的原因

1. 严重龋病、牙髓病及根尖周病导致牙齿过早脱落或被拔除。

2. 恒牙异位萌出,乳牙根过早吸收,乳牙过早脱落。

3. 牙齿因外伤脱落。

4. 先天性牙齿缺失。

(三)牙齿早失后的间隙变化

乳牙早失后,因邻牙移位,对𬌗牙伸长,使间隙的近远中径和垂直径变小。乳牙早失时患儿年龄越小,牙列越拥挤,间隙变小的可能性就越大。

1. 乳切牙早失 由于恒切牙均比乳切牙大,在颌骨的发育过程中,前牙区牙槽骨增长显著,以容纳恒切牙。所以,乳切牙早失,间隙变小或消失的可能性较小。

2. 乳尖牙早失 乳尖牙常受恒侧切牙萌出时的压迫吸收而早期脱落。间隙极易变小,甚至消失,致使恒尖牙异位萌出。

3. 乳磨牙早失 第二乳磨牙早失导致间隙丧失的情况较第一乳磨牙多见,但上颌第一乳磨牙早失可能影响恒尖牙的萌出。如果第一恒磨牙正在萌出时,磨牙间隙很容易缩小或消失。尤其第二乳磨牙早失,间隙变化明显。

(四)保持间隙应考虑的有关因素

1. 儿童的年龄和牙龄 乳牙丧失时年龄越小,越易造成邻牙倾斜。乳牙接近脱落时拔除,邻牙就很少倾斜移位。

乳牙早失后1个月内牙槽骨出现快速吸收,4个月左右吸收基本终止。如继承恒牙于近期内不能萌出,间隙就会减小,需及时制作间隙保持器。判断继承恒牙萌出的时间对于决定是否制作间隙保持器非常重要。通常根据年龄来判断牙齿萌出时间。由于牙齿萌出时间差异很大,牙龄往往与实际年龄不完全相符,可根据X线片所显示牙冠和牙根矿化与形成的情况推测牙齿发育的程

动画:ER11-2
乳牙早失后间
隙缩小

度和可能萌出时间。研究发现大多数牙齿是在牙根发育 2/3 左右才萌出。用这种方法预测早失牙的继承恒牙萌出时间较使用牙齿萌出的平均年龄更可靠。需要注意的是，乳牙的早失也会使继承恒牙的萌出时间提前或延后。有学者研究报告 7 岁前第一乳磨牙早失使下方的继承恒牙推迟萌出，7 岁后第一乳磨牙早失则使继承恒牙提前萌出。这种影响随年龄增长而减少。例如 4 岁时乳磨牙早失其继承恒牙约推迟 1 年萌出，萌出时牙根已发育完成。如同一乳磨牙 6 岁时丧失，则其继承恒牙约推迟 6 个月萌出，萌出时牙根发育接近完成。

2. 恒牙胚发育情况　通过 X 线片了解继承恒牙牙胚发育情况，有无扭转、弯曲和异位，能否正常萌出。还要注意观察恒牙牙胚表层覆盖的骨质厚度及其是否完整，来预测继承恒牙萌出时间。若骨质已被破坏，即使牙根发育不足，牙齿也可能提前萌出；若覆盖的骨质完好且较厚，则恒牙胚近期内不会萌出。

根据 X 线片可确定有无继承恒牙牙胚存在。若恒牙先天缺失，则应与正畸、修复医师会诊，综合观察全口牙咬合情况，决定保持间隙以后义齿修复或使邻牙前移以关闭间隙。

3. 牙齿萌出的先后顺序　应观察早失牙的邻牙与正在发育及萌出牙齿之间的关系，判断是否需制作间隙保持器和应用何种间隙保持器。

第一乳磨牙早失的影响取决于咬合发育的阶段及第一恒磨牙和恒侧切牙萌出情况。如第一乳磨牙在第一恒磨牙活动萌出时丧失，则后者之近中倾斜移动力施加于第二乳磨牙，使第一前磨牙所需的间隙缩窄。同样，如第一乳磨牙在侧切牙活动萌出阶段丧失，则可能导致乳尖牙向远中移位，使中线向远中偏移。在下颌则造成下颌前牙向舌侧倾斜，加深覆盖。

第二乳磨牙早失后，第二恒磨牙和第一恒磨牙的发育萌出情况对第二前磨牙的萌出影响较大。当第二恒磨牙早于第二前磨牙萌出时，将对第一恒磨牙近中移位起强大的推动作用，第一恒磨牙占据第二前磨牙的位置。如第二乳磨牙丧失在第一恒磨牙萌出之前，有可能使第一恒磨牙萌出之前即向近中移位，从而使第二前磨牙阻生或异位萌出。如第二乳磨牙丧失在第一恒磨牙萌出之后，第一恒磨牙亦常向近中移位使第二前磨牙阻生。因此除第二前磨牙先天缺失而有意关闭间隙的病例外，第二乳磨牙早失均应及时制作间隙保持器。

4. 骨量与牙量的关系　若患儿骨量明显大于牙量，患儿牙列中有散在的间隙，无拥挤的趋势，可暂时进行临床观察，选择时机决定是否做间隙保持器。

5. 年轻恒牙早失的间隙处理　恒前牙早失后，短期内牙齿就可能移位。因此，需尽可能早作间隙保持器。如已有间隙缩小或关闭，则应扩展间隙后再制作间隙保持器。

第一恒磨牙是恒牙中患龋率最高的牙齿，临床上因龋丧失的情况比较常见。第一恒磨牙早失后，不论第二恒磨牙萌出与否均会向近中移位。8～10 岁儿童的第二恒磨牙近中移位距离较大。年龄大一些的儿童，如第一恒磨牙在第二恒磨牙萌出之后丧失，第二恒磨牙只向近中倾斜，前磨牙则向远中移位，该侧的其他牙，包括侧切牙都明显地向远中移位，前磨牙远中移位时因失去与邻牙的接触关系还同时扭转，导致创伤性咬合。所以，第一恒磨牙早失应及时采取措施，否则可导致复杂的错𬌗畸形。当第一恒磨牙被拔除时，也可采取使第二、第三磨牙近中前移取代第一恒磨牙的方法关闭间隙，但选择这种治疗必须注意患儿的年龄和适宜的治疗条件。

恒前牙外伤和第一恒磨牙因龋损造成牙齿大面积缺损后也会引起间隙变化，造成错𬌗畸形，应及时恢复外形。

二、间隙保持器的设计和制作

（一）间隙保持器应具备的条件

1. 能保持间隙的近远中距离，防止对颌牙伸长，使继承恒牙顺利萌出。
2. 不妨碍牙齿萌出及牙槽骨高度的增长。
3. 不妨碍颌骨及牙弓的正常生长发育。
4. 恢复咀嚼及发音功能。
5. 维持正常的下颌运动和咬合关系。
6. 不引起邻牙龋损或牙周黏膜组织疾病。

学习笔记

7.制作简单,容易调整、修理,不易变形。

8.设计制作保持器应取得患儿及家长的理解和配合。

（二）间隙保持器的种类

1.**固定式** 带环丝圈式、全冠丝圈式、舌弓式、Nance 弓间隙保持器、远中导板。

2.**活动式** 可摘式间隙保持器。

（三）各种间隙保持器的优缺点

各种间隙保持器的优缺点见表11-1。

表 11-1 各种间隙保持器的优缺点

间隙保持器	优点	缺点
固定式	不需取戴	无咀嚼功能
	维持近远中径可靠	垂直距离不能保持
活动式	维持近远中径、垂直距离可靠	不合作者效果差
	恢复咀嚼功能	
	美观、便于发音	
	预防口腔不良习惯	

（四）间隙保持器的适应证和制作技术

1.**带环丝圈式间隙保持器**（图11-3）**与全冠丝圈式间隙保持**（图11-4） 带环/全冠丝圈式间隙保持器（band/crown loop space maintainer）是在选择的基牙上装配带环（全冠），在缺失牙处通过弯制的金属丝来维持缺隙的近远中距离。

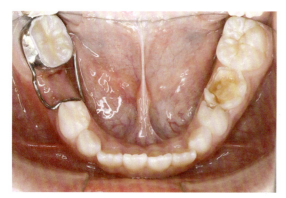

图 11-3 带环丝圈式间隙保持器（85 牙缺失）
（空军军医大学口腔医学院王小竞医师提供）

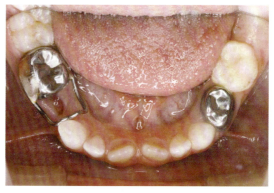

图 11-4 全冠丝圈式间隙保持器
（空军军医大学口腔医学院王小竞医师提供）

（1）适应证

1）单侧第一乳磨牙早失。

2）第一恒磨牙萌出后,单侧第二乳磨牙早失。

3）双侧各有单颗乳磨牙早失,用其他间隙保持器装置困难的病例。

（2）制作技术

1）基牙的预备:带环（全冠）试戴,合适的状态下取印模。

2）设计外形线:在工作模型上设计丝圈位置,丝圈的颊舌径要比继承恒牙的冠部颊舌径稍宽。丝圈与尖牙接触的位置要在远中面外形高点或此点稍下方。与第一恒磨牙接触点应在近中外形高点处。

3）丝圈的制作:用 0.9mm 直径的不锈钢合金丝,从与乳尖牙或第一恒磨牙接触部开始弯曲,与带环（全冠）的焊接部位在颊舌角部,焊接后打磨抛光。

4）带环（全冠）丝圈式间隙保持器装戴:先试戴带环（全冠）丝圈式间隙保持器,检查丝圈与牙及黏膜的接触情况后,用粘接剂粘于牙上。

带环（全冠）丝圈式间隙保持器尽量不要跨越多个牙位，因过长的丝圈强度不足以抵抗咬合力而易折断。

带环式间隙保持器一旦不需间隙保持，需拆除带环。全冠式间隙保持器一旦不需间隙保持，可去除金属丝圈，保留金属冠至乳牙脱落。

2. 远中导板式间隙保持器（distal shoe space maintainer）

（1）适应证：适于第二乳磨牙早失、第一恒磨牙尚未萌出或萌出中。用第一乳磨牙作基牙，戴入预成的或自制的合金全冠，冠的远中端焊接弯曲导板，插入牙槽窝内，远中导板贴合于未萌出的第一恒磨牙的近中面。

（2）制作技术

1）基牙预备：选择合适的第一乳磨牙金属成品冠，或取牙模制作第一乳磨牙的全冠。

2）X线测量：从X线片上测量远中导板的长度及高度，其高度应伸展到第一恒磨牙外形高点下1mm。

3）制作牙模：将X线片上测量的长度及高度标记在牙模上，并在牙模上制作必要的间隙，为插入导板做准备。

4）远中导板制作：用宽约3.8mm、厚约1.3mm的预成腭杆，弯曲成合适的角度，插入牙模制作的间隙中，保持与对颌无接触状态，最后焊接于第一乳磨牙的预成冠远端，抛光。

5）粘接：拔除第二乳磨牙，止血后，试戴保持器，也可再次行X线检查，观察与第一恒磨牙的关系是否合适，必要时可再做调整，合适后用水门汀粘接。

3. 舌弓式间隙保持器（lingual arch space maintainer）（图11-5）　在两侧第二乳磨牙或第一恒磨牙上固定带环，用不锈钢丝依牙弓形态弯制舌弓焊接于两侧带环的舌侧，以保持牙弓周长的下颌固定式间隙保持器。多用于下颌乳牙列及混合牙列侧方牙群早失，需要保持尖牙-前磨牙的萌出间隙的病例。通常在下颌切牙萌出后使用，以免影响其萌出及正常排列。

ER11-3
画廊：ER11-3
舌弓式间隙保持器

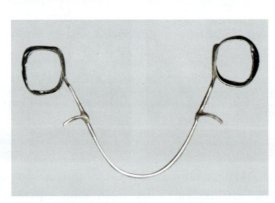

图 11-5　舌弓式间隙保持器

（1）适应证：在两侧各有第二乳磨牙或第一恒磨牙为基牙时，适应证如下：

1）乳尖牙早失。

2）多颗乳磨牙早失，特别是近期有个别继承恒牙即将萌出仍需保持牙弓长度者。

3）患儿不能合作配戴可摘式功能保持器。

（2）制作技术

1）在基牙上试戴带环，取印模。

2）在模型上设计外形线，将舌弓的前方设定在下颌切牙的舌侧，前端贴近下颌前牙颈部并远离黏膜1~1.5mm，并在间隙部的近中设计支撑卡。

3）将0.9mm直径的金属丝弯成舌弓，最后焊接。

4）用粘接剂粘接到基牙上。

在下颌前牙区，舌弓外形线应与舌隆突相接。对于未完全萌出的恒牙，不要人为地造成牙齿萌出方向的改变，所以外形线不要与牙齿贴合（绕过该牙）。

画廊：ER11-4 Nance 弓式 间隙保持器

画廊：ER11-5 可摘式间隙保持器

4. Nance 弓（腭托）式间隙保持器（Nance maxillary holding arch） 与舌弓式间隙保持器的用途一致，用于上颌缺牙间隙的保持。

制作技术：基本制作技术和舌弓式间隙保持器一致。不同的是腭侧弧线的前方通过上腭皱襞，在此处的金属丝上放树脂，制作树脂腭盖板，压在腭盖顶部，从而防止上颌磨牙的近中移动，有利于固位。

5. 可摘式间隙保持器（removable space maintainer）

（1）适应证：乳磨牙缺失两颗以上者，或两侧乳磨牙缺失，或伴有前牙缺失。可摘式间隙保持器相当于简易版局部义齿，它不仅能保持缺牙间隙的近远中长度，而且能保持垂直高度和恢复咀嚼功能。从美学角度看，可以改变患儿的颜面外形，特别是前牙缺失造成的上唇凹陷。恢复因缺牙造成的语音功能障碍，改进和克服口腔不良习惯，然而这种保持器需要患儿的密切合作。

原则上不用固位卡环。尤其应当避免在乳尖牙上使用卡环固位，因为它可影响乳尖牙间宽度的发育。

（2）制作技术

1）制取牙模和𬌗关系记录。

2）设计外形：原则是唇颊侧不用基托，避免影响牙槽骨的正常生长发育。基托的外形线亦应随着年龄的增加做相应的改变：①4岁之前，基托外形线应位于牙槽嵴顶到前庭沟距离的1/2以内；②4～5岁之前，基托外形线应位于牙槽嵴顶到前庭沟距离的1/3以内；③5～6岁之前，基托外形线应位于牙槽嵴顶到前庭沟距离的1/4以内。第二乳磨牙或第一恒磨牙近中面的倒凹，给保持器提供了一个较好的固位条件，可利用单臂卡环固位，前牙部位的舌侧基托应离开舌面1～2mm，避免前牙移位。

3）卡环和唇弓：在上颌第二乳磨牙或第一恒磨牙可放箭头卡或单臂卡环，在下颌采用单臂卡环。在恒切牙未完全萌出时，尽量避免在尖牙上使用卡环固位，以免影响尖牙区牙弓宽度的增长。下颌两侧乳磨牙缺失，也可不设计卡环，将基托延长至远中基牙的舌侧中部，靠基托来固位。但应考虑到基托延伸过长，可引起不适，还容易造成菌斑堆积，易引发义齿性口炎和基牙龋齿。

（五）间隙保持器配戴后的管理

间隙保持器的适用对象是正在生长发育中的儿童，应定期检查。原则上3～6个月应定期检查一次，主要检查以下几个方面：

（1）确认装置是否达到间隙保持的目的；

（2）是否影响继承恒牙萌出及造成口腔软硬组织损伤；

（3）有无造成破损，是否需要更换；

（4）是否需调整咬合关系；

（5）患儿是否已经习惯，可摘式能否坚持配戴；

（6）是否影响牙齿生理性移动及颌骨发育；

（7）患儿的口腔卫生状态，有无新发或继发龋，及口腔不良习惯；

（8）根据需要确定复诊时间及拆除时间。

（六）间隙恢复装置（space regaining appliance）

由于乳牙的龋损和早期缺失，引起牙弓长度缩短，第一恒磨牙近中移位，这时必须推第一恒磨牙向远中移动，使第一恒磨牙回到正常位置，从而恢复丧失的间隙，以利于恒牙的整齐排列。此时，应确认没有骨性因素的咬合异常及牙量骨量不调，并根据混合牙列间隙分析来预测间隙不足程度，恢复间隙要了解与牙齿移动有关的生物力学知识。若情况复杂，需综合判断，必要时应与正畸科会诊。

间隙恢复装置（space regaining appliance）包括：

1. 局部固定式间隙扩展装置 适用于缺牙间隙的近远中邻牙均向缺牙间隙移动的病例。近远中邻牙放置带环，分别在带环颊面焊接单管或双管，为固定结扎丝用。用直径0.8mm钢丝弯曲成弧形。选用螺旋弹簧，放置于两邻牙间，每次加力拉长1mm。最后，粘接近远中邻牙带环，将弧形弓丝贯穿邻牙的圆管及螺旋弹簧并结扎固定于近中邻牙的圆管内。近远中邻牙有间隙者可用

185

托槽代替带环,将弧形弓丝及螺旋弹簧固定于托槽上。

2. **活动式间隙扩展装置** 有几种不同类型的装置,在活动矫治器上使用指簧、纵簧、橡皮圈或螺旋弹簧等。将近中移位的牙齿向远中移动,这种活动式的间隙扩展装置要求在固位好、有满意的支抗装置、患儿能很好地合作时使用。

3. **口外弓推磨牙向远中移动** 常用于远中移动上颌第一磨牙。在轻度上颌前突或轻度拥挤的不拔牙病例及由于上颌第一恒磨牙近中前移造成的替牙障碍等情况下,推上颌第一磨牙远中移动而获得间隙。

第五节 牙列发育期咬合紊乱的早期矫治

咬合发育异常往往开始于学龄前儿童和混合牙列期少年,有些是先天的发育异常,如额外牙、牙瘤等,还有的可能是婴儿出生时使用助产器具造成的骨骼异常,如乳后牙反𬌗,而有相当一部分是牙齿疾病或口腔不良习惯造成的咬合异常,如牙齿异位萌出、偏侧咀嚼等。这些异常需要给予及时地适当纠正,以避免严重错𬌗畸形的出现。因此,口腔医师在对患儿进行口腔检查时,应全面检查牙列、咬合及软组织是否正常,发现异常情况要向家长说明,争取家长的理解和配合,选择最简单而有效的治疗方法,做到早期治疗。

一、乳前牙反𬌗

前牙反𬌗(anterior crossbite)是指在牙尖交错位时,前牙呈反覆𬌗、反覆盖关系,俗称"地包天",是我国儿童中较为常见的一种错𬌗畸形。前牙反𬌗可由不良习惯或颌骨创伤造成,有少数是遗传性的安氏Ⅲ类错𬌗。乳牙列期前牙反𬌗可分为牙性、骨性和功能性前牙反𬌗。牙性乳前牙反𬌗主要是因为上下颌乳前牙牙轴倾斜度异常、乳尖牙过长,乳牙早失等所致。骨性乳前牙反𬌗是指上颌骨发育不足和/或下颌骨过度生长等造成上下颌骨矢向关系不调。功能性乳前牙反𬌗是指由于存在乳前牙的咬合干扰,或者由于扁桃腺增大、不良习惯、舌体肥大等原因,诱导下颌前伸导致前牙反𬌗。牙性前牙反𬌗多伴有功能性前牙反𬌗。反𬌗在可能条件下应尽早治疗。

反𬌗的早期矫治主要是避免因前牙反𬌗造成对上颌骨及前部牙槽骨发育的阻滞,早期治疗疗程短,方法简单且费用低,在建𬌗后,儿童能配合的情况下,应尽可能及早开始治疗。乳前牙反𬌗最佳的治疗时间为3~5岁,疗程一般为3~6个月。对于少数骨骼畸形比较明显的疾病,应请正畸医师会诊。

(一)乳前牙反𬌗的病因

1. **遗传因素** 除询问家族史外,还应注意分析其父母和亲属的牙型、骨型,确认患儿有无家族遗传背景。据有关资料统计,近50%的患者1~3代的血缘亲属中有类似错𬌗存在,同时也会受到环境因素的影响。

2. **先天性疾病** 腭裂患者上颌骨发育不足,易造成前牙反𬌗及近中错𬌗。

3. **全身性疾病** 佝偻病、内分泌紊乱患者,其钙代谢障碍或脑腺垂体功能亢进,常导致严重的下颌前突畸形。由于腭扁桃体或舌扁桃体的慢性炎症或肥大导致呼吸不畅而前伸下颌,以扩大咽腔间隙,日久可导致下颌前突。

4. **后天局部原因** 造成乳前牙反𬌗常见的后天局部因素有以下方面:

(1)奶瓶哺乳不良姿势:如婴儿平卧自抱奶瓶吸奶,下颌需向前用力吸吮,易引起乳前牙反𬌗。

(2)乳尖牙磨耗不足:乳尖牙牙尖突出牙弓𬌗平面以上,当咬合时可发生创伤性的过早接触,为避免早接触,下颌反射性跳跃地向前移位,以避开创伤位,逐渐形成前牙反𬌗或前牙及一侧后牙反𬌗。

(3)口腔不良习惯:吐舌、吮指、咬上唇、下颌前伸习惯及不正确的人工喂养都可造成前牙反𬌗、下颌前突。

(4)多数乳磨牙早失:因被迫用前牙进行咀嚼,下颌逐渐向前移位,日久可导致下颌前突,前牙反𬌗。

（5）乳磨牙邻面龋：邻面龋使牙冠近远中径减小，可促使牙齿发生移位，形成早接触和干扰，造成乳牙关系不稳，在咬合时易促使下颌向前或前侧方运动，造成前牙或一侧后牙反𬌗。

（二）乳前牙反𬌗的治疗方法

1. 上颌𬌗垫舌簧矫治器　是一种活动矫治器，适用于多颗前牙反𬌗，上颌前牙牙轴舌向或直立，并有轻度间隙不足牙列不齐者。并要求有适当的固位基牙，且患儿可配合配戴活动矫治器。不适用于前牙反覆𬌗较深的患儿，注意𬌗垫有压低后牙、升高前牙的作用，配戴时间太久，会增加前牙覆𬌗。

治疗方法：在上颌腭托两侧后牙上制作𬌗垫，将上、下颌前牙咬合打开，在每颗反𬌗牙的舌面放置双曲舌簧，用以推动前牙向唇侧移动。配戴矫治器后，每1～2周复诊，可打开舌簧1～3mm以加力。其加力大小以使牙齿不发生严重疼痛为度，有少许胀疼或轻度松动均为正常反应。一般4～12周，反𬌗即可解除，逐渐磨低𬌗垫厚度，建立正常的前牙覆𬌗覆盖关系后，即去除矫治器。

2. 下颌斜面导板（lower inclined bite plate plane）　是一种固定式矫治器，适用于反覆盖浅、反覆𬌗深、可退到对刃关系的乳牙反𬌗。因戴入斜面导板时，后牙无接触，有升高后牙的作用，易形成前牙开𬌗，所以不适合反覆𬌗较浅的患儿。

治疗方法：在石膏模型上用自凝树脂制作下颌尖牙间联冠式斜面导板。此导板的斜面向舌方与下颌切牙长轴约呈45°角。咬合时与反𬌗牙接触，与上颌腭侧黏膜组织无接触，后牙面离开2～3mm。反𬌗牙在斜面上发生向前方移动而下颌牙弓向后的作用。

下颌斜面导板粘戴后，应每周检查1次，逐次调磨降低斜度，反𬌗解除后，及时去除矫治器。若配戴时间过长，由于后牙的萌出会造成前牙的开𬌗。

3. 调磨乳尖牙　在功能性乳前牙反𬌗病例中，因上下颌乳尖牙磨耗不足而导致的咬合干扰，是反𬌗的主要病因之一。分次调磨乳尖牙牙尖，可以纠正乳前牙的反𬌗。调磨部位为上颌两侧乳尖牙牙尖和近中切缘以及下颌两侧乳尖牙牙尖和远中切缘（图11-6）。通过调磨以解除咬合干扰，使下颌逐渐后退。一次调磨过多可能会出现牙本质过敏及牙髓炎症状，故应分次调磨。

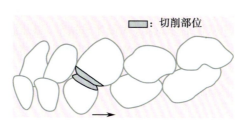

■：切削部位

图11-6　乳尖牙调磨部位示意图

4. 压舌板咬撬法　对于合作程度较高的儿童，个别前牙的反𬌗可以利用较狭窄的木质压舌板进行纠正。儿童可将压舌板放于位置异常牙的腭侧，以颏部为支点对患牙施加唇向用力，一天中至少应保证每小时开展5分钟。主要用于未完全萌出的、间隙充足的个别牙反𬌗，不适用于近完全萌出的牙齿。使用此方法需慎重，需在医师指导下严格把握适应证，避免对颌牙齿的创伤。

二、乳后牙反𬌗

乳牙列期后牙反𬌗（posterior crossbite）的发生率低，分为单颗后牙反𬌗和牙弓性反𬌗，牙弓性反𬌗又分为单侧反𬌗和双侧反𬌗。研究表明，乳牙列期后牙反𬌗未经治疗的患儿，90%以上出现第一恒磨牙萌出后为反𬌗关系，而经治疗者，84%在上、下颌第一恒磨牙萌出后呈正常咬合关系。

乳牙列期后牙反𬌗，不仅对之后的混合牙列、恒牙列期的咬合关系造成恶劣的影响，长此以往还会影响下颌的正常发育，增加下颌永久性偏斜及面部发生不对称的可能性等。因此，后牙反𬌗一经发现，应及时治疗。

（一）乳后牙反𬌗的病因

1. 一侧多数牙龋损，只能用另一侧咀嚼，日久可导致单侧多数后牙反𬌗。
2. 一侧下颌的不正常压力，如长期托腮的习惯，可使下颌逐渐偏向另一侧，引起另一侧多数后牙反𬌗。

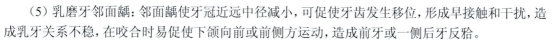

3. 口呼吸患者舌位下降,两颊压力增大,上颌牙弓逐渐变窄,可引起双侧多数后牙反殆。

4. 腭裂患者,特别是腭裂术后瘢痕形成,上颌牙弓宽度发育不足,常有双侧后牙反殆。

5. 舌低位造成下颌牙弓过于宽大,也常引起后牙反殆。

(二)乳后牙反殆的治疗方法

乳牙列期后牙反殆多数伴有上颌牙弓狭窄,并且多数是双侧性狭窄,牙弓形态常常是对称的。此类治疗多采用扩大上颌牙弓的方法。

1. 螺旋扩大器式活动矫治器 用于单、双侧后牙反殆,上下颌牙弓狭窄的乳牙列、混合牙列和年轻恒牙列。对上下颌牙列进行扩弓。螺旋扩大器置于双侧基托中央,上颌位于软硬腭交界处(图 11-7)。

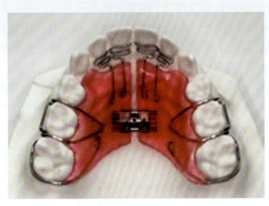

图 11-7　螺旋扩大器式活动矫治器(上颌)

2. 双分裂簧式活动矫治器 其适应证同螺旋扩大器式活动矫治器。分裂簧可用直径 0.8～0.9mm 的不锈钢丝弯制成菱形或椭圆形,扩弓簧放置在上颌双侧乳磨牙舌尖部位。

3. W 腭弓矫治器 适用于双侧后牙反殆、上颌牙弓狭窄、患儿活动矫治器不能合作者。制作磨牙带环,用直径 0.8～0.9mm 的不锈钢丝制作 W 形或四角圈簧,将腭弓与带环焊接成一体。

矫治器粘接及戴入前加力,然后勉强戴入就位,一般经 1.5～2 个月后,取下带环腭弓进行加力,反殆解除后仍需继续戴腭弓保持 3 个月。

三、混合牙列期反殆

滞留的乳切牙(受过创伤或死髓牙)可引起继承上颌恒切牙舌向错位,而导致个别牙反殆最为常见。此外,乳尖牙磨耗不足造成干扰、单侧多数牙龋损造成的单侧咀嚼和口腔不良习惯等均可导致替牙期反殆。少数病例是遗传性的骨性反殆。

治疗可采用上颌殆垫式舌簧矫治器,上颌前方牵引矫治器也适用于混合牙列期反殆的治疗。

当后牙也存在反殆问题时,可采用四眼圈簧或快速螺旋弓扩大器扩大牙弓。

混合牙列期骨性反殆患儿应与正畸医师商榷确定治疗计划。

四、牙列拥挤与顺序拔牙

牙列拥挤在恒牙列最常见,乳牙列则少见,特别在混合牙列期,新长出的恒前牙参差不齐,经常是家长带儿童就诊的原因。儿童在 5、6 岁替牙期前,未出现乳切牙间间隙,即可预示未来的牙列拥挤,应注意定期观察。

(一)由额外牙造成的前牙拥挤

额外牙绝大多数发生在上颌前牙区,造成前牙拥挤。额外牙的处理常常是外科拔除,但其造成的牙列紊乱多数不会因额外牙的拔除而自行消失,必须进行咬合诱导,才能使正在萌出的牙齿恢复到正常位置。

1. 开窗助萌 由于额外牙的阻挡或挤压造成恒切牙萌出困难时,在拔除额外牙的同时必须切除覆盖在阻生牙上的牙龈组织和牙槽骨组织,暴露阻生牙的 1/3～1/2 牙冠,使其自然萌出。如果阻生牙的根发育已接近完成,牙齿萌出潜力不大时,必须设计牵引阻生牙的装置。

2. 治疗切牙扭转 如果额外牙造成切牙扭转,甚至 90° 旋转。在拔除额外牙后应及时作活动矫治器,利用舌簧、唇弓等使扭转牙排入正常牙列。如果恒牙牙根发育达到正常根长 2/3,也可利用固定 2×4 技术纠正牙齿排列问题。如果额外牙牙冠外形近似并有足够长的根,而恒切牙弯曲畸形时,可拔除恒切牙用额外牙取代之。

(二)牙弓长度不足造成牙列拥挤

混合牙列时,严重的牙列拥挤是由于牙弓长度不足,不够容纳牙的数量造成。治疗原则是增大牙弓长度或减少牙的数量。然而,牙弓长度增大是有限度的,一般认为增加 3mm 以内的长度是可能的。严重的牙弓长度不足必须用减少牙数的方法解决。但是在低年龄儿童,牙弓还有一个生长发育的问题。因此,在混合牙列拔牙时,必须对牙弓长度做仔细的分析,确定牙弓长度不足的程度。

顺序拔牙定义为按次序拔除提前选择好的乳牙及恒牙。在顺序拔牙的过程中,首先拔除乳尖牙,其次为第一乳磨牙,最后拔除第一前磨牙。过去用顺序拔牙法解决安氏 I 类错𬌗,经验表明单纯靠拔牙法很少能够形成良好的咬合关系,需要患者保证定期的复查以判断是否有必要进行后续的正畸治疗。序列拔牙还应考虑牙齿替换的顺序,第一前磨牙是第一个替换的后牙,并且在尖牙之前替换。如果患儿是尖牙早于第一前磨牙替换的类型,则不适于序列拔牙。

1. 乳尖牙拔除 当恒侧切牙移位或阻生,或牙弓长度不足使 1～2 颗下颌切牙牙龈退缩,并有牙槽骨破坏时,常常拔除乳尖牙,在下颌放置舌弓以保持下颌第一恒磨牙的位置,并预防切牙舌侧倾斜。Hawley 保持器经常被用于上颌。乳尖牙拔除后恒切牙可沿舌弓排列和自行调整其位置。为防止中线偏移,常常对称性地拔除两侧乳尖牙。

2. 拔除第一乳磨牙 在切牙中度拥挤,无严重错位或阻生时,为防止乳尖牙拔除后造成切牙舌侧倾斜,可对称性地拔除第一乳磨牙,拔除第一乳磨牙对牙弓的生长发育影响不大。结实的第二乳磨牙可阻止第一恒磨牙近中移位,乳尖牙可防止切牙的舌倾,拔牙间隙由拥挤的切牙推挤尖牙渐渐占用。拔除第一乳磨牙可促进第一前磨牙萌出,如果颌骨生长赶上或超越原来的发育不足,第一前磨牙可能不需要拔除。

3. 拔除第一前磨牙 牙列拥挤最终需要拔除恒牙时,常常首先选择拔除第一前磨牙,因其功能较小,而且拔牙间隙便于前牙或后牙利用。单纯重度拥挤,在恒牙期通常是拔牙矫治;没有覆盖、磨牙关系调整等并存问题的病例,在全面考虑矫治方案或请正畸医师会诊后,再确定替牙期是否提前拔除四颗第一前磨牙。

拔第一前磨牙的时间,一般在恒尖牙即将萌出时,在拔牙前必须先用 X 线片检查第二前磨牙是否有先天缺失或畸形,检查恒尖牙的位置是否在第一前磨牙拔除后,能进入其拔牙间隙。如有异常,则不能轻易拔除第一前磨牙。

序列拔牙的关键是第一前磨牙必须是第一个替换的后牙,并且在尖牙之前替换。如果患儿是尖牙早于第一前磨牙替换的类型,则不适于序列拔牙。

五、口腔不良习惯的治疗

儿童口腔不良习惯主要包括:吮指、吐舌、异常唇习惯、口呼吸、偏侧咀嚼及夜磨牙等,均可影响咬合的正常发育。如果不良习惯未能及时克服,会使牙弓内外肌力失衡,牙齿排列紊乱,牙弓形态异常及颌骨形态位置异常,甚至会严重影响颅颌面的生长发育。危害的产生及其程度,依不良习惯的频率、强度及持续时间而异。

据调查,儿童口腔不良习惯发生率为 7.42%～40.06%,女生的发生率高于男生。有口腔不良习惯的群体中错𬌗畸形患病率为 77.43%～89.94%,明显高于自然人群。说明口腔不良习惯在错𬌗形成中起重要作用,应尽早防治。对于由口腔不良习惯导致的错𬌗畸形的治疗,首先应破除不良习惯。

口腔不良习惯可能与心理因素有关,因此对于存在口腔不良习惯的儿童,首先应进行心理疏导。这些心理因素包括亲子关系、生活环境、心理需求得不到满足等。治疗应配合说教法。一方面,指导家长如何去除可能对儿童心理产生不良影响的因素;另一方面,要对儿童讲清不良习惯危害的道理,指导其自行改正不良习惯。然而,说教法能否取得成功与儿童语言的发育程度密切相关。

(一)吮指习惯

吮指多为吮拇指或示指,一般从婴儿3~4个月开始发生,2岁以后逐渐消失。但如果孩子这种习惯持续到3岁以后,会出现牙列或骨的改变,可能造成明显的牙和面部的畸形。有吮指习惯者,常见被吮的手指有胼胝(callus),甚至出现指弯曲。

防治方法如下:

1. 可在被吮吸的手指上涂抹一些对身体无害的苦味剂。

2. 年龄稍大儿童可配戴唇挡矫治器(图11-8)。

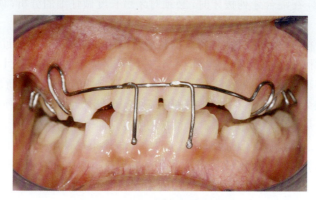

图 11-8 活动式上颌唇挡矫治器
(北京大学口腔医学院葛立宏医师供图)

3. 由于吮拇指引起上颌前突、深覆盖等,可使用前庭盾以及唇挡丝、带环式腭托,有深覆𬌗倾向时可同时使用前牙平面导板。由于吮指习惯引起前牙开𬌗并有继发性吐舌习惯者,可使用带腭刺的上颌活动矫治器。

(二)吐舌习惯

成熟的吞咽模式特点为唇部的放松,舌体位于上颌切牙之后,下颌向上前提升直到后牙接触。这种成熟的吞咽模式在儿童4~5岁以后方能被观察到。舌体位置的异常及吞咽时舌体偏离正常位置通常被认为同前牙开𬌗及上颌切牙前突有关。患儿有伸舌习惯时,经常将舌尖伸在上下颌牙齿之间,形成开𬌗,致上下颌牙齿无接触,若此习惯长期持续,由于舌的中央厚于两侧边缘,所以开𬌗间隙呈梭形,两侧后牙咬合尚属正常范围。

防治方法如下:

1. **带腭刺的上颌活动矫治器** 在上颌活动矫治器的基托上包埋弯制成栅栏形的不锈钢丝(图11-9)。除了吃饭及刷牙以外全日配戴。此矫治器可防止舌前伸,使舌不能吐出,久之可纠正舌的不良习惯。

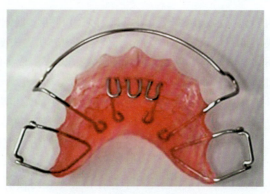

图 11-9 上颌活动矫治器(腭刺)

学习笔记

2. 其他装置 前庭盾、带腭珠的上颌固定矫治器。前庭盾主要用于伴开𬌗的 6 岁以上的儿童,这种方法还可产生唇功能训练作用。带腭珠的上颌固定矫治器是将套有腭转轮的腭杆焊在磨牙带环上。其原理是通过腭转轮刺激舌有意识地使之转动,从而产生主动的舌功能训练作用。

(三)异常唇习惯

咬唇习惯多发生在 6～15 岁。以咬下唇多见,女孩较男孩多见。

治疗方法如下:

1. 诱导治疗 可在下唇涂苦味剂或经常提醒患儿,但对已造成错𬌗者,效果较差。

2. 前庭盾 可使唇与牙隔离,防止吮吸。

3. 添加唇挡丝的上颌活动矫治器或下颌唇挡矫治器可纠正咬下唇习惯,但无唇功能训练作用(此法也可矫治吮指习惯)。

(四)口呼吸

1. 临床表现 主要有:下颌及舌下降,唇肌松弛,开唇露齿,唇外翻,上颌前牙前突,上颌牙弓狭窄,腭穹高拱,形成开𬌗和长面畸形。

2. 治疗方法

(1)消除病因:首先应治疗急性或慢性呼吸道疾病,方可从根本上纠正口呼吸,也有利于所致错𬌗畸形的矫治。

(2)快速扩弓:用开展快速扩弓的方法能在短期内获得显著的改善。后牙横向关系正常者,快速扩弓可出现短暂接触不良,但当矫治器去除以后,随着咬合的调整,𬌗关系可在短期内恢复正常,而口呼吸症状得以改善。

(3)前庭盾:是较为常用的矫治器,在口呼吸患者,前庭盾可帮助建立口腔的前部封闭,而使口呼吸终止,也可以间接地诱导舌回到正常位置并帮助建立口腔的后封闭。

(五)偏侧咀嚼

单侧乳牙或恒牙早失,或一侧锁𬌗不能咀嚼,或单侧龋损严重,因此只能用对侧牙齿咀嚼,久之成为习惯,难以改正。主要症状:下颌牙弓出现偏移动,下颌前牙中线也向对侧偏移。治疗原则:纠正偏侧咀嚼,首先必须去除病因,治疗龋齿,缺牙应予修复或作功能性间隙保持器,错𬌗畸形也应进行治疗。然后教患者加强废用侧的咬肌锻炼,使用该侧咀嚼。全口进行调磨,使其能咀嚼自如,鼓励患者交换使用两侧牙齿咀嚼。

(六)夜磨牙习惯

约有 15% 的儿童和青年人有一定程度的夜磨牙。目前对夜磨牙的病因学争论较多,其中牙源性的因素及精神因素是争论的焦点。治疗方法如下:

1. 𬌗的介入治疗和𬌗重建途径 指运用𬌗垫、修复、调𬌗和正畸治疗等手段,解除𬌗干扰,建立良好的𬌗平衡,以减轻或消除磨牙症。对于牙齿已经磨损,患病时间较长的患儿可制作全牙列𬌗垫,避免𬌗干扰,在夜间睡眠时戴用,防止继续磨损和治疗夜磨牙习惯。

2. 心理和行为学途径 嘱患者消除精神紧张、缓解情绪压力对磨牙症的治疗有正面效应;心理方面的自我暗示和催眠对磨牙症均有一定的疗效。

3. 其他方法

(1)改善睡眠姿势,特别是注意避免俯卧位和侧卧位的睡眠姿势,对儿童夜磨牙症状的改善有明显的作用。

(2)咀嚼肌按摩对治疗儿童磨牙症有一定的疗效,每次患儿发作,便用拇指和中指卡在患儿的双侧咀嚼肌上轻轻按摩,可旋转或上下左右移动按摩,直至患儿停止磨牙,再轻轻按摩 1 分钟左右,注意尽量不要惊醒患儿。

第六节 咬合紊乱的早期预防

儿童咬合紊乱和错𬌗畸形与胚胎期的牙胚发育和各牙列期的发育状况有关。通过定期检查发现全身及局部不良因素并及时去除,纠正已有的轻微异常或异常趋向,使牙列顺利建𬌗,颌骨和颜面协调发育，保证儿童咬合功能及心理发育健康。

一、孕期的预防

母亲的身体、心理健康及营养等内外环境对儿童咬合的发育非常重要。除注意保持孕妇身心健康、注意营养外，还应避免其患急性发热性疾病以及特定时期的病毒感染、过量放射线照射，避免摄入过多的烟、酒、咖啡和化学药品等。

二、婴幼儿时期的预防

1. 提倡母乳喂养，姿势为 45° 斜卧或半卧位。人工奶瓶喂养应注意角度。奶头不宜过大，与婴儿嘴外形吻合。

2. 避免婴幼儿头部长期处于一种睡眠体位，防止头部受压侧变形影响颌面部正常发育。

3. 去除不良口腔习惯，尤其应注意幼儿有无吮指、咬唇、咬物或吐舌等不良习惯。

三、儿童时期的防治

1. **调整饮食结构** 目前普通食物多软、黏，对儿童咬合发育造成不利影响。长期食用过软食物，不利于牙颌的正常发育。在注意补充营养的基础上，还应注意根据牙齿的发育阶段，摄入一定硬度的食物。

2. **防治龋病** 应养成良好的口腔卫生习惯，重视对儿童龋病的定期检查和防治。一旦发生龋损，应及时进行治疗，并注意恢复乳牙牙冠的正常外形。

3. **防治耳鼻喉疾病** 如腺样体肥大、扁桃体过大、慢性鼻炎、鼻窦炎等疾病。

4. **关注儿童心理健康** 儿童的许多不良习惯，是由于得不到心理满足引起的。拥抱、抚摸、引逗等亲昵动作及母乳哺养，母亲的依偎、微笑及照顾，可使婴幼儿产生愉快和安全感，也可预防口腔不良习惯的形成，应向家长和社会进行宣传。

（王小竞　葛立宏）

课后思考题

1. 什么是咬合诱导？
2. 乳牙早失的原因有哪些？
3. 各种类型间隙保持器的适应证是什么？
4. 口腔不良习惯有哪些？可能造成的错𬌗畸形分别是什么？
5. 造成乳前牙反𬌗的病因主要有哪些？何时为其最佳治疗时间？主要包括哪些治疗方法？

参考文献

1. JIMMY R P，PAUL S C，HENRY W F，et al. Pediatric Dentistry: Infancy Through Adolescence. 4th ed. Amsterdam: Mosby，2005.
2. DAVID R A，RALPH E M，JEFFREY A D. McDonald and Avery's Dentistry for the Child and Adolescent. 9th ed. St.Louis: Mosby Elsevier，2010.
3. 邓辉. 儿童口腔医学. 北京：北京医科大学出版社，2005.
4. 曾祥龙. 口腔正畸学. 第5版. 北京：人民卫生出版社，2008.
5. 于世凤. 口腔组织病理学. 第6版. 北京：人民卫生出版社，2007.
6. 皮昕. 口腔解剖生理学. 第6版. 北京：人民卫生出版社，2007.
7. 町田幸雄. 乳歯列期から始めよう咬合誘導. 東京：日本一世出版会社，2005.
8. 町田幸雄. 交換期上手に利用した咬合誘導. 東京：日本一世出版会社，2009.

第十二章 儿童口腔外科治疗

>> 内容提要

　　儿童口腔科的临床诊疗中,有很大一部分涉及口腔颌面外科的内容。本章针对儿童患者的生长发育(包括生理和心理)特点,对常用的儿童口腔外科治疗技术进行了介绍,重点阐述了儿童牙槽外科治疗及一些口腔软组织手术的临床特点和方法。

第一节　儿童局部麻醉

一、局部麻醉的目的

　　对疼痛(pain)的控制是儿童行为管理(management of children's behavior)的重要内容之一。如果在牙齿治疗过程中儿童有过疼痛的体验,将有可能会使他们对口腔治疗的认识产生不利影响。因此,在儿童就诊过程中将不适感减小到最低并消除或控制疼痛是非常重要的,做到这一点要采取的重要和有效的方法是局部麻醉(local anesthesia)。

二、常用局麻药

　　目前,儿童常用的局麻药有酰胺类利多卡因、阿替卡因、甲哌卡因和酯类奥布卡因。

　　1. 利多卡因(lidocaine)　局麻作用较强,其维持时间亦较长,并有较强的组织穿透性和扩散性,临床上主要以 1%～2% 利多卡因行神经阻滞麻醉和局部浸润麻醉,4% 利多卡因可进行表面麻醉。

　　2. 阿替卡因(articaine)　目前临床上最常用的局麻药,该药的组织穿透性和扩散性较强,给药后 2～3min 出现麻醉效果,临床上常用的药物浓度是 4%,可以根据药物说明书选择神经阻滞麻醉或局部浸润麻醉。

　　3. 甲哌卡因(mepivacaine)　常用的药物浓度是 2%～3%,可进行神经阻滞麻醉或局部浸润麻醉,低浓度的甲哌卡因因为毒性低,被认为用于低龄儿童患者更安全;5% 甲哌卡因喷雾剂可进行表面麻醉。

　　4. 奥布卡因(oxybuprocaine)　属于酯类局部麻醉药,多用于表面麻醉,临床上常用的药物浓度是 1%,最大用量为 1.5mg/kg。其结构与普鲁卡因相似,能阻断感觉、运动和自主神经冲动的传导,抑制伤害感受器的兴奋,使局部疼痛暂时消失。其麻醉强度为丁卡因(tetracaine)的 2 倍,本品还具有抗菌作用和抗血小板聚集作用,对本品或苯甲酸酯类局麻药过敏者禁用。

三、儿童局部麻醉的方法

　　儿童口腔科常见的局部麻醉方法有表面麻醉法、浸润麻醉法和传导阻滞麻醉法。

(一)表面麻醉法

　　表面麻醉法(superficial anesthesia)用于注射针刺部位的麻醉,极松动的牙齿拔除或去除表浅的牙齿碎片及上橡皮障(rubber dam)时牙龈的止痛,表浅的黏膜(mucosa)下脓肿切开,口角炎

193

(angular stomatitis)以及阿弗他溃疡(aphthous ulcer)的暂时止痛，龈上牙石去除时止痛等。为了减少儿童针刺时的疼痛，可在注射前应用表面麻醉；对于有强烈呕吐反射的儿童也可在上腭和舌根黏膜处涂抹麻醉剂。

表面麻醉剂有喷雾剂型、液体型和糊剂型。喷雾剂型直接使用时，要注意防止患儿大量吸入肺部而引起中毒。液体型用小棉球或海绵蘸药涂抹，但易发生药液流失。糊剂型滞留性和麻醉效果较好。

表面麻醉剂使用前要隔湿，用药仅限于手术部位，注意不要使唾液流入，还要防止流到舌或咽部而吞咽。表面麻醉剂涂上后，一般2～3分钟即可产生麻醉效果，但不同药物之间有差别，应仔细阅读说明书。

（二）浸润麻醉法

儿童口腔科临床使用局部浸润麻醉(infiltration anesthesia)的情况较多，根据所要麻醉的不同区域选择针刺部位。儿童上下颌骨骨质较疏松，使用局部浸润麻醉效果较好。

口腔内的感觉，特别是痛觉，牙龈(gingiva)的唇颊侧移行处和软硬腭交界处较敏感，龈缘(gingival margin)和牙间乳头(interdental papilla)部比较迟钝，口底部黏膜最为敏感。在牙龈的唇颊侧移行皱襞部位浸润麻醉，对于骨壁较薄的前牙部位和呈海绵状骨的上颌磨牙(maxillary molar)部位有效。为了减少麻醉后的唇或颊部黏膜咬伤，应选用毒性小、作用时间短的局部麻醉药。

浸润麻醉注射时疼痛主要是进针时及注射中压力过大引起的。为了减轻进针时疼痛，可先采用压迫麻醉区域或表面麻醉后，再行浸润麻醉注射。对于注射麻醉药时压力过大引起的疼痛，可采用慢、稳、轻的方法，简称SGL法(slowly, gently, lightly)。唇颊牙龈移行部组织疏松，刺入时较痛，注射时强压引起的疼痛较小。牙间乳头、龈缘部位和腭部刺入时疼痛较小，药液注入时需较大压力才能将药液注入，会产生注射疼痛和不适。骨膜下注射可发生激惹痛，也容易伤及骨膜，应尽量避免使用。

在牙体预备(tooth preparation)和牙髓治疗(endodontic treatment)时，也可选用牙周膜(periodontal ligament)内注射法或髓腔内注射法。

牙周膜内麻醉注射时有一定的抵抗感，为了防止压力过大引起疼痛，注射要尽量慢，10～20秒，一个根只注射0.2ml即可奏效。这种麻醉法有其独特的优点，即麻醉效果出现快，消失快，可减少小儿易发生的咬伤，可左右两侧牙同时用药；用橡皮障时，可从旁边的空隙注射等。采用牙周膜内注射时还应注意以下问题：牙周膜不健全的患儿不易收到良好的效果；操作方法不当可引起疼痛；由于上颌磨牙有三个根，所以刺入点也较多；快速注入牙周膜时可引起炎症。

髓腔内麻醉注射是将麻醉剂直接注入牙髓组织，多用于浸润麻醉或阻滞麻醉效果不佳的病例，或作为牙周膜内注射的追加麻醉。操作前应告知患者，使患者有思想准备，避免注射时突然的疼痛而发生意外。从穿髓孔处进针，先麻醉冠髓，然后将针头沿根管推进，缓缓加压，注入少量麻醉剂至根髓。由于注射时要有一定压力，故穿髓孔不能太大，以免麻醉剂外溢。髓腔内注射法麻醉作用迅速，由于麻醉剂用量较少，一般无毒副作用，麻醉范围局限，不伴有唇、颊、舌等其他部位的麻醉。髓腔内注射进针时较疼痛，不易被患者接受，故一般不单独采用该方法，同时，操作有一定难度，若进针时针头与根管贴合不紧密，不仅疼痛明显，且不能保证麻醉效果。因注射药量有限，露髓孔小等因素的限制，对后牙有可能需要从多点注射。

计算机控制下的局部麻醉注射系统(computer-controlled local anesthesia delivery, C-CLAD)可有效减轻麻醉注射时的不适，这一技术目前在我国儿童口腔科已得到比较广泛的应用。该技术通过控制麻醉药物的流出速度，从而很好地避免了注射过程中局部压力增大，而将患者的不适和疼痛降到最低，其最低注射速度为0.005ml/s。

目前计算机控制下的局部麻醉注射系统多配置手持式注射针，术者通过执笔式握持，避免了传统的注射器外形，可以减轻患儿的注射恐惧。

计算机控制下的局部麻醉注射系统在临床上除可用于常规神经阻滞麻醉及局部浸润麻醉外，根据其缓慢地可控地输注麻药的特点，适用于牙周膜注射麻醉(periodontal ligament anaesthesia)，简称PDL技术。

（三）传导阻滞麻醉法

传导阻滞麻醉法（block anesthesia）在儿童口腔科局部治疗中应用相对较少，其原因是：①由于儿童自制力差，传导阻滞麻醉注射过程中产生的疼痛有可能使患儿体位突然改变，存在针头折断或血管神经损伤的危险；②麻醉剂注入血管可能会引起中毒或血肿；③传导阻滞麻醉由于长时间的局部麻木易造成咬伤；④小儿生长发育变化较快，很难把握其准确的解剖位置，容易引起麻醉并发症。因此，近年来，儿童口腔科医师常使用局部浸润麻醉。对于多颗牙齿治疗，或在进行外科手术时，需要长时间处置的情况，可选择传导阻滞麻醉。

四、儿童局部麻醉的操作要点

（一）儿童上颌磨牙的麻醉

上牙槽中神经与上牙槽后神经支配着乳磨牙区，有着复杂的交通。覆盖第一乳磨牙的骨板较薄，可以在根尖处注射麻醉药来麻醉。但在乳牙列和早期混合牙列的第二乳磨牙和第一恒磨牙的颊根却被较厚的颧突覆盖，致使根尖区的骨膜上麻醉效果较差，应同时在上颌结节区上方注射，阻滞上牙槽后神经。应注意上颌结节后方存在翼突静脉丛，在上颌传导麻醉时应注意此处容易引起血肿或麻醉药液注入血管内。

麻醉上颌第一、第二前磨牙时，在黏膜转折处注射麻醉药至根尖稍上方即可。由于在前磨牙萌出时上颌骨在垂直及水平方向上的生长，使得颊侧骨板较薄，可被麻醉药渗透。注射应缓慢，并尽量使麻醉药远离骨面。对上颌乳磨牙和恒前磨牙有痛治疗前，应行上述颊侧麻醉。如果上橡皮障，应在该牙的腭侧龈缘处注射1～2滴麻醉药以减轻不适，这种方法比腭前神经麻醉的疼痛要小。当要拔除乳磨牙或前磨牙或腭部手术时，才注射麻醉腭前神经。

麻醉上颌第一、第二恒磨牙时，应让儿童半张口以侧方牵拉颊和唇。医师的左手指尖置于黏膜转折处，旋转使指甲紧贴黏膜，指腹贴住颧突后面。手指应与𬌗平面呈适当角度，并与患者的矢状面呈45°角，注射时进针方向同手指指向，进针点位于第一恒磨牙远中颊根的移行皱襞处。如果第二恒磨牙已萌出，应在其上方进针，针尖向上向远中走行，在根尖处注射麻醉药。为了使第一恒磨牙麻醉效果更好，还应在其近中颊根对应的移行皱襞处行骨膜上麻醉。

（二）儿童上颌前牙的麻醉

局部浸润麻醉用来麻醉乳前牙，其注射点应比恒前牙靠近龈缘，且麻醉药尽量在靠近颌骨处注射。在移行皱襞处进针后，将针前进一些（最多2mm）再注射，因为上颌前牙的根尖与移行皱襞在同一水平。牵拉儿童上唇以使针尖穿入组织而不是向上直接进针，其效果较好。

麻醉恒中切牙时在黏膜皱襞处进针，使麻醉药缓慢注入根尖稍上方，因为中切牙有可能同时受对侧的神经支配，因此，要想获得理想的麻醉效果就必须在对侧中切牙的根尖处注射少量麻醉药。如果要上橡皮障，就应该在舌侧龈缘处注射1～2滴麻醉药，以避免放置橡皮障带来不适。

在拔除乳牙或恒牙的上颌切牙或尖牙时，必须麻醉腭侧软组织。麻醉鼻腭神经可以对4颗切牙产生完全麻醉效果和对尖牙产生部分麻醉效果。腭前神经发出的纤维经常分布至尖牙区。如果仅拔除一颗前牙，在该牙的腭侧牙龈处注射麻醉药即可完成腭侧的麻醉。如果效果不好，应采用鼻腭神经注射麻醉。

（三）儿童下颌牙齿的麻醉

当要对下颌乳牙或恒牙进行深部或外科操作时，应阻滞下牙槽神经。对下颌乳切牙用骨膜上注射麻醉即可，但其对乳磨牙或恒磨牙的麻醉效果并不理想。

下颌传导麻醉在患儿中使用频率较高，麻醉注射时，术者用左手将患儿头部固定，防止患儿头部的突然转动。然后，通过磨牙后垫来确定下颌孔的位置。在下颌支（mandibular branch）中央的内斜线约2mm处为刺入点，由对侧第一乳磨牙附近向刺入点刺入约10mm深，触及骨面后回吸，确认没有注入血管时注射药液。要注意的是儿童下颌孔（mandibular foramen）的位置较低，随年龄增长相对向𬌗平面上方移动。

在麻醉下牙槽神经的撤针过程中注入少量麻醉药，舌神经（lingual nerve）即被阻滞，当拔除下颌恒磨牙或为其上橡皮障时，有必要麻醉颊长神经（buccal nerve）。在该牙的远中颊黏膜皱襞处注射少量麻醉药即可。

下牙槽神经的终末支稍越过中线，参与对侧切牙的支配。因此，对下颌切牙进行外科操作时，单麻醉下牙槽神经，即便是阻滞麻醉，也是不够的，下颌切牙的唇侧骨皮质很薄，因此行骨膜上麻醉（praperiosteal anesthesia）即可。

对于下颌切牙的表浅备洞（prepare cavity）或拔除松动牙，浸润麻醉即可。切牙浸润麻醉经常用以配合下牙槽神经阻滞麻醉，来麻醉一个象限。麻醉时在麻醉侧靠近中线处进针，但麻醉药要打在对侧靠近中线处的唇侧。一般不同时阻滞双侧下牙槽神经，尤其对于年龄较小的儿童。

五、儿童局部麻醉的注意事项

儿童口腔的各种治疗应在无痛下操作，并根据治疗或操作造成疼痛的不同，选择局部麻醉方法。

要减轻患儿对注射的恐惧（fear）心理。儿童年龄不同，对事物的反应不一样。一些低龄儿童看见生疏的器械、针头等，便会产生恐惧心理。因此，注射时从准备工作开始就应避开患儿视线。有一些儿童，一进诊室就产生恐惧，拒绝注射，可采用告知 - 演示 - 操作的方法，使其理解后顺利地配合治疗。对有一定理解力的患儿，说明治疗牙齿的必要性和怎样治疗；给他们看治疗用的器械、物品、材料等，必要时让他观看配合较好的患儿如何接受牙齿治疗。许多患儿拒绝在口腔中使用局部麻醉，主要是害怕疼痛。实际上口腔局部麻醉产生的痛感远远小于肌内注射。对于极度烦躁不安、恐惧、情绪紧张以及呕吐反射强烈的患儿，可在治疗前给予镇静药物。

儿童体重比成人轻，要注意麻醉药不要过量。还要特别注意麻醉药物过敏的问题，注射麻醉药前要询问家长，了解是否有药物过敏史，必要时做皮肤过敏试验。

儿童进行局部麻醉，容易引起麻醉后咬伤。如下颌传导阻滞麻醉后，在麻醉部位以外的组织，如唇、舌、颊等部位会出现长时间的麻痹，有的患儿会不自觉地咬嚼这些部位的组织，造成大面积的咬伤。所以局部麻醉后一定要告诫患儿和家长，防止出现咬伤。局部麻醉最好选用卡局式口腔专用注射器，注射针头应选择30G左右的细针头。

六、儿童局部麻醉的不良反应

1. 局部麻醉药的毒性反应　麻醉药的毒性反应在成人中很少见，但儿童因为体重轻很容易出现。而且儿童通常在接受治疗前没有接触过这种药。当局部麻醉药与镇静剂一起使用时，发生毒性反应的可能性就会增加。口腔医师应了解局部麻醉药基于患者体重的最大剂量。

2. 软组织损伤　局麻后应告诉孩子的家长，该区域的软组织会在 1 小时或更长时间失去知觉。家长应注意防止孩子有意或无意地咬伤组织。接受下牙槽神经麻醉的孩子可能咬唇、舌或颊黏膜。咬伤后 24 小时后表现为溃疡，称为创伤性溃疡。孩子应在麻醉后观察 24 小时，并用漱口水帮助局部清洁。

第二节　乳牙及年轻恒牙的拔除

儿童时期乳牙及年轻恒牙对建立正常的咬合起着重要作用，应尽可能避免乳牙的早失和年轻恒牙的缺失。然而，对因生理性替换以及严重的牙体疾病或牙外伤等不能保留的情况，拔除乳牙和年轻恒牙也是必要的。儿童时期的拔牙指征与成人不尽相同，医师应严格地掌握拔牙适应证。儿童的拔牙单从技术层面而言，与成人相似甚至较成人简单，但是，由于儿童往往对注射麻醉、牙钳拔牙等怀有恐惧感，因此作为儿童口腔科医师，应全面了解儿童的心理特征及生长发育特点，掌握儿童行为管理及疼痛控制的方法，以仔细、轻巧和娴熟的技能，亲切的态度和语言，消除儿童的恐惧，在儿童无痛苦的情况下，顺利地完成拔牙手术。

一、乳牙拔除

（一）乳牙拔除的适应证

1. 不能保留的患牙

（1）牙冠破坏严重，或因龋已形成残冠、残根，且已无法修复的乳牙。

（2）近生理性替换时的露髓牙，乳牙牙根吸收 1/3 以上，不能进行根管治疗者。

（3）严重根尖周炎的乳牙，根尖及根分叉区骨质破坏范围广，尤其是骨质破坏、炎症已波及继承恒牙牙胚；或乳牙牙根因感染而吸收，乳牙松动明显；或乳牙根尖已露于牙龈外，常致局部黏膜发生创伤性溃疡者。

（4）乳牙因外伤无法保留者。如牙根于近颈部 1/2 区折断，或在骨折线上不能治愈的乳牙。

（5）有全身病灶感染迹象而不能彻底治愈的乳牙。如一些肾病、风湿病可能与病灶牙有关。

（6）其他因特殊治疗需要而应拔除的乳牙，如放疗区域的患牙。

2. 因咬合诱导需要拔除的乳牙

（1）替换期的继承恒牙即将萌出或已萌出，乳牙松动明显或已成滞留的乳牙。

（2）影响恒牙正常萌出的乳牙：如低位乳牙或埋伏阻生的乳牙，影响继承恒牙萌出，常使后者萌出位置异常；或在严重的第一恒磨牙异位萌出时，需要拔除第二乳磨牙，使第一恒磨牙顺利萌出。

（3）因正畸需要拔除的牙：在确认牙量和骨量不协调时，常采用顺序拔牙法，即为了一颗恒牙的正常排列，可在拔除其先行乳牙外，多拔除一颗邻近的乳牙。

3. 其他　额外牙以及不能保留的新生牙或诞生牙。

（二）术前准备

1. 做好解释工作、了解患儿健康状况　在拔牙前必须向家长说明该牙应拔除的理由，尤其应让家长明确所拔的牙位，并一定要征得家长的同意。同时向家长了解患儿的健康状况，有无全身系统性疾病、有无药物过敏史等。尚应避免在患儿过累、空腹或过饱时行拔牙术。

在拔牙前应以亲切的态度和通俗的言语告知患儿拔牙的必要性，多以表扬和鼓励的语气激励儿童，赞扬其"勇敢、坚强"的表现。若估计会有疼痛时，应真诚地告诉患儿：有点感觉，并说明这种疼痛是可以忍受的。绝不能让他有受骗之感，以免影响今后在治疗中的合作。

2. 术前的临床准备

（1）器械的准备：准备好消毒的手术盘，内置消毒的口镜、镊子、麻醉用药及注射器、敷料以及适合拔患牙的牙挺、牙钳、骨膜分离器、挖匙等器具。手术盘应放在患儿不能直视的位置，以免增加患儿的恐惧感。

（2）药物过敏试验：用需做过敏试验的麻醉药物；对有或疑有药物过敏的患儿，在术前应做过敏试验，一般选用皮内注射试验法。获阴性结果才能应用该药物。

（3）清洁、消毒口腔：口腔卫生较差者术前应刷牙，清洁口腔。注射麻醉药的黏膜进针处尤应注意消毒，进针前，可用 1% 的碘酊或 0.5% 碘伏涂布局部黏膜。

（4）检查患牙：在拔除前再次检查患牙，核对牙位，以免误拔。若备有 X 线片者，观察该牙牙根、病变范围、继承恒牙位置等，便于确定拔牙时掌握方向，并顺利完成。

（5）麻醉：注射局部浸润麻醉和传导阻滞麻醉的要求与成人基本相似，应注意儿童的解剖特点，常用的麻醉剂是 1%～2% 利多卡因、4% 阿替卡因和 2% 甲哌卡因。在拔除松动明显、即将脱落的乳牙或黏膜下脓肿切开时，在注射的进针点处黏膜可选用 4% 利多卡因或 2% 丁卡因液、5% 甲哌卡因喷雾剂等进行表面麻醉。

3. 应考虑的其他问题

（1）全身状况

1）患血液病：如白血病、血友病、贫血、血小板减少症等血液病的活动期时，应转请儿科医师治疗基础疾病；必要时可在儿科医师的检查、监护下进行拔牙。

2）患内分泌疾病：患有艾迪生病（Addison's disease），即肾上腺皮质功能低下；巴塞多病（Basedow's disease），即甲状腺功能亢进，以及糖尿病患者。若不了解病情、未经药物治疗，易发生休克。

糖尿病患者拔牙后血块凝固迟缓,拔牙创愈合缓慢,易感染。

3)患心脏、肾脏等疾病:有严重代谢障碍的心脏病患者,严禁拔牙。对症状轻的患者,可在儿科医师的检查、监护下行拔牙术。有肾炎病史的患者,拔牙前应检验肾功能后酌情处理。肾功能不全者,拔牙会使疾病恶化。

4)急性感染、发热时也应避免拔牙。

总而言之,上述各类全身情况不良的儿童在拔牙治疗前,需请专科医师进行充分评估,待病情稳定后再行拔牙。

(2)局部因素

1)虽为病灶牙,但局部根尖周组织和槽骨有急性化脓性炎症时,应在药物控制后再拔除,以免炎症扩散。

2)同时伴有急性广泛性牙龈炎或严重的口腔黏膜疾病时,应消炎、控制症状后再拔牙。

3)充分了解乳牙的解剖生理特点,避免损伤继承恒牙:乳牙牙冠比恒牙牙冠小,牙冠近牙颈1/3处较为隆起,乳牙拔牙钳的钳喙和手柄都应相对较小,而钳喙弯曲度应较大,以适应乳牙牙冠的外形。乳牙的牙根比恒牙牙根要小,但是它们在整个牙齿中占了大部分比例,乳磨牙根分叉角度比恒磨牙根分叉角度大,意味着拔除乳牙时牙槽窝扩展度也较大,同时儿童的牙槽骨较为疏松,有助于成功地拔除乳牙。乳磨牙根分叉比相对应的恒牙根分叉更靠近颈缘,用钳喙长且突出的拔牙钳,如成人牛角钳样的牙钳是不可取的,这样可能会损伤其后继恒牙牙胚,在拔除下颌乳磨牙时尤应注意。

(3)拔牙的顺序:对儿童行拔牙术,原则上应避免涉及多个区段的同时拔牙。必要时,应掌握的拔牙次序是:两侧都要拔牙时,先拔有症状的牙齿;同侧上、下颌都要拔牙时,先拔下颌牙,再拔上颌牙。

(三)拔牙方法

乳牙拔除方法的原则与恒牙相类似,对乳牙解剖形态的了解有助于更顺利地拔除。选用与牙齿牙颈部相适合的牙钳很重要,牙挺的使用常可省略。但在拔除一些残冠、残根时,可使用牙挺,有时也可选用大号挖匙代替牙挺。

1. **上颌乳前牙**　牙根多为锥形,横断面呈三角形。又因生理性吸收而唇舌向呈薄片状。若用力摆动易使牙根折断,故应把拔牙钳的钳喙紧扣牙颈,稍加转动,慢慢脱臼,往牙槽窝外做直线牵引,能顺利地拔除(图12-1)。

2. **下颌乳前牙**　拔除时的手法与上颌乳前牙相似。慢慢转动、脱臼后,向上把牙从牙槽窝内拉出。应注意的是下颌乳前牙的牙根比上颌乳前牙的牙根细长,舌侧多有吸收,应避免折断(图12-2)。

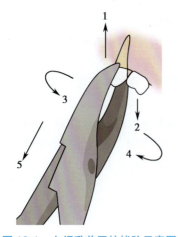

图 12-1　上颌乳前牙的拔除示意图

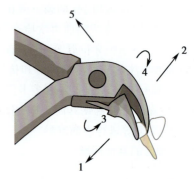

图 12-2　下颌乳前牙的拔除示意图

有些下颌乳前牙是融合牙或双生牙,这些牙齿不宜使用旋转力,可以使用颊舌向的摇动力,配合使用牙挺,使之松动,向上做直线牵引,顺利拔除。

3. 上颌乳磨牙　有 3 个牙根，极少数有 4 个根。在所有牙列中，上颌乳磨牙根分叉的角度最大，因此拔牙时牙槽窝扩展度也大，也就需要相应的上颌乳磨牙钳，紧扣牙颈线的近根端，放置拔牙钳后，先向腭侧用力以扩展腭侧的牙槽窝，再逐渐向颊侧用力拔除牙齿。如果整个腭面龋损，拔牙钳在向颊侧用力时，钳喙容易滑脱，难以使牙齿向颊侧和𬌗方有足够的移动度，这时，因儿童牙槽骨较为疏松，术者可继续向腭侧摆动，增加牙齿的松动度。有时，也可在近中颊根、腭根的近中处，用弯头牙挺使之渐渐脱臼。牙钳尽力插入，把颈根部钳住，做颊腭向缓慢摆动，待完全脱臼后向牙槽窝外拉出（图 12-3）。

4. 下颌乳磨牙　多为近远中 2 个根，有时有 3 个根。使牙做颊舌向摆动，扩展牙槽窝，拔除下颌乳磨牙。下颌乳磨牙钳同恒磨牙钳的设计相似，两个钳喙能紧扣牙颈近根分叉处。和拔上颌乳磨牙相似，也可先用牙挺使牙齿脱臼、松动，以牙钳做颊舌向摆动拔除（图 12-4）。

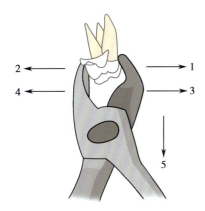

图 12-3　上颌乳磨牙的拔除示意图

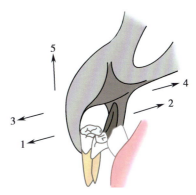

图 12-4　下颌乳磨牙的拔除示意图

在拔除乳磨牙时，应注意勿伤及其继承恒牙牙胚。若继承恒牙牙胚距乳磨牙根分叉较近，乳牙牙根根尖弯曲，尤其近中根根尖易弯曲，拔除时有阻力感到难以拔出时，可把牙冠分成近、远中两部分，分别拔除。切勿用力勉强拔除，以免将其继承恒牙牙胚亦一并拔除。

乳牙牙槽窝的处理要注意避免伤及继承恒牙牙胚，但亦应去除残留的残片和肉芽组织。乳牙拔除后，应检查其牙根有无折断，区别牙根是生理性吸收还是折断。前者表面呈不规则的粗糙面，后者的断面是有光泽的光滑面。

5. 乳牙牙根　对于残根、断根，特别是根周组织有各种病变者，原则上均应及时拔除。遗留牙根可能妨碍拔牙创的愈合，引起炎症和疼痛，或成为慢性病灶，造成局部感染。

对高位的残根、断根可用根钳直接拔除。断面在牙颈部或更高时，可选用根钳或钳喙宽窄与之相适应的牙钳，将牙龈分离后，插钳夹牢牙根，按拔除单根牙的手法多可拔除。应当注意残根的表面多为龋损的腐质，钳喙端夹持点要在坚实的牙体组织上，力量要适度，防止滑脱或夹碎。对低位的残根、断根多用牙挺取根法，选择挺刃的大小、宽窄要与牙根的表面曲度相适应。使用根挺拔除断根是将挺刃插入牙根与牙槽骨板之间。插挺的最初阶段应试探性用力以找到突破口，不要受限于一点，可多点多方面试探。挺牙根时，支点应放在牙槽中隔、牙槽窝壁或腭侧骨板。挺插入后，主要使用楔力结合小幅的旋转撬动，在向根尖推进的同时，逐步加大旋转幅度，将牙根挺松并取出。有些小的乳牙牙根残片也常用挖匙取出。

牙根取出后，应仔细检查清理牙槽窝。对于多根牙残根，为简化手术，可以将牙挺插入根分叉，旋转撬动分开牙根，或用高速手机钻针磨开牙根后，按单根分别取出。

（四）乳牙拔除后拔牙创的愈合

乳牙拔除后，由于根尖血管和牙周组织的撕裂，牙槽窝内有血液渗出，一般 15～30 分钟后出血停止，凝结成血块。血凝块有封闭创口、防止感染、促进创口正常愈合的作用，又可促进形成肉芽。因此保护好血凝块对拔牙创愈合极为重要。

之后，随着牙龈组织的收缩及其结缔组织的生长延伸，使创面逐渐缩小，同时，来自牙槽骨壁的成纤维细胞及邻近的血管内皮细胞向血块内增殖,血块机化、肉芽组织形成。以后,结缔组织逐渐由粗纤维性骨所替代,牙槽窝底有新的骨小梁形成。

有研究显示,乳牙拔除术后3周,牙槽窝内可见新生骨小梁,牙槽窝的完全修复并达到与周围骨质密度相同所需的时间与儿童的年龄及原牙根尖是否存在病变有关,一般需(12.2±0.6)周至(15.9±0.9)周不等,年龄大及根尖有病变者,牙槽窝修复较慢。

(五)拔牙后的医嘱

拔牙后应向家长、患儿说明注意事项,嘱患儿咬紧创口上的止血棉卷,30分钟后吐去,尽可能咽下口内唾液,2小时内勿进食,24小时内不可漱口,近日勿用创口处咀嚼,要保持良好的口腔卫生,建议术后1周复查,不适随诊。由于对象是儿童,应告之勿因好奇或异样感而以手指触摸伤口,以免感染。对注射麻醉的儿童,尤应防止儿童不自主地咬唇、颊等暂时麻木的黏膜而造成不必要的创伤。

(六)拔牙的并发症

儿童拔牙后的并发症较少而且轻微。

1. 疼痛和出血　乳牙拔除后会出现一过性疼痛和出血,疼痛与组织创伤有关,一般会很快恢复,不需特殊处理,必要时给予口服索米痛片。创口内残留肉芽组织、牙槽骨局部的折裂、牙龈的损伤及稍大的血管破裂等,都可引起拔牙后出血。其处理原则同成人拔牙后出血的处理类似。乳牙拔除后大出血很少,但是一旦发生,一定要排除系统性疾病的可能,确保处理的正确和有效。乳牙拔除后一般不会发生干槽症。

2. 牙根折断　如果乳牙牙根在拔除时折断,对易取的可见残片应及时取出;对取出困难或勉强取出易损伤继承恒牙牙胚或可能造成更大损伤的残片,不强求挖取残片。一些根尖部分折断的残片,暂可不取出,一般会随着恒牙的萌出而排出到牙龈表面。不能盲目挖探乳牙牙槽窝,以免损伤下方的恒牙牙胚。

3. 拔除的乳牙误入呼吸道　这是一类罕见的严重拔牙并发症,应杜绝发生。这类情况多发生于不合作的幼儿,拔牙时可在患牙的舌侧或腭侧垫一纱布,防止拔除的牙齿滑脱被吸入呼吸道。一旦拔除的牙齿滑落在口腔中,应迅速用手或其他器械取出,或迅速翻转患儿体位,让其吐出。

若拔除的乳牙误入呼吸道,应立即抓持幼儿的双下肢,使其头低脚高,另一只手拍打背部中央,直到异物吐出来;另一个方法是救护者从后方搂住患儿的腰部,用大拇指的背部顶住患儿上腹部,间断地向上向后,冲击性地推压,促使横膈肌压缩肺,产生气流,将进入气管的异物冲出,试用上述方法无效时,应速送医院呼吸科急救,在纤维支气管镜下取出异物。

二、年轻恒牙的拔除

人的一生中,恒牙是咀嚼器官的重要组成部分,保护年轻恒牙对正常恒牙列的形成起积极作用,所以不能轻易地拔除年轻恒牙。但是由于年轻恒牙的解剖和组织结构特点、儿童时期的饮食条件、口腔清洁卫生状况等因素,年轻恒牙易患龋。尤其是第一恒磨牙萌出早、患龋率高、龋损进展快,若未及时检查和治疗,常致牙冠严重破坏,难以修复保留。又如上颌恒切牙常因外伤发生折裂,有些折裂类型是无法保留的,所以必要时还要拔除年轻恒牙。

(一)年轻恒牙拔除的适应证

1. 患牙因龋损等致牙冠严重缺损,或呈残冠、残根,牙髓感染,丧失咀嚼功能,无法以充填或冠修复等方法修复者。

2. 根尖周病变严重、骨质破坏范围大,无法治愈者。

3. 外伤牙无法保留者。例如纵向的冠根折裂;外伤牙虽经保守治疗,但因并发急性根尖周炎、继发感染等而无法再保留者。

4. 因正畸需要拔除的牙。

(二)儿童第一恒磨牙的拔除

第一恒磨牙常因牙冠严重破坏而难以保留。即使根尖无明显病变,勉强修复保留并非恰当。因为常规修复并不能恢复牙冠应有的高度、𬌗关系及咀嚼功能。勉强修复亦不能长久保留该牙,其至会引起对颌牙的伸长及邻牙的移位。从牙列的形成及功能等方面考虑，可选择拔除损坏严重的第一恒磨牙，让第二恒磨牙移位替代第一恒磨牙，但是适应证的掌握非常重要。患儿治疗年龄宜在8～9岁。第二恒磨牙尚未萌出，牙冠虽已形成而牙根尚未形成，牙胚位于第一恒磨牙颈线以下。若第三恒磨牙先天缺失，则不宜采用此法。

若患儿已不适用上述替代法，例如年龄偏大，第二恒磨牙虽未萌出，但牙根已大部分形成，不易移位替代时，应对第一恒磨牙尽量做暂时性的保守治疗，维持至第二恒磨牙萌出后再拔除第一恒磨牙，进行义齿修复。

拔除年轻恒牙时期的第一恒磨牙并不十分困难，此时期的牙槽骨并不坚硬，但此时的患牙往往是残冠，甚至残根，牙钳喙缘难以钳住牙颈部，易夹碎，这时可以使用分根技术，分根后按单根分别拔除。上颌第一恒磨牙分根后即形成三个单独的锥形牙根，而下颌第一恒磨牙分根后即形成两个扁形牙根，易于拔除。在使用牙挺时，应注意尽量避免过多伤及骨质。也可应用一些微创器械，用手力离断牙周膜，扩大间隙，最终拔除牙根。

在拔除第一恒磨牙时，如果发生断根，应仔细评估断根情况，在第二恒磨牙未萌出时，不能盲目探查第一恒磨牙远中根牙槽窝，以免损伤第二恒磨牙牙胚。

（三）前磨牙的拔除

前磨牙常因正畸减数的需要，或者因为严重的牙体牙髓病变而无法保留时，需要考虑拔除，第一前磨牙是正畸减数时最多考虑的拔牙选择。上颌前磨牙是扁根，断面呈哑铃形，在根尖1/3或1/2处常分为颊、腭两个较细的根，应特别注意防止该处牙根折断。拔除时钳喙应尽量深入牙颈部，先向颊侧小幅摇动，感到阻力后，转向腭侧，来回反复，逐渐增加幅度，同时向下、向颊侧远中用力牵引。拔除上颌前磨牙时不宜使用扭转力，以免断根。下颌前磨牙是锥形单根牙，断面为扁圆形，有时根尖会向远中略弯，该区域颊侧骨壁较薄。拔牙时以颊舌向摇动，结合小幅度扭转，同时向上、向颊侧远中牵引。

第三节　额外牙的拔除及阻生牙的开窗助萌

一、额外牙拔除

（一）额外牙拔除的适应证

1. 影响周围邻牙正常萌出的额外牙　如果额外牙的存在导致恒牙的迟萌、阻生或错位萌出等，应及时拔除。

2. 因正畸需要或妨碍正畸牙齿移动的额外牙。

3. 引起邻牙间隙甚至导致邻牙牙根吸收的额外牙。

4. 造成牙列拥挤，影响面容美观的额外牙。

5. 引起牙源性囊肿如含牙囊肿等病理变化的额外牙。

6. 在鼻腔或上颌窦内萌出并出现相应部位症状的额外牙。

萌出的额外牙应及时拔除，以利于邻近恒牙顺利萌出，减少恒牙的错位。未萌出的额外牙即埋伏的额外牙，也常称为埋伏牙。一般来说，只要儿童能够耐受手术治疗，可以尽早拔除埋伏额外牙，早期额外牙发育不完全，牙体较小，容易拔除，特别是一些倒置的埋伏额外牙，随着不断的生长发育，牙冠向深部生长，拔除会更难；如果没有出现病理改变以及没有导致正畸相关的问题，有些深部的埋伏额外牙可以不处理。然而，这类牙齿要定期接受临床和影像学检查，一旦出现病变就能被发现并及时治疗。当额外牙近似正常牙，牙根有足够长度时，或因额外牙的存在造成正常切牙的牙根吸收，或弯曲畸形，可拔除正常切牙而保留额外牙来代替正常切牙。

（二）埋伏额外牙的定位

为确定埋伏的额外牙的数目和在颌骨内的位置，X线片的检查是必不可少的，埋伏额外牙的定位往往是决定手术成败的关键。

1. **根尖片**　根尖片是最简单的确定埋伏额外牙位置的方法，但单张根尖片只能二维显示埋伏额外牙近远中向和垂直向的大致位置(图 12-5),临床上往往通过拍摄两张或两张以上不同角度的根尖片,对比埋伏牙和邻牙的相对移动距离,可以推断埋伏额外牙位于邻牙的唇(颊)侧,还是舌(腭)侧,这种技术称为埋伏牙定位片。

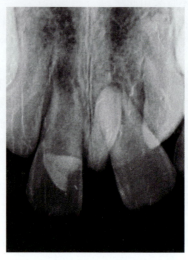

图 12-5　额外牙根尖片

2. 全口牙位曲面体层片　这也是临床常用的确定埋伏牙位置和数目的方法,但同样只是二维位置的显示,在确定埋伏牙的唇(颊)舌(腭)侧位置方面没有帮助。上颌侧位体层片是一种准确定位埋伏额外牙唇(颊)舌(腭)侧位置的方法,较定位根尖片直观。

3. 锥体束 CT　近来,随着影像学技术的发展,可用三维成像的口腔科专用锥形束 CT 对额外牙进行精确定位。锥体束 CT 扫描并对其图像进行三维重建,是目前比较理想的判定埋伏额外牙位置的技术,可以清楚地显示埋伏额外牙在骨内的位置、方向和离唇腭侧骨皮质的距离,以及它们与邻近恒牙等重要结构的关系(图 12-6)。这对确定临床手术进路和方法有非常精确的指导意义。

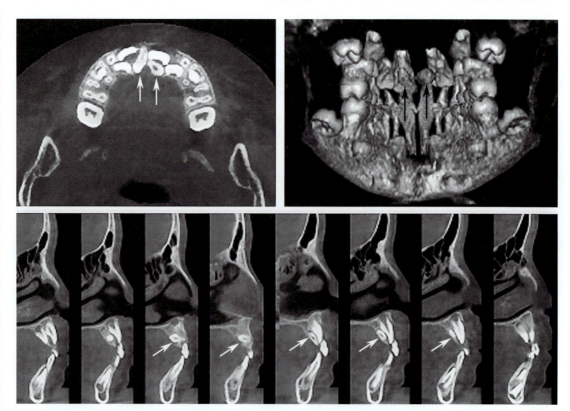

图 12-6　额外牙 CT 扫描及三维重建

（三）额外牙的拔除

拔除正常牙弓位置上的已萌出的额外牙并不困难，额外牙一般呈锥形，牙根较短，牙钳从唇舌向紧扣牙颈近根部，然后轻轻使用与牙体长轴方向一致的旋转力就能拔除。唇颊侧萌出的额外牙几乎没有支持的骨组织，容易拔除，可以在近远中向使用直钳加轻的旋转力，顺利拔除。腭侧错位的额外牙在不能用拔牙钳拔除时，可用牙挺。

埋伏额外牙拔除需要术者进行充分的术前准备，也需要患儿的积极配合，有时还需要在全身麻醉或镇静下完成。一般选用局部浸润麻醉，对埋伏较深的额外牙可采用眶下神经阻滞麻醉和鼻腭神经阻滞麻醉。位于邻牙唇侧或邻牙牙根间的额外牙，多选用牙槽突唇侧弧形切口或唇侧龈缘梯形切口；位于邻牙腭侧的，常选用腭侧龈缘切口。确定手术进路后，翻瓣去骨，术区视野一定要好，特别是在所要拔除的埋伏牙与其他要保留的未萌牙很接近时，必须很清楚地辨别要拔除的牙和未萌的邻牙。暴露牙冠的最宽处，用牙挺挺出，之后清创缝合。术后7～10天拆线。

二、阻生牙的开窗助萌

（一）临床特点

上颌前牙骨埋伏阻生是临床上常见的问题，是造成错𬌗畸形的常见原因，对牙弓形态、咬合功能、颞下颌关节的健康以及美观影响较大。对于这类埋伏阻生牙，临床上多选择牙槽外科手术开窗结合正畸牵引的方法治疗。上颌前牙埋伏阻生的主要原因是牙胚位置异常和萌出道障碍，因此对于牙根已形成，缺乏萌出动力，而未能萌出的埋伏阻生牙，均可考虑进行手术开窗导萌。

针对一些只有软组织阻力导致恒牙萌出困难者，临床上采用切龈助萌术。这类情况多由于乳牙过早脱落，儿童习惯用牙龈咀嚼，导致局部牙龈角化增生，牙龈肥厚，坚韧的牙龈组织阻碍恒牙萌出，多见于上颌前牙。临床上往往可以在牙龈上看到牙冠切缘的外形。

（二）手术要点

1. 术前检查　由于引起上颌前牙埋伏阻生的原因是多方面的，根据患牙不同、位置不同需要拍摄全口牙位曲面体层片、根尖片和𬌗翼片等，确定埋伏阻生牙的位置，有条件最好拍摄CBCT。锥形束CT扫描并对其图像进行三维重建，是目前比较理想的判定骨埋伏阻生牙位置的技术，可以清楚地显示阻生牙在颌骨内的位置、牙冠萌出方向以及萌出通道上可能存在的阻力等情况，以便确定手术径路和方案。

同时，X线片可以了解受阻牙齿的牙根发育状况。若牙根弯曲，牙轴方向异常，或存在其他障碍，助萌术后牙齿也难以萌出。若手术时机掌握不当，过早地实行切龈术，但牙齿尚缺乏萌出动力，切开处有重新愈合的可能，这时可以形成更坚韧的瘢痕组织，以后牙齿的萌出将会更加困难。

2. 手术方法

（1）开窗导萌术：常规口外、口内消毒，铺手术孔巾，在局麻下切开埋伏牙上黏膜，切至骨膜下，沿骨膜下翻开黏骨膜瓣，用高速手机或骨凿去除埋伏牙表面覆盖骨质，暴露埋伏牙牙面，暴露牙冠最宽径，使暴露的牙冠面比所粘接的正畸附件大，窗口填塞碘仿纱条，压迫止血，防止创面感染和创面粘连，为术后的正畸牵引做准备。术后2～3天复诊，粘接正畸托槽、舌侧扣或牵引钩。也可根据手术创口情况，在行开窗手术时即刻粘接正畸牵引附件，粘接过程中注意充分止血，良好隔湿，保证正畸附件粘接牢固。

闭合式开窗导萌法（图12-7）是目前多数学者推荐的术式，其优点是可以形成美观的龈缘外形和良好的牙周附着。手术切口从牙槽嵴开始，延伸至埋伏牙相邻两牙的近中或远中轴角处，在唇侧做一梯形切口，翻开梯形黏骨膜瓣，用高速手机或骨凿去除埋伏牙表面部分牙槽骨及导萌道上的致密骨组织，暴露埋伏牙牙冠形成一萌出通道。如果需要时，位于腭侧的埋伏牙一般就近切开暴露，暴露埋伏牙牙冠的面积要与正畸附件的粘接面相适应。充分止血隔湿，粘接正畸牵引附件。用0.3mm不锈钢丝结扎于牵引附件上作为牵引丝，从牙槽嵴顶的切口或从所需牵引方向的黏骨膜瓣中穿出，然后缝合伤口。牵引丝末端弯成小拉钩。术后1周拆线后即可进行牵引导萌。

ER12-1
动画：ER12-1
闭合式开窗导萌

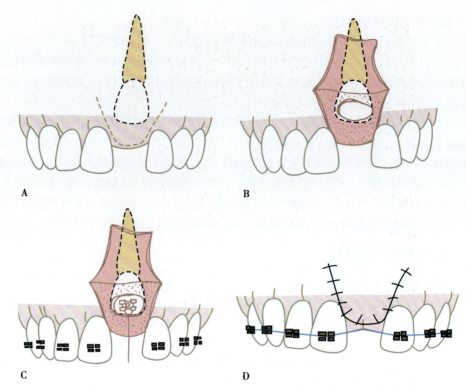

图 12-7　闭合式开窗导萌术示意图
A. 切口设计　B. 翻瓣、去骨、开窗　C. 粘接正畸附件　D. 缝合及牵引

（2）切龈助萌术：在局部麻醉下，切除受阻牙切缘部位增厚的龈片组织，暴露整个切缘，牙冠周围稍做分离，术后止血。一般情况下牙齿即可很快萌出。

在涉及去骨的额外牙拔除和开窗导萌术中，应注重微创理念和技术的应用，如超声骨刀具有软硬组织识别功能，切割骨、牙组织时，工作精度可以微米计，切割轨迹易于控制，使手术的精准度及安全性得以保证。

第四节　口腔软组织及牙槽外科手术

一、系带修整术

（一）唇系带修整术

在人体胚胎发育过程中，上唇系带起自上唇内侧前庭沟，经牙槽嵴，止于腭乳头，随着牙齿的萌出和牙槽骨的生长，唇系带逐渐退缩。异常情况下，小儿上唇系带附丽过低，位于牙槽嵴中切牙间，影响牙的正常排列时，需要进行唇系带修整术。

最常用的手术方法是横行切开纵行缝合法：局部浸润麻醉下，将上唇向外上牵拉，紧绷系带，用小剪刀或刀片沿牙槽嵴表面将系带切断至前庭沟，修整唇侧多余组织，有时亦需切除中切牙间的软组织，潜行游离龈创口两侧，拉拢间断缝合关闭菱形创面（图 12-8）。术后 5～7 天拆线。一些特殊情况下，可实施系带切除术或 Z 字形、Y 字形、V 字形成形术，有关内容详见《口腔颌面外科学》教材。

目前对上颌唇系带切断术采取较保守的态度。只有在唇系带是上颌恒中切牙间正中间隙（median diastema）的致病因素时，才考虑施行唇系带切断术。这种情况直到恒尖牙萌出后才能确诊。

（二）舌系带修整术

1. 适应证　舌系带过短或其附丽点靠前，影响舌的正常活动者；或者在舌前伸时系带与下颌切牙切缘摩擦，可能导致创伤性溃疡者。小儿舌系带过短，常表现为舌前伸时舌尖呈 W 形，舌上

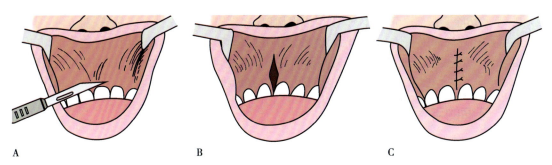

图 12-8　唇系带修整术示意图

A. 横行切开唇系带　　B. 形成菱形创面　　C. 纵行缝合

抬困难。只有在确诊小儿先天性舌系带异常且发音不准时才考虑进行舌系带修整术。多数的小儿发音不准并不是舌系带过短所致，常与平时的训练有关。

2. 手术方法（图 12-9）　局部麻醉下，用系带拉钩将舌腹向上抬起，或用缝线穿过舌尖牵拉舌向上，使舌系带保持紧张，用小剪刀或手术刀横行剪（切）开系带，剪开长度可达 2cm，使舌尖在开口时能接触到上颌前牙舌面。然后间断纵向缝合横行切开出现的菱形创口。注意勿损伤舌静脉和口底两侧的下颌下腺导管。术后 5～7 天拆线。

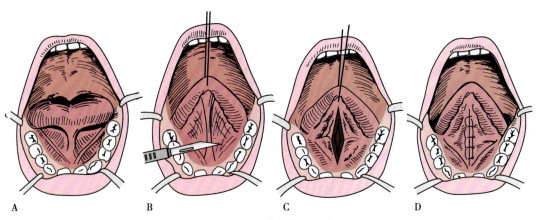

图 12-9　舌系带修整术示意图

A. 舌系带附丽靠前　　B. 横行切断舌系带　　C. 形成菱形创面　　D. 直线对位缝合

二、黏液腺囊肿摘除术

（一）临床特点

黏液腺囊肿（mucocele）又称唾液腺黏液囊肿，是由于黏液腺导管系统破裂或排出管阻塞，以致腺体内的分泌物外漏于组织间隙中或潴留于腺内而形成的囊肿，可分为外渗性黏液囊肿和潴留性囊肿。多见于学龄期儿童，患儿常有外伤史，如咬伤、碰伤等。黏液腺囊肿多见于下唇和颊部内侧以及舌尖腹面的黏膜，囊肿位于黏膜下，表面有一薄层黏膜，呈半透明、浅蓝色的圆形小泡，质地柔软有弹性。肿物易被咬破，囊腔内可有蛋清样透明黏液流出，此时肿物消失，而当破裂之处愈合以后，囊肿可再次形成。反复破损后不再有囊肿的临床特征，而表现为较厚的白色瘢痕状突起，质地较硬。

（二）手术方法

可以选用药物烧灼腐蚀或手术切除。手术切除是最常用的治疗方法，手术时应仔细将整个囊肿从周围组织中分离出来，尽量避免破裂，摘除干净，以防囊肿复发。也可采用液氮冷冻治疗或激光治疗。

1. 药物烧灼腐蚀　先用注射器将囊液吸净，向囊腔内注入 2% 碘酊或三氯醋酸，停留数分钟，再吸出药液，然后注入药液，反复数次，最后吸净药液。目的是破坏腺上皮细胞，使其失去分泌功能。

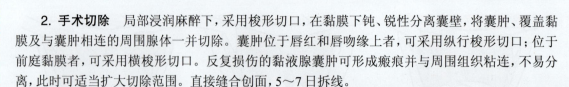

2. 手术切除　局部浸润麻醉下，采用梭形切口，在黏膜下钝、锐性分离囊壁，将囊肿、覆盖黏膜及与囊肿相连的周围腺体一并切除。囊肿位于唇红和唇吻缘上者，可采用纵行梭形切口；位于前庭黏膜者，可采用横梭形切口。反复损伤的黏液腺囊肿可形成瘢痕并与周围组织粘连，不易分离，此时可适当扩大切除范围。直接缝合创面，5～7日拆线。

三、牙瘤的手术治疗

（一）临床特点

牙瘤（odontoma）位于颌骨内，由一个或多个牙胚组织异常发育增生而形成。含有牙釉质、牙骨质、牙本质和牙髓，牙瘤可分为混合性牙瘤、组合性牙瘤，混合性牙瘤为各种牙齿组织混合排列，表现为圆形或椭圆形的钙化肿物。组合性牙瘤中的各种牙齿组织排列与正常牙齿相近，但牙齿形状不一、大小不等。牙瘤多发生于儿童，可单发，也可多发，生长缓慢，早期无自觉症状，往往因局部发生骨质膨隆，或牙瘤压迫周围神经产生疼痛，或在其他X线检查时，才被发现。

（二）手术方法

不论何种类型的牙瘤均可用手术切除，术后很少复发。术中要注意避免损伤邻牙。手术切除时，在局部浸润麻醉下，切开翻瓣，用骨凿或金刚砂钻针将肿瘤表面的骨质除去，完整摘除肿瘤并去其包膜，缝合创口。

四、含牙囊肿的手术治疗

（一）临床特点

儿童的含牙囊肿是颌骨牙源性囊肿的一种，又称滤泡囊肿（follicular cyst），多发生于恒牙萌出之前。但是，此时恒牙的牙冠已完全形成，在缩余釉上皮和牙冠之间有液体渗出而形成囊肿。含牙囊肿的发生可能与牙位异常有关，可来自一个或多个牙胚，囊腔内充满淡黄色浆液样液体，发病初期无自觉症状，可在口腔X线片检查时，或当囊肿逐渐长大，局部颌骨膨隆，面部发生不对称时才发现。乳牙的含牙囊肿很少见。

（二）处理原则与方法

正在萌出中的恒牙含牙囊肿，若能及时发现，多采用开窗法，可切除部分囊壁，使囊腔与口腔相通，随着囊液的排出，消除了囊肿对周围组织结构的压力，囊肿会缩小，牙齿可自然萌出，有时可辅助使用一些负压装置帮助囊液排出。如果是额外牙的含牙囊肿，则采取手术，连同囊内牙一并摘除。

部分含牙囊肿治疗需要手术切除，一般采取刮治，大的含牙囊肿往往需要颌面外科医师进行手术，根据肿瘤情况，采用口内或口外切口，翻瓣去骨，形成骨窗，用骨膜剥离器循窗口边缘分离囊壁，彻底清除囊壁，连同囊内牙完整摘除，必要时还需局部植骨，伤口严密缝合，术后加压包扎。如有感染存在，应先用抗生素治疗，控制炎症后再进行手术。

五、颌面软组织创伤的处理

（一）创伤特点

儿童颌面部软组织损伤可以单独发生，也可以与颌骨骨折合并发生。常见的儿童颌面软组织创伤主要包括：擦伤、挫伤、切割伤、刺伤、动物咬伤等，临床特点如下：

1. 擦伤　儿童颌面部软组织擦伤较为常见，多由于跌倒后皮肤与粗糙的地面或物体表面摩擦引起，多发生于颜面部较为突起的部位，如额部、鼻唇部、颧部等。表现为伤部表面上皮剥脱，表皮层多有破损，伤面深浅不一，并有少量渗血，创面常有泥沙等污物附着，范围较广，边缘不整齐。由于皮肤的感觉神经末梢暴露，故伴有灼痛感。

擦伤的处理主要是清洗创面，除去附着于创面的泥沙等异物，并涂以碘伏，任其干燥结痂，数日即可愈合。如果擦伤后表皮缺损较多，也可覆盖一层凡士林纱布保护，防止创面感染。

2. 挫伤　多因跌倒撞击于硬质地面或物体所致，使其深层皮下组织受损或小血管破裂。表现为受伤部位水肿或血肿，局部皮肤变色及疼痛。出现水肿时，皮肤或黏膜颜色青紫，随着血液成分

学习笔记

的分解吸收，颜色逐渐变黄变淡，伤后 3 周可恢复正常。深部组织发生挫伤时常伴皮肤裂伤，称为挫裂伤。创口特点是创缘不整齐，常呈锯齿状，伴有青紫坏死组织等挫伤症状。

处理原则主要是止血，止痛，预防感染，局部加压包扎。较大的血肿可以用针刺吸出部分血液，然后加压包扎。挫伤后的早期血肿，可局部应用冷敷止血，后期应用热敷及理疗以促进血肿吸收。挫裂伤应及时清创处理，去除坏死组织，修整边缘，彻底止血后缝合。如同时合并骨折时，应先行处理骨折，然后再缝合软组织伤口。

3. 切割伤　切割伤是被锋刃的物体或玻璃碎片等切割所致。表现为创缘整齐，一般污染程度不重，切口的数量较少，有的伤口较深，甚至伤及重要组织，如血管、神经等。

切割伤处理是及时清创缝合，清创的同时应仔细检查是否伤及面神经的分支或血管，以及腮腺导管等。如有面神经分支损伤应尽量给予神经吻合，血管可给予吻合或结扎，腮腺导管损伤可给予吻合或其他处理。

4. 刺伤　刺伤在儿童较多发生，多由尖锐的物品如缝针、铅笔芯、竹签、木棍等引起。常在儿童手拿或口含这些物品时跌倒以致上述尖锐物刺伤面部或贯通腭部软组织所致。严重的病例可刺伤眼球引起失明或刺入颅底并发脑膜炎而死亡。表现为入口小而伤道深，常是盲管伤，也可以是贯通伤。刺入物末端折断可存留于组织内，刺入物也可以将泥土、污物、细菌等带入伤口深处，引起继发感染。

刺伤应彻底清创，清除创道内的异物，并充分止血和引流，应用抗生素控制感染，注射破伤风抗毒素。

5. 动物咬伤　多为狗、鼠、鹅等动物咬伤，亦有狼、熊等野兽咬伤。可造成大块组织撕脱，使深部组织和骨面暴露，或引起鼻、唇、耳等器官缺损，也可仅引起小范围的损伤或仅有齿痕。动物蜇伤多为带毒刺的昆虫对软组织的刺伤。一般创伤较小，但可引起严重的局部肿胀和疼痛。

处理原则是根据伤情做相应的清创缝合处理，首先要彻底清创，用抗生素液湿敷，控制感染。待有新鲜的肉芽组织覆盖创面后再行游离植皮。对鼻、唇等缺损畸形，一般留待后期整复。应注射破伤风抗毒素。被狗咬伤者应注射狂犬疫苗以预防狂犬病。动物蜇伤治疗应先拔出毒刺，然后局部涂以 5%～10% 的氨水以中和毒素，同时辅助使用消肿止痛的药物。

（二）创伤处理要点

口腔颌面部软组织损伤清创术的处理过程中，原则上应保守治疗。尽量保留软组织，早期缝合，尽量减少术后畸形及功能障碍的发生。

儿童颜面血液丰富，愈合能力强，伤后数日也应力争严格清创后做初期缝合。可用生理盐水及 3% 过氧化氢溶液反复清洗创面，通过机械性冲洗去除创面污物或表浅的异物，对刺入较深部组织的异物，一般原则上应在清创的同时取出，以避免在日后生长过程中面部出现色素沉着，影响面容或深部组织感染造成更大损害，必要时可通过 X 线定位进行取出。对定位不明确或手术中可能引起严重的并发症者，可暂时让其存留，待后期再设法取出，但疑有引起深部感染的异物应尽量设法取出。在清除异物时要注意继发性出血。

创面清洗后，对确已失去生机的组织可切除，尽量保存有望存活的组织，即使是组织缺血或大部分组织游离仅残留小量组织相连时亦应争取保留，缝回原处。因为即使是很小的组织缺损都会造成颌面部的畸形或功能障碍，所以应尽量保留组织。在进行清创时要特别注意保护腮腺导管、面神经等组织，以免引起不必要的损伤。

儿童颌面部软组织的缝合，可不受伤后至清创时所延误的时间的严格限制，只要伤口无明显的化脓，伤口周围无明显的浸润性硬结，同时对伤口内的异物和坏死组织进行了比较彻底的清除，都可以进行缝合。缝合之前要注意有无与腔窦相通的伤口，为预防感染，应尽早关闭穿通口，暴露的骨面应尽力用软组织覆盖。

儿童颌面部创口的缝合可用 3-0 或 4-0 缝线，缝合时要仔细，对位整齐平整，特别是眼睑、鼻唇等处，尤其要仔细缝合，如果对位不齐则术后会遗留明显的畸形，随着儿童的发育畸形会更加严重。

不同部位软组织损伤的处理特点如下：

1. 唇部损伤　儿童唇部的贯通伤，多由于跌倒时前牙刺通唇部软组织而发生，此外，也可因交通事故或运动时跌倒所致。这种贯通伤有时内口大、外口小，有时外口位于颏唇沟处，伤口较隐蔽，不易发现，有时还可有碎牙片残留其中。清创处理后应先缝合黏膜创口，然后再清洗创口，缝合皮肤创口。

唇部全层撕裂伤时，因口轮匝肌断裂收缩创口裂开极为明显，易误认为较多组织缺损。处理唇部组织缺损时，清创后首先要缝合口轮匝肌，恢复唇的完整连续性，然后按唇的正常解剖外形，准确对位缝合。

2. 颏部损伤　儿童颏部损伤多由于不慎跌倒颏部着地后而引起，常造成颏部软组织挫裂伤，可深达皮下或骨面。损伤较重时可引起儿童下颌体部或髁突骨折，发生关节或关节周围出血、疼痛、张口受限。因此，对颏部损伤的患儿要注意检查是否有髁突的骨折，以免漏诊。单纯颏部软组织损伤可在清创后严密缝合创口。对合并骨折的患儿应根据具体情况采取相应的治疗，如单纯的关节挫伤则可采取关节减压与休息的方法治疗。

3. 腭部损伤　儿童玩耍时常将筷子、小木棒、铅笔等尖锐玩具放在口内，在不慎跌倒时，尖锐物刺向软硬腭交界处，形成尖端在前基底在后、前段薄后方厚且向下垂的舌形裂伤瓣。缝合时应将瓣端复位，周缘贴合即可。极小的损伤也可不缝合。硬腭部软组织撕裂伤可行黏骨膜瓣单层缝合；软硬腭部应将黏膜与肌肉分层缝合。如有穿孔则宜转移邻近组织瓣掩盖。组织缺损者也可在腭部两侧做松弛切口，由骨面分离起黏骨膜瓣向中央部贯通口处拉拢缝合，两侧黏膜松弛口处填塞碘仿纱条。必要时在全麻下进行。如腭部创面过大，不能立即修复时，可考虑作暂时腭护板，使口、鼻腔分离，以后再行手术修复。

4. 舌部损伤　舌组织血运丰富，抗感染及再生能力均较强，在清创处理中一般不做组织切除。无论裂伤或不完全断离，缝合后的愈合效果都较好。即使完全断离的部分舌体，经清创缝合原位也可能生长成活。但伤后要及时处理，否则易致错位愈合，影响舌的活动。

舌的活动度较大，缝合伤口时要尽可能保留其长度和活动度。当缝合不规则伤口时，尽可能使缝合的伤口呈前后纵行方向以保持舌的长度，以免影响舌的发声功能。舌组织系大量肌纤维所组成，组织脆弱，创伤后反应重，水肿剧烈，因此缝合舌组织时，要用大弯针，粗丝线（4号以上缝线）缝合，缝的穿刺点应距创缘稍远（5mm以上），多带些深层组织，最好加用褥式缝合，以免伤口裂开。当舌腹面和口底黏膜或舌侧面及邻近牙龈都有创面时，如不能缝合所有创口可先缝合舌组织，其余创面可视情况予以游离植皮或邻近组织瓣转移消除。

（宋光泰　葛立宏）

课后思考题

1. 儿童局部麻醉的方法有哪些？
2. 儿童局部麻醉的操作要点是什么？
3. 儿童局部麻醉常见并发症有哪些？如何预防？
4. 简述儿童拔牙后的常见并发症及其处理原则。
5. 采用"替代法"拔除严重破坏的第一恒磨牙的条件有哪些？
6. 简述额外牙拔除的适应证。
7. 简述闭合式开窗导萌法的方法步骤和优点。
8. 简述儿童口腔颌面部软组织损伤清创缝合的处理原则和特点。

参考文献

1. JIMMY R P, PAUL S C, HENRY W F, et al. Pediatric Dentistry: Infancy Through Adolescence. 4th ed. Amsterdam: Mosby, 2005.
2. 邱蔚六. 口腔颌面外科学. 第6版. 北京：人民卫生出版社，2008.

第十三章

残障儿童口腔医疗

>> **内容提要**

　　残障儿童的口腔治疗是儿童口腔医学不可或缺的组成部分。本章第一节主要介绍了残障儿童的基本概念、残疾的分类标准和残疾人员的口腔医疗；第二节至第六节分别介绍了患有智力残疾、脑瘫、肢体残疾、视力障碍和听力障碍的各型残障儿童的临床特点，以及口腔疾病表现与口腔治疗、预防保健的特点。

第一节　概　　述

　　残障儿童（disabled children）指生理功能、解剖结构、心理和精神状态异常或丧失，部分或全部丧失日常生活自理、学习和社会适应能力的儿童。

　　残疾（disability）是指造成不能正常生活、工作和学习的身体上和（或）精神上的功能缺陷，包括程度不同的肢体残缺、感知觉障碍、内脏器官功能不全、精神情绪和行为异常、智能缺陷，从而导致部分或全部丧失正常人的生活、工作和学习的能力，无法进行日常生活和担负社会职能。

一、基本概念

　　早期残疾概念是相对于健康概念提出的，认为残疾是个体受疾病影响的结局。后来，随着医学模式的转变，世界卫生组织对健康定义为：健康不但指没有身体疾患，而且有完整的生理、心理状态和社会适应能力。残疾的定义也相继发生改变。1980 年出版了《国际损伤、残疾与残障分类标准》（ICIDH，International Classification of Impairment，Disability and Handicap），1996 年发表了《国际损伤、活动与参与分类标准》（ICIDH2，International Classification of Impairment，Activities and Participation，为体现该分类标准的连贯性，其简称延续为 ICIDH2）。ICIDH2 经过国际范围的试用修改，于 2001 年更名为《国际功能、残疾与健康分类》（ICF，International Classification of Function，Disability and Health）。

　　目前，世界卫生组织对残疾的定义为：指在心理、生理、人体结构上，某种组织、功能丧失或者不正常，全部或者部分丧失通过正常方式从事某种活动的能力。我国对残疾的定义与此保持一致。可见，健康强调个体在各个维度具备良好的功能，而残疾则强调个体由于疾病（先天异常与后天疾病）或伤害导致的结局，同外在环境发生交互作用后功能受到限制。需要强调的是，残疾与健康是一个连续的生命过程，对每一个体的健康状况而言，不能简单地认为非健康即是残疾的。

　　世界卫生组织按照残疾的性质、程度和影响把残疾分为残损（impairment）、残疾（disability）和残障（handicap）三类。

（一）残损

　　残损也称为病损，是指由于各种原因所致的人的心理上、生理上、解剖结构或功能上的任何丧失或异常。它是有关器官结构和系统功能异常的生物医学概念，是一种在器官水平上的障碍，如关节疼痛、活动受限、呼吸困难、忧虑等。这是残疾发生、发展过程中的第一步，它可以进一步发展为残疾，也可以直接导致残障。但必须指出，残损可以是永久的，也可以是暂时的，即日益严重

学习笔记

和日渐好转可并存及相互转化。

（二）残疾

残疾也称为失能，是指由于病损使人的能力受限或缺乏，以至于不能在正常范围内以正常方式进行正常的个人日常生活活动。它是残疾发生、发展的第二步，可以发展为残障，但同样的，如能得到积极的治疗与康复训练，也可以使原有的残疾康复。

（三）残障

残障是指由于残损或残疾，限制或阻碍一个人充当正常社会角色（按照年龄、性别、社会和文化的因素）并使之处于不利的地位。这是残疾发生、发展的不良结果。这是社会的概念，反映个人与周围环境和社区的相互作用，以及对上述情况的适应。此时社会、家庭和环境对残障的影响很大，良好的社会、家庭支持系统和合理的康复治疗可以减轻残障的程度，反之残障的程度则可能会加重。

二、残疾的分类标准

目前，全世界尚无一个公认的残疾分类标准，各国在进行残疾调查时采用不同的分类，且由于研究目的不同，所采用的分类标准也不同。按残疾性质，可分为先天残疾和后天残疾；按残疾部位，可分为视力、智力、听力、肢体残疾等；按残疾类别，又可分为心理残疾、生理残疾和感官、器官残疾。

（一）世界卫生组织残疾分类标准

1. 病损分类 ①智力病损；②心理病损；③听力病损；④语言病损；⑤视力病损；⑥内脏病损（心、肺、消化、生殖等）；⑦骨骼病损（姿势、体格、运动）；⑧多种综合病损。

2. 失能分类 ①行为失能；②语言交流失能；③个人生活自理失能；④运动方面的失能；⑤身体姿势和活动方面的失能；⑥精细活动方面的失能；⑦环境适应方面的失能；⑧特殊技能方面的失能；⑨其他活动方面的失能。

3. 残障分类 ①识别（人、地、时）残障；②身体残障（生活不能自理）；③运动残障；④职业残障；⑤社会交往残障。

（二）世界卫生组织疾病统计用残疾分类

1. 肢体残疾 ①视力障碍；②听力障碍；③语言残疾；④肢体骨骼残疾；⑤肢体体形残疾；⑥内脏残疾。

2. 精神心理残疾 ①智力残疾；②精神残疾。

3. 复合残疾

（三）国内分类情况

根据《中华人民共和国残疾人保障法》（2018年修订版）第二条的规定，残疾人是指在心理、生理、人体结构上，某种组织、功能丧失或者不正常，全部或部分丧失以正常方式从事某种活动能力的人。残疾人包括视力残疾、听力残疾、言语残疾、肢体残疾、智力残疾、精神残疾、多重残疾和其他残疾的人。

三、残疾儿童的口腔医疗

医疗条件可直接影响口腔保健和口腔治疗方法的选择，影响口腔疾病的预后。口腔疾病可以造成严重后果，甚至危及生命，因此积极的预防措施极为重要。随着儿童死亡率的下降，越来越重视维护和提高孩子的生活质量，确保儿童在成年前其身体、智力、情感尽可能健康。口腔保健，是生活质量提高的一个重要组成部分。事实上，加强口腔保健，有助于残疾儿童生活的"正常化"。

有关残疾儿童口腔治疗的调查研究表明，很大一部分残疾儿童未得到针对性的专科治疗，而通常仅接受了一般性的口腔治疗。为残疾人士提供优质的口腔服务是理想社会的需要。残疾儿童和同龄者相比其高失牙率和低充填率更明显，残疾儿童与同龄者的口腔治疗方式不尽相同，对发生的口腔疾病应及早进行针对性治疗。残疾儿童通常需要更积极的口腔预防措施，重要的是应具有针对性，并从小培训保健意识。

（一）检查要点

1. **病史**　有条件应使用标准问卷，以获得准确、全面的信息。以下几个方面要引起注意：

（1）是否存在影响口腔治疗计划进行的其他全身问题。

（2）是否使用影响口腔治疗的药物，包括过去的药物使用情况。

（3）是否有传染性疾病。

（4）要与孩子和他们的父母建立良好和有效的沟通关系。

2. **全身检查**　儿童全身检查非常重要，能提供重要信息。孩子的言行举止对评估其口腔治疗的合作能力是很重要的。一般外观的评估，有助于判定他们的健康状况，如身高和体重可以提供关于营养、身体生长和牙齿发育的线索。皮肤和指甲可以提示来自出血性疾病的发绀、黄疸、瘀斑。脸型和对称性有可能成为一些先天性畸形和综合征的诊断特征。

（二）特殊卫生保健需求儿童的口腔保健

残障人员均属于特殊卫生保健需求个体（special health care needs，SHCN），是口腔疾病的高危人群。许多SHCN儿童由于无法配合口腔治疗，导致治疗一再延误，造成口腔疾病的发展。同时，一些口腔医师因为SHCN儿童不能合作而不愿耐心配合，对治疗缺乏信心最终导致治疗失败。

1. **第一次就诊**　很多残疾人员因为口腔科畏惧，尽量回避口腔治疗，因此口腔医务人员应利用一切机会，帮助患者或家长克服恐惧心理，进行有效的口腔治疗，并帮助患者建立正确的认识。

对儿童进行治疗前，医师需要和家长有足够的时间进行交流。通过这一过程，使患儿建立口腔治疗的兴趣，有利于治疗过程顺利进行，并节约治疗时间。

2. **口腔影像学检查**　对于制订SHCN儿童的治疗计划是非常必要的。由于家长或患儿对于根尖片的位置没办法很好地把握，建议拍摄殆翼片。

3. **口腔预防保健**

（1）家庭口腔护理：父母有责任帮孩子建立良好的口腔卫生习惯，家庭口腔护理应该从婴儿时期开始。口腔医师应教会父母使用柔软的布或婴儿牙刷清洁牙齿。对于不愿意或由于身体原因不能自己清洁口腔的儿童，口腔医师应教会家长正确的刷牙方法，每天至少给孩子清洁2次牙齿，如果有必要可以使用控制方法为孩子进行口腔清洁。

（2）饮食和营养：饮食会影响牙菌斑中微生物的种类和产酸能力，口腔中唾液的属性也影响着牙齿龋损的发生和进展。医师应当通过与家长的交流做一个饮食调查，评估患者的饮食，进行必要的饮食习惯改进，这样能减少儿童早期龋的发生。

（3）氟化物的使用：在口腔患者中有计划地合理使用氟化物是很重要的，可主要考虑局部用氟。研究显示，局部涂布5%的中性氟化钠防龋非常有效。

（4）窝沟封闭与预防性充填：研究表明，窝沟封闭能够有效地降低窝沟龋的发病率，很适合SHCN患者。对一个需要在全麻下进行口腔治疗的SHCN患者来说，深的点隙裂沟可以使用流动树脂进行预防性充填，可有效阻止龋病进展。有严重夜磨牙或邻面龋的患者可能需要使用全冠进行牙体修复。

（5）定期口腔检查：在SHCN患者的治疗中十分重要，每半年应接受一次专业口腔检查和局部用氟预防龋病。

4. **口腔治疗管理**　对于SHCN儿童，医师必须花较多的时间与患者及其父母沟通并建立和谐的氛围，消除儿童的焦虑感。如果无法获得患者的合作，口腔医师必须考虑其他方法，来保证实施必要的口腔治疗操作，如保护性固定措施、清醒意识下镇静镇痛方法，或者全麻下口腔治疗技术等。

（1）保护性固定措施：对需要他人帮助控制手足的患者实施诊断和操作，如婴儿或有某些神经肌肉紊乱症的患者，部分或完全保护性固定措施是一种必要而有效的方法。在使用保护性固定措施前，家长必须知情并同意，在同意书上签字，让他们对即将使用的固定措施的类型、基本原理和使用时间有清楚的了解。

保护性固定措施不应被当作惩罚措施，也不能仅仅为了工作人员的操作便利而使用。四肢和胸廓的固定措施不可影响循环系统和呼吸系统。有严重精神压力和歇斯底里症状的患者，应尽快终止固定措施，以防可能发生的生理或心理伤害。

（2）镇静镇痛和非住院全麻口腔治疗技术：如果患儿拒绝合作，可以使用行为控制和清醒状态下的镇静镇痛技术进行口腔治疗。如果患儿需要口腔治疗，而常规心理生理或药物手段都无法令其配合，那么建议使用非住院全麻口腔治疗技术。

第二节　智　力　残　疾

智力残疾（intellectual impairment）的原因有多种，通常对多数儿童来说，造成残疾的原因是不确定的。智力残疾常发生于脑瘫、新生儿缺氧和脑膜炎与麻疹等严重感染的情况下。智力残疾可表现为自闭症、小头畸形和代谢异常如苯酮酸尿症，也可继发于重大脑外伤后。儿童中约 2.5% 罹患，其中大多数是男性且合并有其他残疾。儿童智力残疾被广义地分为智力发育迟缓和学习困难。这些症候中，通常没有明确的病因和一致的表现特征，其中典型代表为唐氏综合征（Down syndrome），并不是任何时候都像唐氏综合征一样需要特殊口腔治疗，但是充分理解残疾表现，有助于口腔医师制订切实有效的治疗计划。

一、常见表现

（一）智力迟钝

智力迟钝（mental retardation）有时也称为智力落后、智力低下或智力缺陷，通常表现为低智力遗传（low intelligence）、社会适应能力缺失（failure of adaptation）。一般智力低下是主要特征，受累患儿智力发育延迟，他们在注意力集中、理解、记忆和思维等方面存在困难。他们可能在某一技能方面如音乐或计算方面超过常人，但通常他们的求知能力低下。低智商儿童不能称为智力障碍，除非他们存在适应困难，不能独立生活或其日常生活起居总要依赖于他人。

（二）唐氏综合征

唐氏综合征是一种染色体疾病，又称 21 三体综合征，具有显著的临床特征，详见第十四章。

（三）X 染色体易损综合征

除唐氏综合征外，X 染色体易损综合征（fragile X syndrome）也是引起智力低下的常见疾病。这种疾病主要指那些低于诊断标准的，归类为原因不明的精神残疾患者，尤其是男性患者，有可能为 X 染色体易损综合征。值得注意的是，该综合征受累患者先天性心脏缺陷发病率很高，通常表现为二尖瓣脱垂。尽管患者多为男性，但女性也可能出现轻度症状。

易损 X 染色体是一种伴 X 染色体的发育障碍，其缺陷是 X 染色体长臂末端的基因异常。伴 X 染色体精神障碍中，30%～50% 是易损 X 染色体综合征。因为男性只有一个 X 染色体，所以比女性更容易受影响。研究者对男性的易损 X 染色体综合征做了大量的调查研究，因为女性在身体和认知方面的缺陷并不严重，故对她们的调查研究很少。X 染色体发育缺陷是学习低能的主要遗传原因，但是因为对其表现型辨识不足，所以关于口颌面部的异常报道比较少见。

（四）智力发育迟缓

这一类型包括自闭症和儿童期精神分裂症。前者发病早，通常发病年龄在 30 个月之前，而儿童期精神分裂症发生较迟。两者的共同特征是患儿在思维、语言和社会关系适应性方面存在严重的问题。自闭症患儿，其行为受限和既定的行为模式是其显著特征。大多数患儿的智商测试低于正常值，表现为显著发育迟缓。发育严重迟缓的患儿可能会忘记其父母，自我表达能力极低，对客观事物毫无兴趣，回避声音，重复固定的行为动作。

（五）学习障碍

学习障碍通常伴有阅读困难、轻微脑损伤、注意力缺陷障碍和多动症，所有这些分类尚存在争议。历史上，学习障碍被定义为患儿在某个方面学习的能力滞后同龄儿童 2 年以上。学习障碍有别于智力低下，因为后者的特征是广泛的发育延迟，而学习能力水平通常与能力预期水平相当。实际上，学习障碍常被用来描述那些不能被定义为智力发育迟缓，而又存在学习问题的患儿，而不考虑障碍范围的大小和能力水平测试的偏差。

一般而言,学习障碍的患病率约为 4.5%。智力缺陷的群体中,男性占多数,这一点也符合教育心理学家的评估。学习障碍的病因至今不明,有证据显示病因与生理因素有关,比如轻微脑损伤或中枢神经系统的破坏等,可能与遗传因素有关。

(六)阅读困难

学习障碍中被广泛讨论的阅读困难是一种具体的认知问题。其最广泛的定义包括因任何原因引起的阅读技能迟缓的患儿,通常伴随多方面的认知缺陷。

(七)轻微脑损害

该损害类型常用于描述具有轻微神经系统体征的患儿,且多为暂时性。不能为未来的行为能力和教育问题提供可靠的预估。

(八)注意力障碍和多动症

这两个障碍常被混淆。注意力障碍的患儿常常表现为:不能完成既定活动,行为冲动或多余动作,对要求和提问很少做出反应,难以完成需要精细分辨力、持久耐心或复杂组织参与的工作,但通过集中的指导能够明显改善。多动症的患儿表现为:不停地站立、走跑、攀爬,课堂上无法保持长时间静坐,经常做多余的运动,频繁地变换动作,和(或)经常起身说话、提问、请求。这种活动水平的高低在不同的年龄有不同的表现。

二、口腔健康状况

1. **龋病**　智力残疾儿童比健康同龄人缺乏有针对性的预防和治疗措施。残障儿童往往存在更多未经治疗的龋损牙和缺失牙,特别是牙齿充填率很低。早期的研究显示唐氏综合征患儿的患龋率较同龄儿童低,这可能是由于其出牙较正常对照组儿童更迟,牙齿暴露在口腔中的时间较短。另外,小牙症产生的牙间隙也是唐氏综合征患儿患龋率假性降低的一个因素。

2. **牙周病**　智力残疾儿童的牙菌斑和牙龈炎指数普遍较高。由于牙周健康状态依赖于口腔卫生措施,因此,智力缺陷的儿童可能由于其理解力低下,导致牙周问题明显,发生牙周病的现象更普遍,也可能是由于免疫功能低下所致。

3. **错𬌗畸形**　关于智力缺陷儿童错𬌗畸形方面的研究较少。唐氏综合征患儿面中部发育不良会导致骨性Ⅲ类关系,同时合并窄而高拱的上腭,从而造成反𬌗。

4. **其他**　受残损产生的致病因素的影响,牙釉质缺损发病率高是一个显著特征。

三、口腔疾病治疗

儿童在进行治疗之前需要患儿家长知情同意。对于已超过知情同意年龄的智力缺陷青少年,要得到监护人的允许,特别是考虑在全身麻醉下进行口腔治疗的时候,应进行充分告知并签署知情同意书。

随着患者智力残疾严重性的增加,紧咬牙、磨牙、流涎、异食癖、外伤和自伤性行为的口腔表征增多。为智力残疾者提供口腔治疗,要求医师适应其社交、智商和情感上的迟滞。接受口腔治疗过程中,智力残疾患者可能会出现注意力短暂、烦躁不安、过于活跃和情绪不稳定等行为特点。医师在进行治疗前应注意以下几点:

1. 治疗前让患者简单了解诊室情况,将诊室工作人员介绍给患者及其家人,让其熟悉工作人员及设施,减少对未知的恐惧。允许患者携带一件喜爱的物品或玩具在就诊时抱着。

2. 重复语句、放慢语速,使用简单的词汇并确认患者已理解医师的语言。

3. 一次只发一个指令,每次成功完成一次操作后,医师应表扬患者作为鼓励。

4. 由于与智力残疾的人交流存在困难,要求口腔医师应当对手势和言语特别敏感,并能积极倾听患者要求。

5. 邀请患者父母参与治疗过程中,以便在需要的时候帮助与患者进行沟通。

6. 治疗时间不要太长,首先进行简单治疗,逐渐进行更困难的操作。

经过充分的准备工作,彻底全面地了解患者的智力残疾程度与能力,给予耐心与理解,在进行口腔治疗时就不会有太大困难。如果患者不予合作,可以采取镇静或全麻措施。

四、家庭口腔保健

（一）口腔卫生

智力残疾儿童的口腔卫生维护主要由父母承担，父母必须积极参与口腔卫生指导，积极执行口腔保健计划。为了更有效地清洁口腔、减少创伤，可以有效固定儿童并强制开口，如使用类似牙刷柄的器具，放在一侧牙齿上，强制张开嘴巴，再用牙刷刷洗另一侧牙齿。也可使用改良的牙刷或指套刷，帮助清洁口腔（图 13-1）。对于一些儿童，可能更乐意使用电动牙刷清洁口腔。

使用化学制剂在短时间内可以有效地减少菌斑，但是不能长期使用，如许多儿童使用 0.2% 氯己定溶液后，发现有色素沉着。一些残疾儿童可能对使用的漱口水、防龋凝胶等的味道不能接受，或可能在使用时被误吞或产生呛咳，医师应当注意避免。

（二）饮食指导

残疾儿童的饮食习惯要规律，要少吃餐间食。一方面由于他们经常食用容易被消化的半流质或者流质饮食，这些对口腔健康不利。另一方面，任何父母都会对出生的孩子有缺陷感到震惊和内疚，他们可能会试图通过宠爱孩子来减轻内疚感，满足孩子的不当要求，轻易地让孩子吃甜食，而不良的饮食习惯会导致口腔疾病的发生。

（三）氟化物的应用

应重视使用氟预防龋病。有些文献建议每日氟的补充为：年龄 6 个月为 0.25mg，3 岁时增至 0.5mg，6～16 岁时为 1.0mg。但是一些智障儿童不能配合使用氟片，也可选择使用滴剂。但全身用氟时应当谨慎，需要专科医师的指导。

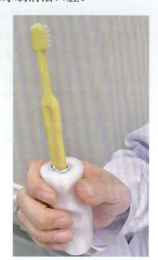

图 13-1 便于残疾儿童握持的牙刷柄
（北京大学口腔医学院夏斌医师供图）

口腔医师应该推荐使用含氟牙膏，局部用氟并能保证用氟安全。如果龋病的发生率低，那么对 6 岁以下儿童建议使用豌豆大小量的牙膏，含有 500～600ppm 氟量的牙膏。较大的儿童，应当使用含 1 000～1 500ppm 氟量的牙膏。

第三节 脑 瘫

一、一般情况

脑瘫（cerebral palsy, CP）是指脑在其生长、发育完成前由于受到某种侵害、损伤而造成永久性的肢体姿势及运动的异常，这种姿势和运动的异常是随着患儿的生长发育不断地变化的。目前各国对于脑瘫所下的定义并不统一，但基本内容是一致的。

脑瘫是儿童时期最主要的致残疾病之一，非短期的医疗可以治愈。由于脑细胞受损后不能再生，即使功能完全恢复，严格说可能都会造成后遗症。

尽管已知很多因素会导致大脑运动中枢的损伤，但有 1/3 脑瘫病例并未能明确原因。脑瘫已被证实是分娩过程的并发症，任何减少大脑发育所需氧合运动的因素都可能引起大脑损伤。脑部感染如脑膜炎和脑炎、怀孕中脑的先天缺陷、胆红素脑病、重金属及某些药物中毒、头部外伤等都可引起脑瘫。早产和脑瘫之间有较高关联（约 1/3 早产儿表现出神经系统异常）。有各种类型的脑瘫，一部分人可能几乎难以被察觉，而另一部分却可致严重的残疾，如四肢和其他随意肌肉无法协调运动。所以两个相同类型的脑瘫患者可能有完全不同的症状。可依照涉及的身体部位命名脑瘫：单瘫：一侧肢体受累；偏瘫：一侧躯体受累；截瘫：双侧小腿受累；双侧瘫痪：双侧小腿和手臂受累；四肢麻痹：四肢受累。

1. 基本特征 根据神经肌肉功能障碍类型进行典型的脑瘫分类如下：

（1）痉挛强直（约占 70%）

1）肌肉应激性过度，导致受激时过度收缩。

2）紧张,肌肉收缩状态(1/3 脑瘫患儿患有痉挛性偏瘫。手和手臂呈反躯干屈曲,足和腿呈内旋性屈曲而导致跛行)。

3）颈肌控制受限,导致头部摇动。

4）支持躯干的肌肉缺乏控制,保持直立姿势困难。

5）口内、口周咀嚼肌群运动不协调,影响咀嚼和吞咽,流涎、永久性的吐舌僵直及说话障碍。

（2）运动障碍(包括手足徐动症和舞蹈手足徐动症,约占 15%)

1）相关肌肉时常不自主的运动。

2）连续缓慢的扭动,或不随意扭动(手足徐动症)或快速的抽动性运动(舞蹈手足徐动症)。

3）常见累及颈部肌肉,可致头部过度运动(肌肉高度紧张可导致头后仰,经常性张嘴,伸舌)。

4）由于下颌突然闭合或严重的夜磨牙,可致频繁的不自主的下颌运动。

5）口周肌肉群张力减退,伴有口呼吸、伸舌、流涎。

6）面部扭曲。

7）咀嚼和吞咽障碍。

8）言语问题。

（3）共济失调(约占 5%)

1）相关肌肉完全不能联合运动,以致随意运动只能部分执行。

2）平衡感弱和共济失调(绊倒、蹒跚步态或抓握物体困难)。

3）不受控制的震颤或做随意运动时震颤。

（4）混合性(约占 10%):至少两个脑瘫类型的特征(混合的痉挛、手足徐动症及四肢瘫痪)。

2．口腔医师应当认识三个最常见的反射,避免在检查、治疗过程中出现问题。

（1）不对称颈强直反射:如果患者头部突然向一侧扭转时,这一侧的手臂和腿部僵硬伸直,对侧肢体屈曲。

（2）迷路紧张反射:当患者向后旋转时,如果突然低头,其背部体位伸展,腿和手臂伸直,颈和背部弯曲。

（3）惊跳反射:脑瘫患者在突发的剧烈整体运动时往往可以观察到惊跳反射。这个反射一般是由于患者受到刺激,比如意外噪声或他人的意外动作,使患者受到惊吓时产生。

二、临床表现

学龄儿童中(特别是早产儿),脑瘫的发生率为 1‰～2‰。这是一组由于脑损伤而产生的神经肌肉非进行性失调。部分常见临床表现如下:

（一）智力障碍

约 60% 的脑瘫患者表现为一定程度的智力障碍。

（二）癫痫

30%～50% 的脑瘫患者伴有癫痫,主要常见于婴儿期和幼童期。大部分癫痫可以通过抗惊厥药控制。

（三）感觉短缺或功能障碍

脑瘫患者的听力损害比正常人常见,约 35% 的脑瘫患者患有眼部疾病,斜视是最常见的视力缺陷。

（四）言语障碍

超过一半的脑瘫患者有一定的言语障碍,通常是发音困难,由于对言语肌肉的控制缺乏,导致发音无力而不清晰。

（五）关节挛缩

伴有痉挛和僵硬状态的患者,由于肌群废用,在生长期和成熟期表现为四肢体位不正常和挛缩。

三、口腔情况

脑瘫患者与正常人相比无明显口腔发育异常,然而易发生以下几种比较常见的疾病:

（一）牙周病

脑瘫患者因口腔卫生较差而常发生牙周病。这些患者通常由于生理缺陷无法刷牙，必须通过别人的帮助进行口腔卫生清洁。饮食也是一个明显的原因，儿童由于咀嚼吞咽困难，他们更愿意吃一些软而容易吞咽的食物，碳水化合物含量较多。经常需要通过服用苯妥英钠控制惊厥的脑瘫患者，一般都患有一定程度的牙龈增生。

（二）龋病

脑瘫患者的患龋率并不明显高于正常人。

（三）错𬌗畸形

脑瘫患者错𬌗畸形的患病率几乎是正常人的 2 倍。主要观察到的错𬌗畸形包括上颌前牙显著前突、深覆𬌗、深覆盖，开𬌗，单侧锁𬌗。一个主要原因可能是口内和口周的肌肉不协调。脑瘫患者更容易出现颌骨、嘴唇和舌头的共济失调和无控制运动。这可能导致咀嚼和吞咽受损、过度流涎、吮舌和言语障碍。

（四）夜磨牙症

多动症脑瘫患者通常有夜磨牙症。可以看到严重的乳牙和恒牙咬合磨损，结果导致垂直距离丧失。成年患者可能会发生颞下颌关节紊乱。

（五）前牙外伤

脑瘫患者更容易发生外伤，特别是上颌前牙的外伤。

（六）其他

1. 吐舌、口呼吸。
2. 牙釉质发育不全。
3. 咽反射和口腔周围的敏感性增加。

四、口腔治疗

脑瘫患者四肢和头部的无意识运动通常被认为不合作和难控制。此外，一些患者说着莫名其妙的言语，出现难以控制的咀嚼运动和舌僵硬，这些患者通常被错误地认为智力迟缓。对脑瘫和其他身体及智力致残性疾病患儿，少数医师可能会对治疗这些患者感觉不舒服，并且拒绝治疗。

治疗脑瘫患儿前，医师必须充分评估患儿的个体特性、症状和行为，然后根据条件和需要进行治疗。

一些不太严重的残疾儿童会有轻微智力障碍或不伴有智力障碍，但又有一定程度的痉挛或僵直，尽管他们愿意接受口腔治疗，但在治疗过程中可能配合欠缺，此时可以使用橡塑材质开口器帮助维持张口状态（图 13-2），也可用笑气 - 氧气镇静镇痛方法，这种镇静作用也可能有助于减弱咽反射。

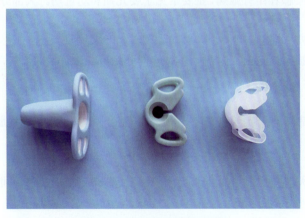

图 13-2　不同型号的开口器

（北京大学口腔医学院供图）

五、家庭口腔保健

（一）口腔卫生

肢体残疾可能妨碍口腔卫生保健实施，大多数的儿童在 7 岁之前需要别人帮助刷牙，但对躯体受限制的儿童需要得到永久的帮助。受限的或不协调的肌肉运动阻碍正常的口腔清理，可使用各种便于握持的牙刷。并且由于食物也经常被阻在腭穹隆处，应使用牙刷柄或勺柄去除，否则食物可能会在口腔中停留数天。电动牙刷可能对行动不方便的孩子有帮助。

（二）饮食指导

关于饮食方面的注意事项与智力障碍章节的内容相同。

第四节　肢体残疾

一、脊柱裂

脊柱裂（spina bifida）的发生是由于一个或多个后椎弓没有融合，伴或不伴部分或所有椎管内容物膨出。高达 95% 的病例可能伴有脑积水，1/4 的患儿也会有癫痫，约 1/3 的患儿有一定程度的智力障碍。

（一）一般情况

除轻度脊柱裂缺陷的患儿外，一般需要坐轮椅，常伴有尿失禁和尿路感染。长时间使用轮椅的患儿，需要在他们自己的轮椅上，或小心转移到牙椅上进行治疗。

（二）口腔健康状况与口腔疾病治疗

脊柱裂患儿的口腔卫生情况与其他障碍儿童相同，需要积极的预防和早期干预。如果进行口腔治疗，必须是在全麻下操作。

（三）家庭口腔保健

有关脊柱裂患者的口腔保健与治疗参考智力缺陷患者部分。

二、肌营养不良

肌营养不良症（muscular dystrophy，MD）是一组以进行性加重的肌无力和支配运动的肌肉变性为特征的遗传性疾病群。主要表现为肌纤维退化，被脂肪及纤维组织取代。最终可能引起呼吸道反复感染而致命。

（一）一般情况

肌营养不良的儿童，最初尚能自我行动，但随着病情的发展，他们必须依赖于轮椅而移动。在疾病的后期阶段，呼吸辅助是必要的。这种疾病有一些变异的类型，具有不同的症状和体征。

（二）口腔健康状况

面部肌肉无力；口腔卫生不良，同时由于肌无力无法进行自我口腔护理；患龋概率增高，牙周病风险增高；咬合不良伴有面部肌肉萎缩。

防御性反射降低以及吞咽或清除口咽分泌物能力下降，因而增加了窒息的风险。应避免使用镇静全麻技术，降低对呼吸功能的影响及麻醉后并发症的风险。

需要定期检查口腔情况，局部应用氟化物防龋或使用抗菌药物抑制菌斑非常重要。除了因为肌肉力量的变化不能进行口腔正畸治疗外，一般口腔治疗没有禁忌证。牙齿移动是 MD 的一种表现，同时可能形成前后牙的开𬌗，而矫治器矫治达不到效果。

（三）家庭口腔保健

需要对患儿父母进行适当的口腔保健技术指导和培训，通过菌斑控制维持口腔卫生。在患者成年后，可进行适当的口腔治疗，重要的是应尽一切努力，改善口腔功能及面部美观。

三、其他肌肉骨骼损伤

有其他各种缺陷，包括一些退化性和进展性的，但都比较少见，在现实中不可能经常会遇到，如成骨不全症、青少年关节炎和多发性硬化症。患有这类疾病的患者常有明显的口腔表现，对预防牙齿疾病来说，积极防治至关重要。

第五节　视　力　障　碍

一、一般情况

视力障碍（visual disturbance）包括从完全失明到对大小、颜色、距离和形状的视线限制，儿童发病率为 0.3%。视觉损伤是儿童残障表现的一方面，例如，一个先天性风疹的患儿可能患有耳聋、智力缺陷、先天性心脏病以及牙齿的缺陷，同时先天性的白内障会引起失明。完全性的失明也许会频繁地住院治疗、与家人分开和难以融入社会。因为功能性的患儿视力损伤很难被评估，所以患儿也许会被认为是发育迟缓。失明患儿的各项发育指标都需要考虑，在成长的早期阶段，家长也许会觉得内疚并过度保护或相反拒绝子女，这会导致患儿自救技能缺乏，一般生活技巧的发展也滞后，常被误认为是智力障碍造成的。另一方面，失明患儿会表现出比较易激动，例如按压眼睛、晃动手指或者撞头。因此对患儿的生活能力的评估，对于口腔行为的管理是很有帮助的。

对于后天失明和先天性失明的患儿要进行区分，而不是只从视觉的损伤方面考虑。医师必须注意到先天性失明的患儿，早期生活中需要更多的关心和爱护，并且他们的智力也与那些后天失明的患儿有所不同。对事物的印象大部分是通过触摸和解说得到，但还可以通过闻和尝的方式来加深印象。对于这些患儿来说，听、触摸、尝和闻的方式可以帮助他们学习提高应对生活的能力。有报告指出，失明儿童培养了语言能力后，其他感觉也会提高并很好地发展起来。

二、口腔健康状况

视力障碍儿童口腔健康状况与正常人群几乎没有差别。视力受损的患儿在生长发育中要比其他儿童更易受伤，牙齿发育不良和前牙损伤的概率要高于平均值。视觉损伤的儿童因为没办法很好地观察和去除牙菌斑，所以患牙龈炎的概率较高。

三、口腔疾病治疗

要根据他们的个人需求，来协助视障人士。由于视力障碍患者对灯光和触觉更敏感，操作使用灯光应谨慎。视力障碍的儿童通常不伴有耳聋，可以进行正常语言交流。

由于视力障碍的患者感觉敏感，不能在没有告知的情况下，突然将口镜放入口中。应该让患者感知到在做什么操作，例如，让患者感觉器械和抚摸牙椅等。最好在每次操作前，都详细解释操作的内容和步骤，并同时稍做模拟演示，让患者有所体会。"告知 - 演示 - 操作"（the tell-show-do, TSD）是非常重要的。在对视觉损伤的患儿进行口腔治疗前，口腔医师应该记住以下几点：

1. 评估视觉损伤的程度（患者能否从黑暗中分辨亮光）。

2. 指导患儿协助完成操作，并询问患儿是否需要帮助，鼓励家长陪同患儿。向患儿详细描述将要放入嘴中的器械和物品，可以同时让患儿用手指去感受。不要在没有语言提醒的情况下，突然拿开器械或停止操作。

3. 进行身体检查操作时动作要轻柔。

4. 牢记患儿有着很强的个性并且十分敏感，应允许患儿询问关于操作的原因并认真回答他们。

5. 当患儿因为安全和保护的需求时，允许他们在操作过程中继续佩戴眼镜。

6. 除了 TSD 操作方法外，还可以通过触摸、尝、闻来帮助患儿，因为他们的这些感觉要灵敏得多。

第六节 听 力 障 碍

听力障碍(hearing-impaired)多数是后天损伤,然而有些儿童出生便伴有部分或者全部听力丧失,这种情况可能发生于单独或伴有其他缺损。例如,风疹综合征(听觉、视觉、智力和心脏缺陷),其患病率为 0.3%。

一、一般情况

许多聋人或听障儿童可戴助听器,让他们听到更多的声音。年龄较大的儿童可能熟练掌握唇语以及书写,应积极鼓励孩子进行交流,尽可能利用任何残留的声音潜力。

二、口腔保健

目前缺乏有关听障患儿口腔健康的数据。但儿童患者的牙釉质发育不全发生率较高,牙齿患龋率和缺失率均较高。

三、口腔疾病治疗

医师在交流过程中应清楚地运动嘴唇,避免大声叫喊。机头和超声器产生的高频噪声,干扰患儿所戴的助听器,这将增加他们合作治疗的难度;同样,手机和磨牙的骨传导对听障患儿干扰更大。治疗开始前,应取下或关闭助听器,在口腔治疗结束后再重新戴上。

(梅予锋 葛立宏)

课后思考题

1. 总结残疾儿童口腔医疗的特点。
2. 列举残疾儿童口腔保健包括哪些内容?
3. 残疾儿童口腔治疗管理措施有哪些?
4. 简述各型残疾儿童口腔治疗与保健的特点。

参考文献

1. JEFFREY A D. McDonald and Avery's Dentistry for the Child and Adolescent. 10th ed. St.louis: CV Mosby,2015.
2. RICHARD W. Paediatric Dentistry. 3rd ed. Oxford University Press,2005.
3. Department of Health/Dental and Eye Care Services,The British Society of paediatric Dentistry. Valuing People's Oral Health:A good practice guide for improving the oral health of disabled children and adults,2007.
4. JAMES W L,DONALD F,CRAIG M,et al. Dental Management of the Medically Compromised Patient. 7th ed. St. Louis:Mosby Elsevier,2008.

第十四章　全身性疾病在儿童口腔的表现

>> **内容提要**

儿童时期患有某些血液病、传染性疾病、内分泌和遗传性疾病等,均有一定的口腔表现,应该引起临床医师的重视。正确全面的诊断和及时的治疗,避免病情延误是口腔医师的主要工作内容。本章第一、第二节介绍了血友病与白血病的主要临床表现,口腔医师正确认识血友病与白血病,有利于临床治疗时采取相应的措施;第三节重点介绍了艾滋病的各种临床表现,通过学习能正确认识艾滋病,采取必要的防控措施,并对症处理临床症状;第四节主要介绍了糖尿病的口腔表现和处理原则;第五节至第十二节介绍了口腔常见的遗传性疾病,着重介绍遗传性疾病在口腔的特征性表现以及对症治疗计划。

第一节　血　友　病

血友病(hemophilia)是一种由于缺乏某种血液凝结物质导致的疾病。它是一种影响着约1/7 500男性的遗传性血液疾病。血友病A也称为典型血友病,是由于缺乏抗血友病因子FⅧ而引起的疾病。男性发病,女性携带。血友病B也称为克雷司马斯病,是缺乏抗血友病Ⅸ因子引起的疾病,同时也是一种由X染色体传递的隐性遗传病。血友病B的发病率约为血友病A发病率的1/4。血友病C是缺乏ⅩⅠ因子导致的,由隐性基因遗传,男女后代患病的概率相同。由其他因子的缺乏而导致的血友病是很少见的。

一、一般情况

(一)临床表现

血友病中最常见的一型是先天性Ⅷ因子缺乏症(factor Ⅷ deficiency),又称为血友病A或抗血友病球蛋白缺乏症(hemophilia A.或AHG deficiency),为伴性隐性遗传,是遗传性凝血障碍中最常见的一种出血性疾病。其特点是轻微外伤后即可出血不止。血浆中AHG活性减低,凝血时间延长。发病率占血友病的80%。临床血友病A患者多有家族史,遗传基因位于X染色体长臂2区8带(Xq28)。

1. 症状与临床分型　由于FⅧ不能通过胎盘,因而重症者在新生儿期即可发生出血现象。虽可有自发性出血,但多表现为轻伤、小手术后出血不止。发病年龄和出血程度与FⅧ缺乏的程度有明显关系。发病越早,病情越重的多是FⅧ:C含量极低的。患者一生中Ⅷ因子的含量大致不变。根据FⅧ因子缺乏程度可分为以下四型:

(1)重度型:FⅧ:C含量为正常的1%以下。自幼就有自发性或轻微外伤出血史。随年龄增长,外伤后出血不止的情况加重。反复皮下、肌肉和关节血肿,尤多见于膝、踝、肘和肩等大关节出血,急性期局部肿胀、疼痛。多次出血可刺激滑膜引起慢性增生性关节炎,导致滑膜软骨破坏,关节肿胀、机化、强直、肌肉萎缩、局部活动受限。此外,尚可出现内脏出血,如消化道出血、自发血尿等。头部外伤可致颅内出血。

(2)中等重度型:FⅧ:C含量为正常的1%~5%。偶有自发性出血或关节血肿,轻度外伤可致严重出血。

（3）轻型：FⅧ：C 含量为正常的 5%～20%。无自发出血或关节血肿，但外伤、拔牙或手术后出血时间延长。

（4）亚临床型：FⅧ：C 含量为正常的 20%～50%。无临床症状，仅在严重外伤及大手术时有渗血现象。

2. 实验室检查 血友病属第一阶段的凝血障碍。试管法凝血时间不敏感，仅当 FⅧ：C＜1% 时才延长。白陶土部分凝血活酶时间（KP）延长，为敏感简便的检查，FⅧ：C 30%～40% 时仍可测出。

3. 诊断和鉴别诊断 主要根据家族史、临床特点和实验室检查明确诊断。但须与出血性疾病鉴别。

实验室检查见出血时间延长，凝血时间正常，血小板计数正常。血小板黏附率减低，加瑞斯托霉素不凝集。FⅧ：Ag 与 FⅧ：C 皆减低。阿司匹林耐量试验阳性。

（二）预防

1. 设法减少本病的发生，降低血友病患者的出生率。

2. 对已确诊血友病患者出血的预防。

3. 对血友病患者应着重预防外伤出血。

（1）尽量避免肌内注射。

（2）保护牙齿，减少牙病的发生。

（3）禁服阿司匹林类药物。

（4）加强卫生宣教以减少外伤。

（5）避免手术，必须手术时，先行补充凝血因子。

（三）临床治疗

补充疗法如下：

1. 血浆成分治疗 新鲜冷冻血浆输入正常人血的Ⅷ因子以补偿患者之不足。

2. 凝血因子制剂 针对患者缺乏的凝血因子，依照需要的剂量来补充。

3. 使用凝血酶原复合物。

二、口腔治疗

（一）口腔保健预防

口腔保健包括刷牙，使用牙线，适当使用氟化物。轻微的出血可以局部加压来控制，如果出血持续几分钟，可局部应用凝血酶。

（二）牙周治疗

患者在龈上洁治后，水肿的牙龈退缩，充血减轻。去除牙石和局部刺激可以降低组织出血的风险。如果计划行龈下刮治术，是否需要补充凝血因子，取决于出血量和凝血因子缺乏的严重程度。

（三）修复治疗

血友病患者应综合考虑各种修复方法。需要局部麻醉下修复治疗时，可以行牙周膜局部浸润麻醉，如果行下颌阻滞或上牙槽阻滞，凝血因子浓度应达到 40% 水平，或在进行抗纤溶治疗后。所有的修复治疗尽量一次完成。

（四）牙髓治疗

乳牙和恒牙龋去腐时应尽量避免牙髓暴露，在治疗中可保留部分软化牙本质，结合间接盖髓术治疗。牙髓切断术或牙髓摘除术时，可以在局部麻醉下顺利完成。如果牙髓已经暴露，通过牙髓腔内注射来控制疼痛是较安全的，因为牙髓腔内出血，可以用棉拭子压迫止血而不发生严重的出血问题。

（五）口腔外科治疗

血友病患者能否拔牙，需要听从血液病学专家的建议。拔牙时应特别慎重，术前可输血浆。拔牙完成后，局部直接应用止血药如凝血酶，可以协助局部止血。拔牙窝内应放置可吸收性明胶海绵，然后直接用纱布压迫创面止血。

乳牙的正常脱落通常不会导致出血,不需要凝血因子治疗。如出血,一般手指和纱布直接按压几分钟即可控制。如果有持续缓慢出血,可用抗纤溶治疗。

(六)正畸治疗

正畸矫治时,弓丝和带环都可以采用,但应避免创伤。带环必须安置适当,以避免凸起的锋利边缘或结扎丝刺伤黏膜造成口腔溃疡。若意外的划伤或者轻微的牙龈撕裂引起出血,应按压伤口5分钟以止血。建议使用高效结扎丝和弹簧以减少调整次数,减少局部创伤机会。口腔卫生对于避免牙龈组织发炎、水肿和出血特别重要,可使用牙周冲洗设备。

(七)牙外伤

口腔创伤在儿童时期是很容易发生的。出血伤口的处理应包括血肿的处理,治疗时需要综合考虑,必要时进行抗纤溶治疗及止血处理。

第二节　白　血　病

一、一般情况

白血病(leukemia)是血液恶性肿瘤。白血病患者骨髓腔内有增生异常的白细胞并进入外周血。异常白细胞(幼稚白细胞)取代正常血细胞、骨髓,并在其他组织和器官内积累起来。白血病根据骨髓腔内主要的异常白细胞类型而分类,这些类型有不同的临床过程。按主要异常细胞的分化程度和成熟程度,分为急性白血病和慢性白血病。急性白血病约占所有儿童恶性肿瘤的1/3,其中,约80%是淋巴细胞性白血病(急性淋巴细胞白血病)。慢性白血病在儿童极少见,不超过全部白血病患者的2%。

白血病发病高峰在2～5岁。虽然白血病的病因是未知的,但是它与电离辐射、某些化学物质以及遗传因素等有关。染色体异常(唐氏综合征和胎儿期发育不全毛细血管扩张)、儿童免疫功能紊乱,可导致罹患白血病的风险增加。

急性白血病,白细胞浸润到组织和器官中,白细胞在骨髓中渗透和扩散导致贫血、血小板减少,粒细胞减少。临床表现为易怒、嗜睡、持续发热、弥散的骨疼痛,且易有淤伤。较常见的表现为苍白、发热、心动过速、淋巴结肿大、肝大、脾大、瘀斑、皮肤擦伤、牙龈出血和感染。

约90%急性白血病患者外周血涂片显示贫血和血小板减少。约65%白细胞计数偏低或正常,但它的密度大于$50 \times 10^9/L$。骨髓穿刺可以获得骨髓的微观分析,细胞化学染色、免疫表型流式细胞分析和细胞遗传学分析等,可以帮助明确白血病的类型。

二、口腔表现

白血病的口腔表现多为牙龈肿胀出血,其中急性单核细胞白血病和急性粒细胞白血病最易出现牙龈肿胀和出血(图14-1)。大量幼稚、无功能的白细胞在牙龈组织中堆积浸润,肿胀的牙龈使

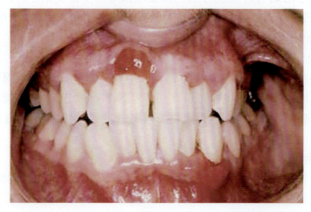

图14-1　患者,14岁,急性髓细胞性白血病牙龈出血

口腔自洁作用减弱，菌斑大量聚集加重牙龈炎症。由于牙龈是白血病最易侵犯的组织，往往白血病的早期都是由口腔医师发现的。

白血病侵犯牙龈可涉及龈乳头、边缘龈和附着龈。牙龈颜色苍白或暗红，质地松而脆弱，表面水肿光亮。牙龈肿胀范围广，多为全口牙，严重者可覆盖整个牙面。龈缘可见组织坏死、溃疡和假膜，伴有疼痛，似坏死性溃疡性龈炎。牙龈自发性出血倾向严重，出血难以止住，黏膜上可见瘀斑或出血点（图14-2）。可伴有口腔黏膜的坏死，或由于大量幼稚白细胞牙髓内浸润而引发剧烈牙痛。

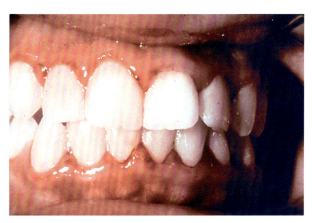

图14-2　患者，14岁，急性淋巴细胞白血病牙龈边缘瘀斑及出血点

临床表现和血常规及血涂片发现大量幼稚白细胞可以诊断，但要与坏死性溃疡性龈炎鉴别。

三、口腔疾病治疗

确诊为白血病的患者牙周处理以保守治疗为主，强调控制菌斑和口腔卫生。在牙龈出血能够控制的基础上，可进行适当的龈上洁治，动作要轻柔，避免组织损伤，局部使用3%过氧化氢液冲洗，涂布或含漱抗菌药物，控制菌斑与炎症。牙龈出血不止时，可使用肾上腺素棉球压迫止血，仍无效可使用牙周塞治剂止血。

口腔治疗不可进行手术或活检等创伤性处理，避免出血和感染。

第三节　艾　滋　病

一、一般情况

获得性免疫缺陷综合征（acquired immunodeficiency syndrome，AIDS），简称艾滋病，为临床感染HIV1型或少数感染HIV2型病毒而发生的疾病。HIV破坏人体免疫系统尤其是淋巴细胞和多核巨噬细胞。这些白细胞包含大量的CD4表面受体，这些受体可以接受病毒的表面蛋白GP120，促使病毒感染宿主细胞和扩散。HIV的*pol*基因可以控制病毒产生反转录酶，它是病毒RNA合并入宿主的DNA的基础。病毒的基因合并进入宿主的基因，不断抑制机体的免疫反应，最终导致不可逆的免疫抑制。HIV通过感染更多病毒和杀死更多CD4辅助淋巴细胞来破坏免疫系统。随后的免疫缺陷导致了大量的机会性感染、恶性肿瘤（卡波西肉瘤和淋巴瘤）和自身免疫性疾病的发生。

婴儿和儿童艾滋病的临床表现类似成年人。艾滋病病毒感染的早期表现包括耶氏肺孢子虫肺炎、间质性肺炎、体重减轻、慢性腹泻、肝大或脾大、全身淋巴结肿大等，甚至夭折。与成年人不同的是，频繁和严重的细菌感染在儿童艾滋病病毒感染的患者中常见。

二、口腔临床表现

艾滋病病毒感染可能引起的口腔临床表现包括真菌、病毒或细菌感染以及肿瘤的发生。

（一）真菌感染

最常见的艾滋病病毒相关感染为口腔念珠菌病，即真菌引起的白色念珠菌感染。口腔念珠菌病主要分为四种类型：假膜型、增生型、红色（萎缩）型和口角炎型。

1. 假膜型病变的特点是黏膜上呈现乳白色或黄色斑块，容易去除，留下红色出血的创面。最常见的病变部位为腭黏膜、唇颊黏膜和舌背黏膜。

2. 增生型病变的特点是黏膜上白色斑块难以被擦除。最常见的位置是颊黏膜。

3. 红色（萎缩）型病变的特点是红色的外观，常见的位置是腭部和舌背黏膜，病变也可能出现在颊黏膜破损部位。

4. 口角炎型的特点是口角出现放射状龟裂，往往合并小的白色斑块。

治疗白色念珠菌感染，可以通过全身或局部治疗。局部治疗包括使用制霉菌素漱剂（100 000U，每日 3～5 次）或克霉唑片剂。通常治疗 1～2 周见效。全身治疗有酮康唑（200mg/d 或 400mg/d），或氟康唑 100mg/d；两性霉素 B 等。念珠菌感染经常发生，因此患者可能需要一直使用抗真菌药物。可使用 0.12% 葡萄糖酸氯己定口腔含漱剂含漱作为辅助措施。慢性口腔念珠菌病可能是艾滋病患者晚期免疫力迅速降低的一个表现。

相同方式下，真菌可引起口腔的免疫功能障碍，引起艾滋病病毒的感染；疱疹病毒和乳头状瘤病毒在真菌侵入和治愈后会造成口腔病损；口腔疣可能出现在艾滋病病毒感染的患者，部分有隆起或菜花状改变。

（二）口腔毛状白斑

口腔毛状白斑是一种白色病变，位于舌外侧边缘，难以擦除，表面光滑、波纹或明显折叠。它只出现在艾滋病病毒感染者，由 EB 病毒引起。治疗包括使用高剂量阿昔洛韦，但病变通常反复发生。

（三）细菌感染

艾滋病病毒感染患者的口腔细菌性感染病变没有特殊性，均为已知疾病。

（四）肿瘤

卡波西肉瘤是艾滋病患者最常见的恶性肿瘤。在艾滋病患者中发病率为 15%～20%。口腔病变可能单独发生或联合皮肤、内脏和淋巴结病变。卡波西肉瘤经常以第一病变出现在口腔，可能呈红色、蓝色或紫色，单发或者多发，最常见的口腔病损部位是硬腭。治疗方法包括放疗、激光、手术和化疗。

恶性肿瘤的发病率逐渐增加，常见的有非霍奇金淋巴瘤。该病最初的表现可能是口腔中一个坚固、无痛性的肿物，可通过活检诊断。治疗包括放疗和化疗。2 年存活率不到 20%，平均生存时间约为 6 个月。

（五）特发性病变

病因不明的口腔溃疡与艾滋病病毒感染有关。可出现类似普通的口腔溃疡，如出现一个红色的局限性溃疡，有时也表现为极大的坏死性溃疡和剧烈疼痛，可能持续数周。

唾液腺肿胀也在成人和儿童艾滋病病毒感染者中出现。肿胀原因不明，通常累及腮腺且伴有口干。

感染艾滋病病毒的患者可能发展为自身免疫性疾病，包括免疫性血小板减少性紫癜。口腔病变为小的、紫癜性病变或瘀斑。

（六）艾滋病病毒相关性龈炎和牙周炎

渐进和突发的牙周疾病是艾滋病病毒感染者常出现的症状，可能是艾滋病病毒感染的第一迹象。不同于传统的牙周疾病，经过常规标准牙周治疗后，这些牙周病没有任何改善。它有可能处在一个快速进展阶段或从轻度龈炎过渡到进展期，牙周疾病自发性出血可能维持几个月。主要有以下三种表现：

1. **牙龈线性红斑**（linear gingival erythema，LGE）　表现为龈缘处红色，宽 2～3mm 的明显红边，极易出血，在附着龈上方可见瘀斑，对常规治疗反应差。

2. **坏死性溃疡性龈炎**（necrotizing ulcerative gingivitis，NUG）　艾滋病患者 NUG 的临床表

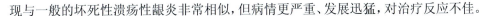

现与一般的坏死性溃疡性龈炎非常相似，但病情更严重、发展迅猛，对治疗反应不佳。

3. 坏死性溃疡性牙周炎（necrotizing ulcerative periodontitis，NUP） 可以是由 NUG 在抵抗力极度低下时发展而来，也可能是在原有慢性牙周炎牙周组织破坏的基础上，NUG 加重加速病变发展而来。牙周组织在短时间内迅速破坏，骨吸收和附着丧失明显，可有死骨形成，牙槽骨暴露，甚至可发展为坏死性口腔炎。

三、治疗

1. 全身抗 HIV 治疗。

2. 牙周治疗，常规处理 NUG、NUP，治疗主要是洁治术，0.12% 葡萄糖酸氯己定每日冲洗 3 次以及适当的抗生素治疗。

3. 其他口腔疾病进行相应对症治疗。

第四节 糖 尿 病

一、一般情况

糖尿病（diabetes）是以高血糖为特征的代谢紊乱性疾病，与多种遗传因素有关。主要由于胰岛素生成不足、功能不足和细胞表面缺乏胰岛素受体，葡萄糖无法从血管转移到达组织，血糖升高，糖从肾脏排泄，造成脂类、蛋白质代谢紊乱。

糖尿病的临床表现主要为慢性高血糖、微血管和大血管的改变、免疫反应低下、中性粒细胞功能低下，胶原分解增加而合成减少。儿童青少年期常见 1 型糖尿病，为胰岛素依赖型（insulin-dependent，IDDM），发病高峰为 5～7 岁和青春期，学龄期儿童患病率为 2‰，有遗传倾向。

临床主要表现为口渴、多尿、多食和体重减轻。高血糖或高尿糖为诊断依据。治疗原则主要是预防高血糖或低血糖等代谢紊乱症状，达到正常发育和维持正常体重，建立规范生活方式。

二、口腔表现

糖尿病未得到控制的患者，其口腔疾病症状较为严重。主要包括龈炎、牙周病、龋齿、根尖周脓肿、牙列缺损、口干症、唾液腺功能异常、配戴义齿的适应能力下降、味觉异常、扁平苔藓和灼口症等。

（一）龈炎和牙周病

糖尿病患者牙龈炎症较重，龈缘红肿增生呈息肉样，严重时形成有蒂或无蒂的牙龈瘤。牙周病易发牙周脓肿，牙槽骨破坏迅速，牙齿松动。糖尿病患者绝大多数易患牙周病，通常被称为糖尿病的第六症状。糖尿病未得到有效控制，是牙周病发展的重要危险因素。以龈炎开始，伴随血糖的上升，发展为牙周病。儿童糖尿病患者与成人一样，龈炎发生率高，在糖尿病人群中龈炎发生率为 9.8%，而正常人群仅为 1.7%，且 2 型糖尿病儿童及青少年的牙周组织破坏发生率显著高于 1 型糖尿病儿童及青少年。研究表明，血糖控制良好与否是影响牙周疾病发生进展的一项重要因素。血糖控制不佳的成年患者，牙周病的发生和严重程度远高于血糖控制较好的患者，血糖控制不佳的患儿较正常儿童的牙龈指数明显增高。牙龈出血与菌斑量无显著相关性，间接支持高血糖环境会改变宿主对菌斑的免疫反应。良好的口腔卫生维护和定期口腔健康检查对糖尿病患者尤为重要。

牙周病的始发与牙菌斑有关，病程与糖尿病关系密切，但糖尿病导致牙周组织快速破坏的机制尚不明确。研究表明牙周微生物在健康与糖尿病人群中相同，糖尿病患者的牙龈出血指数与菌斑量无显著相关性，说明糖尿病患者对牙周致病菌导致的牙周组织破坏反应更为敏感，提示高血糖环境可能改变了宿主对菌斑的免疫反应。迄今为止，牙周病与糖尿病之间的复杂关系尚未明了，但糖尿病患者的牙周炎症状况与血糖控制密切相关，而牙周炎症的控制有利于糖尿病患者的血糖控制。

血糖控制不佳的患者，口腔病症通常与感染、毛细血管变化、唾液中糖含量增加（高糖唾液，salivary hyperglycemia）和龈沟液中糖含量增加有关。高糖唾液可能是牙周病的一个重要促进因子，唾液中的糖含量升高，增加了细菌的代谢底物而促进菌斑形成；龈沟液中糖含量增加，削弱了牙周成纤维细胞的修复能力。因此，糖尿病治疗应该包含牙周预防性治疗的内容。

（二）唾液腺功能异常与口干症

由于唾液成分的改变，可能导致龋齿。唾液分泌不足导致口腔黏膜的干燥、粗涩和发红，伴发黏膜炎、溃疡，舌苔剥脱，严重时食物的咀嚼、吞咽发生困难而影响营养的吸收。有报道认为，儿童糖尿病患者由于唾液分泌异常，其患龋率也增高。

（三）口腔白色念珠菌病

口腔白色念珠菌病易发生于血糖控制不佳的患者，口腔病损通常为萎缩性舌炎、义齿性口炎、白色假膜性念珠菌病（鹅口疮）等。糖尿病患者中，唾液分泌异常、免疫功能低下和高糖唾液为念珠菌生长提供物质条件，是白色念珠菌病发病的重要因素。

（四）灼口症

灼口症患者尽管口、舌有剧烈的疼痛，但通常无明确的口腔病损表现，病因繁杂无法确定。在血糖控制不佳的患者中，发病与唾液分泌功能紊乱、念珠菌感染和神经感觉异常等有关。较好地控制血糖，可以减少糖尿病患者口干症、念珠菌性口炎的发生，减轻灼口症的疼痛程度。

（五）扁平苔藓

扁平苔藓是一种常见的、原因不明的慢性皮肤黏膜疾病。有研究发现，扁平苔藓患者中有28%为糖尿病患者，且认为糖尿病可能与扁平苔藓发生的免疫病理相关。

（六）急性口腔感染

口腔复发性单纯疱疹和牙周脓肿与糖尿病有关。控制血糖是减少急性感染发生的有效途径。

三、口腔疾病治疗

口腔医师重要的是认识糖尿病并及时针对处理。一旦发现与糖尿病密切相关的疾病或症状，如三多一少症状、口干症或念珠菌性口炎等，建议到内分泌科治疗并控制血糖。通常血糖控制良好的糖尿病患者与正常健康人口腔无明显差别，在口腔疾病治疗时需要考虑血糖控制的情况。

（一）口腔白色念珠菌病

口腔白色念珠菌病通常提示糖尿病血糖控制不佳，继发于唾液分泌功能异常。使用药物治疗时要了解其糖的含量，避免使用含高糖成分的药品。有些含皮质类固醇激素的乳膏等可以抗炎和止痒而有助于愈合，但类固醇激素有对胰岛素拮抗和反向调节的作用，会导致血糖升高，需要密切注意。

（二）唾液分泌功能紊乱和口干症

治疗口干症主要是通过刺激患者自身唾液分泌增加或使用替代物以提高口腔湿润度，预防龋齿和念珠菌感染，从而减轻患者痛苦。

（三）灼口症

控制血糖水平有助于减轻灼口症症状，必要时使用低剂量苯二氮䓬类药物，可以减轻或消除症状。

（四）牙周病治疗

牙周治疗时要追溯糖尿病史，了解内科医师或营养师的治疗方案。糖尿病史越长，牙周病严重程度越高。由于牙周感染能加重糖尿病的病情，增加血糖控制的难度，因此牙周支持治疗一般每2～3个月一次。糖尿病患者的牙周治疗主要是非手术性的，在手术治疗前必须先控制好血糖，以免因糖尿病引起病程迁延。使用四环素控制炎症时，有可能导致血糖升高，需引起注意。

血糖控制良好的儿童没有任何明显的口腔问题，牙周病的预防更重要。

第五节　遗传性外胚叶发育不全综合征

一、一般情况

外胚叶发育不全综合征（ectodermal dysplasias syndrome，ED）是一组外胚叶结构发育不良导致的发育缺陷，如少汗症（hypohidrosis）、毛发稀少（hypotrichosis）、指甲异常（onychodysplasia）、先天缺牙（hypodontia）或无牙症（anodontia）。

少汗型（anhidrotic type）外胚叶发育不全综合征最常见，约占外胚叶发育不全综合征的80%，表现为毛发、牙齿和汗腺的发育不良。无汗型患者皮肤无汗腺或少汗腺，故体温调节障碍，无汗型外胚叶发育不全综合征为遗传性，又称为 X-linked hereditary ectodermal dysplasia（XLEDA）。另一类为有汗型（hidrotic type）外胚叶发育不全。有汗型患者汗腺正常，但牙齿、毛发和皮肤等结构异常。

本病为遗传性疾病，遗传方式尚未完全明了，多数病例是伴 X 隐性遗传，也可为常染色体显性或隐性遗传。男多于女。不同的外胚叶发育不全综合征的遗传方式不同。Thodani（1921）把该病归类于 X 染色体疾病。Bernard（1963）综合分析几百例患者中，90% 以上是男性。女性携带者能表现本病的某种体征，如先天缺牙，但未见完全的表现型，因此，认为是伴 X 隐性遗传。

外胚叶发育不全在家族内或家族之间存在着临床异质性。Freive 等指出外胚叶发育不全有117 种变型，临床表现型不一定是基因型的表征，几种基因可能都表现为一种表现型，也就是说，在已知的综合征中，症状相似，甚至相同的疾病中可能分出不同的病因，或不同的遗传机制，这种现象称为遗传的异质性（heterogeneity）。

由于外胚叶及其附属器的先天发育异常，部分汗腺或全部汗腺缺失，以及由于外胚叶的牙板未发育或发育不足，缺乏牙齿的始基，不能诱导间叶成牙本质细胞的发生，而导致部分或全口无牙畸形。

二、临床表现

遗传性外胚叶发育不全综合征具有典型的三联征，包括毛发稀少（无毛或少毛）、牙齿缺如（无牙或少牙）（图 14-3）、汗腺缺少而不能出汗（无汗症或少汗症）。大部分患者有正常的生活和社会需求，而汗腺缺如导致体温过高，在婴儿期未能及时发现可导致脑损伤或夭折。

无汗型外胚叶发育不全综合征通常由女性携带基因而男性发病，通过典型临床症状一般可以明确诊断。最明显的特征是男性缺牙且形态异常，通常因为牙齿迟萌而就诊，早老型面容是其典型面部表现，这些均有助于诊断。女性携带者也有一些形态特点，如汗腺稀少，头发和体毛、眉毛、睫毛缺如。临床发现的女性携带者中，约 1/3 健康，1/3 有中等程度症状，另 1/3 表现典型症状，但症状轻于男性患者。

无汗型外胚叶发育不全的主要表现是患儿全身汗腺缺失或缺少，不出汗或很少出汗，不能耐受高温，故在气温稍有增高时，或在运动、轻度感染时，即出现明显的不适或高热，不少患儿常常因为不明原因的发热而就诊；患儿缺少毛囊和皮脂腺，皮肤干燥而多皱纹，尤其眼周围皮肤；毛发、眉毛、汗毛干枯稀少；指（趾）甲发育不良；患儿躯体发育迟缓，矮小，前额部和眶上部隆凸而鼻梁下陷，口唇突出，耳廓明显（图 14-3）。性发育正常，30%～50% 患儿智力较差。

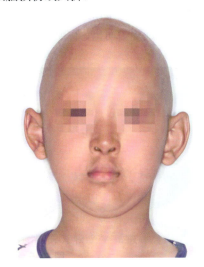

图 14-3　遗传性外胚叶发育不全综合征患者的典型面容

口腔中最突出的表现是先天缺牙，乳牙和恒牙常常全部缺失（图 14-4），或仅有寥寥无几的牙齿，余留牙间隙增宽，牙形小，呈圆锥状。无牙的部位无牙槽嵴，但颌骨发育不受影响。有的唾液腺发育不良，唾液少，口干。家长常因患儿不长牙而就诊咨询。

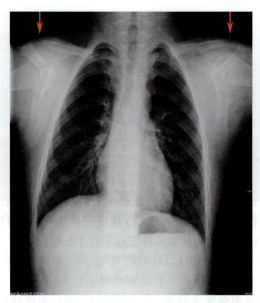

图 14-7　颅骨锁骨发育不良患者的双侧锁骨远心端
发育不足（箭头所示）

合。在蝶骨部和乳突部也出现"囟门"。病变严重的颅顶大部分不能骨化。额窦和鼻旁窦小或缺如，偶有额窦特别扩大者。鼻骨、泪骨和颧骨部分或完全缺如。上颌发育差，下颌正常，但在下颌正中联合部不融合。头部短小，两眼距离增宽。腭弓高而窄，下颌有凸出畸形。乳牙生长正常。恒牙生长延迟并有发育不良（图 14-8）。

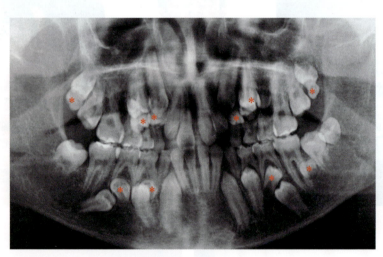

图 14-8　全口牙位曲面体层片显示多数乳牙滞留，恒牙迟萌，多颗埋伏额
外牙（＊所示），25 牙胚发育迟缓

此种畸形常伴有单侧或双侧髋内翻和股骨颈短。胸椎和腰椎的神经弓不连接，因肋骨倾斜和胸骨柄缺损，胸廓也有畸形。有时并发脊柱侧弯、颈椎横突加大和脊椎滑脱，有报道此畸形发生腰椎滑脱的患儿可达 24%。骨盆的两侧骨化均不正常，耻骨联合宽，有时骶髂关节也增宽。骨盆畸形不影响胎儿的娩出。腕骨和跗骨骨化缓慢，第二、第五掌骨和距骨的近端和远端均有骨骺。第二掌骨过长，其基底部附加的骨骺增大，有时可发生指骨短小或缺如。

并发症：伴有脊柱后凸、脊柱侧弯或脊柱前凸、脊柱裂等各种骨骼畸形。常有病理性骨折。亦见报道有癫痫、精神分裂症、精神迟滞者。

诊断：有上述临床症状，结合颅骨 X 线片可提供诊断参考。

鉴别诊断：身体矮小，囟门迟闭，应与佝偻病相鉴别。本症无佝偻病的实验室检查结果和 X 线干骺端佝偻病的特征性改变，补充维生素 D 和钙剂治疗无效等可助鉴别。

三、口腔治疗

颅骨锁骨发育不良在口颌系统的临床表现，可以通过一系列外科及正畸方法来治疗。首先应该分次拔除滞留的乳牙和额外牙，然后通过外科手术去除部分骨质以暴露阻生牙。值得一提的是，当拔除滞留的乳牙后，即使继承恒牙牙冠距离牙龈黏膜很近，继承恒牙仍可能继续静止而不自动萌出。这些迟萌恒牙必须经过外科手术开窗，结合正畸牵引方法才能达到正常牙位。乳牙不脱落和恒牙不萌出的原因可能是乳牙根未吸收，继承恒牙萌出力不足，患者骨代谢有障碍所致。

正畸治疗的目的是协调上下颌骨的发育，通过矫治器扩大狭窄的牙弓，上颌前方牵引治疗上颌骨矢状向发育不足。

局部义齿可用以暂时重建功能，当颌骨发育完全后，种植义齿和固定桥是可以选择的治疗方法。

第七节　低磷酸酯酶症

一、一般情况

低磷酸酯酶症（hypophosphatasia）为常染色体隐性遗传，发病率约为 1/10 万。其临床表现有很大的变异性，从严重的全身性骨骼形成不良，导致新生儿死亡，到仅表现为年轻恒上颌前牙过早脱落。由于该病有典型的口腔表现，90% 的低磷酸酯酶症儿童是被口腔医师发现的。

（一）低磷酸酯酶症的临床分型

低磷酸酯酶症通常按照最早出现症状的年龄，分成围生期型、婴幼儿型、儿童型和成人型。

1. **围生期型**　首发症状出现在宫内或出生后几天内，通过放射线检查可发现严重的骨骼形成不良，通常导致患儿死亡。

2. **婴幼儿型**　骨骼形成不良可以是致命性的，只是严重性稍低于围生期型。一般出生后 6 个月内发现患儿厌食，体重不增加，亦可出现连枷胸和肺炎。眼部表现包括青色巩膜、花斑眼眶和病理性睑退缩。宽囟门和宽颅缝，在小颅畸形患儿身上出现囟门消失，因这些异常而死亡的婴儿约占 50%。患儿儿童期可仅表现少数症状，如所有颅缝未发育成熟即融合，伴有明显的头盖骨内层剥脱，未发育成熟的乳牙脱落，一般性的骨质疏松和成骨缺陷伴有长骨的弓状畸形。

3. **儿童型**　主要表现为佝偻病、身材矮小和步履不稳；也可由于牙骨质部分或全部形成不全，导致无牙周膜形成。孩子的父母可没有临床症状，也有的表现为尿中焦磷酸盐浓度升高，血清中碱性磷酸酶活性降低等。

4. **成人型**　表现为患者中年出现症状。主诉多为足部疼痛，距骨发生压力性骨折所致，股骨发生假性骨折可致患者大腿疼痛，此外好发软骨钙化和明显的骨关节病，这类患者多有乳牙早失病史。

还有称为牙型低磷酸酯酶症患者，特征是牙根已形成的乳牙提前脱落或严重龋损。通常不伴骨骼系统的异常，乳前牙最易受累早失（图 14-9）。放射学检查可见牙槽骨矿化度低，牙本质厚度降低，髓腔和根管腔增大（图 14-10），生化检查结果与儿童型、成人型相同。因此，对不明原因的牙齿过早缺失患者应在诊断时考虑牙型低磷酸酯酶症。

（二）诊断

低磷酸酯酶症的临床表现多样，临床和放射学上腿骨畸形是最常见的表现，其次是无腿骨畸形，也有仅表现为未发育成熟的乳前牙早失。这种过早脱落的牙齿有完整的牙根，牙根表面牙骨质发育不全。成人型低磷酸酯酶症的主要表现是未发育成熟的上下前牙脱落，并伴有乳牙早失病史。在未发育成熟而脱落的牙上，可观察到牙釉质发育不全。由于颅缝的过早融合，可导致颅内压增高性突眼和脑损伤。关节内的焦磷酸钙沉积可导致软骨钙质沉着病或焦磷酸钙沉积。

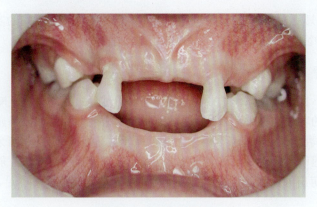

图 14-9 低磷酸酯酶症

患儿，5岁，因低磷酸酯酶症，多数乳前牙早失，52、62牙龈退缩，牙龈炎症不明显

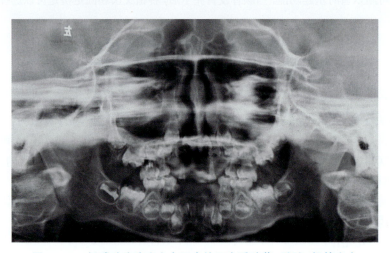

图 14-10 低磷酸酯酶症患者牙齿的牙本质壁薄，髓腔、根管宽大

（三）鉴别诊断

1. **成骨不全（osteogenesis imperfecta）** 这一现象主要是婴儿型低磷酸酯酶症与婴幼儿成骨不全都有普遍性骨密度减低。骨脆性增加，易反复骨折，但成骨不全患者可见蓝巩膜，身高随年龄增长而生长，骨折后有大量骨痂形成。

2. **佝偻病（rickets）** 与低磷酸酯酶症的放射学影像表现相似，但佝偻病患者缺乏其干骺端多发结节样充盈缺损，且生化检查多有维生素 D 缺乏、血钙低。低磷酸酯酶症患者的血清 ALP 水平低下，尿中 PEA 水平升高，血钙高。

3. **无软骨形成（achondrogenesis）** 放射学影像及超声影像表现可与重型低磷酸酯酶症患者相似，但是没有低磷酸酯酶症患者相应的生化指标改变。

二、口腔表现

口腔表现主要为：牙根牙骨质形成不全或发育不良，牙本质钙化不规则和牙髓腔扩大以及边缘牙槽骨的改变。其中牙根牙骨质形成不全或发育不良被认为是其主要表现。

低磷酸酯酶症患儿乳恒牙牙根表面结构的改变相似，表现为根表面牙骨质缺失，牙本质表面存在深的吸收区，牙根表面存在一层厚的菌斑，在吸收窝内有大量的细菌。有学者认为，牙槽骨最早期形成不全或发育不良，而后细菌侵入，造成其吸收，是牙齿过早脱落的根本原因。

三、疾病的治疗和管理

采用酶的催化离子如锌、镁等治疗都不能改善患者的症状，限制饮食中磷的摄入可能有助

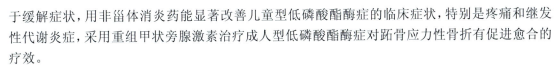

于缓解症状,用非甾体消炎药能显著改善儿童型低磷酸酯酶症的临床症状,特别是疼痛和继发性代谢炎症,采用重组甲状旁腺激素治疗成人型低磷酸酯酶症对距骨应力性骨折有促进愈合的疗效。

围产期型低磷酸酯酶症患儿几乎都在出生后数天到数周内死亡,约50%的婴儿型低磷酸酯酶症患者死于呼吸系统并发症,婴儿型和儿童型低磷酸酯酶症患儿的生存年限未见报道,成人型和牙型低磷酸酯酶症患者的生存期与正常人没有明显差异。

口腔治疗主要是口腔卫生指导及牙周的系统治疗,包括龈上洁治、龈下刮治、根面平整,必要时可进行牙周手术。对于过度松动的乳牙或恒牙应拔除,并酌情行间隙保持,拔除恒牙者待成人后义齿修复。

第八节　唐氏综合征

一、一般情况

唐氏综合征又称21三体综合征(trisomy 21 syndrome)或先天愚型(mongolism),最早发现于1865年,直到1959年才研究阐明,是由于第21号染色体组型多了一条染色体即47号染色体。唐氏综合征的发病原因是由于胚胎发生期21号染色体不分离,而多余的21号染色体来源于母亲。有三种类型的唐氏综合征,但临床表现相同。

1. 21三体综合征　占94%。多出的21号染色体成为47条染色体中的补充,因此21三体综合征也称为三体G综合征。

2. 转化型　占5%。21号染色体的部分结合到其他染色体对上,常见在14号染色体,又称14/21染色体转化,这种情况在46条染色体间补充。

3. 镶嵌型　占1%。染色体不分离发生在细胞分裂后期,因此部分细胞拥有正常的46条染色体,另一部分细胞拥有47条染色体,即多出了21号染色体。

唐氏综合征在人群中的发生率约为1/700。而随着母亲生产年龄的增大,发生率也随之增加,在20岁组约为1/2300,而在54岁组则达1/54。智力低下、发育迟缓和家族聚集性是唐氏综合征的特征。大部分患者表现为中度到严重程度的智力低下,IQ一般为20~50。

唐氏综合征的典型特征为面中部发育不良。鼻部畸形患者中,59%~78%表现为鼻根部宽平。鼻中隔或鼻甲偏离阻碍鼻腔呼吸而引起张口呼吸。耳部畸形患者中,54%表现为小耳、招风耳、扁平状耳或无耳廓。眼部畸形中,内眦赘皮的歪斜状杏仁眼占78%,斜视占14%~54%,此外,还有眼球震颤和屈光不正等表现。患者大部分表现为小头畸形、鼻梁塌陷、额窦缺如、上颌窦缺如或发育不足。

唐氏综合征患者易患二尖瓣脱垂等先天性心脏病、上呼吸道狭窄、乙型病毒性肝炎和白血病等。老年性痴呆发生率约为100%,寰枢椎失稳的占10%~20%。患者常表现语言迟钝、声音嘶哑、听力障碍、白内障、脑瘫、肥胖和驼背。

二、口腔表现

(一)牙周病

唐氏综合征患者的口腔健康状况往往较差。口腔卫生情况与其他智力低下患者相似,但90%~96%的患者发生严重、早发、动态进展的牙周病。在6~16岁的唐氏综合征患者中,常能发现牙槽骨丧失,这种牙周病的高发生率与牙石或菌斑的堆积程度无明显关系,但这些患者的抗感染或抵御炎症性疾病的免疫力低下。牙周韧带的变性也促进了牙周纤维的破坏。唐氏综合征患者的牙周病临床发展过程与青少年牙周炎相似,但不仅限于几颗牙齿患病。在唐氏综合征患者中,急性坏死性溃疡性龈炎的发生率较高,有研究报道达45%,而对照组仅为4%,这种情况归因于宿主免疫反应低下。

（二）龋病

唐氏综合征患者龋病发生率较低，可能与牙齿的萌出时间延迟有关。

（三）错𬌗畸形

唐氏综合征患者错𬌗畸形发生率高，主要是Ⅲ类错𬌗多见。Ⅲ类错𬌗多导致面中部发育不足。有研究报道Ⅲ类错𬌗占32%～70%；Ⅱ类错𬌗占3%～32%；后牙双侧或单侧锁𬌗为71%；开𬌗为5%。小牙畸形特别是近远中径的减小常见，侧切牙缺失占35%～43%。此外，扭转牙、低𬌗牙、畸形舌侧尖和多颗恒牙缺失较常见。有些唐氏综合征患者还发生乳牙固连、恒牙迟萌、多颗牙阻生、牙齿形态异常等。有报道认为唐氏综合征患者的恒牙根较短而出现冠根比不调，也有出现牛牙症的报道。

（四）其他

有报道唐氏综合征患者可能出现巨舌症、裂舌和伸舌、腭垂裂和隐性腭裂等。

三、口腔治疗

与脑瘫患者相似，有关唐氏综合征患者的口腔治疗研究资料不多。

（一）牙周治疗与口腔卫生

对唐氏综合征患者，记录最初的牙周病情况，主要是牙槽骨丧失和牙周袋形成情况，恒牙被拔除时也要记录。与唐氏综合征患者的家长建立良好的沟通非常必要，强调定期口腔检查的重要性。

对唐氏综合征患者的牙周疾病要进行积极主动的治疗。长期局部使用抗菌药物含漱剂、凝胶或喷雾剂可能对这些患者有帮助。全身给药推荐使用四环素类药物。早期预防性处理很重要，但目前缺少有关患者治疗成功的研究。对唐氏综合征的治疗要注重长远疗效，而不仅只看重眼前治疗的成功与否。唐氏综合征患者的配合程度，是治疗能否进行的重要和决定性条件。

患者抵抗力低下，或牙周外科手术愈合延迟时，建议使用抗菌药物。有证据表明，唐氏综合征患者的外周循环系统存在毛细血管和脉管问题，可能会影响牙周翻瓣等手术的成功。这些患者在发生进展期急性坏死性溃疡性龈炎和其他牙周病时，松动不能保留的乳牙建议拔除，可以减缓牙槽骨吸收的速度。牙列拥挤的患者，增加了牙周病发生的机会，可以考虑选择性拔除乳牙或恒牙。

（二）充填治疗

使用树脂修复畸形舌侧窝有利于牙周健康。

（三）正畸治疗

早期扩弓和矫治后牙锁𬌗可以减少错𬌗畸形的进一步加重。

（四）义齿修复

唐氏综合征患者义齿修复的选择有限。由于牙周病和牙齿松动等情况，限制了固定和活动义齿的选用。对部分上颌窦缺如的患者，可以考虑进行种植义齿修复，但也要看患者的配合情况。所有义齿修复方法，都要在制订治疗计划时与其家长充分沟通，得到许可方能进行。

（五）其他

进行骨或替代产品植入，有利于后续的治疗。在临床治疗时应充分考虑配合咬合高点的调整，降低冠部高度以达到适合的冠根比。

对于存在心血管问题、上呼吸道问题和听力障碍的唐氏综合征患者，要密切关注，必要时取得相关专科治疗的协助。

第九节　掌跖角化-牙周破坏综合征

一、一般情况

掌跖角化-牙周破坏综合征（sydrome of palmar-plantar hyperkeratosis and premature periodontal destruction），又称 Papillon-Lefèvre sydrome，是一种较为罕见的遗传性皮肤病。其发病率为 1/10

万～4/10 万,为常染色体隐性遗传,父母不罹患。男女发病概率相同,无人种的差别,1～4 岁幼儿中好发。

掌跖角化 - 牙周破坏综合征的典型特征是皮肤过度角化,严重的牙周破坏,部分患者伴发硬脑膜钙化。皮肤和牙周的病变通常在 4 岁前发生,约有 25% 的患儿伴发其他部位的炎症。但患儿的智力与生长发育并不受影响。

掌跖角化 - 牙周破坏综合征患者牙周主要菌群与慢性牙周炎相似,但在根尖部的牙周袋内有大量螺旋体聚集,牙骨质上有螺旋体吸附。病理学上与牙周炎一致,但根部牙骨质发育不良。

二、临床症状

1. **皮肤损害**　包括手掌、足底、膝部、肘部皮肤的局限性过度角化,可有鳞屑、皲裂、多汗和臭汗等(图 14-11)。

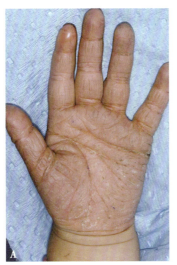
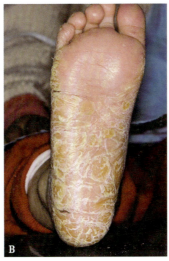

图 14-11　患儿,4 岁,掌跖角化 - 牙周破坏综合征
A. 手掌皮肤过度角化　B. 足底皮肤过度角化

2. **牙周损害**　早期炎症变化导致牙槽骨丧失和牙齿脱落。5～6 岁时乳牙相继脱落,恒牙正常萌出,但随着牙周支持组织的破坏,恒牙也相继脱落。表现为深的牙周袋和严重的炎症状态,溢脓和口臭明显(图 14-12)。一般只到 15 岁左右,除了第三磨牙外,其他牙齿几乎已全部脱落而呈无牙状态。

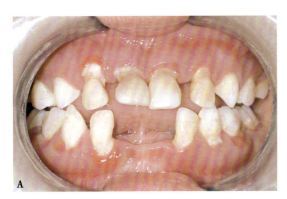
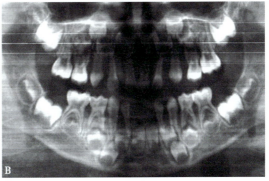

图 14-12　患儿,4 岁,掌跖角化 - 牙周破坏综合征,乳牙牙周组织重度破坏
A. 口内像　B. 全口牙位曲面体层片

三、治疗

1. 掌跖角化 - 牙周破坏综合征的临床症状较难控制,常规的治疗方法效果很差。

2. 积极治疗牙周病,包括口服抗菌药物、临床刮治等,全口拔牙也是一个常用的选择。

3. 治疗基本原则是关键时间内拔除一切患牙,减少或破坏致病菌生存的一切环境,防止新病变发生。

第十节　朗格汉斯细胞组织细胞增生症

一、一般情况

朗格汉斯细胞组织细胞增生症(Langerhans cell histiocytosis,LCH),旧称组织细胞增生症 X(histiocytosis X),是一组以朗格汉斯细胞克隆性增生造成的疾病,根据累及部位和程度不同将其分为嗜酸性肉芽肿、汉 - 许 - 克病、莱特勒 - 西韦病 3 种类型。目前为了强调这类疾病共同的病理过程,根据其疾病的范围主张将本病分为以下三型:单灶(unifocal)疾病、单系统多灶性疾病和多系统多灶性疾病。世界卫生组织在 1997 年的新分类中则分为 LCH(局限性、全身性、怠惰性、进展性)和 LCH 肉瘤。

单灶性 LCH 常发生于儿童和青少年。最常累及骨,也可见侵犯肺、淋巴结、胸腺、甲状腺和颌下腺,以往的嗜酸性肉芽肿属于此类型。

单系统多灶性 LCH 最常累及骨骼系统,其次为淋巴结、皮肤、消化系统等。

多系统多灶性也称广泛播散性 LCH,多发生于 3 岁以内的婴幼儿,相当于以往的莱特勒 - 西韦(Letterer-Siwe)病,临床常有肝大、脾大、淋巴结肿大,多发性溶骨损害,发热,反复感染(中耳炎、肺炎),病变进展快,预后差。此型也可见于成人。

二、口腔表现

口腔颌面部也是朗格汉斯细胞组织细胞增生症常发生或累及的部位。首发部位可以是颌面部软组织、上下颌骨及淋巴结。颌面部 LCH 多发生于幼儿,类型可由轻型的孤立性嗜酸性肉芽肿至累及多系统的 Letterer-Siwe 病均可见。最常累及的部位是上、下颌骨,如上颌骨的腭部,下颌骨的牙槽部及下颌骨升支部(图 14-13)。

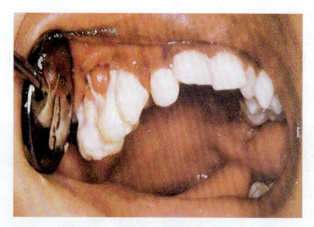

图 14-13　朗格汉斯细胞组织细胞增生症伴感染导致右上颌第一、第二乳磨牙牙根外露

骨骼病变的影像学改变为溶骨性骨质破坏、缺损,甚至是多骨(颅骨)性缺损(图 14-14),周围软组织有肿块影。病理改变表现为 LCH 细胞不同程度的增生,其中夹杂数量不等的嗜酸性粒细胞、淋巴细胞、多核巨细胞。多核巨细胞有时可能为主要的细胞,从而掩盖了少数的 LCH 细胞,容

易与颌骨的其他巨细胞病变混淆造成误诊，尤其是临床资料提供不全时。所以正确诊断必须依据临床症状体征、影像学检查及病理学改变进行综合分析。其中免疫表型 CDla、S-100 蛋白阳性对诊断有重要意义。

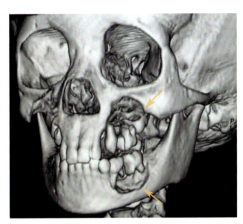

图 14-14　患儿，2 岁，朗格汉斯细胞组织细胞增生症
CT 显示左侧上下颌牙槽骨溶骨性破坏
（北京大学口腔医学院吴运堂医师提供）

鉴别诊断：对于发生于口腔颌面部的朗格汉斯细胞组织细胞增生症来说，组织病理表现常有数量不等的多核巨细胞，因此须与颌骨的巨细胞病变加以鉴别诊断，如颌骨中心性巨细胞肉芽肿、骨巨细胞瘤、甲状旁腺功能亢进等。

（1）中心性巨细胞肉芽肿：好发于女性，年龄 30 岁以下，下颌骨多见。X 线表现为囊性影像。镜下可有多个出血灶，周围聚集多核巨细胞，巨细胞核数较少，分布不均匀，同时常可见骨样产物或新骨形成以及大量梭形成纤维细胞和纤维化带，没有典型的 LCH 细胞，免疫组化可帮助鉴别诊断。

（2）嗜酸性淋巴肉芽肿：青壮年多见，常侵犯淋巴结及其附近软组织，局部可有瘙痒及色素变化，淋巴结构保存，多量嗜酸性粒细胞弥漫或灶性浸润，外周血中嗜酸性粒细胞增多；免疫组化 CDla（－）、S-100 蛋白（－）。

（3）骨巨细胞瘤：真性颌骨巨细胞瘤少见，患者年龄多在 25 岁以上，其临床表现为肿块生长迅速伴疼痛，下唇麻木或感觉异常。X 线显示多囊性骨破坏。镜下巨细胞体积大，核多呈类圆形，分布均匀，但其细胞核倾向中心聚集，并有坏死现象。

（4）甲状旁腺功能亢进：发病年龄很少在 30 岁以下，颌骨可肿大伴有牙松动、移位、咬合关系紊乱。血清学检查可见血清钙增加，血清碱性磷酸酶升高，血磷降低，尿中磷酸盐增加，甲状旁腺激素（PTH）水平升高。镜下出血和含铁血黄素沉积明显，肉眼可呈棕色，多核巨细胞有围绕出血灶聚集的倾向，病变内可见反应性新骨形成。

（5）霍奇金淋巴瘤：中老年多见，全身症状较轻或无，常表现为淋巴结肿大；镜下淋巴结结构破坏，无典型的朗格汉斯细胞；免疫组化：瘤细胞 LCA（＋）、S-100 蛋白（－）、CDla（010）（－）。

发生于口腔颌面部的 LCH，与全身其他部位的 LCH 一样，是一种明显异质性的疾病，包括从良性单灶性至高度恶性的多系统多灶性病损。由于其病变的多样性、病情的复杂性以及与颌面部其他疾病镜下改变的部分重叠，因而要作出正确的诊断，必须与完善的临床资料和病理学表现、免疫组织化学改变三者密切结合。

三、治疗

朗格汉斯细胞组织细胞增生症临床进程由于其较为罕见和临床变化多而难以确定。尽管有病情转归变化，大部分患者为自限性过程，但病程的不可预知性可能带来不同的结果。首先肝脏、肺和骨髓多脏器受累是病程恶化的重要因素；首次发病患者 50% 在 2 年内死亡；最后如果发展到不同骨骼或软组织，则发病年龄越低其预后越差。通常需要多学科配合治疗，抗菌药物治疗、化疗、放疗、外科手术、促肾上腺皮质激素和糖皮质类激素都可采用。

治疗方法的选择依据病变部位、范围大小和功能影响的程度确定。单灶性病变由于存在自发转化而较少需要治疗，对多发性和弥漫性病变，可能需要采取包括刮治术等数种方法的联合治疗。如果这些病变存在骨折的危险、不能手术完全切除、位于婴儿下颌骨骨化中心等，有人建议对多灶性和大的病变手术后进行低剂量放疗。由于存在对恒牙胚的伤害和诱发恶性肿瘤的风险，特别是在儿童保守治疗复发概率高，现在已较少应用。

全身化疗用于弥漫性和不能外科手术的病变、局部病变疗效不佳、多脏器病变时。

局部和孤立的下颌骨病灶外科刮除有较好的效果。如果病变区骨缺损较大，可以考虑骨移植以减少病理性骨折的风险，促进骨再生。

朗格汉斯细胞组织细胞增生症患者，即使病变区牙齿显著松动、有根尖吸收性病变，也不必拔除全部牙齿。牙周治疗包括洁治、刮治和根面平整，认真做好口腔卫生可以保存牙齿和牙周组织。

第十一节　Axenfeld-Rieger 综合征

一、一般情况

Axenfeld-Rieger 综合征（Axenfeld-Rieger syndrome）是非常罕见的疾病，目前研究的病例也很有限。这种病例目前仅限于各种形态学的变化和相关异常表现的描述。

Axenfeld-Rieger 综合征是指双眼发育性缺陷，伴或不伴有全身发育异常的一组发育性疾病，其特点是：①双眼发育缺陷（图 14-15）；②可伴有全身发育异常；③继发性青光眼；④常染色体显性遗传，多有家族史，也有散发病例的报道；⑤男女发病率相同。

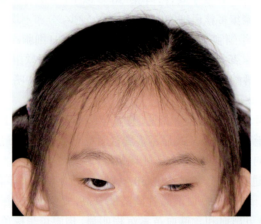

图 14-15　Axenfeld-Rieger 综合征患者的双眼发育缺陷
（北京大学口腔医学院秦满医师提供）

Axenfeld-Rieger 综合征是一组发育异常性疾病，大多数在婴幼儿和儿童期发现，可呈家族性，为常染色体显性遗传，双眼发病，无性别差异。约 50% 的患者发生青光眼，较多见于儿童或青少年期，如仅有角膜和房角的病变称 Axenfeld 异常；如还有虹膜病变则称 Rieger 异常；如伴有眼外的发育缺陷，则称为 Axenfeld-Rieger 综合征。近年来的研究认为这两种发育缺陷是同一起源的不同程度的表现，因此又统称为 Axenfeld-Rieger 异常或综合征。患者确诊年龄一般在 5～30 岁，无明显种族和性别差异。

二、口腔表现

Axenfeld-Rieger 综合征表现为牙齿发育不良。有罕见的同胞兄弟牙齿不发育的报道。过小牙是 Axenfeld-Rieger 综合征的典型表现（图 14-16），发生率为 0.1%～0.4%，牛牙症也是其牙齿发育异常的表现。Axenfeld-Rieger 综合征患者正畸治疗存在牙根吸收的风险。

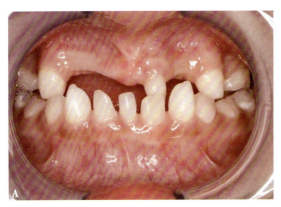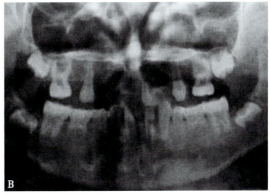

图 14-16　患儿,7 岁,Axenfeld-Rieger 综合征

A. 口内像　B. 全口牙位曲面体层片示上颌发育不足,多数前牙缺失,小牙畸形,后牙牛牙症

三、口腔疾病处理

Axenfeld-Rieger 综合征患者的口腔,主要关注牙齿与颌骨的发育,修复缺失牙,增进美观,改善功能。在儿童期,及时矫治排齐牙齿,结合过渡性修复弥补缺牙状态,促进颌骨的正常发育。成年后种植牙是较好的治疗方法。

第十二节　白细胞功能异常

一、一般情况

白细胞功能异常(neutropenia)多为遗传性疾病,是由于外周血中中性粒细胞的绝对值减少而出现的一种临床综合征,是外源性感染与宿主防御平衡被打破的结果。中性粒细胞减少症多发于3 岁以下的婴幼儿,发病与感染因素密切相关,所有病例均以感染性疾病为首诊原因,其中以单发呼吸道感染或呼吸道合并其他感染者最常见;其次是药物的影响,与粒细胞减少的发生直接相关的药物主要是抗生素及解热镇痛药。

中性粒细胞减少症患儿,以持续低热及在疾病恢复过程中反复发热,或突发高热为主要临床特征;其他表现有面色苍白、精神萎靡、皮疹、口腔溃疡等,其中皮疹多出现在突发高热或重复发热时,并且多有用药史,提示中性粒细胞减少症患者出现的皮疹可能与药物的直接作用有关;患者起病可急可缓,以长程发热或反复发热多见;3 岁以上的患儿则多表现为持续发热不退在 3 天以上或在用药后突发高热、皮疹等。对病程超过 7 天、持续低热及在疾病恢复过程中又复发热或在用药物后突发高热的小儿,要高度怀疑有中性粒细胞减少的可能,及时做血常规检查,以防漏诊误治。

二、口腔表现

中性粒细胞是机体抵御细菌感染的第一道防线,牙周炎时结缔组织、结合上皮、袋内壁上皮和牙周袋内均有大量的中性粒细胞产生。当机体血液中白细胞少于 $1.5 \times 10^9/L$ 时,可诊断为中性粒细胞减少症。轻症外周血中为 $(1\sim2) \times 10^9/L$;重症时 $<0.5 \times 10^9/L$。白细胞功能异常包括白细胞数目减少和细胞功能低下两种情况。在这种状态下,机体抵御外来感染的能力下降,加重牙周炎症的发生发展。

中性粒细胞保护牙周组织的确切功能尚不清楚,研究认为白细胞穿过结合上皮停留在牙龈沟内。中性粒细胞数目和功能的下降与龈炎的发展相关,白细胞功能降低,增加了牙周病的易感性。慢性特发性中性粒细胞减少症的患者,白细胞保护功能下降,牙周破坏的进展迅速。有报道乳牙周围出现严重的牙槽骨破坏(图 14-17),但不影响萌出期的恒牙,也有报道在儿童后期,通常发现继发在恒牙周围的牙槽骨破坏,这些儿童表现为正常的恒牙替换,但时间提前,可能是由于之前牙槽骨破坏继发乳牙早失引起。

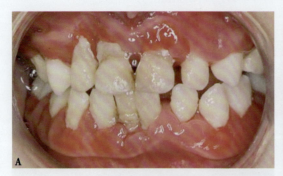 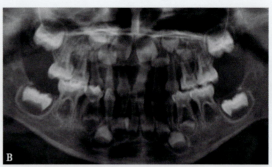

图 14-17 患儿,3 岁,中性粒细胞减少症,乳牙牙周组织重度破坏
A. 口内像 B. 全口牙位曲面体层片
(北京大学口腔医学院张艳玲医师提供)

三、口腔疾病处理

有些白细胞功能异常的儿童在口腔治疗时无需处理,但口腔医师应认识到,其对感染的易感性增加,特别是易发生牙周病。

尽管龋病发生与白细胞功能异常没有明显关系,但使用氟化物防龋等预防措施,可以减少因龋病导致的牙齿感染和牙齿丧失。

严格执行口腔卫生保健,清除牙石,定期复查可以极大地降低牙龈炎症的发生概率,减少牙槽骨破坏的机会。

(赵玉鸣 梅予锋)

> **课后思考题**
>
> 1. 简述遗传性外胚叶发育不全综合征的主要临床表现与口腔治疗。
> 2. 简述颅骨锁骨发育不良的主要临床表现与口腔治疗。
> 3. 简述低磷酸酯酶症的诊断与鉴别诊断。
> 4. 简述掌跖角化-牙周破坏综合征的临床表现。
> 5. 简述白血病患者的口腔表现与治疗
> 6. 简述白细胞功能异常的全身与口腔局部表现。

参考文献

1. JEFFREY A D. McDonald and Avery's Dentistry for the Child and Adolescent. 10th ed. St.louis: CV Mosby,2015.
2. RICHARD W. Paediatric Dentistry. 3rd ed. USA: Oxford University Press,2005.
3. JAMES W L,DONALD F,CRAIG M,et al. Dental Management of the Medically Compromised Patient. 7th ed. St. Louis: Mosby Elsevier,2008.
4. JOHN A H,DALJIT S G,STEVEN P J,et al. Hypodontia: A Team Approach to Management. Wiley-Blackwell,John Wiley & Sons Ltd.,2011.
5. CRISPIAN SCULLY S F,BAGAN J V,ST ESTOMATIVE P R P,et al. Oral and Maxillofacial Diseases. 4th ed. Informa Healthcare,Informa UK Ltd.,2010.

第十五章 儿童口腔医学实习教程

儿童口腔医学实习课是本科生从接触和认识儿童口腔医学基本理论知识到开始临床实践之间的桥梁，实习教程帮助学生学习规范的儿童口腔科临床检查技术，直观地认识儿童口腔科常见病、多发病的临床表现，初步掌握儿童口腔科的规范化基本操作技术，为进入临床生产实习做好准备。

主要内容有：乳牙的解剖结构特点和乳恒牙鉴别；恒牙牙齿发育情况与儿童口腔科常用 X 线片读片；儿童口腔系统检查；儿童行为管理和口腔卫生宣教；儿童口腔临床隔湿技术与口腔软组织保护；乳磨牙标准Ⅱ类洞的制备；窝沟封闭与预防性树脂充填；乳牙牙髓切断术；乳牙预成冠修复技术；间隙管理和间隙保持器等。儿童口腔医学实习教程所设内容可分为 8～12 次完成，建议学时为 24～36 学时。

实习一 乳牙的解剖结构特点及乳恒牙鉴别

【目的和要求】

1. 掌握乳牙的解剖结构特点及其与临床诊疗的关系。

2. 掌握乳恒牙的鉴别，特别是第二乳磨牙与第一恒磨牙的鉴别。

【实习内容】

1. 结合实物、图片认识乳牙的解剖结构特点，包括乳牙外形及髓腔形态特点。讲解乳牙解剖形态特点与临床诊疗的关系。

2. 结合临床照片帮助同学掌握乳恒牙鉴别的要点，尤其是第二乳磨牙与第一恒磨牙的鉴别。

【实习用品】

1. 乳牙模型。

2. 混合牙列口内照片和全口牙位曲面体层片。

【课前预习内容】

1. 与恒牙相比，乳牙牙冠、牙根、髓腔及根管形态上有哪些特点？

2. 如何鉴别乳尖牙与恒尖牙？

3. 如何鉴别第二乳磨牙与第一恒磨牙？

【方法和步骤】

1. 就课前预习内容进行课堂提问。

2. 教师讲解

（1）对照教具讲解乳牙的解剖结构及形态特点。

（2）乳恒牙的鉴别要点。

3. 向学生发放教具，在模型和口内照片上测试学生对乳恒牙的鉴别能力。

【实习报告和评定】

考核学生在口内照片上判断乳恒牙的鉴别掌握情况，并评定实习成绩。

ER15-1

画廊：ER15-1
牙列模型

学习笔记

实习二　恒牙牙齿发育与儿童口腔科常用 X 线片读片

【目的和要求】

1. 掌握恒牙钙化各阶段的特征和临床意义。

2. 了解年龄、牙龄、骨龄的概念。

3. 了解儿童口腔科常用 X 线片的种类和用途。

【实习内容】

1. 巩固 Nolla 牙齿钙化发育分期，强调各分期与临床的关系。

2. 讲解年龄、牙龄、骨龄的概念。

3. 了解儿童口腔科常用 X 线片的种类和特点。

【实习用品】

1. 各年龄阶段儿童的全口牙位曲面体层片。

2. 教师准备混合牙列口内像，并制作多媒体讲义。

3. 学生准备铅笔。

【课前预习内容】

1. 儿童口腔科常用的 X 线检查手段有哪些？

2. 年龄、骨龄和牙龄的定义是什么？

【方法和步骤】

1. 课前预习。

2. 就课前预习内容进行课堂提问。

3. 教师讲解

（1）年龄、牙龄、骨龄的概念及相互关系。

（2）儿童口腔科常用 X 线片的种类及用途。

1）根尖片：复习如何区分上下、左右侧牙齿。

2）𬌗翼片

3）全口牙位曲面体层片

4）CT 片

5）上颌前部片

（3）Nolla 牙齿钙化发育分期的内容，强调第 2、6、8、9、10 期的临床意义。

4. 观察 2 岁、4 岁、6 岁、9 岁和 12 岁儿童的全口牙位曲面体层片，绘制下颌恒中切牙、第一前磨牙、第一恒磨牙在各个年龄阶段的发育状态并标明分期。

【实习报告和评定】

考核学生在 X 线片上判断 Nolla 分期的掌握情况，并评定实习成绩。

实习三　儿童口腔系统检查

【目的和要求】

1. 掌握儿童口腔科的系统检查及记录方法。

2. 初步掌握儿童常见病的临床表征。

【实习内容】

1. 用三副混合牙列模型或临床口内像完成系统检查，学习儿童口腔系统检查表的记录方法。

2. 通过典型照片，帮助学生认识白垩斑改变、浅龋、中龋、深龋、龋源性露髓、瘘管、牙龈出血、牙槽脓肿、残冠、残根、软垢和牙石等临床表征；认识树脂充填体、玻璃离子水门汀充填体、银汞合金充填体、氧化锌丁香油水门汀暂封物、乳磨牙金属预成冠、丝圈式间隙保持器等常见口腔治疗体。

【实习用品】

1. 混合牙列初期模型。

画廊：ER15-2 不同年龄阶段儿童的全口牙曲面体层片

学习笔记

画廊：ER15-3 儿童口腔检查中常见异常表现与常见治疗体

2. 儿童口腔检查表。

3. 教师准备混合牙列口内像（上颌、下颌、左右侧位像），并制作多媒体讲义。

4. 学生准备铅笔。

【方法和步骤】

1. 课前预习（具体要求见后）。

2. 就课前预习内容进行课堂提问。

3. 教师讲解儿童口腔状况系统检查表（表 15-1）。

表 15-1　儿童口腔检查表

| 姓　名： | 性　别：男　女 | 出生日期：　年　月　日 | 检查医师 |
| 病历号： | X 线片号： | 检查日期：　年　月　日 | |

符号注释：（1~5 号记录在牙位图相应部位；6~9 记录在牙位图侧空格内）

★龋：1,2,3,4,5　　★完好充填：F　　★不良充填体：X　　★外伤牙：T　　★窝沟封闭：S　　★全冠：C

★间隙保持器：M　　★多生牙：δ　　★牙齿萌出程度：1/3,2/3,√　　★缺失牙或未萌牙：—　　★瘘管：⊙

釉质发育不全：——；畸形牙（中央尖，舌侧窝，舌侧尖，融合牙，锥形牙，其他）：——

咬合情况：正常，对刃，开𬌗，反𬌗：——；覆𬌗：Ⅰ°,Ⅱ°,Ⅲ°；覆盖：Ⅰ°,Ⅱ°,Ⅲ°

磨牙关系：$\dfrac{6|6}{6|6}$（Angle Ⅰ°,Ⅱ°,Ⅲ°）；$\dfrac{E|E}{E|E}$（末端平面：S,M,D）；牙列拥挤：Ⅰ°,Ⅱ°,Ⅲ°

牙齿错位（唇颊向，舌腭向，扭转，偏侧咀嚼斜轴，高低位，异位萌出）：——

软垢指数　=1：——　　=2：——　　=3：——；牙龈出血：Ⅰ°,Ⅱ°,Ⅲ°

其他：

治疗设计

药物涂布：——	牙髓治疗：——	错𬌗矫治：——
充填治疗：——	拔　　除：——	牙周治疗：——
窝沟封闭：——	X 线片检查：——	口腔卫生宣教：——
PRR：——	间隙保持：——	其他：

(1) 填写系统检查表的目的：按表对全口牙齿的萌出情况、牙体硬组织、牙周软组织、咬合关系等进行全面检查，以作出初步合理的治疗计划。

(2) 检查表的构成：患者基本情况；各种符号解释；牙列的一般检查；牙齿发育异常，牙周情况及口腔软组织情况；咬合检查；治疗计划。

(3) 儿童每年至少需记录一次系统检查表。

(4) 如何进行牙列检查并进行记录。

(5) 治疗计划：在系统检查的基础上作出相应的治疗计划。

4. 学生在教师指导下对混合牙列模型进行检查并记表。

5. 学生在教师指导下对混合牙列患者口内像进行检查并记表。

6. 学生自己对混合牙列患者口内像进行检查并记表，巩固乳恒牙鉴别等相关知识。

【实习报告和评定】

评定学生填写的儿童口腔检查表，并评定实习成绩。

【课前预习,课后复习内容】

1. 浅、中、深三度龋的定义，及其在窝沟和光滑面的表现。

2. ICDAS 龋齿的诊断标准。

3. 完好充填体的评判标准。

4. 口腔内牙齿萌出程度的判断。

5. 咬合关系 覆𬌗、覆盖、磨牙关系。

实习四　儿童行为管理和口腔卫生宣教

学习笔记

【目的和要求】

1. 认识口腔卫生宣教的重要性和必要性。

2. 了解儿童心理特征与口腔临床的关系。

3. 了解儿童口腔科临床行为管理的概念及常用行为管理方法。

【实习内容】

1. 儿童的心理特征与口腔诊疗的关系。

2. 口腔卫生宣教的重要性和完成方法，强调饮食、喂养和口腔卫生习惯与口腔健康之间的密切关系。

【实习用品】

1. 儿童口腔检查表 3 份 / 人。

2. 教师准备混合牙列口内像（上颌、下颌、左右侧位像），并制作多媒体讲义。

【方法和步骤】

1. 课前预习（具体要求见后）。

2. 就课前预习内容进行课堂提问。

3. 教师讲解和学生讨论相结合

(1) 儿童口腔科临床医患关系的特点

1）患儿、家长、医师的三角关系：儿童口腔科医患关系是由患儿、家长、医师三方面共同构成的。三者间相互影响、相互作用，而且这种影响和交流是双向的。

2）患儿是中心：在儿童口腔科诊室这一特殊环境中，无论家长还是医务工作者都是为孩子服务的。

3）家长在治疗过程中的作用不容忽视：家长作为孩子的监护人起到与医师协商制订治疗方案并维护孩子权益的作用。所有治疗方案的实施应征得家长的同意并取得其配合。

4）医师在医疗活动中起主导作用：医师作为口腔专业人士，负责治疗方案的制订及实施，其发挥主导作用是保证治疗成功的关键。

5）知情同意：制订治疗计划时医师应与家长和孩子协商，征得同意后再实施治疗。

（2）儿童心理特征与临床关系

1）不同年龄阶段儿童的心理特征

a. 0～3岁儿童：满足基本生理需要尚有赖于他人的帮助。词汇量及理解能力有限，缺乏与陌生人建立有效交流的能力，一般需要家长的陪伴为其提供支持。进行检查治疗时需要注意控制其不可预见的行为。

b. 3～6岁儿童：随着年龄增长与外界沟通能力逐渐增强，通过对其行为的正确诱导多可配合医师的治疗。

c. 7～12岁：虽然有不安和恐惧，但他们能以被接受的方式来控制自己的情绪，医患之间建立相互信任关系是长期治疗成功的关键。

2）恐惧、焦虑与儿童口腔科临床的关系：这些情绪是人类的正常心理表现，孩子对口腔科治疗存在恐惧心理，其主要原因包括：疼痛、陌生的环境及陌生人、治疗器械及与家长分离等。

3）临床治疗中的注意事项：注意与孩子的交流，以诚相待，消除恐惧，治疗计划的安排要循序渐进，治疗中注意询问孩子的感受，实施无痛治疗。医师应理解孩子对治疗的恐惧心理，并帮助孩子消除这种不良情绪。

4）儿童口腔科常用的行为管理方法，要求掌握 tell-show-do 法和正强化法。了解其他方法的优缺点和使用注意事项，如：语调控制、非语言性交流、分散注意力、对患儿的约束、笑气吸入镇静和全身麻醉等。

（3）学生讨论儿童口腔科口腔卫生宣教特点

1）口腔卫生宣教原则

A. 对家长：乳牙的重要性，根据龋病的四联病因进行龋齿的预防。

B. 对孩子：对学龄儿童可用其能理解的语言讲解龋齿的病因和预防方法，在每次诊疗中检查孩子的口腔卫生情况，提出其不足之处，帮助其建立良好的口腔卫生习惯。对年龄较小的孩子要做好每次就诊时的检查和指导。

2）口腔卫生宣教主要内容

A. 菌斑控制：机械性的清洁是最有效的去除牙菌斑的方法。

a. 牙齿一萌出就需要做清洁：对低龄儿童家长可以用纱布蘸清水或淡茶水在孩子睡前和清晨为其擦拭牙面。

b. 孩子使用牙膏时应尽量避免吞咽牙膏。建议使用儿童含氟牙膏，3岁以下儿童使用极少量（米粒大小轻轻抹一薄层），学龄前儿童可以用豌豆粒大小（图 15-1）。

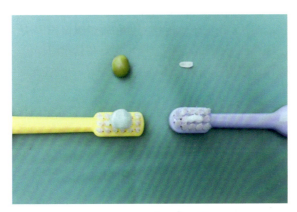

图 15-1　儿童牙膏用量

左侧为 3～6 岁儿童使用豌豆大小的牙膏用量，右侧为
0～3 岁儿童使用米粒大小的牙膏用量

c. 刷牙方式：圆弧法刷牙法。家长应帮助年幼的孩子（0～6岁）刷牙，对年龄较大的孩子在刷牙后应检查其刷牙效果。

d. 刷牙次数：每天2次，尤其强调睡前刷牙的重要性。

e. 提倡使用牙线。

B. 培养良好的饮食习惯：提倡按餐进食，减少间食频率，控制含糖食品及碳酸饮料的摄入。

C. 增强牙齿的抗龋能力：窝沟封闭的基本原理及适应证、氟化物防龋的基本原理。

D. 定期检查的必要性和检查内容。

E. 采集与龋病发病相关的全身背景资料，如母亲的妊娠情况、患儿出生情况及全身健康状况。

【课前预习，课后复习内容】

1. 龋病的四联病因学说的内容是什么？如何有针对性地进行龋病预防？

2. OHI 的全称是什么？意义何在？

3. 口腔预防医学的基本原理是什么？

4. 氟防龋的基本原理是什么？

5. 氟防龋的应用方式是什么？

6. 口腔健康教育的常用方法有哪些？

7. 乳牙的功能是什么？

实习五　儿童口腔临床隔湿技术与口腔软组织保护

【目的和要求】

1. 强化认识儿童临床操作治疗中软组织保护的重要性，建立风险防范意识。

2. 橡皮障技术、四手操作隔湿法、儿童牙体治疗的支点和软组织保护等。

【实习内容】

1. 橡皮障技术。

2. 四手操作隔湿法。

3. 儿童牙体治疗的支点和软组织保护。

【实习用品】

橡皮障隔离系统。

【方法和步骤】

1. 结合多媒体介绍橡皮障隔离技术的种类和应用，使用橡皮障隔离的优点：①提高口腔内操作的安全性，避免操作中患儿误吞、误吸异物（水、汽、药物、材料、器械等），避免对唇颊舌等软组织的损伤；②解放术者双手，不必与湿棉卷"作斗争"，减少交叉感染和术区污染，提高治疗效果。

2. 结合多媒体介绍四手操作隔湿法、儿童口腔科操作的支点和软组织保护方法。

3. 教师示教四手操作隔湿法、儿童牙体治疗支点和软组织保护方法。

4. 学生 2～3 人一组，演练四手操作隔湿法、操作支点和软组织保护方法。

5. 学生在模型上演练操作橡皮障隔离技术，也可 2～3 人一组彼此间实际操作。

【实习报告和评定】

学生以小组为单位，彼此评价四手操作隔湿法、操作支点和软组织保护的操作情况，提出具体改进建议，共享操作技术体会。

实习六　乳磨牙标准Ⅱ类洞的制备（第 1 次）

【目的和要求】

掌握乳磨牙标准Ⅱ类洞的制备方法和评估标准。

1. 体会下颌牙治疗时的体位　8 点位和 11 点位。

2. 熟悉下颌牙治疗时的支点和对软组织的保护　操作要求有稳固支点，应特别注意儿童软组织的保护。

3. 掌握标准Ⅱ类洞制备的要点及要求，了解自评方法　掌握乳磨牙标准Ⅱ类洞的制备原则和基本要求，并根据标准进行自我评估。

学习笔记

视频：ER15-4
橡皮障在儿童口腔科的应用

画廊：ER15-5
治疗中软组织保护

画廊：ER15-6
治疗时的体位

4. 熟悉乳牙的备洞特点。

【实习内容】

1. 左下第二乳磨牙标准Ⅱ类洞的制备。

2. 对制备的洞形进行自我评估。

【实习用品】

1. 植入树脂第二乳磨牙的模型 1 付 / 人。

2. 口腔检查器、手机、钻针。

3. 示教牙 1 颗 / 人。

4. 教师用示教模型 1 个,教师制作多媒体讲义。

5. 自评标准图表。

【方法和步骤】

1. 课前预习　龋病治疗的基本原则是什么？G.V. Black 窝洞的分类法是什么？有哪些抗力形和固位形？

2. 就课前预习内容进行课堂提问。

3. 教师讲解

(1) 治疗中医师的自我保护：自我保护意识和自我保护器具。

(2) 讲解下颌牙治疗的体位和支点：结合临床讲解牢固支点和软组织保护的重要性。

(3) 讲解标准Ⅱ类洞的评分标准(满分 50 分,* 号项目每项 2 分,其他项目每项 1 分,最低得分 20 分,露髓者得分不高于 30 分)(图 15-2)：

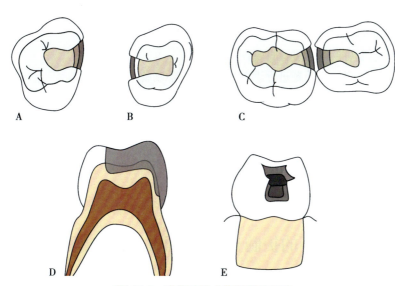

图 15-2　乳磨牙标准Ⅱ类洞示意图

A. 上颌第二乳磨牙 MO 洞形(𬌗面观)　B. 上颌第一乳磨牙 OD 洞形(𬌗面观)

C. 下颌第一乳磨牙 OD 洞形与下颌第二乳磨牙 MO 洞形(𬌗面观)　D. 第二乳磨牙 MO 洞形(近远中向剖面观)　E. 乳磨牙邻𬌗面洞(邻面观)

1) 𬌗面外形线标准

a. 预防性扩展是否包括发育沟 *

b. 鸠尾峡的宽度为牙尖宽度的 1/4～1/3(1.5～2.0mm)*

c. 斜嵴和边缘嵴的保护(边缘嵴至少保留 1.5mm)*

d. 外形线圆滑

e. 抗力形

2) 洞壁外形标准

a. 颊舌侧壁有向𬌗面聚拢的倾向 *

学习笔记

b. 颊舌侧壁的深度（洞深）1.0～1.5mm*

c. 边缘嵴侧的壁垂直或轻度外倾 *

d. 线角圆钝

e. 洞底轻度凹陷（与髓室顶外形一致）

3）邻面箱形标准

a. 颊舌侧壁扩展到外展隙 *

b. 颊舌侧壁向𬌗面方向的聚拢 *

c. 龈壁在接触点下 *

d. 龈阶的宽度≤1.0mm*

e. 轴壁的外形与牙齿外形相对应 *

f. 颊舌侧壁牙齿外形线成90°角 *

g. 线角圆钝

h. 洞壁及外形线光滑清洁

（4）Ⅱ类洞预备步骤

1）设计洞形：根据下颌第二乳磨牙模型牙的龋损情况设计近中𬌗面洞形。

2）𬌗面的制备：去除模拟的龋损组织并进行适当的预防性扩展，洞深为1.0～1.5mm。

3）邻面洞形的制备：邻面制备：用裂钻保持钻针与牙体长轴平行，依照龈壁深度向颊、舌向扩展，形成梯形邻面洞形，龈阶宽≤1.0mm，轴壁与髓腔形态一致。根据𬌗面洞形设计鸠尾的位置和宽度，并修整清洁洞形：修整洞壁及点线角使之圆钝。

4. 教师示教标准Ⅱ类洞的预备，并提示体位、操作支点和软组织保护要点。

5. 学生制备Ⅱ类洞。

6. 学生对自己制备的洞形进行自我评估。

7. 教师就实习中出现的问题进行讲评，并点评同学制备的洞形。

【实习报告和评定】

1. 评定学生对下颌乳磨牙牙体治疗时体位、支点和软组织保护的掌握情况。

2. 评定同学制备的洞形，并记入实习成绩。

【课后复习内容】

1. 乳磨牙标准Ⅱ类洞的制备要求。

2. 乳磨牙标准Ⅱ类洞制备中的软组织保护。

实习七 乳磨牙的护髓充填，标准Ⅱ类洞的预备（第2次）

【目的和要求】

1. 巩固标准Ⅱ类洞的制备方法和评估标准。

2. 掌握使用粘接性的充填材料（如：光固化复合树脂、玻璃离子水门汀等）时Ⅱ类洞制备的原则。

3. 熟悉下颌牙治疗时的体位；掌握下颌牙治疗时的支点和对软组织的保护，体会下颌牙齿治疗时包括四手操作在内的隔湿方法。

4. 熟悉临床常用的护髓材料（氢氧化钙类）和充填材料（光固化复合树脂）。

5. 掌握护髓及充填的要求及具体操作步骤（充填上次预备的第二乳磨牙）。

6. 体会右上乳磨牙治疗的体位和支点，熟悉上颌牙治疗时口镜的使用方法。

【实习内容】

1. 护髓材料和充填材料的特性及临床应用。

2. 左下颌第一乳磨牙标准Ⅱ类洞（远中𬌗面洞）的预备和自评。

3. 充填已预备好的下颌第二乳磨牙。

4. 练习上后牙治疗时的支点体位,制备右上第一乳磨牙远中殆面标准Ⅱ类洞。

【实习用品】

1. 植入树脂牙的模型 1 付 / 人。

2. 口腔检查器、手机、钻针、光固化灯、护髓剂、粘接剂、充填材料。

3. 示教牙 1 颗 / 人。

4. 教师用示教模型 1 个,教师制作多媒体讲义。

【方法和步骤】

1. 教师讲解

(1) 护髓材料和充填材料的特征,适应证和临床操作要点。

(2) 临床常用粘接剂的特性,临床操作要点。

(3) 隔湿的重要性和常用方法。

(4) 邻面洞充填的操作步骤。

(5) 复习下颌牙治疗时的体位支点。

(6) 复习乳磨牙标准Ⅱ类洞的评分标准。

(7) 上颌牙治疗时的体位和支点,强调口镜的使用方法。

2. 教师示教下颌乳磨牙的隔湿、垫底、充填、修整和抛光。

3. 学生完成上次实习中制备的下颌第二乳磨牙近中殆面Ⅱ类洞的垫底充填。

4. 制备下颌第一乳磨牙的远中殆面标准Ⅱ类洞并进行自评。

5. 练习上颌后牙治疗时的体位和支点,制备标准Ⅱ类洞,并自评。

【实习报告和评定】

1. 评定学生对下颌乳磨牙治疗时的体位、支点和软组织保护情况。

2. 评定学生制备的洞形,并记入实习成绩。

3. 评定学生对上颌乳磨牙治疗时的体位、支点、软组织保护及口镜使用情况。

实习八　牙髓切断术

【目的和要求】

1. 巩固乳牙髓腔解剖形态,为根管治疗打基础。

2. 掌握牙髓切断术的适应证、临床操作要点。

3. 掌握橡皮障隔离技术的操作要点。

4. 了解乳牙牙髓切断术的常用药物。

【主要内容】

1. 掌握乳牙开髓揭髓室顶的方法。

2. 掌握乳牙牙髓切断术的基本操作要点。

3. 对揭尽髓室顶的牙进行自我评估和教师评估。

【实习用品】

1. 植入乳磨牙有髓腔模型牙的模型 1 付 / 人。

2. 口腔检查器、手机、钻针。

3. 教师用示教模型 1 个,教师制作多媒体讲义。

4. 橡皮障隔离系统。

【课前预习】

1. 牙髓切断术的概念、适应证和禁忌证。

2. 牙髓切断术常用的药物有哪些?

3. 氢氧化钙牙髓切断术和 MTA 牙髓切断术后的组织学变化。

4. 牙髓切断术的术后评估指标。

【方法和步骤】

1. 教师讲解

(1)复习橡皮障隔离系统,儿童常用的橡皮障技术和安全要点。

(2)牙髓切断的基本原理和适应证。

(3)年轻恒前牙外伤露髓行牙髓切断术的操作要点:

1)局部注射麻醉药。

2)示范橡皮障隔离技术。

3)清洁术区。

4)打开牙髓切断术专用灭菌器械包。

5)开髓,揭髓室顶。

6)去除感染冠髓。

7)生理盐水冲洗,止血,确认牙髓状态。

8)根髓断面放恒牙活髓保存剂。

9)垫底,充填。建议冠修复。

(4)乳磨牙牙髓切断术的操作要点

1)局部注射麻醉药。

2)使用橡皮障隔离。

3)去腐,清洁术区。

4)打开牙髓切断术专用灭菌器械包。

5)开髓,揭髓室顶。

6)以锐利挖匙去除大部分冠髓,球钻去除根管口及髓角处冠髓。

7)生理盐水冲洗,止血,观察根髓断面情况。

8)根髓断面放置乳牙盖髓剂行盖髓处理。

9)垫底,充填。建议冠修复。

(5)乳磨牙揭髓室顶的方法(下颌第二乳磨牙)

1)设计洞形。

2)近中颊尖三角嵴内1/3处进针,用涡轮钻在原有洞形基础上按髓腔在𬌗面的投影进行扩展。

3)在近中颊髓角处穿髓。

4)沿髓角扩展,去除大部分髓室顶,洞壁基本与牙长轴平行。

5)用慢钻揭尽髓室顶,充分暴露各根管口。

6)修整洞缘线,使之圆滑。

(6)牙髓切断术中对牙髓状况进行判断:切除的冠髓是否成形,根髓断面的颜色,出血的量及颜色,冲洗后是否容易止血。

(7)牙髓切断后可能出现的问题及原因。

(8)治疗成功的关键及失败原因的分析。

2. 教师示教下颌第二乳磨牙揭髓室顶的操作。

3. 学生完成下颌第二乳磨牙揭髓室顶的操作,并对揭尽髓室顶的情况进行自评。

4. 教师讲评。

5. 评分标准(总分50分,各项只记扣分)

1)髓室顶是否揭尽(是否卡探针),一个壁未揭净扣1分。

2)根管口是否充分暴露(4个根管口的暴露情况),未暴露1个根管口扣1分。

3)对洞壁牙体组织的保护(是否与牙体外形线一致),是否磨除过多牙体组织,有则扣2分。

4)洞壁是否与牙齿外形平行,要求基本平行。单个壁内倾或外倾在10°以内者扣1分;单个壁内倾或外倾大于10°,或有个两壁内倾或外倾10°以内者扣2分;更差者扣3分。

5)外形线是否光滑,欠光滑者扣2分。

6)髓室底是否完整光滑,若损伤髓室底一处扣2分,磨穿髓室底者不及格。

ER15-7

画廊:ER15-7 乳磨牙牙髓切断术的操作要点

学习笔记

7）根管口是否有磨损，磨损一处扣 2 分，磨穿不及格。

6. 学生自评及教师讲评完成后，用水门汀充填下颌第二乳磨牙。

【实习报告和评定】

对学生揭髓室顶的牙根据评分细则进行评估并记入实习成绩。

实习九　乳磨牙金属预成冠修复技术

【目的和要求】

掌握乳磨牙金属预成冠修复的适应证和牙体预备要点。

【实习内容】

1. 乳磨牙金属预成冠修复的牙体预备。

2. 乳磨牙金属预成冠的选冠要点。

3. 乳磨牙金属预成冠的修整与粘接。

【课前预习】

乳牙预成冠修复的适应证。

【实习用品】

1. 乳牙牙列模型，可使用乳牙牙髓切断术后或乳磨牙充填后的模型。

2. 乳磨牙金属预成冠。

3. 高、低速手机，直机头，配套钻针，如蓝色金刚砂车针（盘状 ISO 068/042，WR-BC，短棒型 ISO 237/032，EX-26，尖针样 ISO 160/012，SO-20），缩颈钳等。

【方法和步骤】

1. 教师讲解乳牙预成冠修复的适应证　乳牙大面积龋损或龋损面涉及 2 个或更多牙面，根管治疗后的乳牙，重度磨耗需要恢复咬合高度者，牙釉质发育不全等树脂材料难以修复者，间隙保持器的基牙。

2. 牙体预备要点和临床试戴的操作要点

（1）牙体预备

1）𬌗面的预备：选用车针（短棒型 ISO 237/032，EX-26），备指示沟 1.0～1.5mm，分区域预备𬌗面，均匀磨除 1.0～1.5mm。

2）邻面的预备：选用车针（尖针样 ISO 160/012，SO-20），将车针分别放到基牙近、远中，邻面磨除约 1mm，为刃状边缘，注意保护邻牙及牙间乳头；检查邻面宽度，探针可顺利通过且没有台阶（图 15-3）。

动画：ER15-8
乳磨牙金属预成冠的牙体预备和试戴

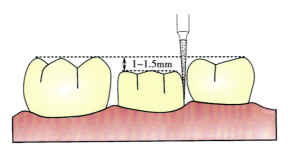

1~1.5mm

图 15-3　乳磨牙金属预成冠牙体预备
𬌗面约 1.0～1.5mm，邻面约 1mm 且为刃状边缘

3）边缘修整：修整锐边、轴角、颊面角，使边缘圆钝，磨除可能存在的颊面尖或舌面尖。

（2）按牙冠的近远中径选择合适型号的预成冠。

（3）试戴：上颌从颊侧向舌侧，下颌从舌侧向颊侧，将预成冠戴到基牙上，确认就位，检查边缘长度、密合度，固位。

（4）修剪边缘：使预成冠的边缘在龈下 0.5～1.0mm，龈缘颜色正常，不发白。

（5）调整咬合：将修整后的牙冠在基牙上就位，如果咬合高，适当磨除基牙的𬌗面或调整预成冠的边缘，直到无咬合高点。

（6）收边，调整接触点：缩颈钳，注意缩颈的手法；接触点成形钳形成接触点。

（7）预成冠边缘抛光：橡皮轮抛光。

（8）消毒：75%乙醇消毒预成冠，吹干备用。

（9）隔湿：将棉卷放入口中，吹干牙面。

（10）粘接：护士调水门汀，预成冠内放入适量的水门汀，放到基牙上，就位，咬合，确认，待粘接剂硬固后，撤出隔湿装置，清洁多余的水门汀。

（11）检查：边缘，咬合。

3. 学生对下颌第一或第二乳磨牙进行预成冠牙体预备练习。

实习十　前牙透明成形冠树脂修复技术

【目的和要求】

掌握乳牙前牙透明成形冠树脂修复技术的适应证和牙体预备要点。

【实习内容】

1. 乳前牙透明成形冠树脂修复的牙体预备。

2. 乳前牙透明成形冠的选冠要点。

3. 乳前牙透明成形冠树脂修复。

【课前预习】

乳前牙透明成形冠树脂修复的适应证。

【实习用品】

1. 乳牙牙列模型。

2. 乳前牙透明成形冠。

3. 高、低速手机，配套钻针，如蓝色金刚砂车针（短棒型 ISO 237/032，EX-26、尖针样 ISO 160/012，SO-20），弯剪等。

【方法和步骤】

1. 教师讲解乳前牙透明成形冠修复的适应证　乳前牙大面积龋损或龋损面涉及 2 个或更多牙面，残余牙体量不少于 1/2，X 线片显示牙根没有明显吸收和严重根尖周病变者。注意在近髓处应行护髓处理（如：化学或光固化玻璃离子水门汀、光固化氢氧化钙制剂等）。

2. 牙体预备要点和临床试戴要点

（1）常规去除腐质，并在接触点位置均匀磨除 0.5～1mm，使牙齿聚合度为 0，形成刃状肩台，线角调整平滑。

（2）根据牙齿近远中径选择合适大小的透明冠。

（3）用探针在冠的远中切角处，制备排溢孔，同时兼作标志孔，注意不要破坏邻面。

（4）根据邻牙高度和咬合关系确定冠高度，用锐利剪刀修剪赛璐珞冠边缘，至高度合适且冠边缘平滑，并使冠边缘位于龈下 0.5～1mm。

（5）试戴调整好的透明成形冠，要注意几个冠需要同时戴入时，应观察是否协调。

3. 透明成形冠的树脂充填修复要点

（1）建议使用全酸蚀粘接系统处理牙面，酸蚀 30 秒钟，冲洗，吹牙面，涂布全酸蚀粘接剂，光照。

（2）选用适合颜色的树脂填入透明冠内，使树脂充满牙冠的 2/3 左右，戴入牙冠，从排溢孔排除气泡和边缘处多余树脂。

（3）光照固化树脂。

（4）使用挖匙从冠的边缘处轻轻翘起透明冠，去除透明冠。

（5）打磨多余树脂飞边，检查调整咬合关系。

4. 学生完成一颗上颌乳前牙透明成形冠修复。

ER15-9

动画：ER15-9
乳前牙透明成形冠的牙体预备

实习十一 间隙管理和间隙保持器

【目的和要求】

1. 掌握乳牙早失的定义和危害。
2. 掌握丝圈式间隙保持器的适应证和制作要点。
3. 了解各种间隙保持器的适应证。

【实习内容】

1. 教师讲解儿童间隙保持的相关内容。
2. 学生完成带环丝圈式间隙保持器弓丝的弯制。

【实习用品】

1. 第一乳磨牙缺失的混合牙列早期模型 1 付 / 人。
2. 尖嘴钳、半月钳 1 把 / 人、0.8mm 钢丝、记号笔。
3. 弓丝弯制过程录像。
4. 教师用示教模型 1 个，并制作多媒体讲义。

【方法和步骤】

1. 预习内容 乳牙早失的概念、病因、危害；间隙保持器的种类；带环丝圈式间隙保持器的适应证和制作要求。

2. 教师讲解

（1）什么是乳牙早失？乳牙早失的常见原因。

（2）乳牙早失后的间隙变化。

（3）间隙管理的重要性。

（4）间隙保持器应具备的条件。

（5）间隙保持器的分类，适应证及优缺点。

（6）带环丝圈式间隙保持器的临床制作步骤和要点（图 15-4～图 15-6）。

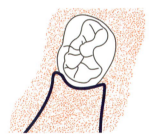 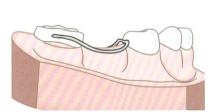 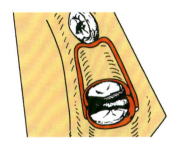

图 15-4 丝圈式间隙保持器近中端骀面观　　图 15-5 丝圈式间隙保持器颊面观　　图 15-6 丝圈式间隙保持器骀面观

3. 观看带环丝圈式间隙保持器弓丝弯制的录像。

4. 完成下颌第一乳磨牙早失后丝圈式间隙保持器弓丝的弯制。

（1）模型修整。

（2）在模型上试戴带环，原则：带环应选择能戴入基牙的最小号，必要时以带环推子等工具压改带环外形使之与基牙相贴合，调改带环边缘以去除咬合干扰并避免压迫牙龈。

（3）将戴入的带环与戴有带环的模型进行比较。

（4）取一段 0.8mm 的不锈钢丝并在基牙的近中将钢丝弯成一个 135° 角。

（5）当近中到达要抵住的近中基牙时，在钢丝上标出缺隙的距离。

（6）将不锈钢丝向上弯成一个 40° 角。

（7）用尖嘴钳夹住角的一端，将钢丝弯向缺隙的另一侧，宽度比近中基牙的邻面颊舌径略宽一点。

（8）将不锈钢丝弯向远中。

（9）将半圆钳放在钢丝的近中，与之成90°，向前弯成一个弧形，并在钢丝上标出间隙的距离。

（10）将钢丝向上弯135°，在焊接点处向远中弯成水平。

（11）调整钢丝的形态与模型相贴合，钢丝距离组织面0.7mm，焊接点避开咬合接触点。

5. 教师就实习中出现的问题进行讲评，并点评学生的弓丝弯制情况。

【实习报告和评定】

1. 就学生课堂提问回答情况记分。

2. 评定学生弯制的弓丝，并评定实习成绩。

【课后复习】

1. 进行间隙保持时应考虑哪些因素？

2. 间隙保持器应具备哪些条件？

3. 间隙保持器的种类和各自的适应证。

4. 间隙保持器复查时要检查的项目。

5. 试述年轻恒牙早失的原因和早失后间隙的管理。

实习十二　窝沟封闭（诊室）

【目的和要求】

掌握窝沟封闭的基本原理、适应证、优点和操作要点。

【实习内容】

1. 窝沟封闭的基本原理、适应证、优点和操作要点。

2. 学生互相完成口腔检查并记录儿童口腔科系统检查表。

3. 学生相互间完成一颗磨牙的窝沟封闭。

4. 介绍临床常用的隔湿方法。

【实习用品】

1. 口腔检查治疗椅。

2. 口腔检查器、手机、钻针、光敏灯、窝沟封闭剂、口腔内镜。

3. 儿童口腔科系统检查表1份/人。

4. 窝沟封闭临床操作录像。

5. 教师用示教模型1个，并制作多媒体讲义。

【课前预习】

1. 什么是窝沟？窝沟有什么特点？

2. 窝沟封闭的适应证。

3. 窝沟龋的特征。

4. 窝沟封闭防龋的原理。

5. 窝沟封闭的步骤。

【方法和步骤】

1. 教师讲解

（1）窝沟的解剖特点及窝沟龋的特点。

（2）窝沟封闭的原理、适应证、禁忌证。

（3）隔湿的重要性。

（4）窝沟封闭的操作要点。

2. 学生观看窝沟封闭临床操作的录像。

3. 学生相互间检查并完成儿童口腔系统检查表。

4. 介绍清洁窝沟的方法。

5. 介绍临床常用的隔湿方法　棉卷隔湿法、强力吸唾系统、橡皮障。

视频：ER15-11
窝沟封闭

学习笔记

6．学生相互间在口内完成 1 颗磨牙的窝沟封闭操作。

7．具体操作步骤

（1）在照明良好的条件下以视、探诊检查牙齿窝沟情况，牙面有菌斑软垢时应先清洁再检查。

（2）以低速手机用毛刷蘸抛光砂或喷砂清洁牙面，必要时可辅助使用探针。

（3）在完善隔湿的条件下，在牙尖斜面 2/3 需要封闭的窝沟周围涂布酸蚀剂（35% 磷酸凝胶），酸蚀 30 秒。

（4）高压水气冲洗牙面 20 秒，在严密隔湿的条件下吹干牙面后牙面应出现白垩色变。

（5）涂布窝沟封闭剂覆盖所有窝沟，尤其是下颌磨牙的颊点隙和上颌磨牙的腭点隙，以探针或毛头帮助排出气泡，使封闭剂均匀地覆盖窝沟。

（6）光固化 20～40 秒（根据具体使用的产品类型和光固化灯性能的情况而定）。

（7）检查封闭情况。

（8）操作中如果牙面被唾液污染，需要重新酸蚀 5 秒后再继续操作。

8．学生就实施各项操作及被操作的感受进行讨论。

9．教师讲评总结。

【实习报告和评定】

评定学生窝沟封闭临床操作技术的掌握情况，并记入实习成绩。

实习十三　预防性树脂充填

【目的和要求】

1．掌握预防性树脂充填（preventive resin restoration，PRR）的基本原理、适应证、优点和操作要点。

2．了解儿童口腔科各种常用材料的特点。

【实习内容】

1．儿童口腔科常用材料性能的比较。

2．PRR 的基本原理、适应证和优点。

3．PRR 的操作要点（传统 PRR 的操作规范及充填＋窝沟封闭）。

4．完成一颗离体恒磨牙的临床诊断和 PRR 操作。

【实习用品】

1．植入恒磨牙离体牙的模型 1 付／人。

2．口腔检查器、手机、钻针、光敏灯、充填材料、数码相机。

3．PRR 临床操作的录像。

4．教师用示教模型 1 个，并制作多媒体讲义。

【方法和步骤】

1．教师讲解

（1）介绍儿童口腔科目前常用临床材料的种类，并就其性质进行比较，包括银汞合金、复合体、树脂、流动树脂、玻璃离子等。

（2）讲授 PRR 的基本原理、适应证、优点和操作要点。

1）基本原理：在后牙，当其有小范围 I 类洞龋同时周围还存在易患龋的窝沟时，对龋损处进行充填，同时对敏感窝沟进行窝沟封闭，是一种集充填和预防于一体的临床治疗技术。

2）适应证：后牙窝沟的局限性龋损，其他窝沟有患龋倾向，患儿合作。

3）优点：是一种集充填和预防于一体的临床治疗技术，避免了传统的预防性扩展对牙体组织的大量破坏，同时又可起到预防窝沟龋的作用。

4）缺点：医师判断窝沟是否龋损缺乏客观统一的标准，操作时间长，需严格隔湿和患者配合。

5）PRR 的分类。

（3）窝沟有无龋损的诊断方法：在彻底清洁牙面光照良好的情况下：

255

1）探诊：卡探针且窝洞壁及底质软。

2）视诊：窝沟壁有脱矿表现（白垩色），窝沟底着色深或呈墨浸状。

3）其他辅助检查。

（4）操作要点

1）清洁牙面。

2）去腐：对拟做 PRR 治疗的局限性窝沟龋，去腐时应从半号球钻开始，然后根据龋损大小选择大小适宜的车针。仅去净腐质而无需做预防性扩展。必要时在局麻下进行。

3）对达牙本质深层的窝洞应先行护髓处理。

4）隔湿后酸蚀龋洞及所有含窝沟点隙的牙面 30 秒。

5）水加压冲洗，去除多余水分，保持牙本质面湿润。

6）涂布粘接剂，轻吹，光照 10 秒。

7）树脂材料充填窝洞，光照，其余窝沟点隙上涂布封闭剂，光照。

8）调𬌗，充填体外形修整，抛光。

（5）PRR 实习室评估标准（满分 50 分）

1）窝沟状况判断：判断明显错误扣 5 分，如将完好窝沟判断为龋损窝沟或将明确龋损窝沟判断为完好窝沟。判断欠妥扣 2 分，如检查时牙面未清洁、未能发现窝沟龋等。

2）去腐：去腐未净扣 5 分。

3）牙体组织的保护：无龋窝沟的保护，去腐范围是否局限在龋损范围内。去除过多牙体健康组织一处扣 2 分。

4）是否能根据牙体组织缺损情况选择对应的充填材料。选择材料错误扣 5 分。

5）充填时是否恢复牙体解剖外形。未恢复扣 5 分，恢复不满意扣 2 分。

6）是否封闭健康窝沟。未封闭扣 5 分，部分封闭扣 2 分。

（6）强调稳固支点和体位的重要性。

2. 看 PRR 操作的录像。

3. 学生就离体牙的龋损、深窝沟情况进行判断，教师与学生一起讨论。

4. 术前牙拍数码照片。

5. 学生完成牙体预备，并拍照。

6. 学生完成 PRR 操作，并拍照。

7. 教师就术前、牙体预备后、充填完成后的情况用多媒体进行讲评。

【实习报告和评定】

对制备完成的牙和充填后情况拍照，与术前照片对比讲评，并记入实习成绩。

实习十四　门诊见习及讨论

【目的和要求】

1. 门诊见习接诊患儿的过程。

2. 初步了解临床实习的环境和要求。

【主要内容】

1. 组织学生到儿童口腔科门诊见习。主要内容包括接诊患儿，儿童口腔常见病的诊断、鉴别和治疗过程。

2. 学生就儿童口腔科前期实习内容及带教老师授课情况进行评估。

3. 就今后生产实习的内容和要求进行讨论。

【实习安排】

1. 教学组长安排门诊医师接诊 2～3 名儿童口腔科常见病患儿。

2. 学生见习老师接诊患儿的全过程，并在可能的时候充当治疗助手。

3. 门诊见习后要求学生复述所观察的治疗过程，并就看到的病例进行讨论。

（1）见习报告：见习病例的性别、年龄、主诉、治疗内容、患儿是否合作、医师使用了哪些行为管理的方法、治疗是否顺利、治疗后的医嘱等。

（2）见习体会。

4.同学就儿童口腔科前期实习内容及带教老师授课情况进行评估。

5.教师提出临床实习要求，并与学生交流讨论。

（秦 满）

中英文名词对照索引

21 三体综合征	trisomy 21 syndrome	233
Andreasen 牙外伤分类法	Andreason's classification of dental injuries	134
Axenfeld-Rieger 综合征	Axenfeld-Rieger syndrome	238
Bednar 溃疡	Bednar aphthae	171
Nance 弓（腭托）式间隙保持器	Nance maxillary holding arch	185
Riga-Fede 病	Riga-Fede disease	171
Scammon 生长发育曲线	Scammon growth curve	37

B

白垩斑	white spot	96
白细胞功能异常	neutropenia	239
白细胞介素 -1α	interleukin-1α, IL-1α	46
白血病	leukemia	222
保护性固定	protective stabilization	84
边缘性龈炎	marginal gingivitis	158
表面麻醉法	superficial anesthesia	193
表面吸收愈合	healing with surface resorption, repair-related resorption	148
表皮生长因子	epidermal growth factor, EGF	46
玻璃离子水门汀	glass ionomer cement	4
部分脱出	extrusive luxation	136
部分牙髓切断术	partial pulpotomy	125

C

残疾	disability	209
残损	impairment	209
残障	handicap	209
侧方移位	lateral luxation	136
成骨不全	osteogenesis imperfecta	232
出生后牙本质	postnatal dentin	28
出生后牙釉质	postnatal enamel	27
出生前牙本质	prenatal dentin	28
出生前牙釉质	prenatal enamel	27
触诊	palpation	9
传导阻滞麻醉法	block anesthesia	195
创伤性溃疡	traumatic ulcer	171

恐惧	fear	196
口呼吸	mouth breathing	178
口角炎	angular cheilitis	173
口面指综合征Ⅱ型	orofaciodigital syndrome Ⅱ	66
口腔科全麻技术	dental general anesthesia，DGA	88
口-眼-生殖器综合征	oro-occulogenital syndrome	174
叩诊	percussion	9
矿物三氧化物凝聚体	mineral trioxide aggregate，MTA	120，132

L

朗格汉斯细胞组织细胞增生症	Langerhans cell histiocytosis，LCH	164，236
灵长间隙	primate space	49
颅骨	cranium	40
颅骨锁骨发育不良	cleidocranial dysostosis syndrome，CCD	229
滤泡囊肿	follicular cyst	206

M

慢性唇炎	chronic cheilitis	174
慢性溃疡性牙髓炎	chronic ulcerative pulpitis	116
慢性牙髓炎	chronic pulpitis	116
慢性牙周炎	chronic periodontitis，CP	163
慢性增生性牙髓炎	chronic hyperplastic pulpitis	116
毛发-牙-骨综合征	Tricho-dento-osseous syndrome	66
毛发-指甲-牙齿综合征	trichoanycho-dental-syndrome	228
萌出后成熟现象	post eruptive maturation	32
萌出前牙冠内病损	pre-eruptive intracoronal lesion	72
萌出性囊肿	eruption cyst	42
萌出性血肿	eruption hematoma	42
萌出性龈炎	eruption gingivitis	159
猛性龋（猖獗龋）	rampant caries	94
模范作用	modeling	84
末端平面	terminal plane	49

N

奶瓶龋	baby bottle tooth decay，BBTD	93
奶瓶综合征	nursing bottle syndrome，milk bottle syndrome	93
脑瘫	cerebral palsy，CP	214
年轻恒牙	young permanent teeth，immature permanent teeth	18，31，105
年轻恒牙牙髓切断术	pulpotomy-young permanent teeth	125
牛牙样牙	taurodontism	66

P

疱疹性口炎	herpetic stomatitis	168
疱疹性咽峡炎	herpangina	169
偏侧咀嚼习惯	unilateral mastication habit	178

Q

前牙反𬌗	anterior crossbite	186
侵袭性牙周炎	aggressive periodontitis，AgP	163
青春期	adolescent period	36
青春期龈炎	puberty gingivitis，puberty-associated gingivitis	36，160
氢氧化钙	calcium hydroxide，CH	130
曲面体层片	panoramic tomograph	10
龋病活跃性的检测	caries activity test	109
龋齿评估工具	caries-risk assessment tool，CAT	107
龋活跃性检测	caries activity test，CAT	12
龋损显示液	caries detector	101
全身麻醉	general anesthesia	4
全脱出	avulsion	136
全牙列𬌗垫	occlusal splint	146

R

融合牙	fusion of tooth	64
乳牙	deciduous teeth，primary teeth	18
乳牙根管治疗术	root canal therapy of primary teeth	121
乳牙列	primary dentition	1
乳牙牙髓切断术	pulpotomy-primary teeth	120
乳牙滞留	retained primary teeth	77

S

上颌骨	maxilla	40
上皮珠	epithelial pearl	35，73
舌弓式间隙保持器	lingual arch space maintainer	184
舌神经	lingual nerve	196
剩余间隙	leeway space	50，53
失活法	devitalization	122
视诊	inspection	8
手-足-口病	hand-foot-mouth disease	169
双生牙	germination of tooth	64
吮指	finger and thumb sucking	177
松动度	tooth mobility	9
锁骨颅骨发育不全	cleidocranial dysplasia	58

T

胎儿	fetus	34
胎儿期	fetus period	34
探诊	exploration	8
糖尿病	diabetes	165，225
特纳牙	Turner tooth	31，68
特殊卫生保健需求	special health care needs，SHCN	211
听诊	auscultation	9
头影测量片	cephalometric radiograph	10

| 透明成形冠 | strip crown | 101 |
| 吐舌习惯 | tongue thrusting | 177 |

W

外胚叶发育不全综合征	ectodermal dysplasias syndrome，ED	227
外伤牙的固定	stabilizationof traumatized teeth	145
弯曲牙	dilaceration of tooth	65
微创技术	minimally invasive technique	4
喂养龋	nursing caries	93
问诊	inquisition	6
无痛治疗技术	pain-free therapy	4

X

吸入镇静技术	inhalation sedation	85
下颌骨	mandible	40
下颌斜面导板	lower inclined bite plate plane	187
先天缺牙	congenitally absent teeth	56
先天无牙症	anodontia	56
先天性梅毒牙	congenital syphilitic teeth	71
现病史	history of present illness	6
橡皮障	rubber dam	193
新生儿期	neonatal period	35
新生线	neonatal line	27，35
新生牙	neonatal tooth	73
行为管理	behavior management	3
学龄期	school period	36
学龄前期	preschool period	35
血管内皮生长因子	vascular endothelial growth factor，VEGF	46
血友病	hemophilia	220

Y

牙本质发育不全	dentinogenesis imperfecta	69
牙槽突骨折	fracture of alveolar process	136
牙槽窝壁折断	fracture of alveolar socket wall	136
牙槽窝粉碎性骨折	comminution of alveolar socket	136
牙齿发育异常	dental developmental anomalies	56
牙齿固连	tooth ankylosis	76
牙齿数目过多	hyperdontia	58
牙齿酸蚀症	erosion	105
牙齿震荡	concussion	136
牙根形成	apexogenesis，root formation	126
牙间乳头	interdental papilla	194
牙瘤	odontoma	58，206
牙内吸收	internal resorption of teeth	117
牙内陷	dens invaginatus	61

牙髓钙化	pulp calcification	117
牙髓坏死	necrosis of pulp	117
牙髓活力测试	pulp vitality test	13
牙髓再生治疗术	regenerative endodontic procedures，REP	32，129
牙髓治疗	endodontic treatment	194
牙体预备	tooth preparation	194
牙外伤	dental trauma	133
牙龈	gingiva	194
牙龈和口腔黏膜擦伤	abrasion of gingival or oral mucosa	136
牙龈和口腔黏膜挫伤	contusion of gingival or oral mucosa	136
牙龈和口腔黏膜撕裂	laceration of gingival or oral mucosa	136
牙龈线性红斑	linear gingival erythema，LGE	224
牙釉质发育不全	amelogenesis imperfecta，AI	67
牙釉质裂纹	enamel infraction	134
牙釉质 - 牙本质折断	enamel-dentin fracture	134
牙釉质折断	enamel fracture	134
牙再植术	tooth replantation	147
牙周膜愈合	healing with a normal periodontal ligament	148
牙周膜注射麻醉	periodontal ligament anaesthesia	194
亚脱位	subluxation	136
炎性吸收	healing with inflammatory resorption，infection-related resorption	149
咬合诱导	occlusive guidance	176
药物性牙龈肥大	drug-induced gingival enlargment	160
夜磨牙	bruxism habit	178
遗传性乳光牙本质	hereditary opalescent dentin	69
遗传性牙龈纤维瘤病	hereditary gingival fibromatosis	161
异常唇习惯	abnormal lip habit	177
异位萌出	ectopic eruption	74
龈缘	gingival margin	194
婴儿期	infancy period	35
游走性舌炎	migratory glossitis	172
幼儿期	toddler period	35
语音控制	voice control	84
预防性树脂充填术	preventive resin restoration，PRR	106
远中导板式间隙保持器	distal shoe space maintainer	184
远中型	distal step	49
运动防护牙托	mouth protector，mouthguard	155

Z

掌跖角化 - 牙周破坏综合征	sydrome of palmar-plantar hyperkeratosis and premature periodontal destruction（Papillon-Lefèvre sydrome）	234
镇静	sedation	4
正强化	reinforcement	83
正中间隙	median diastema	204
直接盖髓术	direct pulp capping	120

治疗前的体验	pre-appointment experience	82
智力残疾	intellectual impairment	212
重度低龄儿童龋	severe early childhood caries，S-ECC	93
主诉	chief complaint	6
转化生长因子α	transforming growth factor-alpha，TGF-α	46
锥形束计算机体层摄影	cone-beam computed tomography，CBCT	12
锥形牙	cone shaped tooth	63